实用放射卫生培训系列教材

总主编 朱宝立

放射卫生与防护

FANGSHE WEISHENG YU FANGHU

主编 涂彧 王进

苏州大学出版社
Soochow University Press

图书在版编目(CIP)数据

放射卫生与防护 / 涂彧，王进主编. -- 苏州：苏
州大学出版社，2023.2
实用放射卫生培训系列教材
ISBN 978-7-5672-4280-7

Ⅰ.①放… Ⅱ.①涂… ②王… Ⅲ.①放射卫生学－
教材②辐射防护－教材 Ⅳ.①R14②TL7

中国国家版本馆 CIP 数据核字(2023)第 004029 号

书　　名：	放射卫生与防护	
主　　编：	涂　彧　王　进	
责任编辑：	吴　钰	
助理编辑：	张亚丽	
装帧设计：	刘　俊	
出版发行：	苏州大学出版社　（Soochow University Press）	
社　　址：	苏州市十梓街 1 号　邮编：215006	
印　　刷：	广东虎彩云印刷有限公司	
邮购热线：	0512-67480030	
销售热线：	0512-67481020	
开　　本：	787 mm×1 092 mm　1/16　印张：24.5　字数：581 千	
版　　次：	2023 年 2 月第 1 版	
印　　次：	2023 年 2 月第 1 次印刷	
书　　号：	ISBN 978-7-5672-4280-7	
定　　价：	90.00 元	

图书若有印装错误，本社负责调换
苏州大学出版社营销部　电话：0512-67481020
苏州大学出版社网址　http://www.sudapress.com
苏州大学出版社邮箱　sdcbs@suda.edu.cn

"实用放射卫生培训系列教材" 编委会

总 主 编　朱宝立（江苏省疾病预防控制中心）
副总主编　涂　彧（苏州大学）
　　　　　王　进（江苏省疾病预防控制中心）
　　　　　万　骏（苏州大学）
　　　　　孙　亮（苏州大学）
　　　　　杨小勇（江苏省疾病预防控制中心）
　　　　　王福如（江苏省疾病预防控制中心）
　　　　　杜　翔（江苏省疾病预防控制中心）

主　　审　余宁乐（江苏省疾病预防控制中心）

《放射卫生与防护》编写组

主　编　涂　彧（苏州大学）

　　　　王　进（江苏省疾病预防控制中心）

副主编　陈　维（江苏省疾病预防控制中心）

　　　　王福如（江苏省疾病预防控制中心）

　　　　沈欢喜（昆山市疾病预防控制中心）

　　　　杨　声（南京市疾病预防控制中心）

编　者　曹兴江（江苏省疾病预防控制中心）

　　　　陈丹丹（苏州大学）

　　　　陈　娜（苏州大学）

　　　　陈　维（江苏省疾病预防控制中心）

　　　　范向勇（江苏省疾病预防控制中心）

　　　　高　禄（南京凡飞生物技术有限公司）

　　　　屈卫卫（苏州大学）

　　　　沈欢喜（昆山市疾病预防控制中心）

　　　　宋仙平（昆山市疾病预防控制中心）

　　　　涂　彧（苏州大学）

　　　　王福如（江苏省疾病预防控制中心）

　　　　王　进（江苏省疾病预防控制中心）

　　　　徐佳南（江苏省疾病预防控制中心）

　　　　闫庆倩（南京市疾病预防控制中心）

　　　　杨　声（南京市疾病预防控制中心）

秘　书　李圣日（江苏省疾病预防控制中心）

　　　　魏鑫获（南京医科大学）

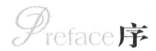

Preface 序

  随着 X 射线和放射性核素的发现，人类对电离辐射的认知和应用取得了快速发展。我国核与辐射技术广泛应用于医学、工业、农业、国防等诸多领域，为社会进步与经济发展做出了诸多贡献。然而，若缺少对电离辐射的科学控制措施，可能造成辐射危害，威胁生命健康，甚至发生严重的放射事故，危害环境安全，造成人员伤亡和财产损失。有鉴于此，一些国际权威组织出版了一系列的辐射防护指南。如国际放射防护委员会明确了辐射防护的指导方针、原则与方法，为世界各国制定放射防护法规与标准提供了基本依据。在我国，国务院于 1989 年颁布了《放射性同位素与射线装置安全和防护条例》，卫生部于 2006 年颁布了《放射诊疗管理规定》，对放射卫生相关检测提出了框架性要求。此外，全国放射卫生防护标准委员会也针对放射卫生检测制定了一系列标准，用以规范具体检测工作。

  但随着电离辐射在医疗和工业领域应用日趋增多，应用形式日新月异，各类新型放射设备层出不穷，这也为放射诊疗和工业射线装置的放射防护检测提出新的要求。同时，随着放射诊疗技术对临床医务工作者的支持作用不断增加，放射诊疗设备的应用直接影响临床医疗行为和生命健康。因此，放射诊疗设备的质量也成为影响医疗质量安全的重点问题。

  江苏省疾病预防控制中心联合苏州大学放射医学与防护学院组织编写了这套"实用放射卫生培训系列教材"。本套教材编委汇聚了从事放射医学和电离辐射剂量学等专业的教学科研人员以及放射卫生技术服务机构管理工作的从业者，以适应社会需求为目标，以培养技术能力为主线，以"实用"为第一准则，以放射卫生技术服务机构和包括核技术工业应用检测范围的职业卫生技术服务机构相关人员为施教对象，深入浅出地介绍了放射电离辐射检测技术、放射诊疗设备检测方法、工业核技术应用检测方法、放射卫生技术服务机构质量控制等内容，充分体现了基础理论和实际应用相结合的内容体系，并系统地按照认知规律兼顾检测实用的原则安排知识体系。佳文共欣赏，疑义相与析。我特别推荐此套书给相关医学从业者和从事医疗健康相关行业的科研人员学习、讨论与交流。

  是以为序，与读者共飨。

南京医科大学原校长

中国工程院院士

沈洪兵

2023 年 2 月 7 日

前言

　　电离辐射是广泛存在于宇宙和人类生存环境中的自然现象。自十九世纪末伦琴发现X射线以来，电离辐射研究不断深入，应用领域不断拓展。同时，电离辐射是把"双刃剑"，一方面医学上可以用它来诊断和治疗疾病，另一方面大剂量电离辐射又会对机体造成损伤。我们既要充分利用电离辐射来造福人类，又要严防它的危害。随着人们对辐射损伤认识的逐步深入和新技术的发展，辐射安全和防护的重要性得到了进一步的确认，相关的研究也取得了很大进展。例如，核辐射探测器研究从开始到现在经历了一百多年的历史，核辐射探测器作为实验核物理的技术分支，对核物理的发展具有重要作用。掌握电离辐射基础知识，做好辐射防护工作，制订并实施科学有效的防护措施，是使核能和核技术得到广泛应用的保障。

　　本书是编者在长期从事放射防护实践及教学研究的基础上撰写而成的，主要内容着眼于电离辐射防护的理论应用，介绍了电离辐射来源、内照射及外照射的防护措施、放射诊疗及电离辐射工业应用的防护要求、放射工作人员职业健康管理、核与辐射事故卫生应急、放射性职业病危害评价等内容，希望能为放射卫生相关领域以及放射卫生技术服务机构的专业人员提供有益的帮助和参考，增加分析和解决辐射防护相关领域问题的基本能力，为后续的放射卫生检测及评价工作打下牢固的基础。

　　由于编者的知识有限，本书不免存在一些问题和不足，请予谅解，敬请广大读者提出宝贵意见。

2023 年 2 月 28 日

内容简介

　　教材系统介绍了放射防护体系，结合我国放射卫生标准与监督管理要求，讲述了电离辐射在医学、工业应用等领域的放射卫生防护措施，以及核与辐射事故应急、职业健康监护、放射性职业病危害评价等内容。全书共 11 章，第 1 章"电离辐射"介绍了各类辐射来源，第 2 章"放射防护目的和原则"着眼于放射防护的基本概念和标准，第 3 章"外照射防护"和第 4 章"内照射防护"分别介绍了内、外照射的防护措施、屏蔽计算、废物处理和管理要求，第 5 章"放射诊断的防护"介绍了放射诊断工作中各类人群的防护要求，第 6 章"放射治疗的防护"介绍了放疗防护原则、职业照射和公众防护要求，第 7 章"核医学诊疗的防护"介绍了核医学诊断和治疗的放射防护要求以及常见事故处理，第 8 章"电离辐射工业应用的安全与防护"介绍了主要的工业核技术应用防护要求，第 9 章"放射防护管理"介绍了放射损伤、工作人员职业健康管理和放射性疾病的诊断鉴定，第 10 章"核与辐射事故卫生应急"介绍了我国核与辐射事故卫生应急的职责、任务和处置要求，第 11 章"建设项目放射性职业病危害评价"介绍了目前放射性职业病危害评价的相关要求。

　　教材在注重理论的前提下结合了相关应用，可作为核与辐射技术应用单位人员入门的学习书籍，以及相关领域科研人员和技术人员的参考书籍。

C 目 录
ontents

第1章 电离辐射 _001

1.1 辐射源 _001

1.2 天然辐射 _018

1.3 人工辐射 _031

第2章 放射防护目的和原则 _038

2.1 放射防护目的 _038

2.2 放射防护原则 _048

2.3 放射防护基本标准 _055

第3章 外照射防护 _063

3.1 工作场所 _063

3.2 防护措施 _064

3.3 屏蔽防护的简单计算 _065

3.4 医用电离辐射屏蔽计算实例 _080

第4章 内照射防护 _097

4.1 操作非密封放射性物质场所 _097

4.2 内照射防护目的与措施 _106

4.3 放射性废物的收集与治理 _109

4.4 非密封放射性物质的管理 _120

第5章 放射诊断的防护 _122

5.1 放射诊断应遵循的防护原则 _122

5.2 放射诊断中对患者（受检者）的防护 _129

5.3 放射诊断的职业照射防护 _139

5.4　介入操作的防护要求 _ 146

5.5　公众照射的防护 _ 153

第6章　放射治疗的防护 _ 156

6.1　放射治疗应遵循的防护原则 _ 156

6.2　放射治疗中对患者的防护 _ 161

6.3　放射治疗的职业防护 _ 190

6.4　公众照射的防护 _ 193

第7章　核医学诊疗的防护 _ 194

7.1　核医学诊疗中应遵循的防护原则 _ 195

7.2　核医学的放射防护要求 _ 201

7.3　公众防护的基本要求 _ 220

7.4　核医学常见污染事故的处理 _ 220

第8章　电离辐射工业应用的安全与防护 _ 224

8.1　概述 _ 224

8.2　工业辐照装置的安全与防护 _ 225

8.3　射线探伤的安全与防护 _ 243

8.4　核子计使用的安全与防护 _ 251

8.5　辐照装置倒装源及源退役 _ 269

第9章　放射防护管理 _ 274

9.1　基本要求 _ 274

9.2　职业性放射性疾病 _ 277

9.3　放射工作人员的职业健康管理 _ 284

9.4　职业性放射性疾病的诊断与鉴定 _ 293

第10章　核与辐射事故卫生应急 _ 298

10.1　核与辐射事故概述 _ 298

10.2　核与辐射事故损伤 _ 306

10.3　核与辐射事故卫生应急管理与响应 _ 310

10.4　核与辐射事故卫生应急监测与评价 _ 316

10.5　核与辐射事故的辐射防护 _ 325

10.6　辐射损伤的医学处置 _ 329

10.7　核与辐射事故的分级救治 _ 336

第 11 章　建设项目放射性职业病危害评价 _ 343

11.1　放射防护评价的一般要求 _ 343

11.2　放射防护预评价报告书的内容 _ 357

11.3　控制效果放射防护评价报告书的内容 _ 371

11.4　评价报告表的内容与格式 _ 376

11.5　评价档案 _ 379

第 1 章　电离辐射

在基础研究中，辐射源能够提供研究物理机制所用的探针；在放射医学的应用中，辐射源能够提供高能的辐射粒子，作为诊断和治疗的利器；在核技术应用中，辐射源同样也是最基本的要素。本章中，我们将对核技术在各个领域应用中的各种类型的辐射源进行介绍，让大家了解其原理和应用，包括 α、β、γ 射线，重离子及中子等放射源，并对 X 射线的产生机制、质子/重离子放射治疗中最基本的几种类型加速器的原理进行介绍。

1.1　辐射源

辐射源是所有导致电离辐射的物质与装置的总称。辐射源可以分为放射源与射线装置。

1.1.1　放射源

某些核素能够自发地放出粒子或 γ 射线，或在发生轨道电子俘获之后放出 X 射线，或发生自发裂变。具有这种特性的核素称为放射性核素。核衰变可分为 α 衰变、β 衰变（包括 β⁺ 衰变、β⁻ 衰变和轨道电子俘获）、γ 衰变（包括 γ 跃迁和同质异能跃迁）、内转换和裂变。

1.1.1.1　密封放射源

密封在包壳里或紧密覆盖层里的源，称为密封源。密封源包壳或覆盖层具有足够的强度，使放射源在使用条件下、在受磨损条件下以及在预期事件条件下，都能保持密封性能，不会有放射性物质泄漏出来。

密封源按照辐射类型的不同，可以分为 α 放射源、β 放射源、γ 放射源、低能光子放射源和中子源；按照几何形状的不同，可以分为点源、线源、平面源和圆柱源等；按照用途的不同，可以分为核探测器刻度源、放射性探井源、工业照相源、辐射仪表用源、离子发生器用源、医疗用源和 γ 辐照用源等。

（1）α 放射源

α 衰变是指不稳定的原子核发射一个 α 粒子转变成另一种原子核的过程。原子核 $^{A}_{Z}X$ 经 α 衰变后转变为子核 $^{A-4}_{Z-2}X$。α 粒子是由两个中子和两个质子结合成的束缚态的稳定粒子，是在母核衰变时发射出来的。α 粒子组成的辐射称为 α 辐射。能够产生 α 辐射的核素称为 α 放射性核素，也就是通常所说的 α 放射源。

α放射源主要用作能谱分析的参考源和作为放射性活度测量时刻度探测器的标准源，也可用作测量薄层物质厚度的核子计源，以及用作烟雾探测器、静电消除器和放射性避雷针等离子发生器的源。

常用的α放射源有^{210}Po、^{238}Pu、^{239}Pu、^{237}Np、^{241}Am、^{242}Cm、^{235}U和^{238}U源等。这些α放射源是金属元素，用电镀法分别将它们沉积在金属托片上，表面镀有约0.3 μm的纯金薄层，或者覆以约1 mg/cm^{2}的云母片作为保护层。也可以将粉末状α放射性物质包在银或银钯合金基质中经过粉末冶金后轧制成箔片，表面镀纯金保护层。镅、钚和铀等元素可以成为陶瓷、搪瓷或玻璃的组分，经过高温熔融后成为一体，α放射性物质被牢牢地固定在非放射性物料中，最后在表面覆以透明覆盖层，成为密封α源。

常用的α放射源活度较低，α粒子的能量通常低于7 MeV。这种能量的α粒子在空气中射程小于6 cm。人体皮肤角质层厚度（约7 mg/cm^2）能吸收掉能量不高于7.5 MeV的α粒子。因此，α粒子通常不会对人体造成外照射的危害。表1.1中为几种α放射源能量和强度。

表1.1 几种α放射源能量和强度

核素	半衰期	能量/MeV	分支比/%
^{148}Gd	74.6 a	3.183	100
^{241}Am	432.2 a	5.443	12.8
		5.486	85.2
		5.554	0.4
^{244}Cm	18.11 a	5.763	23.3
		5.805	76.7

（2）β放射源

β衰变为β$^-$衰变、β$^+$衰变和轨道电子俘获三种衰变的总称。在β$^-$衰变过程中，核内一个中子变为质子，同时发射一个β$^-$粒子（负电子e$^-$）和一个反中微子$\bar{\nu}$，即n$\longrightarrow$p+e$^-$+$\bar{\nu}$。在β$^+$衰变过程中，核内一个质子变为中子，同时发射一个β$^+$粒子（正电子e$^+$）和一个中微子ν，即p$\longrightarrow$n+e$^+$+ν。轨道电子俘获记作EC衰变。不稳定的原子核通过轨道电子俘获的方式衰变时，原子核内的一个质子从核外的电子轨道上俘获一个电子变为中子，同时发射出一个中微子ν，即p+e$^-$$\longrightarrow$n+$\nu$。β粒子是不稳定粒子衰变时产生的带正电荷或负电荷的电子。

β粒子组成的辐射称为β辐射。能够产生β辐射的核素称为β放射性核素，也就是通常所说的β放射源。

β放射源主要用作β放射性活度测量和β能量响应刻度探测器研制时的参考源和工作源，以及用作测量薄层物质厚度的核子计源和某些分析仪的离子发生器的源。

常用的β放射源有^{40}K、^{3}H、^{14}C、^{22}Na、^{45}Ca、^{55}Fe、^{58}Co、^{60}Co、^{63}Ni、^{85}Kr、^{90}Sr-^{90}Y、^{106}Ru-^{106}Rh、^{137}Cs、^{144}Ce、^{147}Pm和^{204}Tl等。对于具金属特性的核素^{55}Fe、^{60}Co、^{63}Ni、^{137}Cs、^{147}Pm和^{204}Tl等，可以用电镀法分别将它们沉积在低原子序数金属托片上，外加保护层

密封。对于 ^3H 和 ^{14}C 核素，可以将它们制成有机玻璃 β 源。对于 ^{85}Kr，可以将其直接密封在容器中使用。对于 ^{90}Sr、^{106}Ru 和 ^{147}Pm 等粉末状化合物，可以将它们包在银基质中经过粉末冶金后轧制成箔片，再切成需要的形状，经过密封处理后制成平面密封源。

β 粒子的穿透能力与同样能量的 α 粒子的穿透能力相比，约强 100 倍。能量大于 70 keV 的 β 粒子可以穿透人体皮肤角质层。常用的 β 放射源除了个别低能 β 射线外，在 $E_{\beta max} \geqslant 0.3$ MeV、操作量为 5 MBq 和 $E_{\beta max} \leqslant 0.3$ MeV、操作量为 50 MBq 时，必须采取简单的防护措施，并在任何情况下都不可以裸手去拿 β 放射源。

β 放射性核素衰变时，常常伴有 γ 辐射或形成其他光子，只有少数核素，如 ^3H、^{14}C、^{32}P、^{35}S、^{45}Ca、^{90}Sr 和 ^{90}Y 等是纯 β 放射性核素。

电磁场使带电粒子动量改变时发射的 X 射线称为韧致辐射。β 粒子与周围物质相互作用时产生的韧致辐射的穿透能力比 β 粒子强得多，因此在应用 β 放射源时不能忽视对韧致辐射的防护，即使是纯 β 辐射体，也需要注意减少韧致辐射对人体的外照射。

表 1.2 为几种 β 射线放射源能量和强度。

表 1.2 几种 β 射线放射源能量和强度

核素	半衰期	最大能量/keV	衰变模式
^3H	12.33 a	18	β^- (100%)
^{14}C	5 730 a	156	β^- (100%)
^{22}Na	2.602 7 a	546	β^+ (89.8%)
^{63}Ni	100.2 a	66.95	β^- (100%)
^{90}Sr	28.79 a	550	β^- (100%)
^{90}Y	64.00 h	2 280	β^- (100%)

（3）γ 放射源

中、低活度 γ 密封源主要作为核子计源、γ 照相源和间质治疗及腔内治疗源。高活度密封 γ 放射源可作为 ^{60}Co 治疗机用源或大、中型工业辐照装置用源。

低活度 γ 放射源用双层或单层不锈钢包壳密封。高活度 γ 放射源则用双层不锈钢包壳密封。

γ 辐射是指在原子核内部核跃迁或粒子湮没过程中发射的光子组成的辐射。能够产生 γ 辐射的核素称为 γ 放射性核素，也就是通常所说的 γ 放射源。

表 1.3 为几种 γ 放射源能量。

表 1.3 几种 γ 放射源能量

核素	半衰期	能量/keV	衰变分支比/%
^{22}Na	2.602 7 a	510.99	180.8
		1 274.54	99.9
^{40}K	1.277×10^9 a	1 460.82	11

核素	半衰期	能量/keV	衰变分支比/%
⁵⁶Co	77.27 d	846.76	99.93
		1 037.83	14.1
		1 175.09	2.2
		1 238.27	66
		1 360.20	4.3
		1 771.33	15.5
		2 015.18	3.0
		2 034.75	7.8
		2 598.44	17.0
		3 201.9	3.1
		3 253.40	8
		3 272.98	1.8
⁵⁷Co	271.79 d	14.413	9
		122.061	86
		136.474	10.7
⁶⁰Co	5.271 4 a	1 173.24	99.9
		1 332.49	99.98
⁸⁸Y	106.65 d	898.04	94
		1 836.1	99.4
¹³³Ba	10.52 a	79.61	2.7
		81.00	33
		276.40	7.2
		302.851	18
		356.013	62.1
		383.85	8.9
¹³⁷Cs	30.07 a	661.66	85
¹⁵²Eu	13.542 a	121.782	29
		244.698	7.6
		344.28	27
		411.12	2.2
		443.97	2.8

核素	半衰期	能量/keV	衰变分支比/%
		778.90	13.0
		867.37	4.3
		964.1	14.7
^{152}Eu	13.542 a	1 085.9	10.2
		1 112.07	13.7
		1 408.01	21
^{241}Am	432.2 a	59.541	36

（4）低能光子放射源

由发射低能 γ 射线和发射低能 X 射线的放射性核素或利用 β 辐射体与靶物质相互作用产生的韧致辐射而制作的放射源称为低能光子源。低能光子源主要用作 X 射线荧光分析用源和薄层物质厚度计、密度计的核子计用源，以及作为刻度 γ 射线探测器用的标准源。

能发射低能光子的核素有 ^{55}Fe、^{57}Co、^{109}Cd、^{125}I、^{153}Gd、^{170}Tm、^{210}Pb、^{238}Pu、^{241}Am 和 ^{244}Cm 等。制备低能光子源除了用电镀法、陶瓷法和搪瓷法以外，对于 ^{210}Po、^{238}Pu 和 ^{241}Am 等核素，还可以将它们的稳定化合物压入铝箔内；对于 ^{90}Sr、^{147}Pm、^{153}Gd、^{238}Pu 和 ^{241}Am 等核素，也可以将它们的粉末状化合物与铝粉均匀混合后压制成源芯，用活性炭吸附 ^{85}Kr，用树脂吸附 ^{125}I，用镀在钨、钼或不锈钢托片上的钛（钪或锆）膜吸附 ^{3}H，然后再做密封处理。为了便于低能光子输出，设有不锈钢、铝、铍或塑料膜制成的薄窗。

表 1.4 列出了几种低能 γ 和 X 射线放射源的半衰期、主要光子能量和绝对强度。

表 1.4　几种低能 γ 和 X 射线放射源

放射源	半衰期	主要光子能量/keV	绝对强度/%
^{55}Fe	2.7 a	MnK X 5.9 6.5	28
^{3}H/Zr	12.3 a	韧致辐射 2～10 ZrK X 2	10^{-2}
^{3}H/Ti	12.3 a	韧致辐射 2～10 TiK X 4.5	10^{-2}
^{238}Pu	87.74 a	UL X 11.6～21.7	13
^{109}Cd	453 d	AgK X 22 125.0 AgL X 2.63～3.75 γ 88	101 11 3.7
^{147}Pm/Al	2.6 a	韧致辐射 10～100	0.4
^{241}Am	433 a	NpL X 11.9～22.2 γ 59.6	37 36

放射源	半衰期	主要光子能量/keV	绝对强度/%
^{153}Gd	241.6 d	EuK X 42 γ 103.97	110 20 30
^{57}Co	271 d	FeK X 6.4 γ 136.3, 121, 14.4	48 11, 85, 8

（5）中子源

中子源在石油地质勘探、辐射育种、活化分析、湿度测量和科学研究等不同领域中得到了广泛应用，也可作为中子探测器的刻度用源。

同位素中子源有两类：一类是利用某些放射性核素发射的 α 粒子或 γ 射线轰击靶物质来产生中子，另一类是利用一些元素的自发裂变产生裂变中子。放射性核素中子源的优点是体积小（仅为厘米量级）、结构简单、便于携带；其强度可用锰浴等方法精确测量，而且一经测定，此后任意时刻的强度可根据放射性核素衰变的半衰期较准确地计算出来。其缺点是中子强度低、能量单色性不好、伴生 γ 射线等。

利用 α 粒子与轻元素的（α,n）反应或高能 γ 射线与铍（或氘）的（γ,n）反应可制成具有不同能谱的中子源。常见的（γ,n）反应中子源的应用较少。这种中子源是将发射高能光子的 γ 源（如 ^{24}Na、^{124}Sb 或 ^{226}Ra 等）放入圆柱形或球形的铍靶（或氘靶）中心，可获得近似单能的中子。

（α,n）反应型中子源是利用重核衰变出来的 α 粒子，与其他核素如 ^{9}Be、^{13}C、^{17}O 等发生核反应产生中子，如 ^{9}Be（α,n）^{12}C 等反应，故称为（α,n）反应型中子源。（α,n）反应型中子源是将 α 辐射体与铍、硼、氟或锂等轻元素均匀混合压制而成的，外面以双层或三层不锈钢或铂铱合金包壳密封。常用的（α,n）反应型中子源有 ^{226}Ra-Be 源、^{210}Po-Be 源、^{238}Pu-Be 源、^{239}Pu-Be 源、^{241}Am-Be 源和 ^{242}Cm-Be 源等。这种中子源的特点是发射的中子不是单能的，易制成各种形状。导致（α,n）反应型中子源能谱连续的因素有：① α 辐射体可发射几种具有不同能量的 α 粒子，造成展宽；② α 粒子在（α,n）反应前损失能量；③ 中子在源物质内发生散射而"软化"，损失能量；④ 反应终核可能处于几个不同的激发态，因而导致中子能量的不同。

^{241}Am-Be 复合源是目前极为普及的同位素中子源，广泛地用于工业、农业及科学实验中。^{241}Am 的半衰期长（$T_{1/2}=433$ a），γ 发射率低，比放射性较高。^{241}Am-Be 源常采用内外双层密封的不锈钢容器。

自发裂变中子源是通过重核的自发裂变来产生中子的。主要是钍及更重元素的同位素。最常见的是 ^{252}Cf 源，这种源的能谱接近于纯裂变谱。^{252}Cf 源在一次衰变中放出 α 粒子的概率是 96.9%（能量为 6.118 MeV 的 α 粒子占总衰变概率的 81.4%，能量为 6.076 MeV 的 α 粒子占总衰变概率的 15.3%，能量为 5.977 MeV 的 α 粒子占总衰变概率的 0.2%），另外的 3.1% 的概率是自发裂变。平均的中子能量约为 2.2 MeV。^{252}Cf 的自发裂变中子产额很高，1 μg ^{252}Cf 每秒能释放出 $2.31×10^{6}$ 个中子，与 30 GBq 的

^{210}Po-Be 中子源放出的中子数大致相当。将^{252}Cf 电沉积或烧结在铂铱合金上，或把 ^{252}Cf$_2$O$_3$ 直接封装在铂铱合金包壳内，用双层不锈钢包壳密封后，成为锎中子源。

以上两种中子源的能量和半衰期见表 1.5。

表 1.5　两种中子源能量和半衰期

放射源类型	半衰期	能量/MeV
^{241}Am-Be	432.2 a	0～10
^{252}Cf	2.645 a	0～14

1.1.1.2　非密封放射性物质

不满足密封源定义中所列条件的源称为非密封放射源，又称非密封放射性物质。放射性物质以液态或粉末状直接应用于工业、农业、科研和医疗等领域，如核医学中作为诊断和治疗用的短寿命放射性核素，用来治疗甲状腺疾病的^{131}I、^{125}I 等，就属于非密封放射源。其特点是极易扩散，因而可能会污染工作场所表面或环境介质。由于这些原因，非密封放射源可能导致内照射危险。

放射化学是原子核科学的一个重要组成部分，其研究对象是放射性物质，研究内容是放射性核素、原子核转变产物的行为和化学性质，以及它们的制备、分离、纯化、鉴定及其在各个化学领域的应用。放射化学最突出的特点是其研究对象是放射性物质，且是非密封放射性物质。操作非密封放射性物质不仅要考虑外照射，还要考虑内照射。因此，使用非密封放射性物质过程中的放射防护要比使用密封源时的放射防护复杂得多。核医学是医学与原子核科学相结合形成的一门学科，它是研究稳定核素、放射性核素及其标记化合物、核射线、加速器等应用于临床医学、实验医学、预防医学及药学等领域的理论与实践的科学。示踪技术、显像技术、放射分析等所用的放射性药剂、药物都是非密封放射性物质，也用密封源进行腔内照射和体外照射。非密封放射性物质操作过程中，存在于工作场所的放射性危害因素包括外照射、表面放射性污染物和气载放射性污染物。这些污染物可能直接或间接地侵袭人体。

工作场所外照射：操作非密封源会使外照射源广泛分布，难于控制。如带有放射性药品或试剂的分装液、淋洗液，分装后的药品，受污染的器械或器皿，口服或注射放射性药品的患者，放射性废弃物，患者的粪便，等等，都是外照射源。虽然 γ 射线辐射水平不高，但也不能忽视，同样也不能忽视 β 放射源。

工作场所表面污染：非密封源本身易扩散，再加上操作过程中可能会发生洒溅、洒落、溢出、挥发或蒸发等，这就容易使得工作场所地面、工作台面、墙壁、工作服、手套和人体皮肤等受到不同程度、不同面积的放射物质污染，这种污染称为表面放射性物质污染。污染物与表面有两种结合状态：一种是松散的物理附着状态，另一种是渗透或化学结合状态。随着时间的延长，非固定性污染物中可能有一部分成为固定性污染物。非固定性污染物受到气流扰动或机械振动等外力作用，有可能再次飞扬，成为气载污染物。气载污染物与空气中固有的凝聚核结合后体积变大，受自身重力作用又会回落到物体表面，扩大表面污染。如果工作区与清洁区隔离不当，也会使污染物扩散。人体皮肤表面污染可使局部皮肤受到外照射，可能转移到体内，也可能渗透到体内。

工作场所空气污染：工作场所空气污染除了表面污染物转变为气载放射性污染物并成为放射性气溶胶外，在操作非密封源过程中，放射性物质的自然扩散、液体搅动扩散、挥发、蒸发、压力液体雾化等原因，都会使工作场所空气受到放射性污染。空气污染是导致职业性人员体内放射性污染的主要来源。操作非密封源产生的废水、废气和（固体）废物，如果处理、处置不当或管理不严，进入环境中会对环境介质造成放射性污染，危害公众。

1.1.2 射线装置

射线装置通常是指在接通电源后能够产生 X 射线、电子流、质子流、重离子流的装置，包括 X 射线机、加速器、核反应堆等。X 射线机的核心部件是 X 射线管。它是一个内真空的玻璃管，其中一端作为电子源的阴极，另一端是嵌有靶材料的阳极。当两端加有高压时，阴极的灯丝发热导致发射电子，电子向阳极运动并被加速，撞击靶材料，产生 X 射线。加速器是利用电磁场使带电粒子获得高能量的装置，它的用途是人工产生高能离子束或产生放射性同位素，并开展各种应用，如放射治疗、工业辐照、核参数测量和高能物理研究等。核反应堆，又称为原子能反应堆或反应堆，是能维持可控自持链式核裂变反应，以实现核能利用的装置。核反应堆除了产生电能和生产核燃料外，还可用于放射性同位素生产、中子活化分析及中子辐射效应的研究。

1.1.2.1 X 射线机

X 射线是高速运动的电子突然受到物体的阻滞而产生的。高速电子撞击靶物质时，产生碰撞和辐射两种损失，前者主要产生热，后者主要产生 X 射线。二者之比为：

$$\frac{碰撞损失}{辐射损失} \approx \frac{800 \text{ MeV}}{T \cdot Z} \tag{1.1}$$

式中：

T——高速运动的电子的动能，单位是 MeV；

Z——靶物质的原子序数。

由此可见，对 250 kV 低能 X 射线治疗机，假定钨靶（$Z=74$），由于电子动能（$T=250$ keV）很小，辐射损失只占电子能量损失的 2%，绝大部分（98%）的电子能量以热量形式出现，所以一般 X 射线治疗机要有靶的冷却装置；相反，对能量较高的加速器 X 射线，由于电子动能高，电子能量大部分产生 X 射线，小部分产生热，所以一般不需要冷却装置。

X 射线的能谱是指 X 射线的光子强度与光子能量的关系，如图 1.1 所示。X 射线有两种成分，特征 X 射线和韧致辐射。韧致辐射形式的谱是连续的，是 X 射线谱中的主要成分，自最大能量以下，在任一能量范围内，光子均具有一定的强度，而在某些特定能量处强度最大。X 射线管的加速电压越高，线谱越向高能方向移动（图 1.2），对放射治疗越有利。但增加 X 射线管电压总有一定的困难，因此为了获得满意的能谱分布，往往要增加滤波板，把低能的谱线去除。

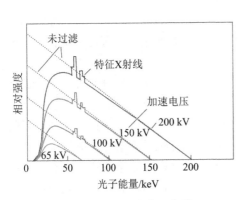

图 1.1　X 射线能谱示意图

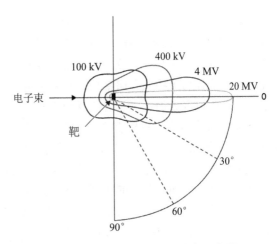

图 1.2　X 射线能量的空间分布示意图

在核技术实践中使用的 X 射线机根据能量高低分为：临界 X 射线（6～10 keV），接触 X 射线（10～60 keV），浅层 X 射线（60～160 keV），深部 X 射线（180～400 keV），高压 X 射线（400 keV～1 MeV）及高能 X 射线（2～50 MeV）。高能 X 射线主要由各种形式的加速器产生。低能 X 射线机与 ^{60}Co 辐照机、电子直线加速器相比，由于百分深度剂量低、能量低、易于散射、剂量分布差等缺点，逐渐被取代。

X 射线管就是利用高速电子撞击金属靶产生 X 射线的真空电子器件。产生 X 射线一般需要以下几个条件：① 离子源；② 真空盒；③ 加速电场；④ 靶。其构造如图 1.3 所示。X 射线管包含两个电极：一个是用于发射电子的阴极灯丝；另一个是用于接受电子轰击的靶材，作为阳极。两极均被密封在高真空的玻璃或陶瓷外壳内，改变阴极的电流可以改变其温度和电子的发射量，从而改变管电流和 X 射线强度的大

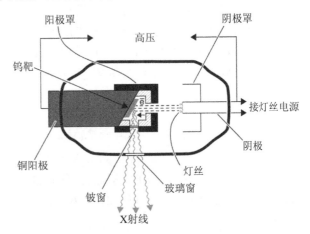

图 1.3　X 射线管示意图

小。改变 X 射线管电位或选用不同种类靶材可以改变入射 X 射线的能量或在不同能量处的强度。由于受高能电子轰击，X 射线管工作时温度很高，需要对阳极靶材进行强制冷却。虽然 X 射线管产生 X 射线的能量效率比较低，但在目前情况下，X 射线管依然是最实用的 X 射线发生器件，已经广泛应用于 X 射线类仪器。目前 X 射线管的医疗用途主要分为诊断用 X 射线管和治疗用 X 射线管。在工业技术方面，X 射线管也可用于材料的无损检测、结构分析和光谱分析等。

1.1.2.2　加速器

X 射线管受到加速电压和功率的限制不能满足绝大部分放射治疗的需求。进行放射治疗时，射线产生装置往往需要使用粒子加速器。

粒子加速器的全称是带电粒子加速器，它是一种用人工方法产生高能带电粒子束的装置。它利用一定形态的电磁场将正负电子、质子、轻重离子等带电粒子加速，使它们的速度达到每秒几千千米、几万千米乃至接近光速。这种具有相当高能量的粒子束，是人们研究基本粒子、认识物质深层结构的重要工具。同时，它在工农业生产、医疗卫生、科学技术及国防建设等方面也都有着广泛而重要的应用。

粒子加速器是一种复杂的高技术工程设备，大体上分为四个基本部分及若干个辅助部分。① 粒子源：用来提供待加速的各种带电粒子束，如各种类型的电子枪、离子源及极化离子源等。粒子源是产生带电粒子束的装置，它为加速器提供带电粒子束，是加速器的关键部件之一。加速器所能达到的性能指标在许多方面（如流强、发射度、能散度、粒子种类等）都取决于粒子源的水平。② 真空加速室：这是一种装有加速结构的真空室，用以在真空中产生一定形态的加速电场，使粒子在不受空气分子散射的条件下得到加速，如各种类型的加速管、射频加速腔和环形加速室等。③ 导引聚焦系统：用一定形态的电磁场来引导并约束被加速的粒子束，使之沿着预定轨道受加速电场的加速，如圆形加速器的主导磁场与四极透镜场等。④ 束流输运、分析系统：这是由电、磁场透镜，偏转磁铁和电、磁场分析器等器件构成的系统，用来在粒子源与加速器之间或加速器与靶室之间输运并分析带电粒子束。当多个加速器串接工作时，其用来在加速器之间输运、分析粒子束。除了上述四个基本部分之外，加速器系统通常还需要各种束流监测与诊断装置，电、磁场的稳定控制装置，真空设备及供电与操作设备等。

加速器加速粒子所达到的能量是表征加速器性能的重要参数之一，它的基本单位是电子伏（eV）（1 eV=1.602×10^{-19} J），但在加速器中常用的单位还包括千电子伏（keV）、兆电子伏（MeV）、吉电子伏（GeV）和太电子伏（TeV）等。它们之间的换算关系为：

$$1 \text{ keV} = 10^3 \text{ eV}$$
$$1 \text{ MeV} = 10^6 \text{ eV} = 10^3 \text{ keV}$$
$$1 \text{ GeV} = 10^9 \text{ eV} = 10^3 \text{ MeV}$$
$$1 \text{ TeV} = 10^{12} \text{ eV} = 10^3 \text{ GeV}$$

能量在 100 MeV 以下的加速器称为低能加速器，能量在 100 MeV～1 GeV 之间的称为中能加速器，能量在 1 GeV 以上的称为高能加速器。不同能量的加速器，其结构和规模具有很大的差异。

加速器的种类繁多，不同类型的加速器有着不同的结构和性能特点，还有不同的适用范围。如按照加速粒子的种类划分，加速器可分为电子加速器、轻离子加速器、重离子加速器等；如按照加速电场和粒子轨道的形态进行分类，加速器可分为直流高压型加速器、电磁感应型加速器、直线共振型加速器和回旋共振型加速器四种类型。回旋共振型加速器应用高频电场加速沿圆弧轨道做回旋运动的电子、质子或其他轻、重离子。这种加速器按照导引磁场的性质可以分为两类：一类是具有恒定导引磁场的加速器，包括经典回旋加速器、扇形聚焦回旋加速器、同步回旋加速器和电子回旋加速器等；另一类是导引磁场的磁感应强度随加速离子的动量同步增加，而离子的曲率半径保持恒定的加速器，包括电子、质子和重离子的同步加速器。前者的束流强度比较高，适用于中、低能粒子的加速；后者的束流强度相对较弱，束流的负载因子较低，但粒子的能量很高。

（1）直线加速器

直线加速器是一种利用高频电场加速沿直线形轨道运动的带电粒子的谐振加速装置（图 1.4），它是最早出现的加速器之一。

直线加速器加速电子采用的射频电场，可分为驻波场和行波场。在圆柱形加速腔筒的轴上，安置了一串圆柱形金属漂浮管。奇数号漂浮管与射频功率源的一极相连，偶数号漂浮管与另一极相连，它们的电位极性正好相反，因此在相邻的漂浮管间隙里产生射频电场。这个电场在漂浮管两个端口向管内渗入，但由于屏蔽作用，管内深部无电场存在。现在假定一个正离子在 $t=0$ 时刻通过第一个间隙，这时间隙电场方向是使离子加速，然后离子进入下一个漂浮管。轴上各处电场不仅随不同位置 z 变化，而且还随时间 t 变化，但漂浮管的屏蔽作用使离子并不受这变化电场的作用，如果离子漂出漂浮管进入第 2 个间隙，这时，第 2 个间隙处的电场 E_z 方向已变成和离子运动方向一致，即变成加速的了。以后离子又通过下一个漂浮管达到第 3 个间隙。这样继续下去，只要由一个间隙至下一个间隙是经过半个周期，那么在每个间隙处都是受到加速的，这就是所谓的谐振加速。

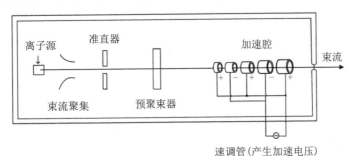

图 1.4　直线加速器谐振腔示意图

直线共振型加速器利用射频波导或谐振腔中的高频电场加速沿直线形轨道运动的电子和各种轻、重离子。这类加速器的主要优点是粒子束流强度高，并且它的能量可以逐节提高而不受限制。直线加速器的工作频率随加速粒子的静止质量的增大而降低，加速电子的典型频率为 3 GHz，质子为 200 MHz，而重离子则为 70 MHz。为了使加速器的长度比较合理，通常要求加速电场的振幅达到 10 MV/m 以上，结果导致加速结构的高频功耗高达兆瓦级。设备投资高、运行费用昂贵是这类加速器的缺点。不过，超导直线加速器可使运行费用降低至原来的 1/3 到 1/2。

（2）回旋加速器

离子在恒定的均匀磁场的引导下沿着螺旋形轨道旋转。由磁场产生的洛伦兹力对带电粒子进行偏转。一个带电量为 qe、速度为 v 的离子在磁场 B 中的回旋频率为：

$$f_c = \frac{v}{2\pi r} = \frac{qeB}{2\pi m} \tag{1.2}$$

式中：

q——离子的电荷数；

e——电子的电荷；

m——离子的质量。

只要磁场感应强度和离子的质量之比 B/m 为常数，公式（1.2）就是正确的。当离子运动的相对论效应可以忽略时，公式（1.2）还可简化为：

$$f_c = 15.2 \frac{q}{A} \cdot B \qquad (1.3)$$

式中：

A——离子的质量数；

f_c、B——单位分别是 MHz 和 T。

据此，将一个形状如"D"字母的金属空心盒做成一个高频电极，并以此与另一个接地的电极构成一个张角为 $180°$ 的狭缝状加速电隙。"D"形电极上加有频率为 f_D，幅值为 V_a 的高频电压 $V_D = V_a \cos(2\pi f_D t)$。当感应强度 B 满足共振条件，即 $f_c = f_D$ 时，离子的回旋运动完全与电场的周期变化同步，在加速的相位下注入电隙的离子，离子每转一圈加速两次，直至达到终能量为止。因此，经回旋 n 圈之后，离子得到的总动能 W 为：

$$W = \sum_{j=1}^{n} \Delta W_j = 2nqeV_a \cos\varphi_i \qquad (1.4)$$

式中：

φ_i——离子进入电场的初始相位，$\varphi_i = 2\pi f_D t_i$。

图 1.5 为回旋加速器示意图。

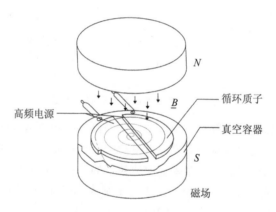

图 1.5　回旋加速器示意图

在加速过程中，随着动能的增高，离子的轨道半径不断增大。在非相对论的情况下，轨道半径 r 与动能 W 的关系为：

$$r = \frac{0.144\ 4}{Bq} \sqrt{AW} \qquad (1.5)$$

式中：

r、B、W——单位分别是 m、T、MeV。

公式（1.5）改写成每核子动能 W/A 的公式为：

$$\frac{W}{A} = K\left(\frac{q}{A}\right)^2 \qquad (1.6)$$

式中：

K——回旋加速器的能量常数，$K = 48(B_f r_f)^2$。它用来表征一个加速器的最高能量。

$\dfrac{W}{A}$——单位是 MeV/μ。

当加速离子的能量足够大时，需要考虑相对论效应。

（3）同步加速器

要使带电粒子在圆形的加速器中被加速到很高的能量，必须同步调节主导磁场 $B(t)$ 和加速电场的频率以维持粒子在一曲率半径不变的轨道上谐振加速，这就是同步加速器的基本原理，满足这个条件的加速器称为同步加速器。所谓主导磁铁，是指在同步加速器中引导带电粒子弯折做近似圆周运动的二级磁铁。很多块二级磁铁安放在带电粒子的理想轨道上，使粒子回转 2π 角度。在同步加速器中，带电粒子的能量从低被加速到高，因此在加速过程中主导磁场也同步地由小升到大。完成加速后带电粒子被引出，然后磁场又回到低场，等待下一次注入和开始随加速而上升。所以，磁场是随时间周期变化的。为了减小涡流，该类磁铁由较薄的低碳钢片叠装而成，励磁线圈由铜管或铝管绕制，导体内通过冷水冷却。由于四级磁铁仅在一个方向上对束流聚焦，而在其垂直方向起散焦作用，故需要一对四级磁铁才能达到整体的聚焦作用。除了二级磁铁和四级磁铁之外，通常还有六级磁铁和校正线圈用于束流控制。为了进行束流诊断、调整和控制，需要有位置和束流损失监测器。束流能够达到的最大能量受到同步加速器中的主导磁场强度的限制，以及可以利用的同步加速器的限制。

带电粒子在同步加速器中回转的曲率半径是恒定的，因此必须从外面注入具有一定动能的粒子才能在其中被加速，这样就使同步加速器存在一个如何从外面注入带电粒子的问题。通常采用偏转电极或偏转磁场等方式进行注入。直线加速器大多也用作同步加速器的注入器。引出粒子流的方法可以归纳为快引出和慢引出。快引出是把加速器中已加速了的粒子流一次全部引出真空室，引出的时间在粒子的一个回旋周期 T_c 以内；慢引出是缓慢地把粒子流从加速器中引出真空室，引出的时间持续若干个回旋周期。同步加速器示意图如图 1.6 所示。

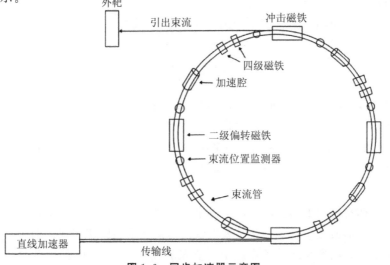

图 1.6　同步加速器示意图

（4）加速器中子源

① （p,n）反应。

（p,n）反应较广泛地用作加速器中子源。其主要应用在静电加速器和回旋加速器上。反应阈能低、中子产额高及能获得能量相当宽的可变的单色中子束是这类中子源最显著的优点。（p,n）反应通过 $^7Li(p,n)^7Be$ 反应来产生中子，其反应式为：

$$^7Li+p=^7Be+n-1.646 \text{ MeV} \tag{1.7}$$

$$^7Li+p=^7Be^*+n-2.076 \text{ MeV } (^7Be+\gamma+430 \text{ keV}) \tag{1.8}$$

公式（1.7）反应的阈能 $E_t=1.881$ MeV，中子能量 $E_n \approx E_p - E_t$。当 $E_p \geqslant 2.378$ MeV 时，就可能发生公式（1.8）的反应，即 ^7Be 核可能停留在一个受激态上。

此外，（p,n）反应还可以通过 $T(p,n)^3He$ 反应产生中子，由于产物 ^3He 不会形成激发态，反应能只有一个值。这种中子源反应阈能较低，反应截面大，可获得比较高的中子产额，能在相当宽的能量范围内给出单色中子。

② （d,n）反应。

绝大多数的加速器中子源都是通过加速氘核（d）轰击靶核发生（d,n）反应来获得中子的。其反应机制为：a. 氘核被靶核俘获形成受激的复合核，复合核退激时发射出中子；b. 氘核剥裂，不经过复合核阶段。当氘核从靶核边缘飞过时，由于其结合能较小（2.23 MeV），其质子被靶核掠走而将中子从氘核中释放出来。这种中子源的主要特点为：由于（d,n）反应中，进入靶核的质子释放出的结合能通常总是远大于氘核的结合能，几乎所有的（d,n）反应都是放热的，即 $Q>0$。因此，这类核反应不存在阈值。典型的加速器中子源都是通过 $D(d,n)^3He$ 反应来产生中子的，其反应式为：

$$D+d=^3He+n+3.28 \text{ MeV} \tag{1.9}$$

$$D+d=^3T+p+4.032 \text{ MeV} \tag{1.10}$$

这种反应有以下几个优点：a. 在 2～13 MeV 能量范围内，能获得可变能量的单色中子；b. 轰击粒子氘核能量很小时，中子产额相当高；c. 由薄靶获得的中子束，在任何方向都是单色的；d. 中子能量与发射角有密切的关系，通过不同角度可以在极宽的能量范围内获得单色中子。

也可以通过 $T(d,n)^4He$ 反应产生中子，其反应式为：

$$T+d=^4He+n+17.586 \text{ MeV} \tag{1.11}$$

$$T+d=p+n+T \tag{1.12}$$

$$T+d=2n+^3He \tag{1.13}$$

利用 $T(d,n)^4He$ 反应的加速器中子源，通常称 D-T 中子源。这是研究最充分、使用最广泛的加速器中子源。这种中子源有以下优点：a. 反应能 Q 值大，可用来获得较高能量（10～30 MeV）的中子；b. 中子产额高，在加速器单能中子源中，它的产额最高，可达到 $10^{14} \sim 10^{15}$ 中子/s；c. 轰击氘核的能量为 100 keV 数量级时，便能获得很高的中子产额。

中子管又称密封中子发生器，是一种小型加速器中子源。其主要特点是离子源、加速系统及靶等全部密封在一个小型的玻璃管内，具有很大的实用性。中子管现已经广泛地用于实验室及石油测井的设备中。中子管是利用 $T(d,n)^4He$ 反应产生 14 MeV 的中子。中子管有以下几个优点：a. 体积小，重量轻；b. 中子产额高；c. 中子单色性好；d. 基本无 γ 射线本底；e. 不使用时，切断电源可使管子无中子输出，从而便于操作，保障操作人员的安全。

③（γ,n）反应。

通过电子回旋加速器可以获得能量高于 20 MeV 的韧致辐射，所以以任何核素作靶，借助（γ,n）反应都可以获得中子。与同位素光激中子源一样，加速器（γ,n）反应中子源最大的弱点也是 γ 射线本底极强。这限制了加速器（γ,n）中子源的广泛使用。

1.1.2.3　核反应堆

核反应堆的分类方法很多。根据维持裂变反应的入射中子能量，其可分为下面五类：① 热中子反应堆，简称热堆。主要由能量约为 0.025 eV 的热中子维持核燃料裂变。② 超热中子堆。③ 中能中子反应堆，也称中能中子谱反应堆，简称中能堆，主要由中能中子引起核燃料裂变。这里，中能中子包括了能量在 0.2 eV 至 1 keV 范围的超热中子和中速中子。④ 快中子反应堆，简称快堆，主要由能量在 0.1 MeV 以上的快中子堆维持核燃料裂变。⑤ 混合谱堆。

核反应堆是核能利用中最根本的装置。目前，能够大规模利用的核能来自核裂变过程。根据结合能定义我们知道，原子核的实际质量并不等于组成该原子核的 Z 个质子（质量为 m_p）和 $A-Z$ 个中子（质量为 m_n）的质量之和。稳定的原子核存在质量亏损，公式为：

$$\Delta m = [Zm_p + (A-Z)m_n] - {}^A m_z \tag{1.14}$$

这个质量亏损在原子核形成的过程中转变成了能量（$E = \Delta mc^2$），并使原子核处于负能量状态。将某一原子核拆成独立的核子所需的外界能量称为原子核的结合能（BE），$BE = \Delta mc^2$。每个核子的结合能为比结合能（BE/A）。将某些核素转变成具有更大比结合能的其他核素的任何过程，均可将质量转化成能量。低质量数的核素结合成较高质量数的核素（具有较高的比结合能）是聚变过程释放核能的基础。很大质量数的核素分裂成中等质量数的核素（具有较高的比结合能）是裂变过程释放核能的基础。

当一个重核（A,Z）吸收一个中子形成复合核（$A+1,Z$）后，该复合核的比结合能（BE/A）小于原来的核。对于某些核素如 ${}^{233}U$、${}^{235}U$、${}^{239}Pu$、${}^{241}Pu$，即使中子的能量很低，比结合能（BE/A）的减少足以大概率地引起复合核发生裂变。这种核素称为易裂变核素。也就是说，它们可通过吸收低能量的中子而发生裂变。如果中子被吸收之前具有动能，这部分动能将转化为复合核的额外的激发能量。当被吸收的中子能量大于 1 MeV 时，所有原子序数大于 90 的核素发生裂变的概率均很大。像 ${}^{232}Th$、${}^{238}U$ 和 ${}^{240}Pu$ 这些核素需要 1 MeV 或更高能的中子才会大概率地诱发裂变。

裂变瞬间通常释放出 2～3 个中子；裂变后，中子富余的裂变碎片在衰变过程中可能释放出 1 个或多个中子。裂变过程中由质能转变产生的核能（如 ${}^{233}U$ 产生 207 MeV）大部分以反冲裂变碎片动能（168 MeV）的形式存在。这些带有大量电荷的重粒子在燃料元件内的行程小于 1 mm，因此反冲动能以热能的形式被有效地保留在裂变发生处。裂变反应中另有 5 MeV 的能量以瞬发中子动能的形式释放出来。对 ${}^{235}U$ 而言，其裂变中子最可及的能量为 0.7 MeV。在随后的扩散过程中，这些中子因为与原子核发生散射碰撞而慢化并最终被吸收,它们携带的能量将保留在裂变发生处 10～100 cm 范围内的物质中。其中一部分被吸收的中子诱发俘获反应并进一步释放 γ 射线。这些次级俘获 γ 射线因与周围 10～100 cm 范围内的物质相互作用而最终转化为热能。

裂变反应也直接产生瞬发 γ 射线,平均携带约 7 MeV 的能量,以热能的形式保留在裂变发生处 10～100 cm 范围内。裂变碎片的衰变还产生 20 MeV 的能量,分别以电子动能(8 MeV)和中微子动能(12 MeV)的形式释放。电子能量基本被保留在裂变碎片周围 1 mm 范围内的燃料元件中。由于中微子几乎不与物质发生相互作用,因此其能量不可回收。虽然裂变产物衰变释放的中子的动能与瞬发中子的动能在一个数量级上,但是由于裂变产物衰变释放的缓发中子的数目很少,因此忽略不计。

总的来说,每次裂变能产生 200 MeV 左右的热能。1 W 热能对应每秒 3.1×10^{10} 个原子核发生裂变。1 g 易裂变核素包含 2.5×10^{21} 个原子核,它能产生约 1 MW·d 的热能。易裂变原子核也可能发生中子俘获反应而嬗变,因而易裂变材料实际的消耗量大于其裂变的数量。

由于中子诱发的裂变反应每次能释放 2 个或 3 个中子,那么图 1.7 的自持中子链式裂变反应是显而易见的。易裂变物质,例如,^{235}U 吸收一个慢中子后发生裂变,裂变中子又可以引起易裂变核产生新的核裂变。这样一个使裂变反应持续进行下去的反应过程称为链式裂变反应。为了使裂变反应持续下去,必须剩下 1 个或多个裂变产生的中子以引起另一次裂变反应。如果平均不到 1 个中子能引起裂变,则链式裂变反应逐渐停止。超过 1 个中子引起裂变,则链式裂变反应就会不断增强。因此,只有满足一定条件的体系才能实现链式裂变反应。

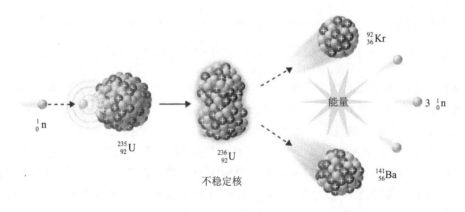

图 1.7 链式裂变反应示意图

例如,在一块纯的天然金属铀中就不会发生链式裂变反应。这是因为天然铀中 ^{238}U 占 99.3%,只有能量在 1 MeV 以上的中子才能引起 ^{238}U 裂变。而裂变中子经过非弹性散射,能量很快地就降到 1 MeV 以下。^{235}U 的热中子裂变截面虽然很大,但是在碰撞减速过程中,绝大部分中子都会被 ^{238}U 吸收,能引起 ^{238}U 裂变的概率非常小。因此,在这种体系中不能发生链式裂变反应。又如,在纯粹的 ^{235}U 体系中,若其体积很小,裂变中子大部分逸出体外,也不能实现链式裂变反应;若其体积很大,大部分中子能再引起裂变，那么链式裂变反应又会进行得十分剧烈，变成核爆炸。由此可见，要实现可控制的链式裂变反应需要一种适当的装置，这种装置称为核裂变反应堆，简称反应堆。

根据引起裂变的中子能量，反应堆可分为热中子反应堆和快中子反应堆。前者主要利用 ^{235}U 热中子裂变截面很大的特点。如果将裂变中子的能量在吸收很弱的介质（称为减速剂）中迅速降到热能水平，则由于 ^{235}U 热中子裂变截面比 ^{238}U 的吸收截面大得多，可以用天然铀或低浓缩铀来实现链式裂变反应。这种反应堆称热中子反应堆。若用高度浓集的 ^{235}U 或 ^{239}Pu 作为核燃料，就不必依赖热中子引起裂变，这种反应堆中没有专门的减速剂，引起裂变的中子主要是能量较高的中子，这种反应堆称为快中子反应堆。到目前为止，用于发电的反应堆主要是热中子反应堆。

反应堆也是一种中子源，能够提供中子，但是其能谱不是纯裂变谱，而是能量范围很宽的慢化谱，包含了热中子、中能中子和快中子，能量从 10^{-3} eV 至 10^7 eV，达 10 个数量级的复杂谱中子。因此，为了从反应堆获得单能中子束，还必须配置各种各样的单能化装置。

1.1.3　照射方式

人体接受辐射照射的途径分为外照射和内照射。

通常，环境中的天然辐射及人为实践或事件释放的核素形成对人体的外照射。土壤、岩石和建筑材料中存在着许多天然放射性核素，其衰变辐射形成了对人体的外照射。人为实践或事件释放的放射性核素进入大气，人们可能会受到它们的外照射，情景一般分为两类：一类为烟云从人体头顶上空经过时形成的外照射（称为烟云照射），以及由于含有放射性核素的空气包围人体形成的外照射（称为浸没照射）；另一类为释放入大气的放射性核素在运动过程中衰变或在短期内由于干或湿沉降落到地表，这些已沉积的核素因衰变而对沉积区内的人们产生的外照射。

内照射通常是指摄入人体的核素产生的照射，主要有两种途径，即吸入空气中的放射性核素所造成的吸入内照射，以及当环境中的放射性核素进入食物链时所造成的食入内照射。

放射性核素进入环境后，食入照射与外照射通常是人们接受辐射照射的主要途径和持续来源。

1.1.3.1　外照射

外照射是电离辐射照射的方式之一。体外辐射源对生物体所产生的照射称为外照射，这一术语也用于非人类物种。外照射是相对于内照射而言的，外照射时辐射源位于人体外部，人体在远离辐射源或采取足够的屏蔽防护措施后，将不再受到照射。对人体而言，外照射主要来自中子、γ 射线和 X 射线，其次是 β 射线。

外照射作用的强度取决于机体吸收剂量的大小，其产生的效应与吸收剂量、剂量率、时间与空间的剂量分布、照射范围、受照组织的放射敏感性及辐射的种类和能量等因素有关。强电离辐射都会对人体产生外照射，例如 X 射线、γ 射线、中子等具有较强穿透能力，即使是体外照射也能对深部组织造成损伤。弱贯穿电离辐射主要对人体皮肤、浅表组织或器官造成外照射，例如高能 β 射线若防护不当，会造成皮肤烧伤；而有些弱贯穿辐射，如 α 射线，则因其穿透能力小、射程短及人体皮肤角质层的阻挡，通常不会造成外照射。

外照射的主要来源包括密封源、射线装置及相关核设施。其中，密封源的外照射是受控的、仅限于规定范围内的照射，只对其附近的生物体产生外照射的危害。

1.1.3.2　内照射

内照射是指进入人体或沉积于体内的放射性核素作为辐射源对机体产生的照射。引起内照射的辐射源可来自母体和摄入的各种天然和人工的放射性核素，也可以是来自受到中子照射后在体内生成的各种感生放射性核素。对于内照射，放射性核素一旦进入人体，它对人体的照射将持续一段时间，甚至导致人体终身受照。这是外照射与内照射的明显区别。通常对 γ 放射性物质来说，因射线穿透力强、射程长，内照射与外照射对人体的危害差别不大。而对于释放 β 和 α 射线的核素，因射线穿透能力弱，将会引起生物体内极高能量的局部吸收，致使产生特异的生物学效应，因此内照射的影响大于外照射。

相比于外照射，内照射具有以下特点：对体内产生无法摆脱的持续照射；重带电粒子 α 辐射体在体内引起的辐射损伤比 β 和 γ 辐射体更加严重；对机体的辐射损伤与放射性核素在体内的分布或沉积的部位及方式有关；内照射损伤往往具有局部器官损伤较重、病程长、易转成慢性的特点；许多放射性同位素（如砷、铅、汞、铀等），除放射性危害外，还具有化学毒性。

放射性核素进入人体，造成体内放射性污染并产生内照射。对职业性人员及公众，放射性核素进入人体的方式主要有呼吸道吸入、消化道食入、皮肤或伤口渗入及体内感生放射性。放射性核素一旦进入人体，将对机体进行连续照射，直到核素衰变完或被完全排出体外。其中，衰变速率取决于物理半衰期，而排出速率取决于核素的理化特性和对器官的亲和力，通常用有效衰减常数或有效半减期来定量描述放射性核素从体内排出的速率。

所以，内照射防护包括对非密封源的包容、对工作场所表面去污、对工作场所通风换气和对职业人员体内外放射性物质污染的防护等。

1.2　天然辐射

作用于人体的电离辐射源可分为天然辐射源和人工辐射源两大类。前者存在于宇宙空间以及地壳物质中，后者则来自人类的实践活动和辐射事件。其中，天然辐射源对地球上人类的照射，也被称为天然本底照射。长期以来，广大公众更为关注的是人工辐射源对人类的照射。但实际上，不论是全世界还是我国公众，其所受到的所有辐射照射的构成，绝大部分来自天然辐射源。天然辐射源对人既产生外照射，又产生内照射。

环境中的天然电离辐射源主要包括来自外层空间的宇宙射线及宇生放射性核素和地壳中的原生放射性核素。在天然放射性核素分类中，有些核素的半衰期很长，甚至可以与地球的年龄相当，加上宇宙辐射不断地投射到地球表面，因此地球上的生物无时无刻不在接受着天然本底照射。生物体受天然辐射源照射剂量大小受地磁纬度、海拔高度、居室条件、膳食习惯、年龄和生理代谢等诸因素的影响。

1.2.1　宇宙辐射

宇宙射线是指来自外层空间射向地球表面的射线，分为初始宇宙射线和次级宇宙射线。初始宇宙射线为直接来自外层空间的高能带电粒子，主要是质子、α粒子及某些更重的原子核；次级宇宙射线是由初始宇宙射线与大气中的原子核相互作用产生的次级粒子和电磁辐射，主要是 μ 介子、光子、电子及中子。来自外层空间的初始宇宙射线，绝大部分在大气层中被吸收，到达地球表面的宇宙射线几乎全是次级宇宙射线。宇生放射性核素主要是由宇宙射线与大气层中的核素相互作用产生的，其次是由宇宙射线与地表中核素相互作用产生的。在这些核素中，对公众剂量有明显贡献的是 ^{14}C、^{3}H、^{22}Na 和 ^{7}Be，其中 ^{14}C、^{3}H 和 ^{22}Na 也是人体组织所含的核素。目前，我国已开展监测的宇生放射性核素包括 ^{3}H 和 ^{7}Be。

初级宇宙射线来自地球所在的银河系，由太阳系以外的超新星爆炸产生，由能量极高而通量很低的带电粒子组成，能谱范围为 $10^{6} \sim 10^{22}$ eV，元素组成从氢到铀。银河系宇宙辐射中的高能粒子在进入地球大气层顶部时，其组成成分是核子和电子，核子占98%，电子占2%。在核子的成分中，质子占85%，α粒子占14%，剩下的是更重的原子核。这些高能粒子的能量为 $10^{8} \sim 10^{20}$ eV，能量小于 10^{15} eV 的粒子能谱用幂函数 $E^{-2.7}$ 表示，E 的单位用 eV 表示。超过拐点以后的粒子能谱变为更陡的 -3 次方幂函数。能到达地面的主要是次级宇宙射线。迄今为止，人们在地面测到的宇宙射线能量最大为 3.2×10^{20} eV。

宇宙粒子的另一个来源是太阳粒子辐射。太阳是一个稳定、平衡、发光的气体"球"。太阳的大气层因受太阳磁场扰动，其局部始终处于激烈的运动状态，称为太阳活动。在靠近太阳表面因受太阳磁场的扰动而产生的太阳粒子辐射，称为太阳粒子事件。太阳粒子辐射，大部分是能量不足 100 MeV 的质子辐射，只有极少数质子的能量大于 10^{9} eV。在极高的海拔高度处，太阳粒子辐射产生的效率很高，但在地平面处只有少数高能质子辐射对剂量有贡献。

入射到地球大气层中的宇宙高能粒子与大气中的原子或分子相互作用产生的带电的和不带电的次级粒子，包括质子、中子、π 介子和一些低原子序数的原子核。这些次级粒子在大气层中再与某些原子或分子发生核子级联反应，生成更多的核子，称为宇宙射线簇射，如图 1.8 所示。由于中子的平均自由程更长，所以在较低的海拔高度处，它是宇宙射线的主要核子成分。中子能量为 $50 \sim 500$ MeV，能量为 1 MeV 左右的中子是由激发态原子核产生的。核子间相互作用产生的 π 介子是大气层中宇宙射线其他成分中的主要成分。中性 π 介子衰变变成

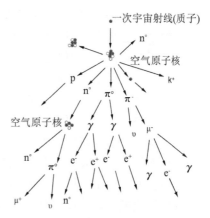

图 1.8　大气中宇宙射线簇射模式图

高能 γ 光子，高能 γ 光子产生的高能电子反过来产生 γ 光子等，于是形成了宇宙射线簇射。在中等海拔高度处，电子和正电子是宇宙射线中带电粒子能量注量率较高的主要非核子成分。带电的 π 介子衰变生成 μ 介子。μ 介子在大气层中的平均自由程很长。在接近地面高度处的空气中，μ 介子的通量是带电粒子通量的主体，与 μ 介子相伴的是沿 μ 介子路径产生的通量小的碰撞电子。

此外，地球附近的宇宙空间中包围着地球的大量带电粒子聚集而成的轮胎状辐射层，主要由地磁场中俘获的能量为几十兆电子伏的电子和质子组成，此外还有少量重离子，这称为地球辐射带。由于地磁场对地球大气层顶部的宇宙射线有抑制作用，于是，高能带电粒子趋向地磁场两极处，出现了宇宙射线的地磁纬度效应：地磁赤道处的宇宙射线强度和剂量率最小，而接近地磁两极处的宇宙射线强度和剂量率最大（图 1.9）。

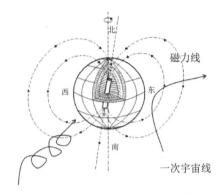

图 1.9　地磁场对宇宙射线的影响

1.2.2　陆地辐射

陆地辐射指存在于地球环境中的天然辐射源对人产生的照射，包括外照射和内照射。其中，外照射主要由铀系和钍系两个天然放射系中的核素及 ^{40}K 放出的 γ 射线产生。其他一些天然放射性核素，包括锕系的各核素虽也存在于地球环境中，但其辐射水平低，对人体的外照射剂量贡献很小。通常把铀系、钍系和锕系及不成系列的 ^{40}K、^{87}Rb、^{138}La 和 ^{176}Lu 等称为陆地辐射的原生放射性核素。内照射主要是由氡及其子体的吸入及其他天然放射性核素通过食物和水进入人体产生的。

原生放射性核素是指从地球形成开始一直存在于地壳中的放射性核素。原生放射性核素在环境（水、大气、土壤等）中到处存在，甚至在人体内也存在。由地球形成时产生的各种核素，在几十亿年后的今天，只有半衰期大于 1 亿年的核素尚未衰变完。这些放射性核素按现在技术判别共有 31 个，分为两类。一类为衰变系列核素，包括铀系、钍系和锕系三个放射性衰变系列，母核半衰期都很长，约 1×10^9 年，与地球年龄相近。每个衰变系列包括多种不同的放射性核素。

铀系：它从半衰期最长的 ^{238}U 开始，最终生成稳定核素 ^{206}Pb。

钍系：它从半衰期最长的 ^{232}Th 开始，最终生成稳定核素 ^{208}Pb。

锕系：它从半衰期最长的 ^{235}U 开始，最终生成稳定核素 ^{207}Pb。

以铀系为例，从 ^{238}U 开始，经过 14 次连续衰变，最终生成稳定核素 ^{206}Pb。在三个天然放射系中均有放射性气体产生，它们都是氡的同位素（^{222}Rn、^{220}Rn、^{219}Rn）。另一类为单次衰变的放射性核素，其中最常见的是 ^{40}K。目前，我国环境监测已开展监测的原生放射性核素主要为一些半衰期较长的核素，如 ^{238}U、^{232}Th、^{226}Ra、^{40}K、^{210}Pb、^{210}Po 等。

表 1.6 列出了 ^{238}U、^{232}Th、^{40}K、^{226}Ra 的放射性同位素在土壤、岩石和淡水中的含量。主要的原生核素是 ^{238}U 系和 ^{232}Th 系的放射性核素及 ^{40}K，其中，^{238}U 的半衰期为 4.47×10^{10} a，^{232}Th 为 1.41×10^{10} a，^{40}K 为 1.28×10^9 a。原生放射性核素核衰变释放出的 β 射

线和 γ 射线可对人体产生外照射，而人体内存在的痕量原生放射性核素，核衰变释放出的 α 粒子、β 粒子和 γ 射线对人体产生内照射。

表 1.6　几种天然放射性核素在土壤、岩石和水中的含量

核素	土壤/(PCi/g)	岩石/(PCi/g)	淡水/(PCi/L)	海水/(PCi/L)
^{40}K	0.8～2.4	2.2～22	—	300
^{226}Ra	0.1～1.9	0.4～1.3	—	0.05
^{232}Th	0.02～1.5	1.1～1.3	0.01～1.0	0.01～0.05
^{238}U	0.03～1.6	0.4～1.3	0.01～70	0.7～1.2

1.2.2.1　陆地辐射的外照射

人在室内外接受的来自天然放射性核素的外照射剂量是不同的。在室外，外照射主要来自土壤、岩石和道路中所产生的放射性核素；在室内，外照射主要来自建筑物的建筑材料，照射源的几何条件也由室外的半无限大变为环绕的室内结构。一般对人口加权平均的室内外空气吸收剂量率分别为 84 nGy/h 和 59 nGy/h，再取空气吸收剂量转换成人有效剂量的转换系数（因年龄不同有所差异）为 0.7 Sv/Gy，室内外居留因子分别为 0.8 和 0.2 时，可以得到由天然放射性核素产生的世界平均年有效剂量的室内外分量分别是 0.41 mSv 和 0.07 mSv。由此可得，由陆地辐射造成的全世界平均的外照射年有效剂量为 0.48 mSv，对于单个国家，结果变化范围在 0.3～0.6 mSv 之间。

1.2.2.2　氡及其衰变子体的照射

氡及其衰变子体的照射是最主要的天然辐射源照射。自然界中的氡有三种同位素：^{222}Rn、^{220}Rn 和 ^{219}Rn。它们分别来自三个天然放射系：铀系、钍系和锕系。自然界存在的铀称为天然铀。天然铀是由 99.28% 的 ^{238}U、0.714% 的 ^{235}U 和 0.005 6% 的 ^{234}U 组成的。由于 ^{235}U 的天然丰度很低，^{219}Rn 的半衰期很短（3.05 s），所以 ^{219}Rn 的卫生学意义不大，故不加讨论。通常所说的氡，系指 ^{222}Rn 和 ^{220}Rn。^{222}Rn 的半衰期为 3.82 d，^{220}Rn 的半衰期为 55.6 s。由于 ^{220}Rn 的半衰期短，很难有足够的时间从母体材料中逸散到环境中，所以一般认为环境中 ^{220}Rn 及其子体的浓度要比 ^{222}Rn 及其子体的浓度低。

陆地物质中广泛地存在着 ^{238}U 和 ^{232}Th，^{226}Ra 和 ^{224}Ra 也伴随存在，所以人类到处都会受到氡及其衰变子体的照射。摄入氡及其衰变子体产生的内照射剂量约占天然辐射源对人体照射总剂量的 1/2。在铀矿开采实践中，人们认识到氡及其衰变子体是致肺癌的重要病因之一。自 20 世纪 70 年代以来，人们对室内空气中氡及其衰变子体的内照射剂量与效应之间的关系开始了广泛且深入的调查和研究。

氡是惰性放射性气体核素，无色，无味，在 0 ℃时密度为 9.73 g/L，比空气重。在通常情况下，室内氡的浓度很低，空气中每 10^{18} 个原子中大约有 1 个氡原子。氡通过扩散和空气对流输运。氡极易溶于水，溶解度随水温升高而降低。例如，0 ℃时氡在水中的溶解度为 510 cm^3/L，25 ℃时为 220 cm^3/L，50 ℃时为 130 cm^3/L，而在 100 ℃时的溶解度很小。在正常体温下，氡能在血液中溶解其吸入体积的 30%，大部分氡由呼吸道排出体外，0.1%～0.25% 氡由尿和皮肤排出体外。据检测，铀矿工人进入矿井 30～

60 min 后，呼出气体中的氡浓度和吸入空气中的氡浓度达到动态平衡；离开矿井到地面 30～60 min 后，呼出气体中的氡浓度与大气中氡浓度达到动态平衡。

在给定的温度下，当液相中氡的分压高于空气中氡的分压时，液相中的氡将向空气中扩散，直到液相与气相中氡浓度达到动态平衡为止。反之亦然。就世界范围而言，井水中的氡浓度为 100 kBq/m³，地下水中为 10 kBq/m³，地表水中为 1 kBq/m³，平均值为 10 kBq/m³。我国对 100 座主要城市的公共水源中氡浓度的调查结果显示，氡浓度波动在 0.04～100 kBq/m³ 之间，平均值为 8 kBq/m³。水中氡向空气中的转移系数取 $1×10^{-4}$。此外，氡还有一个不容忽视的特性，即某些固体材料对氡有吸附效应。例如，黏土、木材表面、塑料表面、橡胶表面和活性炭等都能吸附氡，其中活性炭是吸附氡的良好材料。

镭的同位素核衰变产生的氡，大部分被束缚在含其母体核素的岩石或土壤晶粒中，氡形成后通过扩散或由地下水载带贮积在岩石的裂隙或孔隙中，或贮积在土壤的微细空隙中，并向外界大气中不断输送。1 g ^{226}Ra 生成 $7.7×10^4$ Bq/s 的 ^{222}Rn。用单位时间生成的 ^{222}Rn 活度去除单位时间析入岩石或土壤孔隙中的氡活度，所得的商称为氡的析出系数，或称射气系数。氡的析出系数在 0.05～0.7 之间，并受多种因素的影响。例如，岩石或土壤中镭的活度浓度、单位质量岩石或土壤晶粒的比表面积（比表面积越大，析出系数就越大）、岩石或土壤单位面积上的孔隙度、岩石或土壤含水量等。大气压力也对析出系数有影响。气压高，析出系数低；气压低，析出系数高。地表大气中，氡和钍射气浓度的时间变化依赖于氡和钍射气析出率的变化及氡和钍射气在大气中浓度的梯度分布和水平方向的弥散。通常情况下，在夏季观测到的析出率最大，而冬季最小。但是，由于夏季和春季大气垂直湍流混合剧烈，于是地表大气中的氡和钍射气浓度下降；而秋季和冬季大气垂直交换较少，经常发生逆温现象，导致氡和钍射气与大气的混合减少，减少的程度明显超过因析出而减少的程度，最终导致秋季和冬季地表空气中氡和钍射气浓度反而比夏季的高。

^{222}Rn 被称为氡射气，其半衰期为 3.824 d，衰变生成 ^{218}Po 的半衰期为 3.05 min；^{218}Po 衰变生成 ^{214}Pb 的半衰期为 26.8 min，^{214}Pb 衰变生成 ^{214}Bi 的半衰期为 19.9 min；^{214}Bi 衰变生成 ^{214}Po 的半衰期为 164 μs，^{214}Po 衰变生成 ^{210}Pb 的半衰期为 22 年，^{210}Pb 衰变生成 ^{210}Bi 的半衰期为 5 d，^{210}Bi 衰变生成 ^{210}Po 的半衰期为 140 d，^{210}Po 衰变生成稳定核素 ^{206}Pb。在 ^{222}Rn 的放射性子体核素中，^{218}Po、^{214}Pb、^{214}Bi、^{214}Po 称为 ^{222}Rn 的短寿命子体，因为它们的半衰期都比 ^{222}Rn 的短；在 ^{222}Rn 的放射性子体中，^{210}Pb、^{210}Bi 和 ^{210}Po 称为 ^{222}Rn 的长寿命子体，因为它们的半衰期都比 ^{222}Rn 的长。

在 ^{222}Rn 的短寿命子体中，^{218}Po 和 ^{214}Po 是 α 辐射体核素，它们释放出的 α 粒子相对强度占 ^{238}U 系中 α 粒子总强度的份额分别为 14.1% 和 18.0%，^{222}Rn 和 ^{210}Po 释放出的 α 粒子的相对强度占 ^{238}U 系中 α 粒子总强度的份额分别是 12.9% 和 12.5%。^{222}Rn、^{218}Po 和 ^{214}Po 释放出的 α 粒子相对强度之和占 ^{238}U 系中 α 粒子总强度的 45%。^{218}Po 和 ^{210}Po 释放出的 α 粒子相对强度之和占 ^{222}Rn、^{218}Po 和 ^{210}Po 释放出的 α 粒子相对强度之和的 71%。这说明吸入氡及其短寿命子体产生的 α 剂量主要来自短寿命子体 ^{218}Po 和 ^{214}Po，它们释放出的 α 粒子的能量分别是 6.00 MeV 和 7.68 MeV，是 ^{238}U 系中 α 粒子能量最高者。一般认为，肺支气管上皮细胞的癌变始于其基底细胞核。支气管上皮细胞是由柱状细胞和杯状细胞及其基底细胞构成的。柱状细胞和杯状细胞相间排列。杯状细胞是分泌细胞，能分泌黏液。柱状细胞和杯状细胞朝向支气管腔方向长有许多纤毛，纤毛不停地向喉的方向摆动。纤毛头部被覆黏液。基底细胞在柱状细胞和杯状细胞的根部下呈梭形，其中央是基底细胞核。当支气管上皮细胞的厚度连同纤毛厚度和被覆的黏液厚度之和等于 α 粒子的射程时，基底细胞核可受到 α 粒子的电离辐射作用。假设 ^{218}Po 和 ^{214}Po 的 α 衰变是在支气管上皮细胞纤毛上被覆的黏液表面发生的，那么，大约有 1/5 的段支气管上皮细胞的总厚度在 ^{218}Po 发射出的 α 粒子射程之内，约有 2/3 的段支气管上皮细胞的总厚度在 ^{214}Po 发射出的 α 粒子射程之内。当 α 粒子射入段支气管上皮细胞的能量衰减到 2 MeV 时，其比电离值约是其平均比电离值的 2 倍（布拉格效应），所以，段支气管上皮的基底细胞核可能会受到 ^{218}Po 和 ^{214}Po α 粒子的电离辐射损伤。

　　^{220}Rn 被称为钍射气，其半衰期很短，为 55.6 s。^{220}Rn 衰变生成半衰期为 0.15 s 的 ^{216}Po，^{216}Po 衰变生成半衰期为 10.6 h 的 ^{212}Pb，^{212}Pb 衰变生成半衰期为 60.6 h 的 ^{212}Bi，^{212}Bi 衰变生成半衰期为 0.22 s 的 ^{212}Po，^{212}Po 衰变生成稳定核素 ^{209}Pb。^{220}Rn 及其衰变子体中有 4 个 α 放射性核素，即 ^{220}Rn、^{216}Po、^{212}Bi 和 ^{212}Po。它们释放出的 α 粒子能量分别是 6.28 MeV、6.77 MeV、6.09 MeV 和 10.5 MeV，α 粒子的总相对强度占 ^{232}Th 系 α 粒子总强度的 59.8%。由于 ^{220}Rn 的半衰期很短，所以在高于地表 1 m 的空气中其浓度很低，不能把对 ^{212}Pb 的测量值误认为是 ^{220}Rn 的浓度。氡、钍在空气中浓度的昼夜差异是因为白天的大气湍流对氡、钍的混合作用比夜间的强。但是，这种情况有区域性差异，因而这个概念未必具有普遍意义。临近沿海地区空气中的氡浓度要比内地同一时间内的浓度低，因为海面上空气中的氡浓度低，夜间吹来的内陆风中的氡浓度明显高。

　　刚生成的 ^{218}Po 是一能量为 117 keV 的反冲核，它在扩散中与物体表面或空气中固有的凝聚核（下文称气溶胶粒子）结合以前，能自由地存在于空气中，称为未结合态氡子体。据研究，在正常情况下，^{218}Po 未结合态氡子体和未结合态 ^{214}Pb 氡子体在空气中的浓度比值（^{214}Pb/^{218}Po）小于 0.1。这提示在未结合态氡子体成分中，^{218}Po 是主要的。空气中的未结合态氡子体在扩散过程中与气溶胶粒子相结合成为结合态氡子体。有资料表明，未结合态氡子体的直径约为 0.5 nm，并很快增大为 5 nm 左右的结合态氡子体。大多数未结合态氡子体附着在 20～500 nm 的气溶胶粒子上，其寿命随着气溶胶粒子浓度的增加而缩短，随着空气温度的升高而减低。有资料表明，在正常情况下，气溶胶粒子的颗粒度呈对数正态分布，计数中位空气动力学直径（CMAD）为 50 nm，几何标准差为 3，气溶胶粒子的扩散系数为 0.054 cm²/s，未结合态氡子体与气溶胶粒子的结合率为 10^{-2}/s，在空气中的平均寿命为 100 s。当室内的气溶胶粒子浓度较高或在吸烟者的房间内，未结合态氡子体的寿命将缩短。在矿山，当 CMAD 为 100 nm 时，单位体积（m³）空气中气溶胶粒子数为 10^5。未结合态氡子体的结合率为 0.28/s 时，其平均寿命约为 4 s。单位时间内氡子体向表面的扩散沉积率可用下式表达：

$$\lambda_b = v_b \times \frac{S_b}{V} \qquad (1.15)$$

式中：

S_b——房间表面积（m²）；

V——房间容积（m^3）；

υ_b——氡子体沉积速率（m/s）。

氡子体在室外大气中的输运机制是：① 氡子体在大气中作为水蒸气的凝聚核；② 水蒸气凝聚核扩散过程中被微小水滴捕获；③ 降雨过程中，空气中氡子体融进雨滴，随后与雨滴一起降落到地面。整个过程称为氡子体的雨淋效应。而后，氡子体随水蒸气或空气湍流效应回到大气中，形成氡子体在大气中的循环。

（1）氡及其子体测量用的单位和专用量

测量空气中氡或钍射气的浓度时使用的单位为 Bq/m^3。测量氡子体或钍子体在空气中的浓度时，其单位是 α 潜能浓度（PAEC）。α 潜能是氡或钍的子体衰变成 ^{210}Pb 或 ^{212}Pb 过程中所发射出的 α 粒子能量的总和，单位是 MeV。而 α 潜能浓度是单位体积空气中氡的短寿命子体混合物发射出的全部 α 潜能之和，单位是 MeV/m^3 或 J/m^3。出于放射防护目的，定义 α 潜能浓度的专用量是工作水平（WL）。$1\ WL = 1.3 \times 10^8\ MeV/m^3 = 2.08 \times 10^{-5}\ J/m^3$。假如某人在给定时间内暴露在铀矿井下，他受氡的照射量是当时所处环境的空气中氡浓度的时间积分，单位用 $Bq \cdot h/m^3$ 表示；接受氡子体的照射量用 α 潜能的时间积分浓度表示，单位用 $J \cdot h/m^3$ 或工作水平月（WLM）表示。$1\ WLM = 170\ WLh = 2.2 \times 10^{10}\ MeV \cdot h/m^3 = 3.5 \times 10^{-3}\ J \cdot h/m^3$，$1\ J \cdot h/m^3 = 285\ WLM$。

在室内的空气中，氡及其短寿命子体很少处于放射性平衡状态。因此，引入平衡当量氡浓度（EEC）这一术语。平衡当量氡浓度是与空气中非放射性平衡状态氡子体混合物的 α 潜能总和相当的氡及其子体处于放射性平衡状态时的氡浓度 C_{eq}，单位是 Bq/m^3。平衡当量氡浓度 C_{eq} 除以实测的空气中氡浓度 C_m 之商称为平衡系数（或因子），记作 F，即 $F = C_{eq}/C_m$。如果氡浓度平衡系数 F 值已确定，那么将实际测到的空气中的氡浓度 C_m 乘以 F 值就会得到 EEC 的值。

（2）氡的测量

对氡（或钍）及其子体的测量是借助于它们及其子体的辐射特征加以鉴别的。可以选用的测量方法有活性炭盒测氡法、双滤膜测氡法、气球测氡法、径迹蚀刻法及闪烁瓶测氡法。

活性炭盒测氡法是一种被动采样测氡法，能够测出采样期间空气中氡的平均浓度。该方法的操作是将活性炭盒暴露 3 d，探测下限为 6 Bq/m^3。采样盒是由薄塑料板或薄金属板制作而成的，其直径在 6～10 cm 之间，高 3～5 cm，盒内盛装 25～100 g 的活性炭。需要预先以 120 ℃ 的温度对活性炭进行氡解吸处理。在敞开的活性炭采样床的上面要覆盖一层超细纤维滤膜，目的是固定活性炭，氡可以通过这层膜被活性炭床吸附。在这层膜的上方有活性炭床密封盖，目的是使活性炭床与外界空气隔绝。到氡的取样点处则去掉密封盖，放置 3～7 d 后再将密封盖盖好，取回到实验室采用 NaI（Tl）或半导体探测器配以多道脉冲分析器测量活性炭床吸附的氡，测其特征 γ 射线峰（或峰群）强度，按特征 γ 峰面积计算出空气中的氡浓度。

双滤膜测氡法是一种主动采样测氡法。采样系统由抽气泵、衰变筒和空气体积流量计等主要部件组成。衰变筒的两端开口，在其开口处分别装有超细纤维滤膜。启动抽气泵时外界含氡空气从衰变筒的入口端通过超细纤维滤膜进入衰变筒，随后从衰变筒的出口端被抽出衰变筒。在这一过程中，外界空气中的氡子体被附着在衰变筒进气端的滤膜上，进入衰变筒内的氡衰变产生的新子体被附着在衰变筒出气端的滤膜上。测量出气端滤膜上的氡子体 α 潜能并转换成空气中的氡浓度。该方法能测出采样时间内的氡浓度，探测下限为 $3.3\ Bq/m^3$。

气球测氡法是一种主动采样测氡法。这种方法能测出采样时间内的氡浓度和氡子体 α 潜能浓度。探测下限对于 ^{222}Rn 为 $2.2\ Bq/m^3$，对于氡子体 α 潜能浓度为 $5.7\times10^{-7}\ J/m^3$。该方法若与马尔柯夫测氡法结合起来，一次操作 26 min 可以测出氡子体 α 潜能浓度。该测氡法的原理与双滤膜测氡法基本相同，差别在于其以气球代替衰变筒。

径迹蚀刻测氡法是被动采样测氡法，能测量采样时间内氡的累积浓度。采用的探测器是聚碳酸酯片或 CR-39，被放置在给定形状的采样盒的底部。氡及其子体发射的 α 粒子在轰击探测器时，随即便在探测器上留下了亚微观径迹。在给定条件下用化学或电化学方法蚀刻探测损伤径迹后，通过光学显微镜观察并计数探测器上留下的 α 粒子径迹。因为探测器单位面积上留下的 α 粒子径迹数与氡浓度及暴露时间成正比，所以借助已确定的蚀刻系数可将探测器上的 α 粒子径迹密度转换成空气中的氡浓度。

闪烁瓶测氡法适于测室外环境中或地下场所空气中的氡浓度。按规定程序将观察地点处的空气引入预先已抽成真空的闪烁瓶内，随即密封闪烁瓶，并避光放置 3 h，这期间氡与其短寿命子体在闪烁瓶内基本能达到放射性平衡状态。由于闪烁瓶内表面在制造时涂有 ZnS（Ag），当平衡态的 ^{222}Rn、^{218}Po 和 ^{214}Po 发射出的 α 粒子轰击 ZnS（Ag）时，ZnS（Ag）受激发光；光子经光电倍增管倍增后，通过探测器光电效应形成的电流脉冲被放大，甄别后被定标计数器记录。在给定时间内定标器的净计数率与空气中氡浓度呈函数关系。可依据探测器的刻度曲线，查出与样品氡及其子体所产生的净计数率值在标准刻度曲线上对应的样品氡浓度。

（3）空气中的氡浓度

① 室外空气中的氡浓度。

室外空气中的氡浓度不仅受岩石或土壤中氡的析出系数及其向空气中扩散程度的影响，还受当地当时大气温度的影响。例如，晴朗的白天地面吸收了太阳的辐射热，导致近地面空气的温度高于远离地面高度处的大气温度，大气的垂直对流增强，而近地面大气湍流减弱，氡则易于离开地面随大气垂直对流向上层大气中扩散；在傍晚以后，地面温度逐渐低于大气温度，而且比大气温度降低得快，大气温度呈梯度增高，出现逆温现象，于是氡被限制在地面附近的空气中。因此，室外空气中氡浓度有日变化，白天的浓度比夜晚或清晨的浓度高。当然，空气中氡浓度还有季节变化。此外，地理纬度也影响室外空气中的氡浓度。低纬度地区室外空气中的氡浓度高于较高纬度地区；在赤道附近，室外和室内的氡浓度几乎相同；在北纬 23°到 45°地区，室内和室外的氡浓度比值增高。这是由不同纬度处的地质和大气条件及房屋建筑设计上的差异所致的。

就世界范围而言，最近的调查结果表明，室外空气中 ^{222}Rn 和 ^{220}Rn 的浓度都是 $10\ Bq/m^3$。^{222}Rn 的长期平均值在 $1\sim100\ Bq/m^3$ 之间。其中，低浓度氡可能出现在海洋中孤岛或海岸地区的空气中，高浓度氡可能出现在氡扩散率高的地方。因为 ^{220}Rn 的半衰期很短，在离地面几厘米处空气中的浓度大约是离地面 1 m 处的 10 倍。因此，在室外空气中，^{220}Rn 浓度的垂直梯度非常陡，其平衡当量浓度为 0.1 Bq/m³。

　　② 室内空气中的氡浓度。

　　室内空气中氡浓度不仅受建筑物类型的影响，还受室内通风条件的影响，也受大气条件和地理纬度的影响。热带地区的雨季和旱季也可能以一种尚不清楚的方式影响着室内氡浓度的平均值。

　　就世界范围而言，近年来对室内空气中氡浓度的调查结果与联合国原子辐射效应科学委员会（UNSCEAR）1993 年报告的结果相比较，似乎没有太大的变化，即室内空气中氡浓度的算术平均值为 40 Bq/m³，几何平均值为 26 Bq/m³，人口加权算术平均值为 16 Bq/m³，98% 的氡浓度的估计值不超过 200 Bq/m³，平衡当量浓度不超过 80 Bq/m³。以上数据说明，全世界约有 2% 的住宅内空气中氡浓度可能超过了 200 Bq/m³。另外，约有 0.02% 的住宅内空气中的氡浓度可能超过 800 Bq/m³。考虑到人在家中受氡照射的生物学效应，人们普遍认为，当室内氡的几何平均值为 400 Bq/m³ 时，采取补救措施是可取的。住房内防氡补救措施能减少因吸入较高浓度氡而产生的较大内照射剂量。

　　由于 ^{220}Rn 的半衰期很短，所以其在室内空气中的浓度随空间和时间的变化很大，在特定位置处，^{220}Rn 浓度与其子体浓度之间的联系并不密切。例如，在一幢公寓住宅内，离开墙壁或地板不同距离处 ^{220}Rn 浓度变化非常明显，但是由于 ^{220}Rn 衰变子体 ^{212}Pb 和 ^{212}Bi 的半衰期较长，所以它们在室内空气均匀分布。不能用对 ^{220}Rn 的测量结果替代 ^{220}Rn 衰变子体的测量结果。最近的实验和计算研究支持这一结论。早先的测量资料表明，^{220}Rn 的平衡当量浓度约为 0.3 Bq/m³。最近的研究指出，室内空气中 ^{220}Rn 浓度的代表值仍然是 0.3 Bq/m³。^{220}Rn 在室内空气中的浓度与室外相同。

　　在北欧的几个国家，由于来自土壤中的氡受空气对流作用强，所以冬季测得室内空气中的氡浓度偏高。因此，他们在计算室内空气中氡的年平均值时采用 0.8 这个修正系数对测量结果作修正。在美国，冬季的测量结果也作如此修正，而对夏季的测量结果进行反方向修正。在氡的辐射流行病学研究中，要想获得居室内氡的长期平衡浓度，有以下两种方法：一种是测量沉积在室内平面玻璃表面上氡子体 ^{210}Po 的活度；另一种是以海绵材料作为氡的捕集器，再用放射化学分析方法分离出氡在海绵材料中产生的子体 ^{210}Po 的活度。为了判断利用室内空气中氡浓度评价室内照射剂量与评价个人照射剂量之间是否存在差异，有位奥地利学者借助氡个人测量仪对 34 名人员进行了长达 6 个月的氡照射剂量的测量，并对特定的照射条件下在家中、工作场所及其他处所的居留时间进行估算。他发现两种评价结果之间存在的差异最大达到 3 倍，并探讨了出现差异的原因。例如，在居室内把探测器的灵敏部位放在卧室而不是地下室，可能会减小这种差异。

　　评价氡的长期照射时，室内外的居留因子分别采用 0.8 和 0.2。对全世界的公众而言，这个数值仍然是合理的估计值。但是，对于较小的公众人群组和个人来说，采用这两个数值时可能会对评价结果产生相当大的影响。

　　（4）氡对人体产生的年平均有效剂量

　　吸入单位浓度的氡在支气管关键细胞上产生的吸收剂量受许多因素的影响。例如，气溶胶粒子颗粒度分布、未结合态氡子体 α 潜能在氡子体 α 潜能总和中占的份额 f_P、呼吸速率、氡子体在呼吸道各个区域内的沉积份额、支气管上皮细胞表面黏液向咽喉方向的廓清率和靶细胞的厚度等。固态相或液态相与气相之间形成的"溶胶"体系，称为气溶胶。含放射性物质的固相或液相的微粒与气体之间形成的"溶胶"体系，称为放射性气溶胶。室内空气中 f_P 的中值为 0.05，可能有 2 倍的不确定度，这取决于当时的室内空气中气溶胶粒子浓度和室内空气的过滤净化情况。在通常情况下，室内空气中气溶胶粒子呈对数正态分布，几何平均值约为 100 nm，几何标准差为 2 nm。成年男子每天 8 h 的休息状态中，呼吸速率的估计值为 0.45 m^3/h，每天 16 h 的轻微活动状态中呼吸速率为 1.2 m^3/h。成年女子在休息状态时呼吸速率比成年男子低 20%，轻微活动状态下则低 5%。UNSCEAR 最近推荐的呼吸速率，成年男子为 22.2 m^3/d，成年女子为 17.7 m^3/d。支气管上皮的分泌细胞（杯状细胞）和基底细胞的平均厚度分别为 18 μm 和 28 μm。α 粒子在人体软组织中的射程 R_T 可以根据布拉格-克利曼（Bragg-Kleeman）给出的 α 粒子在空气中的射程 R_a 近似地求得：

$$R_a \times \rho_a \approx R_T \times \rho_T \tag{1.16}$$

式中：

ρ_a、ρ_T——分别为空气和软组织的密度，单位是 g/cm^3。

$\rho_a = 1.226 \times 10^{-3}$ g/cm^3，此关系式计算结果误差为 $\pm 5\%$，R_a 可由下式求得：

$$R_a(cm) = 0.56E \quad (E < 4 \text{ MeV}) \tag{1.17}$$

$$R_a(cm) = 0.318E^{1.5} \quad (4 \text{ MeV} < E < 7 \text{ MeV}) \tag{1.18}$$

式中：

E——α 粒子能量，单位是 MeV。

研究表明，室内空气中未结合态氡子体经鼻咽腔吸入的沉积量比经口腔吸入到支气管内的沉积量约多 15%。经鼻咽腔吸入的沉积量几乎不受年龄的影响。直径小于 200 nm 的气溶胶粒子在呼吸道内靠扩散沉积，更大的气溶胶粒子靠惯性碰撞沉积。支气管上皮的基底细胞受到每单位浓度氡照射的吸收剂量的估计值在 $5 \sim 25$ nGy/[Bq·(h/m³)] 之间。在室内空气中氡的平均浓度条件下，呼吸速率为 0.6 m^3/h，气溶胶粒子中值直径为 $100 \sim 150$ nm，未结合态氡子体的 f_P 值为 0.05 时，吸入氡对基底细胞产生的吸收剂量的中值为 9 nGy/[Bq·(h/m³)]。支气管和细支气管分配的组织权重因子 W_T 取 0.08，α 粒子的辐射权重因子 W_R 取 20，于是每单位平衡当量氡浓度的有效剂量为 15 nGy/[Bq·(h/m³)]。这个剂量对整个肺区不是很重要。

ICRP 根据辐射流行病学的调查结果，以相同的辐射危害为基础，对氡的吸入照射推导出了剂量与危险概率相关的约定转换系数，作为一种替代物理学的剂量估算方法：对于 ^{222}Rn，男女的标称致死危险概率系数为 8×10^{-5}/[mJ·(h/m³)]。该比值是从对矿工的职业危害研究中确定的。与这个标称致死危险概率系数相关的每单位有效剂量的危险系数是：对矿工取 5.6×10^{-5}/mSv，对公众取 7.3×10^{-5}/mSv。浓度与剂量的约定转换值对矿工是 $8 \times 10^{-5} \div (5.6 \times 10^{-5}) = 1.43$ mSv/[mJ·(h/m³)]（相当于 3.88 mSv/WLM），对公众是 $8 \times 10^{-5} \div (7.3 \times 10^{-5}) = 1.10$ mSv/[mJ·(h/m³)]（相当于 5.06 mSv/WLM）。按 ICRP 取整数习惯，对工作场所和家庭中，上述计算结果分别是 1.4 mSv/[mJ · (h/m³)] 和 1.1 mSv/[mJ · (h/m³)]（相当于 5 mSv/WLM 和 4 mSv/WLM）。后一组数值 1.1 mSv/[mJ · (h/m³)] 相当于 6 nSv/[Bq · (h/m³)]，这个数值与由物理剂量学推导出的有效剂量 15 nSv/[Bq · (h/m³)] 有 2.5 倍的差别。这是由在剂量学方法推导中包含的复杂物理学和气管-支气管生物学因素的影响所致，这个差别不算是很大的矛盾。

综上所述，由物理剂量学方法和由辐射流行病学的调查资料推导出的吸入氡产生的有效剂量分别为 15 nSv/[Bq · (h/m³)] 和 6 nSv/[Bq · (h/m³)]。而 UNSCEAR 1993 年给出的值是 9 nSv/[Bq · (h/m³)]。近年来，对 11 个地下矿井的辐射流行病学的队列调查结果的更新和补充，以及其后完成的计算都表明每单位浓度氡的危险概率系数增高了。根据这一调查结果，并考虑到目前的浓度与剂量转换系数的范围，UNSCEAR 在 2000 年的报告中认为，吸入单位浓度氡产生的有效剂量仍然采用 9 nSv/[Bq · (h/m³)] 是合理的。

当室内外平衡因子 F 值分别取 0.4 和 0.6，居留因子分别取 0.8 和 0.2，室内外空气中氡浓度分别取 40 Bq/m³ 和 10 Bq/m³，浓度与有效剂量转换系数为 9 nSv/[Bq · (h/m³)] 时，室内外氡的年有效剂量如下：

室内：40 Bq/m³ × 0.4 × 7 000 h × 9 nSv/[Bq · (h/m³)] = 1.0 mSv。

室外：10 Bq/m³ × 0.6 × 1 760 h × 9 nSv/[Bq · (h/m³)] = 0.095 mSv。

关于 ^{220}Rn 照射诱发肺癌的事实还没有像 ^{222}Rn 子体诱发肺癌的事实那么清楚。根据辐射流行病学的调查资料和 ^{220}Rn 的平衡当量浓度及剂量学评价方法，推导出的浓度与有效剂量之间的约定转换值为 40 nSv/[Bq · (h/m³)]。这个转换值对估算 ^{220}Rn 的室内外照射有效剂量是合理的。^{220}Rn 在室外空气中的浓度约是 10 Bq/m³，在室内空气中的浓度与室外空气中的浓度大致相同。然而，由于空气中 ^{220}Rn 的浓度非常依赖于距源项的距离，所以在 ^{220}Rn 的剂量估算中不可能应用 ^{220}Rn 在空气中的浓度，而是以假设的有代表性的平衡当量浓度为据，估算其年有效剂量方法如下：

室内：0.3 Bq/m³(EEC) × 7 000 h × 40 nSv/[Bq · (h/m³)] = 0.084 mSv。

室外：0.1 Bq/m³(EEC) × 1 760 h × 40 nSv/[Bq · (h/m³)] = 0.007 mSv。

分布于血液中的 ^{222}Rn 和 ^{220}Rn 的浓度与有效剂量转换系数分别取 0.17 nSv/[Bq · (h/m³)] 和 0.11 nSv/[Bq · (h/m³)]。于是，它们的年有效剂量估计值分别如下：

对于 ^{222}Rn：

室内：40 Bq/m³ × 7 000 h × 0.17 nSv/[Bq · (h/m³)] = 0.048 mSv。

室外：10 Bq/m³ × 1 760 h × 0.17 nSv/[Bq · (h/m³)] = 0.003 mSv。

对于 ^{220}Rn：

室内：10 Bq/m³ × 7 000 h × 0.11 nSv/[Bq · (h/m³)] = 0.008 mSv。

室外：10 Bq/m³ × 1 760 h × 0.11 nSv/[Bq · (h/m³)] = 0.002 mSv。

来自室内生活用水中的氡对人体的剂量贡献为：实际上来自室内饮水中的氡已经包括在室内空气中氡浓度的测量结果中。水中氡浓度的平均值为 10 kBq/m³，水中氡进入室内空气中的浓度贡献是 1 Bq/m³，空气中和水中氡的比值是 10⁻⁴。当室内的换气次数为 1 次/h 时，水中氡进入室内空气的进入率为 1 Bq/(h/m³)。婴儿、儿童和成人对饮水的年消费量分别是 150 kg、350 kg 和 500 kg。假如婴儿、儿童和成人在世界总人口中占的比例分别为 0.05、0.3 和 0.65，那么年水消费量的加权平均值为 601 kg。采用较保守的食入浓度与有效剂量转换系数，其值为 3.5 nSv/Bq。于是，吸入由水中释放出的氡和饮用含氡的水的年有效剂量分别是：

吸入：10 kBq/m³×10⁻⁴×7 000 h×0.4×9 nSv/[Bq·(h/m³)]＝0.025 mSv。

食入：10 kBq/m³×601×10⁻³ m³×3.5 nSv/Bq＝0.002 mSv。

综上所述，氡对人体产生的年平均有效剂量为：吸入空气中存在的各种来源的²²²Rn 及其子体贡献的剂量为 1.1 mSv/a，溶解于血液中的²²²Rn 贡献剂量为 0.05 mSv/a，食入自来水中的²²²Rn 贡献剂量为 0.002 mSv/a，因此²²²Rn 对人体每年产生的有效剂量合计为 1.15 mSv/a；吸入的²²⁰Rn 及其子体的贡献剂量为 0.09 mSv/a，溶解于血液中的²²⁰Rn 贡献剂量为 0.01 mSv/a，因此²²⁰Rn 每年产生的有效剂量合计为 0.10 mSv/a。²²²Rn 和²²⁰Rn 对人体产生的有效剂量共计为 1.25 mSv/a。全世界公众的年平均有效剂量近似为 2.4 mSv。对估计的平均照射数值不能过分考虑精度，因为它包含变化范围较宽的数值的平均结果。对于个体年照射的有效剂量范围从 1 mSv 延伸到 2 或 3 倍的世界平均值都可能遇到。UNSCEAR 已经计算出，约有 65% 的公众受到天然辐射源照射的年有效剂量在 1～3 mSv/a 之间，约 25% 的公众不到 1 mSv/a，另 10% 的公众大于 3 mSv/a。已经估算出的世界人口的一般照射水平是恰当的，也是有根据的。

1.2.2.3　除氡以外的其他内照射

除氡以外的其他内照射包括吸入除氡及其子体之外的其他天然放射性核素产生的内照射及通过食入途径从食物和水摄入⁴⁰K 和其他放射性核素产生的内照射。

相对于吸入氡及其子体产生的内照射剂量，其他天然放射性核素由吸入产生的内照射剂量是很小的。UNSCEAR 报告给出了吸入空气中的铀钍系放射性核素产生的按年龄加权的年有效剂量约为 6 µSv。食入放射性核素的量取决于人对食物和水的消费率和放射性核素的浓度。UNSCEAR 报告给出了世界范围按年龄加权平均的⁴⁰K 食入剂量为 170 µSv，摄入（主要是食入）铀钍系放射性核素产生的年有效剂量（基于摄入组织中的铀钍系放射性核素）为 120 µSv（主要来自²¹⁰Po 的照射）。因此，除氡以外的其他内照射（不包含宇生放射性核素）产生的年有效剂量为 290 µSv（0.29 mSv）。

因摄入宇生放射性核素（³H、⁷Be、¹⁴C、²²Na 等）产生的年有效剂量约是：¹⁴C，12 µSv；²²Na，0.15 µSv；³H，0.01 µSv；⁷Be，0.03 µSv。按已发表文献提供的数据，由⁴⁰K 食入产生的我国居民的年食入剂量为 180 µSv，而摄入其他放射性核素产生的年有效剂量为 240 µSv。由此可得，我国居民所受的除氡以外的其他内照射产生的年有效剂量为 420 µSv（0.42 mSv）。

1.2.3　天然辐射源对人员产生的照射剂量

天然辐射一直存在，数百年来天然辐射水平变化不大。来自天空和陆地上的天然辐射源对人体造成的照射叫天然本底照射。世界平均天然本底照射年有效剂量为 2.4 mSv，有些高本底地区可以达到 10 mSv，我国最新估算值为 3.1 mSv，如表 1.7 所示。

表 1.7 公众所受天然辐射照射年有效剂量

射线源		中国/μSv		世界/μSv
		现在估算值	20 世纪 90 年代初估算值	
外照射	宇宙射线电离成分	260	260	280
	中子	100	57	100
	陆地 γ 照射	540	540	480
内照射	氡及其短寿命子体	1 560	916	1 150
	钍及其短寿命子体	185	185	100
	^{40}K	170	170	170
	其他核素	315	170	120
总计		约 3 100	约 2 300	2 400

正常本底地区，天然辐射致人体的年有效剂量为 2～3 mSv。其中，经呼吸道、消化道进入人体的 ^{40}K、^{87}Rb、^{238}U 系和 ^{232}Th 系的天然放射性核素，每年可对人体产生 1.34 mSv 的有效剂量的照射；^{40}K、^{226}Ra 和 ^{228}Ra→^{224}Ra 每年可对人体产生 0.35 mSv 的有效剂量的外照射（表 1.8）。

表 1.8 正常本底地区天然辐射致人体年有效剂量

辐射源	年有效剂量/μSv			占总计的百分比/%
	外照射	内照射	合计	
宇宙射线电离成分	280	—	280	14.0
中子成分	21	—	21	1.0
宇生放射性核素	—	15	15	0.8
原生放射性核素				
^{40}K	120	180	300	15.1
^{87}Rb	—	6	6	0.3
^{238}U 系		—		
^{238}U ⟶ ^{234}U		10		
^{230}Th		7		
^{226}Ra	90	7	1 044	52.4
^{222}Rn ⟶ ^{210}Po		800		
^{210}Pb ⟶ ^{210}Po		130		

续表

辐射源	年有效剂量/μSv			占总计的百分比/%
	外照射	内照射	合计	
^{230}Th 系		—		
^{232}Th 系	140	3	326	16.4
^{228}Ra $\longrightarrow$ ^{224}Ra		13		
^{220}Rn $\longrightarrow$ ^{208}Tl		170		
总计	650	1 340	2 000	100.0

宇生放射性核素是宇宙射线在大气层、生物圈和岩石圈中通过不同的核反应产生的放射性核素。最重要的 4 种宇生放射性核素是 ^{3}H、^{7}Be、^{14}C 和 ^{22}Na，其通过摄入途径进入人体参与生理代谢过程。4 种宇生放射性核素产生的年有效剂量分别为：^{3}H 0.01 μSv/a、^{7}Be 0.03 μSv/a、^{14}C 12 μSv/a 和 ^{22}Na 0.15 μSv/a，总计为 12.19 μSv/a。

天然放射性核素可通过食物链进入人体，我国食品放射性物质限量中对 ^{226}Ra、^{232}Th、^{238}U 都做了具体规定，如表 1.9 所示。对 ^{40}K、^{232}Th 的比活度做了限制。这些标准的实施有助于降低天然辐射对国人健康的危害。

表 1.9　每日食入及人体内积存的天然放射性核素

单位：pCi

核素	^{3}H	^{14}C	^{40}K	^{210}Pb	^{226}Ra	^{232}Th	^{238}U
每日食入量	16～20	$(1.2～1.8)\times10^3$	$(1.6～2.4)\times10^3$	1～1.7	0.5～1.8	0.3	0.6
人体内含量	$(2.5～10)\times10^2$	7.7×10^4	$(8～12)\times10^4$	7.5×10^2	30～40	2.0	50～90

1.3　人工辐射

人工电离辐射源主要包括核武器试验和生产、核能生产、核与辐射技术在医学中的诊断与治疗、科学研究、工业、农业等各个领域的应用。与天然放射性核素相反，人工放射性核素是指地球上本不存在，是通过粒子加速器或核反应堆人为制备出来的辐射源。目前我国环境监测已开展监测的人工放射性核素包括 ^{90}Sr、^{131}I、^{134}Cs 和 ^{137}Cs 等。

1.3.1　医用电离辐射

电离辐射在医学中的应用是最早、普及最广、影响最大的。1895 年，伦琴发现了 X 射线，数月后 X 射线就在医学上应用于疾病的诊断。发展到现代医学，电离辐射在医学上的应用主要有三个分支：放射学、核医学及放射免疫分析。① 放射学：包括诊断用的放射影像学、治疗用的放射治疗技术及作为介入手术引导的数字减影技术；② 核医学：利用含有放射性核素的放射性药物，通过其在人体内不同组织器官及肿瘤中的分布或放射性强度的变化来进行诊断（影像与非影像）或治疗；③ 放射免疫分析：利用标记了放射性核素的抗原与非标记的抗原对特异性抗体进行竞争免疫反应，从而进行体外超微量分析。医疗照射是最大的并且必将不断增加的人工电离辐射照射来源。

1.3.2　核试验

大气层核试验是环境中人工辐射源对全球公众产生辐射照射的主要来源。1945—1980 年期间，世界各地进行了多次大气层核试验，核试验所产生的放射性裂变产物和其他放射性核素，一部分在试验场附近沉积，大部分在大气中迁移、弥散，造成全球性沉降。1980 年后，大气层核试验中止。由于放射性核素的衰变及其在地表中的迁移扩散作用，沉降到地表的大气层核试验沉降灰的影响逐渐减弱，目前在地表中仅存在一些痕量的长寿命裂变产物（如 ^{90}Sr 和 ^{137}Cs）及 ^{3}H 和 ^{14}C 等放射性核素。随着时间的推移，大气层核试验沉降灰的影响将继续不断地减弱。

1.3.3　核能生产

核能生产引起的公众照射包括整个核燃料循环引起的对公众的照射。核燃料循环包括铀矿的开采和水冶、铀的转化和富集、核燃料组件的制造、核电厂的运行、乏燃料的贮存和后处理、放射性废物贮存和处理。根据 UNSCEAR 报告资料，在核能生产各阶段中，对局部和区域集体剂量的主要贡献之一是核电厂。核电厂是最大型的一类核设施，具有完善的多重安全屏障系统，须保证在正常运行状况下对环境释放很小辐射、事故概率很低、安全水平很高。核电厂在正常运行条件下，排入大气的主要是裂变气体（氪和氙等）、活化气体（^{14}C 和 ^{41}Ar 等）及碘、微尘和氚。液态流出物主要有氚、碘、钴、铯及其他核素。关键核素可能因堆型和设计特征而有所不同。根据《核动力厂环境辐射防护规定》（GB 6249—2011）的规定，在我国核电厂必须按每堆实施流出物年排放总量的控制，此外，任何厂址的所有核电厂反应堆向环境释放的放射性物质对公众中任何个人造成的有效剂量，每年必须小于 0.25 mSv 的剂量约束值。

1.3.4　核与辐射事故

核事故中人工放射性核素向环境的释放，亦成为公众照射的一部分。全球核电厂运行过程中发生过一些事故，如 1979 年、1986 年和 2011 年分别发生的美国三哩岛、苏联切尔诺贝利和日本福岛的核事故。其中，三哩岛核事故辐射泄漏的范围主要局限于安全壳内，对环境的影响极其轻微，按照国际核事故分级表确定为 5 级。切尔诺贝利核事故是核电历史上最严重的核事故，也是首例被国际核事故分级表评为 7 级的特大核事故，估计其释放到环境的放射性物质总量为 1.2×10^{19} Bq，释放的放射性核素主要为 ^{131}I，^{137}Cs 和 ^{134}Cs 等，苏联和北欧、西欧等国家的广大地区都受到明显的污染，我国和北半球的一些国家也受到不同程度的影响。福岛核事故与切尔诺贝利核事故虽然同为 7 级，但两者的事故状态不完全相同，福岛核事故放射性物质的释放量低于后者一个量级，福岛核事故发生后，我国全国范围内多种环境介质中陆续检测到 ^{131}I，^{137}Cs 和 ^{134}Cs 等人工放射性核素，这些人工放射性核素所致个人有效剂量仅为天然辐射源所致个人年有效剂量的万分之一。

1.3.5 电离辐射在工业、农业中的应用

放射性同位素衰变时能放出 α、β、γ 等不同种类的射线，这些射线都具有特定的能量，能使物质产生物理、化学和生物学变化。此外，射线装置产生的射线也可直接应用于各个领域的实践中，如直线加速器、CT 机、X 线诊断机、中子发生器等。可见核辐射在工业、农业、环境治理、辐射加工等许多领域有着广泛的应用。

在工业方面，通过观察电离辐射和物质相互作用，可以对物质进行不经破坏的检查和测量。以放射性同位素为基础，人们制成了种类繁多的同位素仪表，如厚度计、密度计、料位计、核子称、中子水分计、核辐射式成分分析仪、X 荧光分析仪等，这些仪表可以精确测量物质的厚度、密度、质量等，做到真正的"明察秋毫"。例如，航天器、舰艇、大坝、桥梁等大型工程对质量的要求非常高，工业探伤检测手段非常重要，利用核技术研发的辐射探伤是一种无损检测手段，可利用穿过其中的射线拍出的照片和数据信息来确定产品、设备、材料中存在的缺陷。现在采用工业 CT 还可以建立断层图像，清楚地显示物体表面或者内部缺陷的大小和位置。除了工业探伤外，电离辐射还可以被用来进行辐射检漏，一般情况下，地下输气、输油管道经常会因为腐蚀而穿孔，发生漏气、漏油事故，采用人工挖土来查找漏洞是很麻烦的事情，利用核技术手段可以方便地解决这个问题，把放射性核素 ^{131}I 通入待检查的封闭系统中，如果有油或者气漏出，^{131}I 会被漏点附近的土壤所吸附，很容易被仪器探测出来，从而快速找到漏洞位置。电离辐射在工业中的应用还有很多，例如，利用射线的电离能力消除纺织、造纸、印刷生产环节中的静电，使用电子束辐照涂层表面在室温下使喷漆和彩印迅速固化、附着力强，等等。

在农业方面，可以利用电离辐射照射种子或者植株，使其发生遗传变异，再经人工选种和培育，从而可以得到新的优良品种；利用辐射的生物学效应来改变昆虫的遗传物质，使其种群的繁殖能力受到抑制甚至不育，从而可以防治农业害虫和环境害虫。通过辐射来控制昆虫数量与药剂杀灭、释放天敌等常规方法相比，具有效果持久、不污染环境等优点。

在辐射加工方面，电离辐射在食物处理、灭菌杀虫、抑制植物发芽、改进食物品质等方面的应用也十分广泛。联合国粮农组织（FAO）、国际原子能机构（IAEA）和世界卫生组织（WHO）关于辐照食品卫生安全性的联合专家委员会，总结以往大量试验结果并做出如下决定：用于保藏食品的辐照，对任何食品的剂量高至 10 kGy 不会引起毒理学上的危害，为此采用本法处理食品不再做毒理试验。而至今约有 95% 的辐照食品的辐射剂量远远低于 10 kGy。这个权威决定大大减少了人们的顾虑，推动了辐照食品的发展。此外，高分子材料的辐射聚合是电离辐射在高分子材料方面的重要应用之一。辐射聚合与常规的引发剂、催化剂等方法相比，具有的优点是所得聚合体纯度高、聚合均匀、活化能量低，聚合条件可随辐射源和聚合系统的条件在很宽的范围内变化，控制分子量分布比较容易等。另外，辐射不但在高分子材料及复合材料的制备中有着重要应用，还可用于高分子材料性能的改进和优化。

1.3.6　电离辐射在其他领域的应用

近年来，随着国际形势的复杂多变，在防范和打击各类恐怖活动及犯罪活动中，现代核技术发挥着越来越重要的作用，如利用 X 射线、加速器及放射源成像技术进行集装箱、车辆和行李检查等，现代核技术表现出极其广泛的应用前景。除此之外，电离辐射在环境保护领域也发挥了巨大的作用，如烟气净化、污水处理及泥污处理等。电离辐射也能够在科研领域发挥重要作用，如通过同步辐射光对蛋白质、新型材料进行表征等方面表现出了极大的优势。

1.3.7　人工辐射源对人员产生的照射剂量

人工辐射源对人员产生的照射剂量可以分为两类：一类是对公众产生的照射剂量，另一类是对职业人员产生的照射剂量。

1.3.7.1　人工辐射源对公众产生的照射剂量

（1）大气层核武器试验落下灰产生的剂量

在 30 km 以下的空中核试验或水（地）面核试验中进行核武器爆炸试验，称为大气层核武器爆炸试验（简称大气层核试验）。y 为千吨爆炸的总 TNT 当量。大气层核试验是环境中人工辐射源对全球公众照射剂量的主要贡献者。在近地面大气中进行核试验，部分核裂变产物沉降在核试验场和距离核试验场数千米下风向区域。核裂变中 ^{95}Zr 和 ^{144}Ce 等难溶性核素，约 55% 是局部沉降，约 25% 是中部沉降，约 50% 的 ^{90}Sr、^{137}Cs、^{131}I 等核裂变核素是局部沉降，剩下的核裂变产物和所有在空中核爆炸产生的核裂变产物广泛地向大气层和平流层弥散。进入平流层的裂变产物随气流向全球呈带状扩散，然后靠自身重力和扩散作用不断沉降到地面，形成落灰。据估算，1963 年全球公众受落灰照射的年平均有效剂量高达 110 μSv，到 2020 年这个剂量降到 5 μSv，主要是 ^{14}C、^{90}Sr 和 ^{137}Cs 所致。

（2）核能发电对公众产生的剂量

核能发电涉及核燃料循环的全过程：铀矿开采、铀矿石水冶、铀的浓集与转化、核燃料元件制造、核反应堆运行、乏燃料后处理、退役和放射性核废物管理及有关科研和开发活动。这些活动会对局部地区的公众产生某种程度的辐射剂量。例如，在铀矿石水冶过程中，尾矿中的 ^{230}Th 衰变会向环境中释放 ^{222}Rn，^{222}Rn 产生的公众集体剂量为 0.000 75 人·Sv/Gwa；天然铀转化、浓缩铀生产和核燃料元件制造过程，会向环境中释放天然铀的重铀酸化合物、氧化物和氟化物，典型生产设施释放的铀化物对局部地区公众产生的归一化集体有效剂量的估计值为 0.003 人·Sv/Gwa；核电厂在正常运行工况下向环境释放放射性物质的量很少，依据全球核能发电量为 250 Gwa，利用放射性物质在介质中的弥散模式估算得到对公众产生的年集体剂量为 200 人·Sv，假定全球核电厂周围 50 km 内居民为 2.5 亿人，那么估算得到居民个人年有效剂量低于 0.1 μSv，低于天然本底辐射照射水平。当然，在重大事故工况下局部地区公众受到的辐射剂量会高于天然本底辐射照射水平。

（3）同位素生产和应用对公众产生的剂量

放射性同位素被广泛应用于工业、医学和研究实践中，其生产和应用会导致少量的放射性核素排放，从而使公众受到照射。人们关心的重要核素是 ^{3}H、^{14}C、^{125}I、^{131}I 及 ^{133}Xe。在这些实践中，产生的年集体有效剂量的估计值为 100 人·Sv。

（4）医用电离辐射对公众产生的剂量

患者接受放射诊断和治疗中受到的辐射照射、扶持患者接受诊断和治疗中的志愿者受到的照射、自愿接受医学诊断研究者受到的照射及接受医学健康检查人员受到的照射，称为医疗照射。人工辐射源对全球人口因疾病而接受 X 射线诊断所产生的人均年有效剂量为 0.04～1.0 mSv，平均值为 0.4 mSv。

（5）核事故对公众产生的剂量

在核安全范畴内，核事故是指大型核设施（如核燃料生产厂、核反应堆、核电厂、核动力舰船及核反应堆后处理厂等）发生的意外事件，可能造成厂内人员受到放射损伤和放射性污染。严重时，放射性物质泄漏到厂外，污染周围环境，对公众健康造成危害。1986 年切尔诺贝利核事故是迄今为止核能发电史上最严重的核事故。在该反应堆处于低功率状态进行工程试验时，安全系统被关闭和操作失误，导致反应堆功率骤然升高而无法控制，引起连续不断的蒸汽发生器管道爆炸，损坏反应堆厂房，反应堆本体完全被破坏。事故发生后 10 d，^{137}Cs 和 ^{131}I 释放量的估计值为 85 pBq 和 1 760 pBq。^{137}Cs 在地面的沉积密度为 37 kBq/m^2。这次事故在 1986 年对北半球人口产生的人均年有效剂量为 0.04 mSv，到 2000 年降到 0.002 mSv，事故现场附近的剂量仍较高。其次，除核电站事故以外，各国丢失的放射源，也会对局部地区公众产生照射剂量。

表 1.10 给出了全球范围内天然辐射源和人工辐射源对公众照射剂量的比较，从数据对比可以明显看出，人工辐射源中 X 射线诊断对全国公众产生的年平均有效剂量最大。

表 1.10　天然辐射源和人工辐射源对公众的年人均有效剂量

源	人均年有效剂量/mSv	备注
天然本底	2.4	低医疗保健水平国家 0.04 mSv
医学 X 射线诊断	0.4	
大气层核试验	0.005	高医疗保健水平国家 1 mSv
切尔诺贝利核事故	0.002	
核能发电	0.000 2	

1.3.7.2　人工辐射源对职业人员产生的照射剂量

除了国家有关法规和标准所排除的照射及根据国家有关法规和标准予以豁免的实践或源所产生的照射外，工作人员在工作过程中所受的所有照射称为职业照射（occupational exposure）。职业照射的定义与源或实际的照射相关，而不管工作在何处进行，是在特定区域内或外，讨论个人剂量是否被评价。这样，就很可能包括某些非核领域的工作，如某些非铀矿山等地下工作场所的照射。只要符合职业照射的定义，就应当按照职业照射进行控制和管理。

关于职业照射的剂量控制，ICRP 采用制定剂量限值的方法进行约束，根据照射危险可接受程度，ICRP 将其分为 3 个等级：不可接受的、可耐受的和可以接受的。可耐受的表示这种照射不受欢迎，但还可以忍受；可以接受的表示不需要进一步改进，已达到最优化要求。剂量限值是"不可接受的"和"可耐受的"区域的分界线，它是辐射防护最优化约束上限。ICRP 第 60 号出版物认为，确定剂量限值主要依据是辐射危害，但剂量限值的确定不仅仅根据对健康的影响，还要考虑社会因素，而辐射危害除 ICRP 第 26 号出版物考虑的癌症病死率及子孙两代的严重遗传效应外，还考虑了非致死癌症的发生率、寿命缩短的相对长短及全部后裔的严重遗传效应。ICRP 第 60 号出版物选取职业照射剂量限值的方法与 ICRP 第 26 号出版物的方法不同，它采用多属性分析方法。在终身均匀受照的条件下，算出不同剂量所对应的终身归因死亡条件下的时间损失、归因死亡概率的年成分和在给定年龄上的死亡率等属性，然后对这些属性数据进行分析。ICRP 判断，职业照射个人剂量限值每年 20 mSv 是一个可以采纳的数值，这也是现行国标 GB 18871—2002 规定的剂量限值。现行国标 GB 18871—2002 规定的职业照射剂量限值如表 1.11 所示。

表 1.11　国标 GB 18871—2002 职业照射剂量限值

应用范围	职业工作者	年龄（16～18 岁）
有效剂量	5 年 100 mSv，每年平均 20 mSv；任何一年不得大于 50 mSv；剂量约束值不得大于 20 mSv/a	6 mSv
当量剂量	眼晶体：150 mSv*	50 mSv
	皮肤：500 mSv	150 mSv
	手和足：500 mSv	150 mSv
	胎儿：在确诊后的余下妊娠内孕妇下腹表面剂量限值不大于 1 mSv	

注：* IAEA《国际辐射防护和辐射源安全基本安全标准》（2014 年）中，职业照射眼晶体年剂量限值已改为 20 mSv。

现行国标规定的职业照射基本限值按连续 5 年结算不超过 100 mSv，但必须是由审管部门决定的连续 5 年平均有效剂量（不可作任何追溯性的平均）20 mSv，而且任何一年的有效剂量应低于 50 mSv。对眼晶体和皮肤及手足的当量剂量按一年结算，但皮肤剂量要在任意 25 px^2 的面积上平均，标称深度为 7 mg/cm^2。

如果某一实践是正当的，是根据良好的工程实践设计和实施的，其辐射防护已按标准的要求进行了优化，但其职业照射仍然超过正常照射的剂量限值，预计经过合理的努力，可以使有关职业照射剂量处于正常照射剂量限值之下，在这种情况下，审管部门可根据相关标准的规定，例外地认可对剂量限值做某种临时改变。对剂量限值做任何改变应：① 剂量平均期可以例外地延长到 10 个连续年，在该期间内，任何工作人员所接受的年平均有效剂量不超过 20 mSv，任何单一年份不超过 50 mSv；此外，当任何工作人员自此延长期开始以来所接受的累积剂量达到 100 mSv 时，应对这种情况进行审查，或按审管部门的规定临时更改剂量限值，但更改的剂量限值在一年之内不得超过 50 mSv。② 限定改变的期限；③ 逐年接受审查；④ 不得延期；⑤ 限于规定的工作场所。

（届卫卫）

思考题

1. 放射源的种类有哪些？
2. X 射线产生的机制是什么？
3. 自然界中辐射本底的来源有哪些？
4. 氡的来源有哪些？
5. 放射性从业人员年有效剂量限值是多少？
6. 如何正确地看待电离辐射？

 主要参考文献

[1] 姜德智. 放射卫生学 [M]. 苏州：苏州大学出版社，2004.

[2] 涂彧. 放射卫生学 [M]. 北京：中国原子能出版社，2014.

[3] 李士骏. 电离辐射剂量学基础 [M]. 苏州：苏州大学出版社，2008.

[4] 霍雷，刘剑利，马永和. 辐射剂量与防护 [M]. 北京：电子工业出版社，2015.

[5] 尚爱国，过惠平，秦晋，等. 核武器辐射防护技术基础 [M]. 2 版. 西安：西北工业大学出版社，2016.

[6] 汲长松. 核辐射探测器及其实验技术手册 [M]. 北京：原子能出版社，1990.

[7] 吴治华，赵国庆，陆福全，等. 原子核物理实验方法 [M]. 3 版（修订本）. 北京：原子能出版社，1997.

第2章　放射防护目的和原则

地球有史以来就一直暴露在经久不衰的电离辐射照射下，人类的发展也始终伴随着宇宙射线和地球辐射一同向前，但是现在还无法准确判断这种照射对人体健康的利弊。1895年，伦琴将X射线引入人类社会，人工电离辐射出现，核与辐射技术逐渐得到广泛应用。虽然人工辐射源的应用给社会发展和人类进步带来了许多利益，但是人们也意识到这些额外的照射会引起一定的健康效应。因此，人们推出并发展了放射防护体系，要求所有的人类辐射实践活动都应当遵循该体系，以使人们在电离辐射应用过程中少受和免受不必要的或者过量的辐射照射。一个完整的放射防护体系包括放射防护目的、基本原则、防护标准、内外照射防护措施等。本章将围绕放射防护目的、放射防护原则、放射防护基本标准等知识进行介绍。

2.1　放射防护目的

在当今社会，核技术已经得到十分广泛的应用，为人类的生存与发展做出了十分重要的贡献。在一些领域里的应用中，核技术几乎是不可替代的，或者是难以替代的。同时，毋庸置疑，辐射照射，特别是大剂量的辐射照射对人类的健康是有害的，也就是说，从事涉及辐射照射的活动就必须承担遭受辐射危害的风险。人们在具体应用中总是趋利避害，尽量地增大电离辐射带来的益处，同时尽量地减小电离辐射对人体或环境可能导致的危害。那么，如何解决辐射应用和辐射危害之间的矛盾，这是放射防护要解决的问题。要阐明放射防护目的，首先要理解四个概念，即随机性效应、确定性效应、辐射实践和辐射干预。

2.1.1　电离辐射的生物效应

电离辐射作用于机体后，其能量传递给机体的分子、细胞、组织和器官等基本成分后，引起一系列复杂的物理、化学和生物学变化，造成组织、细胞损伤和系统功能、调节和代谢的改变，这一系列的生物学变化，称为放射生物学效应。放射生物学效应在第一分册有详细的介绍，其性质和程度主要决定于机体组织吸收的辐射能量的多少，即吸收剂量的大小，它可以分为两种类型，即随机性效应和确定性效应。

2.1.1.1　随机性效应

随机性效应指效应的发生概率与受照剂量的大小成正比，但效应的严重程度与受照剂量无关，不存在阈值剂量的一类辐射效应。一般认为，只要存在电离辐射，就有可能发生随机性效应，而且照射剂量越大，效应的发生率越高，反之则越低。由于电离辐射击中生物分子靶的概率是随机性的，所以引发随机性效应实际上是细胞基因突变的结果。如果效应发生在体细胞，最终可导致致癌效应；如果效应发生在生殖细胞，最终可导致下一代的遗传效应。

2.1.1.2 确定性效应

确定性效应指效应通常存在剂量阈值，每个器官和组织及每个人引起效应的阈值存在一定的差异，超过阈值时电离辐射效应的发生率和严重程度随剂量的增加而增大。确定性效应的阈值剂量是 $0.1 \sim 0.2$ Gy，其发生基础是受照器官或组织的细胞死亡。确定性效应包括除了癌症、遗传和突变外的所有躯体效应、胚胎效应及不孕不育症等。

ICRP 的 103 号报告建议案提出了组织反应（tissue reaction）的概念。组织反应是从组织损伤反应的动态过程等综合因素来考虑的，在组织吸收剂量不超过 0.1 Gy 的范围内，组织不会表现出这样的效应。它既适用于单次急性照射，又适用于长期受小剂量照射（如每年反复照射）。大剂量的照射可以引发有害的组织反应，组织反应一词有取代确定性效应的趋势。

2.1.2 辐射实践与辐射干预

辐射实践是指任何引入新的照射源或照射途径，扩大受照人员范围，或改变现有的照射途径，从而使人们受到照射、受到照射的可能性或受到照射的人数增加的人类活动，简称实践。其可以用一句简单的话表述为：增加了受照剂量的人类活动。它不包括天然本底照射。具体的辐射实践可以是：① 源的产生和辐射或放射性物质在医学、工业、农业、教学与科学研究中的应用，包括与涉及或可能涉及辐射或放射性物质照射的应用有关的活动；② 核能的生产，包括核燃料循环中涉及或可能涉及辐射或放射性物质照射的各种活动；③ 某些加以控制的涉及天然源照射的实践（如室内氡、放射性伴生矿开采）。

辐射实践的种类很多，依照源的状态的不同，可以将辐射实践分为计划照射情况、应急照射情况和既存照射情况（或现存照射情况）；依照受照对象的不同，可以将辐射实践分为职业照射、医疗照射和人工照射。

辐射干预又称干预，是指任何旨在减少或避免不属于受控实践的或因事故而失控的源所致的照射或潜在照射的活动，即通过影响现存形式而降低总的照射的人类活动，如移开现存的放射源、改变途径或减少受照人数。

2.1.2.1 辐射实践

ICRP 的 2007 年建议书修订的防护体系将照射更为条理化。情况与事件的发生过程涉及许多源，这些源可大致归纳为三种状态：其一是为开发、生产和应用，经计划慎重选择引进的受控正常运行的源（如各种辐射实践）；其二是在计划运行过程中，因操作失误、设备故障、自然灾害等或恶意事件而演变成的失控状态的源；其三是早已存在的源（如天然源等）。因而，基于上述情况的特性就依次出现了计划照射情况、应急照射情况和现存照射情况，导致个人、人群组或公众受到照射。个体或多个个体可能受到单一源的照射，也可能受到多个源的照射，但总有一个起主导作用的源。

根据源的可控状态，辐射实践可分为以下三种照射情况。

（1）计划照射情况

计划照射情况是指那些在照射发生之前可以对放射防护进行预先计划的，以及那些可以合理地对照射的大小和范围进行预估的照射情况。在引入一项计划照射情况时，应当考虑与放射防护相关的所有方面，包括设计、建造、运行、退役、废物管理、以前占用的土地和设施的恢复，并考虑潜在照射及正常照射。计划照射情况也包括对患者的医疗照射，以及患者的抚育者和照顾者。紧急情况一旦得到控制，计划情况的防护原则也适用于与现存和应急照射有关的计划工作。计划照射情况的建议与辐射实践的正常作业和医学防护的那些建议，没有实质性变化。所有类型的照射都可能在计划照射情况中发生，即职业照射、公众照射和医疗照射。计划照射情况的设计与开发应当对偏离正常作业条件引起的潜在照射有适当的重视，应当对潜在照射评价和辐射源安全与安保的相关问题给予应有的关注。

由于引进了辐射实践活动，这必然会产生辐射照射。这种照射，一个是可以预期会发生的某一确定水平的照射，称为正常照射；另一个是预期不一定发生的照射，然而由于偏离了计划的操作程序，也可存在不是计划的照射，称为潜在照射。计划照射情况的一个显著特点是，源处于可控状态，也就是说，可以人为地随时终止照射和随时启动照射，故计划照射是设备和计划都处于完好状态下的照射。

（2）应急照射情况

应急照射情况是指在一个计划照射情况的运行期间发生事故或由恶意行为产生的或其他意外情况所致的照射情况。由于一些不可忽视的意外事件导致源的失控可能会造成较高的照射剂量，此时需要采取紧急防护行动以避免或降低有害后果。

与正常照射相比较，由辐射源失控而引起的照射称为异常照射。异常照射包括应急照射和事故照射。前者是在辐射事故中，为抢救生命、防止伤害或制止事故扩大而采取的紧急行动中自愿接受的照射；后者则是因事故使工作人员受到的非自愿的、意料之外的照射。

对应急照射情况而言，未采取防护措施时，应急预期所受的剂量称为预期剂量；在采取所有的防护措施后，应急过程中依然存在的剂量称为剩余剂量；采取防护行动所减小的剂量称为可防止剂量。由此可以知道，预期剂量是剩余剂量和可防止剂量的和。

即使在设计阶段已经采取了所有合理的措施以降低潜在照射的概率和后果，但仍可能需要考虑与这些照射有关的应急准备和响应。应急照射情况是意外情况，对此可能要求实施紧急防护行动，也许还需要实施更长时期的防护行动。在这种情况下，可能会发生公众成员或工作人员的照射，以及环境污染。照射可能由几个途径独立作用，也可能是几个途径同时起作用而导致的，故照射可能是非常复杂的。更进一步地讲，放射危害可能伴随其他危害如化学、物理、生物等危害。因为潜在的应急照射情况是可以预先评价的，所以应当对响应行动做出计划，其准确度或高或低，取决于所考虑的装置或情况的类型。然而，因为实际的应急照射情况本来就是不可预测的，所以必要的防护措施的准确类型是不可能预先知道的，只需要灵活地逐步适应实际情况的需要。

由于存在多个、独立、同时并随时间变化的照射途径的可能性，在实施防护措施时应着重于防护所有途径可能导致的总照射。因此，必须制订一个总体防护规划，这个防护规划通常包括评估放射情况和实施不同防护措施。在应急照射情况的演变期间，这些措施很可能随时间而发生变化，而当应急照射情况可能影响到明显不同的地理区域时，这些措施则可能随地点而发生变化。

在应急照射情况下，当短时间内剂量可能会达到高水平时，应当对严重的、确定的健康效应的预防给予特别关注。在重大应急情况下，基于健康效应的评价是不充分的，必须对社会、经济和其他后果进行应有的考虑。另外一个重要的目标是，在实际可行的范围内，准备恢复认为是"正常"的社会和经济活动。

在应急情况的计划中，最优化过程应当应用参考水平。应急情况下最高的计划剩余剂量的参考水平的典型值在 20～100 mSv 范围内。应将总体防护策略中的预期剩余剂量与该策略适宜性初始评估中的参考水平进行比较。在计划阶段，应当拒绝不能把剩余剂量降到低于参考水平的防护策略。

一项应急照射情况一旦发生，如果实际情况需要这些紧急行动，其就可以自动地投入实施。紧随一个立即行动决策之后，可以评估预期剩余剂量的分布，参考水平可作为评价防护策略的有效性及需要修正或采取附加行动的基准。高于或低于参考水平的所有照射都应当进行防护的最优化，应当对高于参考水平的照射给予特别关注。

当为一个特定的应急照射情况制订防护策略时，可能需要区分要求采取特殊防护措施的一些不同人群。例如，为鉴别所考虑照射的大小，距离一个应急照射情况的始发点（一个装置，一个应急地点）的距离可能是重要的，因而其对确定防护措施的类型和紧急程度也是重要的。考虑到受照射人群的多样性，防护措施的计划应当以在不同人群中设立的代表人受到的照射为基础。当一个应急情况发生后，计划的防护措施应逐渐演变以最好地适应所考虑的所有受照射人群的实际情况。同时，必须对孕妇和儿童给予特别的辐射防护与安全的关注。

应急计划（根据需要，内容可简可繁）应发展成可以处理所有可能的情况。一个国家、地方或特定装置的应急计划的制订是一个多步骤的反复过程，它包括评估、计划、资源分配、培训、演习、监查及修订。辐射应急响应计划应当整合到综合危害应急管理计划之中。

假如发生了一个应急照射情况，那么第一个问题就是判明应急情况的性质。初始响应应当以一种一致且灵活的方法按照应急计划去执行。最初实施的防护策略将是应急计划中针对相关事件情景所描述的那些对策，它是作为计划阶段的一部分根据通用最优化做出的。应急计划中的措施一旦开始实施，应急响应的特点在于评议、计划和执行的迭代循环。

应急响应是一个不可避免地随着时间的推移从仅有很少信息向可能具有极多信息发展的过程，预期的防护和那些受影响的相关事物随着时间的推移也有极大的类似增加。应急照射情况有三个阶段：早期阶段（可以分为报警和可能的释放阶段），中期阶段（以任何释放的停止和释放源再次得到控制为开始）和晚期阶段。在任何阶段，决策者都必然会对有关情况有一个不完整的理解：未来的影响、防护措施的有效性及其他因素中受到的直接或间接的影响。因此，一个有效的响应必须随着其影响的定期评议灵活地推进。参考水平为这个评议提供了一个重要的输入信息，也为所知道的有关照射情况与施行防护措施所提供的防护进行比较提供了一个准则。对应急照射情况所导致的长期污染的管理被视为一种现存照射情况。

（3）现存照射情况

现存照射情况或称既存照射情况，是指由早已存在的源（如天然源或早期曾经存在的放射性污染事件）引起的照射情况。由天然源所造成的照射是典型的持续照射。从放射防护的角度，更为关注的是那些可控天然源照射情况。当然，以往事故或事件所造成环境中的长寿命放射性残留物的持续照射，也属于现存照射情况。现存照射情况引起公众的持续照射，其剂量率通常保持不变，是近乎恒定的，也可以是漫长的若干年期间内缓慢下降的。

那些在不得不采取控制决策时就已经存在的照射情况，可能会产生足够高的照射，对此应当采取放射防护行动，或至少需要考虑这些行动。典型的例子是住宅和工作场所中的氡，以及天然存在的放射性物质。对涉及现存的人工照射情况做出放射防护决策可能也是必要的，例如，来自未按照辐射防护体系管理的操作引起的放射性释放所导致的环境中的放射性残留物，或来自一个事故或一个放射事件的放射性污染土地。还有一些现存照射情况，减少照射的行动显然是没有理由的。至于现存照射的哪些成分是没有责任进行控制的决策，需要监管机构做出一个判断，这将取决于源或照射的可控性，也将取决于主要的经济、社会和文化状况。当然，这种情况还包括了放射源的排除和豁免。

现存照射情况可能是很复杂的，它们可以涉及多个照射途径，并且它们通常产生从很低到（极个别情况下）几十毫希沃特宽范围内的年个人剂量分布。这些情况常常包括住宅，例如氡照射情况，以及受照射个人习性决定照射水平的许多情况。另外一个例子是长期污染地区个人照射的分布，它直接反映了受影响居民饮食习惯的差异。照射途径的多样性和个人习性的重要性将导致照射情况难于控制。

ICRP建议，参考水平（用个人剂量规定）应当与为实施现存照射情况下照射的最优化过程一起使用。其目的是实施最优化的防护策略或一系列循序渐进的这类策略，这将把个人剂量降低到参考水平之下。然而，低于参考水平的照射应是不容忽视的；也应对这些照射情况进行评价，以查明防护是不是最优化的，或是否需要采取进一步的防护措施。最优化过程的终点必不能固定在事先规定的水平，防护最优化水平将取决于具体的情况。决定控制一个特定情况的参考水平的法律地位是监管机构的责任。当防护行动已经实施时，参考水平也可用作评价防护策略有效性的准则。在现存照射情况下，参考水平应用的说明见图2.1，它表明了作为最优化过程结果的个人剂量分布随时间的演变。

现存照射情况的参考水平通常应当设定在1～20 mSv范围内。在现存照射情况下的个人应当知道相关的照射情况及降低受照剂量的措施。当个人生活方式是照射的关键环节时，还必须对相关个人进行辐射监测、评价及教育与培训。例如，在核事故或辐射事件之后，生活在污染地区的人们是这类照射的典型情况。

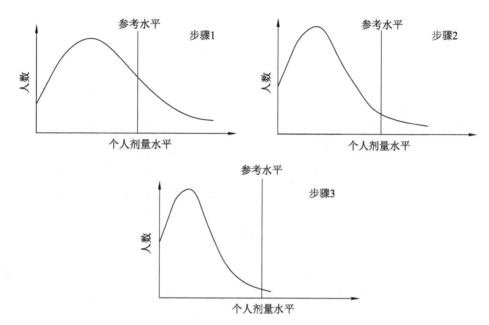

图 2.1　现存照射情况下参考水平的应用和最优化过程的结果下个人剂量分布随时间的演变

为现存照射情况制定参考水平所考虑的主要因素是控制这种照射情况的可行性及类似情况过去的管理经验。在大多数的现存照射情况下，把照射降低到接近或近似视为"正常"情况的水平既是受照射个人的愿望，也是行政管理部门的愿望。这特别地适用于人类行动产生的物质引起的照射情况，即天然辐射残留物和事故污染。

根据受到源照射的对象的不同，辐射实践分为三种照射类型。照射类型通常是指来自可控的人工辐射源的照射，ICRP 早在 60 号出版物的建议中将其分为职业照射、公众照射和医疗照射。

（1）职业照射

ICRP 的 2007 年建议书把职业照射定义为：工作人员在其工作的时候所受到的辐射照射。通行的对任何有害物质的职业照射的定义包括所有在工作中遭受到的照射而不问其来源。然而，由于辐射无处不在，直接应用上述定义势必将使所有工作人员均受到放射防护的管理。所以，使用术语"职业照射"仅限于在正常场合下能合理地视作运营管理者负有责任的那些情况下在工作中受到的照射。职业照射不包括排除照射及来自豁免实践或豁免源的照射。

我国基本标准 GB 18871—2002 对于职业照射的定义为：除了国家有关法规和标准所排除的照射及根据国家有关法规和标准予以豁免的实践或源所产生的照射以外，工作人员在其工作过程中所受的所有照射。

职业照射过程中对工作人员的界定必须明确，ICRP 将工作人员定义为任何专职、兼职或临时性受雇于雇主的人员，而且这些人员清楚关于职业放射防护的权利和义务，自主经营者既是雇主又是工作人员。从事涉及辐射的医疗职业工作人员所受照射属职业照射。我国基本标准 GB 18871—2002 将下列情况下天然源照射所引起的工作人员照射也列入职业照射：① 工作人员因工作需要或因与工作直接有关而受到的氡的照射，不管这种照射是高于或低于工作场所中氡持续照射情况补救行动的行动水平（500～1 000 Bq ^{222}Rn/m^3）；② 工作人员在工作中受到氡的照射虽不是经常的，但所受照射的大小高于工作场所中氡持续照射情况补救行动的行动水平（≥1 000 Bq ^{222}Rn/m^3）；③ 喷气式飞机飞行过程中机组人员所受的天然源照射。

（2）医疗照射

医疗照射是指为了诊疗疾病的患者，照顾或抚育患者的人员，健康、保健体检的被检者，以及为了生物医学研究目的的志愿者所接受医用电离辐射源的照射。在受到医疗照射的群体中，以放射诊疗患者占绝大多数，对于这一受照群体国内外尤为关注。ICRP 在 2007 年建议中把医疗照射特别加以限定称为患者的医疗照射。患者的医疗照射是指在放射诊断、介入放射学诊疗、核医学诊疗和放射治疗程序中患者所接受的医用辐射源的照射。但是在放射性核素治疗中，对患者的抚育者和照顾者及生物医学研究中的志愿者的防护也应给予专门的考虑。

医疗照射实践属于计划照射情况，但由于其有特殊的一面，又需要与其他计划照射情况设置不同的防护方案。患者的医疗照射的特殊性表现为：① 患者和被检者从自身诊治疾病或保健体检的目的出发是自愿、有意识地接受照射；② 照射所带来的利益与潜在危险同在一个个体身上体现；③ 这一类照射是显著不均匀的，只限身体有限部分，其剂量大小因人、照射方式、照射部位和照射频率的不同差异较大。

（3）公众照射

公众照射是指除职业照射和医疗照射之外的其他公众所受到的辐射照射。公众照射可来自多种源，如人类的辐射实践、大气层核试验及核事故等。天然源的照射是公众照射组分中最大的来源，但不能就此轻视较小的又比较容易控制的人工源对公众产生的照射。就每个源来讲，其又可对多个个体产生照射。出于保护公众的目的，ICRP 使用了"关键人群组"一词来表征人群中所受高端照射人员所接受剂量的个人。为更确切表述公众中受高端照射的那些人，ICRP 2007 年推荐使用"代表人"来代替早期建议使用的"关键人群组"，并在 ICRP 的 101 号出版物（2006 年）中给出了"代表人"的相关特征。

有必要指出，针对怀孕的工作人员的胚胎和胎儿的照射应当作为公众照射管理。因此，怀孕的工作人员应当有更严格的个人剂量限制。

2.1.2.2　辐射干预

正是由于任何的辐射实践都存在相应的风险，尤其是应急照射情况，因此有必要对辐射实践加以限制，对出现的异常照射进行干预，也就是得采取针对辐射实践的防护行动或补救行动。需要实施的干预行动一般有两种情况：应急照射情况下的干预与持续照射情况下的干预。要求采取防护行动的应急照射情况有：已执行应急计划或应急程序的事故情况与紧急情况，即需要立即采取某些超出正常工作程序的行动以避免事故发生或减轻事故后果的状态，有时也称为紧急状态；同时，也泛指立即采取超出正常工作程序的行动。审管部门或干预组织确认有正当理由进行干预的其他任何应急照射情况。

要求采取补救行动的持续照射情况有：持续照射是指没有任何不间断人类活动予以维持而长期持续存在的非正常公众照射，这种照射的剂量率基本上是恒定的或者下降缓慢的，如建筑物和工作场所内氡的照射；以往事件所造成的放射性残存物的照射，以及未受通知与批准制度控制的已往的实践和辐射源的利用所造成的放射性残存物的照射，审管部门或干预组织确认有正当理由进行干预的其他任何持续照射情况。

（1）干预的正当性

只有根据对健康保护和社会、经济等因素的综合考虑，预计干预的利大于弊时，干预才是正当的。在干预情况下，为减少或避免照射，只要采取防护行动或补救行动是正当的，则应采取这类行动。所谓防护行动是指为避免或减少公众成员在持续照射或应急照射情况下的受照剂量而进行的一种干预。而补救行动是指在涉及持续照射的干预情况下，当照射超过规定的行动水平时所采取的行动，以减少可能受到的照射剂量。

在应急照射情况下，如果任何个人所受的预期剂量（指若不采取防护行动或补救行动，预期会受到的剂量，而不是可防止的剂量。这里的可防止的剂量是指采取防护行动所减少的剂量，即不采取防护行动的情况下预期会受到的剂量与在采取防护行动的情况下预期会受到的剂量之差）或剂量率接近或预计会接近可能导致严重损伤的阈值，则采取防护行动总是正当的。

在持续照射情况下，如果剂量水平接近或预计会接近国家标准规定的值时，则无论在什么情况下采取防护行动或补救行动总是正当的。只有当放射性污染和剂量水平很低，不值得花费代价去采取补救行动，或是放射性污染非常严重和广泛，采取补救行动花费的代价太大时，采取补救行动不具有正当性。

（2）干预的最优化

为减少或避免照射而要采取防护行动或补救行动的形式、规模和持续时间均应是最优化的，即在通常的社会和经济情况下，从总体上考虑，能获得最大的净利益，也就是说，最优化过程是指决定干预行动的方法、规模及时间长短以谋取最大的利益。简单地讲，弊与利之间的差额用同样的量表示，如代价，包括"忧虑"的社会代价在内，对每一项所采取的防护行动应为正值，而且在计划这项行动的细节中应使其达到最大值。干预的代价不仅是用金钱表示的代价，有些防护或补救措施可能带来非放射学危险或严重社会影响。例如，居民短期离家未必花费很多钱，但可能使家庭成员暂时分离而造成"焦虑"，长期撤离或永久移居既要很费钱，而且有时会带来精神创伤。在考虑进行干预的许多情况中有不少是长期存在的，不要求紧迫行动。其他由事故引起的情况，如果不采取即时措施就可能造成严重照射。作出在应急情况下的干预计划应作为正常运行手续中不可少的一部分。

（3）干预的剂量准则

干预有两种情况，需要针对这两种情况，建立实施干预的剂量准则。

在应急照射情况时，实施干预的剂量准则为：① 急性照射的剂量行动水平，器官或组织受到急性照射，在任何情况下预期都应进行干预的剂量行动水平，例如，全身（骨髓）受到急性照射，2 d 内预期吸收剂量为 1.0 Gy，对其他器官或组织的剂量行动水平都作了详细规定。② 应急照射情况下的通用优化干预水平和行动水平，通用优化干预水平用可防止的剂量表示，即当可防止的剂量大于相应的干预水平时，则表明需要采取这种防护行动。在确定可防止的剂量时，应适当考虑采取防护行动时可能发生的延误和可能干扰行动的执行或降低行动效能的其他因素。

应在应急计划中根据标准所规定的准则给出对应须采取的防护行动（包括隐蔽、撤离、碘防护、临时避迁和永久再定居）的不同的干预水平。

在持续照射情况中，实施干预的剂量准则有：① 器官或组织受持续照射时，任何情况下预期都应进行干预的剂量率行动水平，如性腺受到持续照射吸收剂量率为 0.2 Gy/a，同样对其他器官也做了相应规定。② 在大多数情况下，住宅中氡持续照射的优化行动水平应在年平均活度浓度为 200～400 Bq ^{222}Rn/m^3 范围内。其上限值用于已建住宅氡持续照射的干预，其下限值用于对待建住宅氡持续照射的控制。工作场所中氡持续照射情况下补救行动的行动水平是在年平均活度浓度为 500～1 000 Bq ^{222}Rn/m^3 范围内。达到 500 Bq ^{222}Rn/m^3 时宜考虑采取补救行动，达到 1 000 Bq ^{222}Rn/m^3 时应采取补救行动。

2.1.3　放射防护目的

电离辐射是把双刃剑，人们在从事电离辐射相关的实践中获得利益，但也存在被潜在照射的风险。放射防护的任务就是既要促进人类进行有益的辐射实践活动，推动核与辐射技术的利用和发展，又要最大限度地预防和减少由电离辐射对人类健康造成的危害和对环境安全造成的影响。

综上所述，将辐射实践、辐射干预、确定性效应、随机性效应四个概念，有机地组合在一起，就构成了放射防护的目的：针对所有的辐射实践，采取有效的干预措施，以防止确定性效应的发生，减少随机性效应的诱发，并使之达到可以接受的水平。

2.1.4　放射防护的历史进程

虽然早期人们在放射性研究和应用电离辐射源实践中认识到辐射对人体有危害，并采取了相应的防护，如屏蔽防护等，但与辐射剂量测量和防护要求相关的知识非常匮乏。

1902 年，劳伦斯（Rollins）以 X 射线照射照相底片 7 min 而无曝光现象作为无健康损害的界限剂量，即"皮肤红斑量"。这是放射防护史上最早对辐射危害定量的表示方法。"皮肤红斑量"相当于每天接受 10～20 R（伦琴）的剂量照射。

1925 年，美国人 A. Mutscheller 以 X 射线工作者在 30 个工作日内受到不超过皮肤红斑量 1/1 000 的照射（相当于后来的 0.2 R/d）为对人体无害剂量。同年，他在伦敦举行的第一届国际放射学大会（International Congress of Radiology，ICR）上提出"耐受剂量"的概念。这次的 ICR 设立了国际辐射单位与测量委员会（International Commission on Radiation Units and Measurements，ICRU），会议强调需要加强与辐射单位和测量相关的国际合作。

1928 年，在斯德哥尔摩举行的第二届 ICR 上，伦琴（R）被定为电离辐射的国际单位，会议决定成立放射防护委员会。国际 X 射线和镭防护委员会（International X-ray and Radium Protection Committee，IXRPC）由此诞生。同年，IXRPC 举行了第一次会议。

1950 年，IXRPC 在其在伦敦召开的会议上将名称改为 ICRP（International Commission on Radiological Protection），同时发表了 1950 年建议书。建议书的主要内容有：① 以"最大容许剂量"（maximum permissible dose，MPD）取代"耐受剂量"。建议职业照射人员个人全身照射的 MPD 为 0.3 R/W，这比 0.2 R/d 每周工作 5 d 的"耐受剂量"标准，降低了约 2/3。② 给出了 11 种放射性核素的最大容许体负荷的概念。③ 提出该标准适用于所有的辐射照射。

1954 年，ICRP 在其建议中指出，容许剂量是指按照现有的知识，在一生的任何时期不会被感知的躯体损伤的电离辐射剂量。建议对造血器官、性腺和眼晶体的 MPD 为 300 mrem/W（rem，雷姆），皮肤为 600 mrem/W。此时尚未考虑遗传效应。建议还指出，对公众成员长期受照射的 MPD 取职业照射人员 MPD 的 1/10，并制定了上百种放射性核素在空气和水中的最大容许浓度（maximum permissible concentration，MPC），对计算方法做了一些阐述。

1958 年，ICRP 第 1 号出版物发表。该出版物考虑到核燃料工业的迅速发展和电离辐射源的广泛应用，对容许剂量提出严格的建议。建议指出：个人容许剂量是指长时间的累积剂量或一次受照的剂量，这个剂量从现有的知识看，产生严重的躯体损伤或遗传损伤的概率是微不足道的；或者引起比较常见的只限于性质轻微的效应，受照者本人或专业医生都认为是可以接受的。职业照射人员个人受全身均匀照射的最大容许剂量不能超过 5 rem，按每年工作 50 周计，这个剂量相当于 0.1 rem/W，也相当于 1954 年建议值的 1/3。个人在连续 13 周内受到的累积照射剂量不能超过 3 rem，这些剂量不包括天然本底辐射照射和医疗照射的受照剂量。对非职业照射人员的受照剂量的 MPD 不能超过职业照射人员 MPD 的 1/10。1958 年以后，ICRP 开始重视对遗传效应的研究。

1965 年，ICRP 在其报告中指出：放射防护的目的是防止辐射的急性效应，并把晚发效应的危险性限制到可以接受的水平。其目的在于限制个人的躯体效应和全体人群的遗传效应。其建议，除了对职业照射个人规定了最大容许剂量以外，还对群体和个人有计划的照射推荐使用"剂量限值"一词。

1990 年，ICRP 第 60 号出版物问世。出版物中建议将原来对职业照射人员个人的年有效剂量限值 50 mSv 降到 20 mSv，公众成员个人的年有效剂量限值定为 1 mSv，并根据这一新建议在 ICRP 第 61 号出版物中给出了工作人员放射性核素摄入量限值。出版物中同时给出了单位辐射剂量诱发随机性效应危险总概率和概率系数，以及宫内受照射的辐射危险。

2007 年，ICRP 第 103 号出版物在过去的基础上，既有许多更新，又有基本保留，并力求清晰阐明如何将委员会的建议书应用于各种电离辐射照射源和接受照射的个人。其基本目的是为防止电离辐射照射对人和环境的有害效应而提出一个适当的防护水平，但又不过分限制可能与照射相关的有利的人类活动。ICRP 的新放射防护体系，原则上适用于来自任何"源"的所有电离辐射照射，但必须是通过合理的手段对各种照射来源及其所导致个人受照射剂量的情况可控，才能全部贯彻实施。而有些照射是不可能合理控制或无法控制的，另有一些照射是属于控制不合理的，因此遵照有关法规可以排除在外，或者准予豁免。ICRP 通过广泛调研评判有关电离辐射健康效应的大量文献，认为不需要对放射防护体系做根本性改变。新建议书保留放射防护三原则（实践的正当性、防护的最优化和个人剂量限值）并将其作为放射防护体系的核心，继续按不同照射对象区分职业照射、公众照射和医疗照射三种照射。这进一步充实了放射防护体系，并重新安排这个完整体系具体应用于各种电离辐射源所产生的照射和个人所受到的照射。其中一个重要更新点是，新建议书把所有照射分为计划照射情况、应急照射情况、既存照射情况三类。这一体系聚焦为，根据放射防护三原则，针对新划分的三类不同照射情况中的三种不同照射对象具体进行防护安排。

在放射防护原则的基本框架下，不同的领域共同遵守着这一原则，诸多的电离辐射应用在有条不紊地开展着。ICRP 近期发布的第 140 号出版物《放射性药物治疗中的辐射防护》、第 141 号出版物《放射性核素职业性摄入量》、第 142 号出版物《工业过程中天然放射性药物质（NORM）的辐射防护》很好地指导了该方面的辐射实践活动。

放射防护的学术性、技术性很强，为了很好地指导电离辐射的安全应用，国际上已成立的很多组织机构中，与放射防护有着较大关联的重要国际机构主要有：国际放射防护委员会（ICRP）、国际辐射单位与测量委员会（ICRU）、国际原子能机构（IAEA）、联合国原子辐射效应科学委员会（UNSCEAR）、世界卫生组织（WHO）、联合国环境规划署（UNEP）、国际劳工组织（ILO）、国际电工委员会（IEC）和核能机构（NEA）等。

2.2　放射防护原则

对于一切可以增加辐射照射的人类活动，ICRP 推荐了以放射防护三原则为基础的放射防护体系，要求一切实践和设施的选址、设计、运行和退役，都必须遵守放射防护三原则，即实践的正当性、防护的最优化和个人剂量限值，这三项原则已为各国际相关组织及绝大多数国家所采纳。以下分别简要介绍这三项原则。

2.2.1　实践的正当性

任何一项辐射实践，在开展之前均需要综合考虑实践带来的利益和为此冒的风险。正当性原则是源相关的，为实现对源的控制，减少辐射实践对职业人员和公众的照射，在引入伴有辐射照射的任何实践之前，都必须经过正当性判断。它要求在进行任何伴有辐射的实践活动时，必须权衡利弊，只有在考虑了社会、经济和其他相关因素之后，引入的实践对个人或社会带来的利益足以弥补其可能引起的辐射危害时，该实践才是正当的。若引进的某种实践活动不能带来超过代价的纯利益，则不能采用此种实践。当然，所考虑的后果不限于辐射危害，还包括该活动的其他危险、代价及利益。辐射危害有时只是全部危害中的一小部分。因此，正当性远远超越了放射防护的范围。正是基于这些原因，正当性净利益应当为正值。在所有可行的方案中选出最佳方案，已超出了放射防护部门的职责范围。

2.2.1.1　正当性原则的应用

针对职业照射和公众照射，正当性原则的应用有两种不同的方法，它取决于是否可以直接控制源。

第一种方法用于引入新的活动，在这里可以对放射防护预先进行计划并对源采取必要的行动。正当性原则应用于这些情况时，要求只有当计划的照射对受照射个人或社会能够产生净利益以抵消它带来的辐射危害时才可以引入。必须注意，当有新信息、新方法、新技术出现时，该项辐射实践的正当性需要重新审视判断。

第二种方法用于通过改变照射途径的行动而非直接对源施加作用来控制照射的情况。在现存照射情况和应急照射情况下，正当性原则用于决定是否采取行动以避免进一步的照射。减小剂量的任何决定，都会带来某些不利因素，必须要由做出这种决定带来的利益大于危害来证明其是正当的。

在以上两种方法中，判断正当性的责任通常落在政府和国家管理部门身上，以确保最广泛意义上的国家和社会的整体利益，因此不必对每个人有益。然而，用作正当性判断的信息可能包括许多方面，也可能是由政府部门以外的用户或其他组织或人员告知的。同样，正当性判断将经常通过公众磋商过程告知，依据之一就是相关源的大小。正当性包含很多方面，不同的组织将会参与且负有责任。在这样的背景下，放射防护考虑将作为重要决策过程的一个依据。

2.2.1.2　非正当实践

除非情况特殊，以下与辐射相关的实践都被认为是不正当的。

① 故意添加放射性物质或进行活化，使食品、饮料、化妆品、玩具、私人珠宝或装饰品等产品的放射性活度增加引起的照射。

② 在未查询临床症状情况下，为了职业、健康保险或法律目的而开展的放射检查，除非此检查预期能够为被检查个人的健康提供有用的信息，或能够为重要的犯罪调查提供证据。这几乎总是意味着必须对获得的影像进行临床评估，否则照射就不是正当的。

③ 对无症状的人群组进行涉及辐射照射的医学筛选检查，除非足以对受检查个人或整个人群的预期利益弥补经济和社会成本（包括辐射危害）。应当考虑筛选程序检查疾病的可能性，对查出疾病给予有效治疗的可能性，以及控制某些疾病从而给整个社会带来的利益。

2.2.1.3　医疗照射正当性判断的特殊性

医疗照射的正当性判断的职权经常归于专业人员，而非政府部门。医疗照射的主要目标是照射给患者带来纯利益，采用某一特定程序的正当性就成了从业医师的责任。医师经周密权衡认为使用某一放射诊疗程序会给患者带来净效益，那么这种专业上的判断就构成了使患者接受这种照射的正当理由。为此，医疗机构开展放射诊疗工作人员的执业条件十分重要。他们必须经过放射卫生防护专业培训，熟知所采用的程序及该程序的危险与利益。我国《电离辐射防护与辐射源安全基本标准》（GB 18871—2002）指出：医疗照射实践及其用源的申请者，在申请书中应说明执业医师在辐射防护方面的资格，承诺只有具备有关法规、规定或许可证中写明的辐射防护专业资格的执业医师，才允许开具使用其源的检查申请单或治疗处方。

医疗照射在本质上是患者在不同程度知情同意情况下自愿接受的，患者个人是直接健康的受益者，同时也是辐射危害的承受者。确保照射对患者利大于弊，净效益为正，是医疗照射的首要目标，同时应恰当地考虑对放射工作人员和其他人员的辐射照射危害。由于医用辐射实践的独特性质，对患者的医疗照射，需要采取与其他计划照射情况不同的、更加细致的正当性判断方法。

为使一项医用辐射实践具有正当性所需的分析，通常以经验、专业判断和常识为依据，现在已经存在量化的决策技术，在具备所需信息和数据时，也应予以考虑。ICRP第 73 号出版物提出，正当性原有三个层次。ICRP 第 105 号出版物中沿用了原有的层次划分，并补充了新的资料。

在第一个层次也是最基本的层次上，医疗活动中恰当地应用电离辐射被普遍认为益处大于危害，认为其具有正当性是理所当然的。

在第二个层次上，针对特定对象的医疗程序已被认为是正当的，旨在判断某种放射诊疗程序是否有助于改善诊断和治疗效果，是否可以提供受照者的必要医学信息。放射诊疗程序的正当性确认，是国家专业机构的职责，须与国家卫生和辐射防护审管部门、相关国际组织配合进行。医疗程序的总利益，不仅包括对患者带来的直接健康利益及后果，还包含患者家庭和社会的受益。在现有医疗程序和新技术的暴露风险和效能方面，可利用的信息在不断增多，因而可对所作决定进行适时的审议。如一种新型介入操作技术应当经过适当的、客观的试验且证明确实有效之后方可用于常规临床工作。

在第三个层次上，证明应用于患者个体的特定放射诊疗程序是正当的（利大于弊）。因此，应当由执业医师在考虑照射的具体医疗目标和受照者个人特征的基础上，事先对所有个人的医疗照射的正当性作出明确判断。依次考虑如下：拟议程序应有足够的净利益；在能取得相同净利益的情况下，尽可能采用非电离辐射的替代方法（如超声、磁共振或内镜）；在无替代方法时，应权衡利弊，仅当拟议程序给受诊疗个人带来的利益大于可能引起的辐射危害时，才是正当的。

2012 年 12 月，在德国波恩举行的"医用辐射防护：为下一个十年做准备"国际会议上，IAEA 和 WHO 发起的《波恩行动倡议书》中，对于加强全球范围内医疗照射正当性原则的实施提出以下倡议：① 引入和推广 3A 行动——认知（awareness）、适当性（appropriateness）和核查（audit），3A 行动可作为促进和强化实践正当性的一个工具；② 在所有利益相关方的参与下，制定协调一致的循证标准，以增进临床影像技术（包括放射学、核医学诊断和非电离辐射程序）的合理应用；③ 在充分考量当地具体情况和地区差异的基础上，在全球实施临床影像转诊导则，并确保这些导则的定期更新、可持续性和可利用性；④ 加强与正当性相关的临床核查的应用，确保正当性成为放射学日常实践的一个有效的、透明的和可问责的组成部分；⑤ 引入信息技术解决方案，例如临床影像决策支持工具，并确保在医疗实践中能方便地获取和免费使用这些方案；⑥ 进一步制定无症状人群健康筛查计划的正当性标准，制定并非作为已核准健康筛查计划参与者的无症状个人接受医学影像检查的正当性标准。

2.2.2　防护的最优化

一项辐射实践通过了正当性判断以后，在实施过程中就需要遵循放射防护的最优化原则。对个人剂量或危险限制的防护最优化原则是防护体系的核心，适用于所有的三种照射情况，即计划照射情况、应急照射情况和现存照射情况。自实施放射防护体系以来，最优化原则的落实已显著地降低了职业照射和公众照射的剂量水平。

放射防护最优化是一种源相关的过程原则，其定义是：在考虑了经济和社会因素后，遭受到照射的可能性（不一定受到照射）、受照射人员数目及个人剂量大小均应保持在可合理达到的尽可能低的水平（as low as reasonably achievable，ALARA），亦称 ALARA 原则。

只要一项实践被判定为正当的并予采纳，就需要考虑如何有效地降低对职业人员和公众的照射与危险。放射防护最优化的本质是在付出代价与所获得净利益之间进行权衡，求得以最小的代价获得最大的利益。

2.2.2.1　可合理达到的尽可能低的水平

怎样理解可合理达到的尽可能低的水平呢？ICRP 已经给出结论，指出可通过运用代价与利益分析的程序来解释，并在 ICRP 第 26 号出版物中指明了进行这种分析的一种简单的方法。

对一项含有辐射照射的实践，其正当性和最优化条件可用以下数学方程来帮助分析。

令 B 代表所产生的纯利益，V 代表该项事业的价值（即毛利益），P 代表该项事业所用的基本生产代价，X 代表用于放射防护而付出的代价，Y 代表该项事业带来的辐射危害代价，S 为集体有效剂量（人·Sv）。

当利益与代价能用同一尺度表示时，则有：

$$B = V - (P + X + Y) = (V - P) - (X + Y) \tag{2.1}$$

式中：

V、P——与辐射照射无关的参数；

X、Y——都是集体有效剂量（S）的函数（图 2.2）。

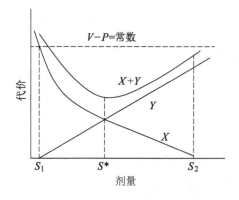

图 2.2　正当性与最优化示意图

正当性条件就是纯利益 $B>0$，即：

$$(V-P)>(X+Y)$$

最优化条件（即引进的实践获得净利益达到最大）：

$$\frac{\mathrm{d}B}{\mathrm{d}s}=\frac{\mathrm{d}}{\mathrm{d}s}(v-p)-\frac{\mathrm{d}}{\mathrm{d}s}(X+Y)=0 \tag{2.2}$$

$$\frac{\mathrm{d}}{\mathrm{d}s}(X+Y)=0 \tag{2.3}$$

$$\frac{\mathrm{d}x}{\mathrm{d}s}+\frac{\mathrm{d}Y}{\mathrm{d}s}=0 \tag{2.4}$$

集体剂量 S 对应于 $(X+Y)$ 的最低点的值 S^*，可写成：

$$\left(\frac{\mathrm{d}X}{\mathrm{d}s}\right)_{s^*}=\left(\frac{\mathrm{d}Y}{\mathrm{d}s}\right)_{s^*} \tag{2.5}$$

式中，表示减少单位集体有效剂量（人·Sv）所耗去的防护费用，必须与降低 1 人·Sv 而减少的危害相抵消。满足要求就是把剂量保持在"可合理达到的尽可能低的水平"。

防护最优化并非剂量的最小化，而是经过仔细地对辐射危害和保护个人可利用资源进行权衡的评价结果，最优化就是通过持续、反复的过程，寻求达到防护的最佳水平，如选择和实施主要情况下的最佳防护方案等。

放射防护最优化应在计划的立项阶段就予以考虑，它贯穿于实践或设施的选址、设计、操作、运行和退役的全过程，并应定期审核，以确定是否需要调整。最优化是一个前瞻性的反复过程，旨在防止或降低未来的照射。

2.2.2.2 剂量约束

最优化方法有多种，如直观分析法、多因素分析法、代价-利益分析法和决策分析法等。大多数防护最优化方法倾向于强调对社会及全体受照人口的利益与危害。但利益与危害不太可能在社会中以相同的方式分配，因而最优化可能在个人之间引起相当大的不公平。为缩小或限制这种不公平，可以在最优化过程中对特定源使个人受到的剂量或危险加以限制，ICRP 引入了源相关的约束概念。但由于照射情况不同，这种限制和约束的称谓也不同。对于计划照射情况，个人可能遭受到的剂量的源相关的限制称剂量约束；对于潜在照射情况，这种源相关的概念为危险约束；对于应急照射和现存照射情况，源相关的限制是参考水平。不难看出，剂量约束、参考水平和危险约束的概念与放射防护最优化一同用于对个人剂量的限制。剂量约束、危险约束和参考水平是最优化不可分割的一部分，约束为最优化过程提供了一个期望的上限。剂量约束和参考水平与防护最优化一同用于对个人剂量的限制，其目标是保证剂量不超过或保持在这一水平，接下来的目标是在考虑到经济和社会因素后，将所有的剂量降低到可合理达到的尽量低的水平。

ICRP 对计划照射情况（除患者的医疗照射外）这一剂量水平的限制沿用了术语"剂量约束"；对应急照射和现存照射情况，则采用术语"参考水平"进行描述。诊断参考水平已经在医学诊断（即计划照射情况）中应用，以表明在常规条件下患者的剂量水平或某个特定的影像程序所注射的活度，对于该程序是异常得高还是低。如果有问题，则需要启动一个地区性复查，以确定防护已经得到了充分的优化，或需要采取纠正措施。

选定的剂量约束或参考水平数值依赖于所考虑照射的环境，无论是剂量、危险约束还是参考水平，都不代表"危险"与"安全"的分界线，也不表示改变个人相关健康危害的梯级。

表 2.1 列出了 ICRP 2007 年报告防护体系中不同类型的剂量限制与照射情况、照射类型的关系。

表 2.1　ICRP 防护体系中用到的剂量约束和参考水平

照射情况类型	职业照射	公众照射	医疗照射
计划照射情况	剂量限值	剂量限值	诊断参考水平④
	剂量约束	剂量约束	（剂量约束）⑤
应急照射情况	参考水平①	参考水平	不适用②
现存照射情况	不适用③	参考水平	不适用②

注：1. ①长期的恢复作业应作为计划中的职业照射的一部分。
　　2. ②不适用。
　　3. ③在受影响区域内长期从事补救工作或从事延续性工作所接受的照射应作为计划中的职业照射的一部分，即使辐射源是"现存"的。
　　4. ④患者。
　　5. ⑤仅指抚育者、照顾者及生物医学研究志愿者。

（1）剂量约束

剂量约束是指除患者的医疗照射外，计划引进的辐射实践活动中针对具体的源所引起个人（职业人员或公众）剂量预先确定的一种限制，其限制性量值称为剂量约束值。其目的是为剔除任何导致个人剂量高于所选定剂量约束值的那些防护方案等情况，所以说它是对该源进行防护最优化时预期剂量的上限，用于放射源防护最优化时的约束条件。它是代表防护的基本水平，并非最佳。

在引入实践中，对工作人员和公众成员照射的个人剂量约束值等于个人剂量限值，即工作人员为 20 mSv/a，公众成员为 1 mSv/a。在防护设计过程中不能把剂量约束值视为目标值，防护最优化将确定一个在约束值以下的可接受的剂量水平，这个经优化的剂量水平才是设计防护行动的预期结果。例如，GB 18871—2002（11.4.3 段）中"放射性残存物持续照射的剂量约束"指出：剂量约束值通常应在公众照射剂量限值的 10%～30%（0.1～0.3 mSv/a）的范围之内。

对于职业照射，剂量约束是一个用来限制选择范围的个人剂量数值，因此在最优化过程中仅仅考虑那些预期所引起的剂量低于约束值的选择。对于公众照射，剂量约束是公众成员从一个特定可控源的计划作业中接受到的年剂量上界，必须强调剂量约束值不能用作或理解为规定的监管限值。

（2）危险约束

在计划照射情况下，可能存在不是计划发生的照射，即潜在照射。当引入一个辐射实践在应用正当性和最优化原则时，就应当对潜在照射危险予以充分考虑。

危险约束与剂量约束一样，是源相关的，且原则上来自各项获准实践的所有潜在照射所致的个人危险应与正常照射剂量限值所相应的健康危害处于同一数量级水平。对职业照射来说，20 mSv/a 是个上限值，显然不能用它来估计危险。考虑到估计一个不安全状况的概率及其所致剂量时可能存在很大的不确定性，因此 ICRP 建议采用危险约束的通用值通常是适当的。在 ICRP 剂量限值体系已得到实施，且防护得到最优化的情况下，根据既往正常职业照射的普遍情况来看，平均个人年职业照射有效剂量可达 5 mSv。因此，对于工作人员的潜在照射，ICRP 推荐通用的危险约束值为每年 2×10^{-4}，它相当于平均职业年剂量 5 mSv 的致死癌症概率；对于公众的潜在照射，ICRP 推荐的危险约束值为每年 1×10^{-5}。

（3）参考水平

在应急照射或可控的现存照射情况下，参考水平表示这样的剂量或危险水平，计划允许发生的照射在该水平以上时就判断为不合适，因而应当设计并优化防护行动。所选择的参考水平数值将依赖于所考虑的照射情况的主要情况。

当一个应急照射情况已经发生或已经明确一个现存照射情况，且已经采取了防护行动时，可以对工作人员和公众成员的剂量进行测量或评价。此时，参考水平可以作为一种具有不同功能的基准，通过它能够对防护选择进行回顾性地判断。实施某个计划的防护策略引起的剂量分布可能包含也可能不包含参考水平以上的照射，这取决于该策略的成效。然而，如果可能的话，都应该努力把参考水平以上的照射降低到参考水平之下。

在应急或现存可控的照射情况下，参考水平表示这样的剂量或危险水平：计划准许存在的照射高于这一水平时认为是不恰当的，在这一水平之下应进行防护最优化。参考水平数值的选择取决于所考虑照射的主要情况。医疗照射的参考水平，即 GB 18871—2002 放射诊断和核医学诊断的医疗照射指导水平。

作为剂量限制制度的补充形式，参考水平在本章 2.3.2 还有专门介绍。

2.2.3　个人剂量限值

个人剂量限值是放射防护基本原则的重要组成部分。对在受控源实践中个人受到的有效剂量或当量剂量规定不得超过的数值，称为个人剂量限值。个人受到所有有关实践合并产生的照射，应当遵守剂量限值，或者在潜在照射的情形下遵守对危险的某些控制。其目的是保证个人不会受到从这些实践来的正常情况下被断定为不可接受的辐射危险。不是所有的源都能在源的所在处采取行动施加控制，所以在选定剂量限值前应该先规定哪些源可以包括在内作为有关的源。

实践正当性和放射防护最优化与辐射源相关，因为它们涉及的是对放射源的引用和安全防护是否正当和适宜。而个人剂量限值涉及的是受控源职业照射个人和公众个人的受照剂量，所以个人剂量限值与人相关。正当性是最优化过程的前提，个人受照剂量限值是最优化剂量的约束条件。

由于个人剂量限值是不可接受剂量范围的下限，故其适用于避免发生确定性效应。所以，不能把个人剂量限值直接作为防护设计和人员工作安排的依据。任何将个人剂量限值作为防护设计和人员工作安排的出发点，并在实践中执行尽可能向个人剂量限值接近的做法，以及把个人剂量限值作为评价防护设施的主要标准的做法，都是对放射防护三原则的误解。评价防护设施的标准应该是是否做到了最优化，而不是是否超过了个人剂量限值。当然，个人剂量限值是不允许超过的值，具体的个人剂量限值参见本章 2.3。

2.3　放射防护基本标准

放射防护基本标准实质就是个人剂量限值，放射防护三原则中的第三条原则也是基本剂量限值。为了有利于管理操作，基本剂量限值的基础上通常还制定了辅助的剂量限制标准。

《电离辐射防护与辐射源安全基本标准》（GB 18871—2002）是我国现行放射防护标准。从式样上看，现行放射防护标准是一本防护文件；从内容上看，它大体包括行为准则和剂量限值两个部分。行为准则包括在辐射源开发、应用实践活动中人们应当负的责任和应当遵守的规则及要求；剂量限值是在实践中对职业照射个人和公众成员个人规定的不能超过的受照剂量的数值。在 ICRP 1990 年与 2007 年的建议中，剂量限值的数值没有变化，我国基本标准（GB 18871—2002）与 ICRP 的建议是一致的。

2.3.1　基本限值

以下是我国基本标准对于受控实践正常运行情况下职业照射和公众照射剂量限值的表述。其中的各项条款都是国家强制性的，在任何的辐射实践中都必须遵守。

（1）职业照射剂量限值

应对任何工作人员的职业照射水平进行控制，使之不超过下述限值。

① 由审管部门决定的连续 5 年的年平均有效剂量（但不可作任何追溯性平均），20 mSv。

② 任何一年中的有效剂量，50 mSv。

③ 眼晶体的年当量剂量，150 mSv。

④ 四肢（手和足）或皮肤的年当量剂量，500 mSv。

对年龄为 16～18 岁接受涉及辐射照射就业培训的学生和年龄为 16～18 岁在学习过程中需要使用放射源的学生，应控制其职业照射使之不超过下述限值。

① 年有效剂量，6 mSv。

② 眼晶体的年当量剂量，50 mSv。

③ 四肢（手和足）或皮肤的年当量剂量，150 mSv。

在特殊情况下，剂量限值可进行如下临时变更。

① 依照审管部门的规定，可将剂量平均期破例延长到 10 个连续年，并且在此期间内，任何工作人员所接受的年平均有效剂量不应超过 20 mSv，任何单一年份不应超过 50 mSv；此外，当任何一个工作人员自此延长平均期开始以来所接受的剂量累积达到 100 mSv 时，应对这种情况进行审查。

② 剂量限制的临时变更应遵循审管部门的规定，但任何一年内不得超过 50 mSv，临时变更的期限不得超过 5 年。

2011 年，国际原子能机构（IAEA）出版物第 GSR Part3 号《国际辐射防护和辐射源安全的基本安全标准》提出了修改建议，主要针对职业照射的个人眼晶体的当量剂量，表述如下。

对于年龄在 18 岁以上的工作人员的职业照射，剂量限值如下。

① 连续 5 年以上年平均有效剂量不超过 20 mSv（5 年内 100 mSv），并且任何单一年份内有效剂量不超过 50 mSv。

② 连续 5 年以上眼晶体接受的年平均当量剂量不超过 20 mSv（5 年内 100 mSv），并且任何单一年份内当量剂量不超过 50 mSv。

③ 一年中四肢（手和脚）或皮肤接受的当量剂量不超过 500 mSv。

对于年龄在 16～18 岁正在接受涉及辐射的就业培训的实习生的职业照射和年龄在 16～18 岁在学习过程中使用源的学生的照射，剂量限值如下。

① 一年中有效剂量不超过 6 mSv。

② 一年中眼晶体接受的当量剂量不超过 20 mSv。

③ 一年中四肢（手和脚）或皮肤接受的当量剂量不超过 150 mSv。

（2）公众照射剂量限值

实践使公众中有关关键人群组的成员所受到的平均剂量估计值不应超过下述限值。

① 年有效剂量，1 mSv。

② 特殊情况下，如果 5 个连续年的年平均剂量不超过 1 mSv，则某一单一年份的有效剂量可提高到 5 mSv。

③ 眼晶体的年当量剂量，15 mSv。

④ 皮肤的年当量剂量，50 mSv。

（3）慰问者及探视人员的剂量限制

剂量限值不适用于患者的慰问者，例如，并非在他们的职责内，明知会受到照射却自愿帮助护理、支持和探视，慰问正在接受医学诊断或治疗的患者的人员。但是，应对患者的慰问者所受的照射加以约束，使他们在患者诊断或治疗期间所受的剂量不超过 5 mSv。应将探视食入放射性物质的患者的儿童所受的剂量限制于 1 mSv 以下。

剂量限值不适用于医疗照射，也不适用于无任何主要负责方负责的天然源的照射。剂量限值包括在规定期间内外照射引起的剂量和在同一期间内摄入放射性核素的内照射引起的待积剂量之和。

同样，剂量限值不适用于应急照射情况。但在应急照射情况结束承担恢复和重建作业的人员应视为职业受照人员，并应按正常的职业放射防护标准进行防护，他们所受到的照射不应超过职业剂量限值。正如 GB 18871—2002（10.5.4 段）所指出：一旦应急干预阶段结束，从事恢复工作（如工厂与建筑物修理，废物处置，或厂区及周围地区去污等）的工作人员所受的照射则满足本标准第 6 章（即职业照射）所规定的有关职业照射的全部具体要求。表 2.2 给出了 ICRP 1990 年与 2007 年建议书中防护准则的比较。目前，我国防护基本标准还是参照 1990 年建议书的要求。

表 2.2　ICRP 1990 年与 2007 年建议书中防护准则的比较

照射的类别（出版物）	1990 年建议书及后续出版物	2007 年建议书
计划照射情况		
个人剂量限值[①]		
职业照射（60，68，75）包括恢复作业（96）	规定 5 年期内年均 20 mSv[③]	规定 5 年期内年均 20 mSv[③]
眼晶体	150 mSv/a[②]	150 mSv/a[②]
皮肤	500 mSv/a[②]	500 mSv/a[②]
手和脚	500 mSv/a[②]	500 mSv/a[②]
孕妇，其他妊娠者	腹部表面处 2 mSv 或摄入核素 1 mSv	胚胎或胎儿 1 mSv
公众照射（60）	1 年内 1 mSv	1 年内 1 mSv
眼晶体	15 mSv/a[②]	15 mSv/a[②]
皮肤	50 mSv/a[②]	50 mSv/a[②]
剂量约束[①]		
职业照射（60）	≤20 mSv/a	≤20 mSv/a
公众照射（77，81，82）	—	视情况在低于 1 mSv/a 之下选择
一般情况	—	—
放射性废物处置	≤0.3 mSv/a	≤0.3 mSv/a
长寿命放射性废物处置	≤0.3 mSv/a	≤0.3 mSv/a
持续照射	<约 1 mSv/a 和约 0.3 mSv/a[⑥]	<约 1 mSv/a 和约 0.3 mSv/a[⑥]
长寿命核素的持续照射成分	≤0.1 mSv/a[⑧]	≤0.1 mSv/a[⑧]
医疗照射（62，94，98）	—	—
生物医学研究志愿者，如果对社会的利益	—	—
较小的	<0.1 mSv	<0.1 mSv
居中的	0.1～1 mSv	0.1～1 mSv
适中的	1～10 mSv	1～10 mSv
相当大的	>10 mSv	>10 mSv
抚育者和照顾者	每次急性发作，5 mSv	每次急性发作，5 mSv
应急照射情况		
职业照射（60，96）	干预水平[①,④,⑦]	参考水平[①,⑫]
抢救生命（知情的志愿者）	无剂量约束	如果对其他人的利益超过了抢救者的危险，无剂量约束[⑨]
其他紧急抢救作业	约 500 mSv；约 5 Sv（皮肤）[⑤]	1 000 或 500 mSv[⑩]
其他抢救作业	⋯	≤100 mSv

续表

照射的类别（出版物）	1990 年建议书及后续出版物	2007 年建议书
公众照射（63，96）		
食品	10 mSv/a[①]	—
稳定碘的分发	50～500 mSv（甲状腺）[②,①]	—
隐蔽	2 d 内 5～50 mSv[①]	—
临时撤离	1 周内 50～500 mSv[①]	—
永久迁居	第 1 年 100 mSv 或 1 000 mSv[①]	—
总体防护策略中的所有防范措施	…	视情况，在计划过程中典型值在 20～100 mSv/a 之间[⑤]
现存照射情况		
氡（65）	行动水平[①]	参考水平[①,⑫]
住宅	3～10 mSv/a（200～600 Bq/m^3）	<10 mSv/a（<600 Bq/m^3）
工作场所	3～10 mSv/a（500～1 500 Bq/m^3）	<10 mSv/a（<1 500 Bq/m^3）
天然存在的放射性物质，天然本底辐射，人类栖息地放射性残留物（82）	一般参考水平[⑤]	参考水平[③,⑫]
干预		
不可能是正当的	<约 10 mSv/a	视情况，在 1～20 mSv/a 之间（参见原文 5.9.2 节）
可能是正当的	>约 10 mSv/a	
几乎总是正当的	接近 100 mSv/a	

注：1. 括号内的数字表示 ICRP 出版物的编号；ICRP，1991b，1991c，1992，1993b，1994b，1997a，1997d，1998b，1999a，2004b，2005a，2005c。

2. [①]有效剂量，除非另外指明。

[②]当量剂量。

[③]进一步的规定是在任意 1 年内有效剂量不应超过 50 mSv。附加的限制适用于孕妇的职业照射。当采用核素的摄入量时，剂量是待积有效剂量。

[④]可防止的剂量。

[⑤]见原文 5.9 节和 6.2 节。

[⑥]剂量约束应小于 1 mSv，不超过约 0.3 mSv 的数值可能是适宜的。

[⑦]干预水平是指特定应对措施的可防止的剂量。当设计一个防护策略时，对个人应对措施的最优化，为了评估防护策略作为参考水平的一个补充，干预水平仍然是有价值的；这些数值指的是剩余剂量。

[⑧]如果没有可以利用的确保适用于任何可以想象的剂量组合情况下的剂量评价方法时，考虑采用。

[⑨]第 60 号出版物（ICRP，1991b）。

[⑩]第 96 号出版物（ICRP，2005a）。有效剂量低于 1 000 mSv 可防止严重的确定性效应，低于 500 mSv 应防止其他确定性效应。

[⑪]第 63 号出版物（ICRP，1992）。

[⑫]参考水平是指剩余剂量并用于评估防护策略，与过去推荐的干预水平相反，干预水平是指个人防护行动的可防止的剂量。

对于一项实践，只有在考虑了社会、经济和其他有关因素之后，其对受照个人或社会所带来的利益足以弥补其可能引起的辐射危害时，该实践才是正当的。对于不具有正当性的实践及该实践中的源，不应予以批准；涉及医疗照射的实践的正当性判断应遵循 GB 18871—2002 第 7 章所规定的详细要求。

换言之，利益应当大于代价和危险的总和。利益指的是对整个社会的利益，它包括经济效益、社会效益和辐射危害的减少等。代价指的是所有消极方面的总和，包括经济代价、健康危害、不利的环境影响、心理影响和社会问题等。危险是承受的未来可能遭到损害的风险，是一种潜在的代价。

通常实践的正当性判断主要由主管部门做出决策，但是从事该实践的管理人员和辐射防护人员应当为决策提供必要的资料，使得决策人员能够做出正确和恰当的决策。

2.3.2　参考水平

参考水平是对辐射量的值制定一些采取某种行动的标准，是剂量限值制度的一种补充，使得剂量限值有更好的可操作性。一般说来，参考水平包括记录水平、调查水平、干预水平。

① 记录水平：高于记录水平的监测结果被认为有重要意义，须记录在案；而低于此水平的监测结果可被忽略。对于外照射个人剂量监测的记录水平，应当根据监测周期确定，记录水平不能低于 1 mSv。

② 调查水平：达到或超过年有效剂量限值、年摄入量限值、单位体积物质中活度浓度导出的限值和单位面积上核素污染活度控制水平的水平，称为调查水平。应当对出现这种情况的原因进行调查。可以根据预期的水平选定个人剂量和摄入量的调查水平，根据个人监测时间的周期选择相应的相关限值的一个份额作为调查水平。调查水平的剂量下限通常为 5 mSv。

③ 干预水平：为减少非受控源或事故失控源对人员的照射剂量而采取的行动，称为干预。针对非受控源持续照射情况或针对应急照射情况合理确定的可防止的剂量水平，称为干预水平或行动水平。当达到干预水平时，对于持续照射而言，应当采取补救行动；对于应急照射来说，应当采取防护行动。可防止的剂量（avertable dose）是采取补救行动或防护行动所能减少的剂量，是与预计剂量（projected dose）相对比较而言的。不采取补救行动或防护行动时预计会受到的剂量，称为预计剂量。干预（行动）水平包括剂量率水平、剂量水平和活度浓度（比活度）水平。

我国基本标准 GB 18871—2002 规定了任何情况下预期应进行干预的剂量水平和应急照射情况下的干预水平与行动水平。器官或组织受到急性照射时，任何情况下预期都应进行干预的剂量行动水平见表 2.3。器官或组织受持续照射时，任何情况下预期都应进行干预的剂量率行动水平见表 2.4。

表 2.3　急性照射的剂量行动水平

器官或组织	2 d 内器官或组织的预期吸收剂量/Gy
全身（骨髓）	1
肺	6
皮肤	3
甲状腺	5
眼晶体	2
性腺	3

注：在考虑紧急防护的实际行动水平的正当性和最优化时，应考虑胎儿在 2 d 内受到大于 0.1 Gy 的剂量时产生确定性效应的可能性。

表 2.4　持续照射的剂量率行动水平

器官或组织	吸收剂量率/(Gy/a)
性腺	0.2
眼晶体	0.1
骨髓	0.4

通用优化干预水平用可防止的剂量表示，即当可防止的剂量大于相应的干预水平时，则表明需要采取这种防护行动。在确定可防止的剂量时，应适当考虑采取防护行动时可能发生的延误和可能干扰行动的执行或降低行动效能的其他因素。

通用优化干预水平所规定的可防止的剂量值是指对适当选定的人群样本的平均值，而不是指最大受照（关键居民组中）个人所受到的剂量。

一般情况下，作为防护决策的出发点，可以采用下文推荐的通用优化干预水平。

① 紧急防护行动：包括隐蔽、撤离、碘防护的通用优化干预水平。隐蔽的通用优化干预水平是在 2 d 内可防止的剂量为 10 mSv。临时撤离的通用优化干预水平是在不长于 1 周的期间内可防止的剂量为 50 mSv。碘防护的通用优化干预水平是 100 mGy（指甲状腺的可防止的待积吸收剂量）。

② 食品通用行动水平：食品通用行动水平见表 2.5。实际应用时，应将对不同核素组分别给出的水平值单独应用于相应核素组中各种核素的活度的总和。

表 2.5　食品通用行动水平

放射性核素	一般消费食品/(kBq/kg)	牛奶、婴儿食品和饮用水/(kBq/kg)
$^{134}Cs,^{137}Cs,^{103}Ru,^{106}Ru,^{89}Sr$	1	1
^{131}I	1	0.1
^{90}Sr	0.1	0.1
$^{241}Am,^{238}Pu,^{239}Pu$	0.01	0.001

③ 临时避迁和永久再定居：开始和终止临时避迁的通用优化干预水平分别是 1 个月内可防止的剂量为 30 mSv 和 10 mSv。如果预计时间为 1 年或 2 年之内，月累积剂量

不会降低到该水平以下，则应考虑实施不再返回原来家园的永久再定居。当预计终身剂量可能会超过 1 Sv 时，也应考虑实施永久再定居。

2.3.3　电离辐射标志和电离辐射警告标志

由于电离辐射看不见、摸不着，公众不易识别和了解，而其危险性高，社会敏感性强，有必要采取更为严格的安全防护措施，使公众明确了解所处环境，自觉采取安全与防护措施，避免因不知情而造成的辐射伤害。

电离辐射标志如图 2.3 所示，一般设置在产生电离辐射的放射源、放射性同位素包装容器、含放射性同位素的设备和射线装置上。

电离辐射警告标志如图 2.4 所示，其含义是使人们注意可能发生的危险。其图案背景为黄色、文字背景为白色，正三角形边框及电离辐射标志图形均为黑色，"当心电离辐射"用黑色粗等线体字。正三角形外边 $a_1 = 0.034L$，内边 $a_2 = 0.700a_1$，L 为观察距离。

电离辐射警告标志一般设置在放射性同位素的贮存场所、放射性工作场所出入口、室外或野外作业的安全防护区域及放射性同位素或含放射源的射线装置的运输工具上。

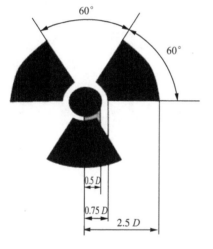

图 2.3　电离辐射标志

图 2.4　电离辐射警告标志

（涂　彧）

思考题

1. 随机性效应和确定性效应有什么异同？

2. 一名职业妇女孕 10 周流产，试分析其与辐射相关的原因有哪些？

3. 计划照射与职业照射有哪些内在的联系？

4. 应急照射对应急预案的制订有何帮助？

5. 为什么说一项关系到国计民生的辐射实践正当性判断的责任，通常在政府或国家管理部门身上？

6. 列举一些非正当的辐射实践例子。

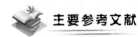 **主要参考文献**

[1] 涂彧. 放射卫生学 [M]. 北京：中国原子能出版社，2014.

[2] 何仕均. 电离辐射工业应用的防护与安全 [M]. 北京：中国原子能出版社，2009.

[3] 郑钧正. 刍论我国的放射防护学科建设 [M]. 北京：中国原子能出版社，2016.

第 3 章　外照射防护

本章介绍外照射的工作场所、防护措施、屏蔽防护的简单计算及医用电离辐射屏蔽计算实例。工作场所部分介绍了场所选址和区域划分。防护措施部分介绍了时间、距离、屏蔽三种防护手段的原理、相关因素和效果。屏蔽防护的简单计算部分首先介绍了窄束、宽束光子通过屏蔽体的计算公式和原理，然后以电子直线加速器放射治疗机房为例介绍了散射线和漏射线的计算方法，最后介绍了蒙特卡罗计算方法的原理和相关软件 MCNP（Monte Carlo N Particle Transport Code）。本章最后列举了电离辐射的屏蔽计算实例，主要包括放射诊断、放射治疗、核医学科及工业 X 射线探伤机房设计的具体案例，可为实际应用提供参考。

3.1　工作场所

3.1.1　工作场所选址

机房选址上应避开人流较多区域，选择在建筑物的一端为宜。机房布局中面积要设计合理：如果面积过小，会增加受检者的散射线受照剂量；如果面积过大，会在一定程度上造成浪费。非封闭放射性物质场所选址请见本书第 4 章。

3.1.2　工作场所区域划分

根据辐射防护最优化原则，对于一个已经经过正当性判断的实践中的源，在考虑了经济和社会因素的前提下，个人有效剂量的大小、受照工作人员的数目和可能发生但实际并未接受的照射都应当保持在可以合理做到的尽量低的程度。因此，工作场所在安全管理方面应当按 GB 18871 中的规定划为控制区和监督区。

3.1.2.1　控制区

为了下述目的，把要求或可能要求采取专门防护措施或做出安全规定的区域指定为控制区。

① 在正常工作条件下，控制正常照射或防止污染扩散。

② 防止潜在照射或限制其程度。

在确定任何一个控制区的边界时，必须考虑预期的正常照射的大小，潜在照射的可能性及其大小，以及所需防护与安全程序的性质和范围。应当采用实体手段划定控制区边界；当实在难以做到时，应采用其他适宜的手段。

当某项源投入使用，或仅仅间歇性运行，或从一处移到另一处时，可以采取适当的方法划定相应的控制区并规定照射时间。

控制区进出口处和控制区内相应位置应设立醒目的电离辐射警示标识。制定在控制区的职业防护与安全操作规则和程序。进入控制区工作应当持有许可证，控制区入口处的门应有安全联锁，以限制受照人数，限制程度应当与预期照射的大小和可能性相适应。控制区内应当设置实体屏蔽。

定期审查控制区的工作条件，以确定是否有必要修订防护措施或安全规定，或是否需要更改控制区边界。

3.1.2.2　监督区

可以将未被指定为控制区的区域指定为监督区。监督区内虽然不需要采取专门的防护措施和做出安全规定，可是该区域的职业照射条件需要处于经常监督下。在考虑到监督区辐射危害的性质和范围之后，必须有以下操作。

① 采用适当方法划定监督区边界。

② 在监督区出入口处的适当地点设立表明监督区的标牌。

③ 定期审查该区域的工作条件，以确定是否需要采取防护措施和做出安全规定，或是否需要更改监督区边界。

3.2　防护措施

减少人体外照射剂量的技术措施包括时间防护、距离防护和屏蔽防护。这三项技术措施通常被称为外照射防护原则。

3.2.1　时间防护

缩短操作时间以减少外照射剂量的防护措施，称为时间防护。在一个相对恒定的辐射场内，外照射剂量率（$\dot{D}$）相对稳定，人员在该辐射场内受到外照射累积剂量（D）与操作时间（t）成正比，即：

$$D = \dot{D}t \tag{3.1}$$

操作时间越长，累积受照剂量越多。

3.2.2　距离防护

人员受到的外照射剂量与其离开放射源的距离的平方成反比。依据这种规律，减少外照射剂量率的防护措施，称为距离防护。设 $\dot{D}_1$ 和 $\dot{D}_2$ 分别是人员离开源的距离为 $r_1 m$ 和 $r_2 m$ 处的外照射剂量率，单位是 mSv/h，则：

$$\dot{D}_1/\dot{D}_2 = r_2^2/r_1^2 \text{ 或 } \dot{D}_1 r_1^2 = \dot{D}_2 r_2^2 \tag{3.2}$$

公式（3.2）称为平方反比定律。由此可见，增大人体与源之间的距离对减少外照射剂量率非常明显。

3.2.3　屏蔽防护

在人体与外照射源之间设置的能有效减弱辐射的实体屏障，称为屏蔽体。利用屏蔽体减少人员受外照射剂量的防护措施，称为屏蔽防护。时间防护、距离防护和屏蔽防护都可以减少人员受外照射的剂量。然而，屏蔽防护从设计和实体上为职业人员和公众提供了安全的工作条件和生活环境。应当根据具体情况综合应用这三项外照射防护技术。

屏蔽材料的选用因辐射类型、辐射能量而异。例如，对于 g 光子和 X 射线，常用贫化铀、铅、铸铁、混凝土、砖及含合适铅当量的复合材料等原子序数高的材料作屏蔽体；对于中子，常用含硼的聚乙烯板、石蜡层或水等原子序数低的材料作屏蔽体；对于高能 b 粒子，常采用铝或有机玻璃板等原子序数低的材料作屏蔽体，可以减少韧致辐射的产额。

屏蔽类型包括整体屏蔽、分离屏蔽、阴影屏蔽和局部屏蔽。整体屏蔽就是完全包围辐射源的屏蔽；分离屏蔽是一次屏蔽包围最强的辐射源（如反应堆活性区的一次屏蔽），而在一次屏蔽与二次屏蔽之间也有辐射源（如反应堆载热剂系统）；阴影屏蔽建立在辐射源与被防护区域之间，它的大小限于屏蔽所投向的阴影，在质量和外廓受限制的情况下，这种屏蔽常被利用；局部屏蔽是为限制工作人员进入的区域所采用的减弱屏蔽。

屏蔽体的样式可分为可移动屏蔽体和不可移动屏蔽体。可移动屏蔽体包括贮源容器、手套箱、企口铅砖，以及合适铅当量的橡胶围裙、橡胶手套、橡胶背心、橡胶围颈、橡胶三角裤、玻璃屏风和玻璃眼镜等。不可移动屏蔽体包括屏蔽墙、屏蔽地板、屏蔽天棚、屏蔽门和屏蔽玻璃观察窗等。

3.3　屏蔽防护的简单计算

3.3.1　窄束 γ 光子通过屏蔽体时的减弱规律

确定窄束 γ 光子通过屏蔽体后减弱实验研究的几何布置见图 3.1。"窄束"（"好的"几何条件）点状源的 γ 光子束首先通过准直器再入射到屏蔽体，穿过屏蔽体的 γ 光子通过准直器后达到探测器。在这种几何条件下，只有未散射（未与屏蔽体相互作用）的那部分 γ 光子达到了探测器。入射 γ 光子的减弱规律表达式为：

$$\dot{D} = \dot{D}_0 e^{-\mu d} \tag{3.3}$$

式中：

$\dot{D}$、$\dot{D}_0$——分别是设屏蔽体时和没设屏蔽体时探测器所处位置的剂量率；

d——密度为 ρ 的屏蔽体厚度，单位是 cm；

e——自然对数的底，值为 2.718 3；

μ——γ 光子通过密度为 ρ、厚度为 d 的屏蔽体后线性衰减系数，单位是 cm^{-1}。μ 与 γ 光子的能量有关。

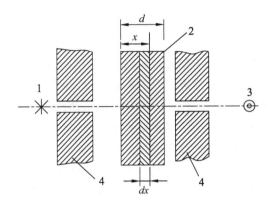

1—源；2—屏蔽体；3—探测器；4—准直器。

图 3.1　窄束 γ 光子通过屏蔽体减弱实验的几何布置图

垂直通过足够厚的屏蔽体并被准直的 γ 光子束，其剂量率 $\dot{D}_0$ 的相对减弱值 $\Delta\dot{D}/\dot{D}_0$ 除以屏蔽体厚度 d 的商，称为这一能量 γ 光子的线性衰减系数，即：

$$m = \Delta\dot{D}/\dot{D}_0 \times 1/d \tag{3.4}$$

把 γ 源辐射剂量率减弱到其原始剂量率的 1/2 所需要的屏蔽体厚度，称为半值厚度（half value thickness，HVT）。HVT＝0.693/μ。把 γ 源的剂量率减弱到其原始剂量率的 1/10 所需要的屏蔽体厚度，称为 1/10 值厚度（tenth value thickness，TVT）。TVT＝2.3/μ。TVT＝3.3 HVT。不同屏蔽材料的 μ 值各不相同，同一种屏蔽材料的 μ 值因入射 γ 光子的能量不同也不同（表 3.1）。

表 3.1　γ 射线在几种材料中的线性衰减系数

单位：cm^{-1}

γ 射线能量/MeV	材料				
	水	混凝土	Pb	Fe	Al
0.5	0.096 6	0.204	0.227	0.652	1.74
1.0	0.070 6	0.149	0.166	0.468	0.780
1.5	0.057 5	0.121	0.135	0.383	0.576
2.0	0.049 3	0.105	0.117	0.334	0.509
3.0	0.039 6	0.085 3	0.095 3	0.285	0.470
4.0	0.033 9	0.074 5	0.083 7	0.260	0.468
3.0	0.030 1	0.067 4	0.076 1	0.247	0.479
8.0	0.024 0	0.057 1	0.065 1	0.234	0.519
10.0	0.021 9	0.053 8	0.061 8	0.234	0.547

3.3.2　宽束 γ 光子通过屏蔽体时的减弱规律

在通常的 γ 辐射场中进行测量时，探测器所处的位置上既测到了未散射的 γ 光子，

又测到了散射的 γ 光子的几何条件，称为宽束 γ 光子（"坏的"几何条件）（图 3.2）。在这种几何条件下，探测器除了测到了没与屏蔽体相互作用的 γ 光子 1 以外，还测到了通过屏蔽体时经过一次和多次散射的 γ 光子 3、4。图 3.2 中示意曲线 5～9 表示未达到探测器的 γ 光子，包括被屏蔽体吸收了的 γ 光子 5、6，出射屏蔽体但没有进入探测器的 γ 光子 7、8，以及入射到屏蔽体后经过多次散射又反射出屏蔽体的 γ 光子 9。考虑到散射 γ 光子对测量结果的剂量贡献，宽束 γ 光子通过屏蔽体时的减弱规律，将公式（3.3）稍加改动后成为：

$$\dot{D}=\dot{D}_0 B \mathrm{e}^{-\mu d} \tag{3.5}$$

式中：

B——剂量积累因子，其他符号的物理含义同公式（3.3）。

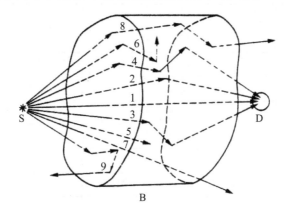

S 代表源；D 代表探测器；B 代表屏蔽体。

图 3.2　宽束几何条件的典型 γ 光子径迹

剂量积累因子 B 等于在探测点探测到的未散射的 γ 光子的剂量率 $\dot{D}_{nd}$ 与在该探测点上探测到散射 γ 光子剂量率 $\dot{D}_d$ 之和除以未散射 γ 光子剂量率 $\dot{D}_{nd}$ 的商，即 $B=(\dot{D}_{nd}+\dot{D}_d)/\dot{D}_{nd}=1+\dot{D}_d/\dot{D}_{nd}>1$。所以，$B$ 在数值上总是大于 1。表 3.2 和表 3.3 分别给出了单向平面源（垂直入射）的外照射剂量积累因子和各向同性点源外照射剂量积累因子，其纵列是不同屏蔽材料和入射 γ 光子能量 E_γ，横列是以平均自由程的个数为单位的屏蔽体厚度 μd 所对应的积累因子。

单个 γ 光子从入射到屏蔽体开始至其初次与该屏蔽体相互作用经历的"路程"，称为这个 γ 光子的自由程。自由程的长度等于线性减弱系数的倒数，即 $1/\mu$。γ 光子与屏蔽体相互作用是随机的，所以其自由程在数值上可能是从零到无穷大的任何值，其平均值称为平均自由程。平均自由程等于将 γ 光子剂量率减弱 e（2.718 3）倍时所需屏蔽体厚度，记做 λ。令 $\lambda=1/\mu$，μ 与 d 的积 μd 在数值上等于几，就是几个平均自由程。所以，当已知 γ 光子能量 E_γ 并从表 3.2 中查到屏蔽材料 μ 值计算出 d 时，就能得出 μd 值，也就能从相应的积累因子表中查到 B 值。

表 3.2 单向平面源（垂直入射）的照射量积累因子

材料	E_γ/MeV	μd					
		1	2	4	7	10	15
水	0.5	1.93	2.97	5.70	11.52	11.99	33.88
	1.0	1.78	2.64	4.69	8.02	12.26	21.51
	2.0	1.65	2.27	3.58	5.75	8.45	12.89
	3.0	1.57	2.15	3.36	4.94	6.33	9.52
	4.0	1.49	1.97	2.85	4.25	5.53	7.71
	6.0	1.41	1.79	2.51	3.62	4.30	6.36
	8.0	1.36	1.73	2.40	3.21	3.75	4.93
	10.0	1.32	1.59	2.11	2.84	3.61	4.91
铅	0.5	1.22	1.36	1.56	1.78	1.89	2.05
	1.0	1.35	1.64	2.07	2.67	3.15	3.64
	2.0	1.38	1.73	2.35	3.41	4.32	6.01
	3.0	1.32	1.63	2.25	3.27	4.40	6.53
	4.0	1.34	1.58	2.20	3.41	4.80	6.60
	6.0	1.19	1.39	1.88	2.95	4.28	8.36
	8.0	1.15	1.31	1.71	2.53	3.79	8.56
	10.0	1.11	1.24	1.56	2.33	3.60	7.48
混凝土	0.5	1.90	2.87	5.07	9.32	13.44	28.56
	1.0	1.77	2.58	4.46	7.55	11.20	18.57
	2.0	1.64	2.25	3.55	5.72	8.36	12.34
	3.0	1.56	2.13	3.30	4.87	6.40	9.53
	4.0	1.49	1.93	2.86	4.15	5.34	8.06
	6.0	1.38	1.77	2.47	3.71	4.71	6.04
	8.0	1.33	1.65	2.33	3.12	3.94	5.11
	10.0	1.28	1.56	2.01	2.84	3.62	4.36

表 3.3　各向同性点源的照射量积累因子

材料	$E_\gamma /$ MeV	μd								
		1	2	4	7	10	13	15	17	20
水	0.25	2.98	6.73	21.1	65.6	147	278	399	554	858
	0.5	2.44	4.83	12.5	31.6	60.5	100	134	172	240
	0.662	2.27	4.25	10.1	23.3	42.0	66.2	85.3	107	143
	1.0	2.08	3.59	7.59	15.6	25.7	37.8	46.8	56.5	71.6
	1.25	1.99	3.29	6.55	12.7	20.1	28.7	34.9	41.5	52.1
	2.0	1.82	2.77	4.91	8.52	12.5	16.8	19.8	22.8	27.6
	3.0	1.68	2.40	3.90	6.25	8.69	11.2	12.9	14.5	17.0
	4.0	1.59	2.18	3.37	5.16	6.97	8.78	10.0	11.2	13.0
	6.0	1.46	1.90	2.75	3.98	5.19	6.38	7.17	7.96	9.13
	8.0	1.38	1.74	2.41	3.83	4.32	5.23	5.83	6.43	7.33
铅	0.25	1.08	1.14	1.21	1.30	1.37	1.42	1.45	1.49	1.57
	0.5	1.22	1.38	1.61	1.88	2.09	2.26	2.36	2.47	2.68
	0.662	1.29	1.50	1.84	2.25	2.60	2.88	3.06	3.25	3.57
	1.0	1.37	1.67	2.19	2.89	3.51	4.07	4.43	4.79	5.36
	1.25	1.39	1.74	2.36	3.25	4.10	4.92	5.47	6.02	6.88
	1.5	1.40	1.77	2.41	3.43	4.38	5.30	5.90	6.52	7.44
	1.75	1.40	1.78	2.50	3.59	4.68	5.78	6.51	7.27	8.43
	2.0	1.39	1.77	2.54	3.75	5.05	6.43	7.39	8.40	9.98
	2.5	1.36	1.73	2.51	3.84	5.36	7.06	8.31	9.64	11.8
	3.0	1.33	1.68	2.44	3.79	5.41	7.30	8.71	10.3	12.8
	4.0	1.27	1.57	2.27	3.61	5.38	7.63	9.45	11.5	15.2
	5.0	1.23	1.48	2.10	3.39	5.26	7.90	10.2	13.0	18.4
	6.0	1.19	1.40	1.95	3.15	4.99	7.76	10.3	13.6	20.3
	8.0	1.14	1.30	1.74	2.79	4.61	7.76	11.0	15.6	26.3
	10.0	1.11	1.24	1.59	2.51	4.29	7.70	11.6	17.6	33.9

材料	$E_\gamma /$ MeV	μd								
		1	2	4	7	10	13	15	17	20
混凝土	0.25	2.60	4.85	11.4	27.3	52.2	88.3	119.6	157.3	227.0
	0.5	2.28	4.04	9.00	20.2	36.4	58.0	75.5	95.5	129.8
	0.662	2.15	3.68	7.88	16.9	29.2	45.0	57.2	70.9	93.7
	1.0	1.99	3.24	6.43	12.7	20.7	30.1	37.1	44.5	56.5
	1.25	1.91	3.03	5.76	10.9	17.2	24.4	29.6	35.1	43.9
	1.5	1.85	2.86	5.25	9.55	14.5	20.1	24.0	28.1	34.4
	1.75	1.80	2.73	4.86	8.57	12.7	17.3	20.5	23.8	28.8
	2.0	1.76	2.62	4.56	7.88	11.6	15.6	18.3	21.2	25.6
	2.5	1.69	2.44	4.08	6.82	9.80	13.0	15.2	17.4	20.8
	3.0	1.63	2.30	3.73	6.03	8.45	11.0	12.7	14.4	17.0
	4.0	1.54	2.10	3.26	5.07	6.94	8.87	10.2	11.5	13.5
	5.0	1.47	1.95	2.92	4.42	5.95	7.52	8.57	9.65	11.2
	6.0	1.42	1.84	2.68	3.96	5.26	6.58	7.47	8.37	9.78
	8.0	1.34	1.68	2.35	3.37	4.40	5.45	6.16	6.89	7.97
	10.0	1.29	1.57	2.13	2.98	3.86	4.77	5.38	6.01	6.96

注：$E_\gamma = 1.25$ MeV，$\mu d = 25$ 时，$B = 60.7$。

积累因子 B 不仅与入射 γ 光子的能量有关，还与屏蔽体厚度、屏蔽体材料的原子序数、屏蔽体的几何条件和屏蔽体与探测点之间的位置等因素有关；另外，高能 γ 光子通过屏蔽体时产生的次级辐射——电子所致的韧致辐射也对积累因子 B 有影响，当以高原子序数的材料作屏蔽设计时，按照惯例应当有 2 倍的安全系数。

3.3.3　使用什值层（TVL）的屏蔽估算方法（以电子直线加速器放射治疗机房为例）

3.3.3.1　有效屏蔽厚度

当 X 射线束以 θ 角斜射入厚度为 X（cm）的屏蔽物质时，射线束在斜射路径上的有效屏蔽厚度 X_e（cm）见公式（3.6）。

$$X_e = X \cdot \sec\theta \tag{3.6}$$

$$X = X_e \cdot \cos\theta \tag{3.7}$$

公式（3.6）和公式（3.7）中，θ 为斜射角，即入射线与屏蔽物质平面的垂直线之间的夹角。

3.3.3.2　屏蔽厚度与屏蔽透射因子的相应关系

屏蔽厚度 X（cm）与屏蔽透射因子 B 的相互计算如下。

① 对于给定的屏蔽物质的厚度 X（cm），按公式（3.6）计算有效屏蔽厚度 X_e（cm），相应的辐射屏蔽透射因子 B 见公式（3.8）。

$$B = 10^{-(X_e + TVL - TVL_1)/TVL} \tag{3.8}$$

② 对于估算出的屏蔽透射因子 B，按公式（3.6）估算所需的有效屏蔽厚度 X_e（cm），并按公式（3.9）估算所需屏蔽厚度 X（cm）。

$$X_e = TVL \cdot \log B^{-1} + (TVL_1 - TVL) \tag{3.9}$$

公式（3.8）和公式（3.9）中，TVL_1（cm）和 TVL（cm）为辐射在屏蔽物质中的第一个什值层厚度和平衡什值层厚度。当未指明 TVL_1 时，$TVL_1 = TVL$。公式（3.8）和公式（3.9）中其他符号同公式（3.6）和公式（3.7）。

3.3.4　不同辐射的屏蔽估算方法（以电子直线加速器放射治疗机房为例）

3.3.4.1　有用线束和泄漏辐射的屏蔽与剂量估算

以下列方法进行有用线束和泄漏辐射的屏蔽与剂量估算。

① 关注点达到剂量率参考控制水平时，设计的屏蔽所需要的屏蔽透射因子 B 按公式（3.10）计算，并按公式（3.9）估算所需要的有效屏蔽厚度 X_e，再按公式（3.7）获得屏蔽厚度 X（cm）。

$$B = \frac{\dot{H}_c}{\dot{H}_o} \cdot \frac{R^2}{f} \tag{3.10}$$

式中：

$\dot{H}_c$——剂量率参考控制水平，单位是 μSv/h；

$\dot{H}_o$——加速器有用线束中心轴上距产生治疗 X 射线束的靶（下文简称靶）1 m 处的常用最高剂量率，单位是 μSv·m²/h（以 Sv·m²/min 为单位的值乘以 6×10^7）；

R——辐射源点（靶点）至关注点的距离，单位是 m；

f——对有用束为 1，对泄漏辐射为泄漏辐射比率。

② 在给定屏蔽物质厚度 X（cm）时，先按公式（3.6）计算有效厚度 X_e（cm），按公式（3.8）估算屏蔽物质的屏蔽透射因子 B，再按公式（3.11）计算相应辐射在屏蔽体外关注点的剂量率 H（μSv/h）。

$$\dot{H} = \frac{\dot{H}_o \cdot f}{R^2} \cdot B \tag{3.11}$$

式中各符号同公式（3.10）。

③ 对加速器 X 射线治疗装置，屏蔽估算中所使用的 TVL_1 和 TVL 与 X 射线的 MV 值有关，对有用线束和泄漏辐射有不同的值。表 3.4 列出了混凝土屏蔽物质中的 TVL_1 和 TVL 值。

当使用铅、铁等屏蔽物质时，其 TVL_1 和 TVL 值可以参考 NCRP No.151 的附录 B 的表 B.2。

表 3.4   有用束和泄漏辐射在混凝土中的什值层

MV/MeV	有用束		90°泄漏辐射	
	TVL_1/cm	TVL/cm	TVL_1/cm	TVL/cm
4 MV	35	30	33	28
6 MV	37	33	34	29
10 MV	41	37	35	31
15 MV	44	41	36	33
18 MV	45	43	36	34
20 MV	46	44	36	34
25 MV	49	46	37	35
30 MV	51	49	37	36
1.25 MeV (Co-60)	21	21	21	21

注：1. 表中值取自 NCRP No.151。

2. MV 指加速器的 X 射线末端能量，MeV 指 γ 射线能量。

3.3.4.2   患者一次散射辐射的屏蔽与剂量估算

患者一次散射辐射的屏蔽与剂量以下列方法估算。

① 关注点达到剂量率参考控制水平 $\dot{H}_c$ 时，设计的屏蔽所需要的屏蔽透射因子 B 按公式（3.12）计算，然后按公式（3.6）估算所需要的有效屏蔽厚度 X_e（cm），再按公式（3.7）转换为屏蔽厚度 X（cm）。

$$B = \frac{\dot{H}_c \cdot R_s^2}{\dot{H}_o \cdot \alpha_{ph} \cdot (F/100)} \tag{3.12}$$

式中：

H_c——按 GBZT 201.2—2011 中 4.2.1 和附录 A.2 确定的剂量率参考控制水平，单位是 μSv/h；

H_o——加速器有用线束中心轴上距靶 1 m 处的常用最高剂量率，单位是 μSv·m²/h；

R_s——患者（位于等中心点）至关注点的距离，单位是 m；

α_{ph}——患者 400 cm² 面积上垂直入射 X 射线散射至距其 1 m（关注点方向）处的剂量比例，又称 400 cm² 面积上的散射因子；

F——治疗装置有用束在等中心处的最大治疗野面积，单位是 cm²。

② 在给定屏蔽物质厚度 X（cm）时，首先按公式（3.6）计算有效厚度 X_e（cm），再按公式（3.8）估算屏蔽物质的屏蔽透射因子 B，并按公式（3.13）计算相应辐射在屏蔽体外关注点的剂量率 $\dot{H}$（μSv/h）。

$$\dot{H} = \frac{\dot{H}_o \cdot \alpha_{ph} \cdot (F/100)}{R_s^2} \cdot B \tag{3.13}$$

式中各符号同公式（3.12）。

③ a_{ph} 与 X 射线的 MV 值及散射角（散射方向与入射方向的夹角）有关，其值见表 3.5。随着散射角的增大，散射辐射能量减小，相关值见表 3.6。散射辐射在混凝土中的 TVL 值见表 3.7。铅中的 TVL 值可以参考 NCRP No.151 附录 B 的表 B.5b。

表 3.5 患者受照面积 400 cm² 的散射因子 α_{ph}

散射角	散射因子 α_{ph}			
	6 MV	10 MV	18 MV	24 MV
10°	1.04×10^{-2}	1.66×10^{-3}	1.42×10^{-2}	1.78×10^{-2}
20°	6.73×10^{-2}	5.79×10^{-3}	5.39×10^{-3}	6.32×10^{-3}
30°	2.77×10^{-3}	3.18×10^{-3}	2.53×10^{-3}	2.74×10^{-4}
45°	1.39×10^{-3}	1.35×10^{-3}	8.54×10^{-4}	8.30×10^{-4}
60°	8.24×10^{-4}	7.46×10^{-4}	4.24×10^{-4}	3.83×10^{-4}

表 3.6 患者散射辐射的平均能量

散射角	患者散射辐射的平均能量/MeV			
	6 MV	10 MV	18 MV	24 MV
0°	1.6	2.7	5.0	3.6
10°	1.4	2.0	3.2	3.9
20°	1.2	1.3	2.1	2.7
30°	0.9	1.0	1.3	1.7
40°	0.7	0.7	0.9	1.1
50°	0.5	0.5	0.6	0.8
70°	0.4	0.4	0.4	0.5
90°	0.2	0.2	0.3	0.3

注：表中值取自 NCRP No.151。

表 3.7 患者散射辐射在混凝土中的什值层

散射角	TVL/cm							
	Co-60	4 MV	6 MV	10 MV	15 MV	18 MV	20 MV	24 MV
15°	22	30	34	39	42	44	46	49
30°	21	25	25	28	31	32	33	36
45°	20	22	23	25	26	27	27	29
60°	19	21	21	22	23	23	24	24
90°	15	17	17	18	18	19	15	19
135°	13	14	15	15	15	15	15	16

注：表中值取自 NCRP No.151。

3.3.4.3 穿过患者或迷路内墙的有用线束在屏蔽墙上的一次散射辐射剂量

有用线束穿过患者或迷路内墙，垂直射入屏蔽墙并散射至计算点的辐射剂量率按公式（3.14）计算。

$$\dot{H} = \dot{H}_\circ \cdot \frac{(F/10^4)}{R^2} \cdot a_w \cdot B_p \qquad (3.14)$$

式中：

$\dot{H}$——计算点的辐射剂量率，单位是 $\mu Sv/h$；

$\dot{H}_\circ$——加速器有用线束中心轴上距靶 1 m 处的常用最高剂量率，单位是 $\mu Sv \cdot m^2/h$；

F——治疗装置有用束在等中心处的最大治疗野面积，单位是 cm^2；

10^4——将 1 m^2 面积转换为 10^4 cm^2；

R——散射体中心点（有用线束在屏蔽墙上的投影点）与计算点的距离，单位是 m；

a_w——散射因子，单位面积（1 m^2）散射体散射到距其 1 m 处的散射辐射剂量率与该面积上的入射辐射剂量率的比。

a_w 与入射角和反散射角（入射方向和反散射方向相对散射体垂线的夹角）有关，$0°$ 和 $45°$ 入射辐射在混凝土散射体上的散射因子 a_w 见表 3.8 和表 3.9。铅和铁散射体的散射因子 a_w 可以参考 NCRP No.151 的附录 B 的表 B.8c、表 B.8d、表 B.8e 和表 B.8f；B_p 为有用线束射入散射体（屏蔽墙）前的屏蔽透射因子。对于患者，可以取 0.34 或保守取 1。对于有用线束向迷路墙照射时的迷路内墙，依内墙的屏蔽厚度按公式（3.8）计算。

表 3.8　混凝土对 $0°$ 入射辐射的散射因子 a_w（散射面积 10^4 cm^2）

MV/MeV	$0°$入射辐射的散射因子 a_w				
	$0°$	$30°$	$45°$	$60°$	$75°$
30 MV	3.0×10^{-3}	2.7×10^{-3}	2.6×10^{-3}	2.2×10^{-3}	1.5×10^{-3}
24 MV	3.2×10^{-3}	3.2×10^{-3}	2.8×10^{-3}	2.3×10^{-3}	1.5×10^{-3}
18 MV	3.4×10^{-3}	3.4×10^{-3}	3.0×10^{-3}	2.5×10^{-3}	1.6×10^{-3}
10 MV	4.3×10^{-3}	4.1×10^{-3}	3.8×10^{-3}	3.1×10^{-3}	2.1×10^{-3}
6 MV	5.3×10^{-3}	5.2×10^{-3}	4.7×10^{-3}	4.0×10^{-3}	2.7×10^{-3}
4 MV	6.7×10^{-3}	6.4×10^{-3}	5.8×10^{-3}	4.9×10^{-3}	3.1×10^{-1}
1.25 MeV (Co-60)	7.0×10^{-3}	6.5×10^{-3}	6.0×10^{-3}	5.5×10^{-3}	3.8×10^{-3}
0.5 MeV	19.0×10^{-3}	17.0×10^{-3}	15.0×10^{-3}	18.0×10^{-3}	8.0×10^{-3}
0.25 MeV	32.0×10^{-3}	28.0×10^{-3}	25.0×10^{-3}	22.0×10^{-3}	13.0×10^{-3}

注：1. 表中值取自 NCRP No.151。

　　2. MV 指加速器的 X 射线末端能量，MeV 指 γ 射线能量或等效能量。

表 3.9　混凝土对 45°入射辐射的散射因子 a_2（散射面积 10^4 cm^2）

MV/MeV	45°入射辐射的散射因子 a_2				
	0°	30°	45°	60°	75°
30 MV	4.8×10^{-3}	5.0×10^{-3}	4.9×10^{-3}	4.0×10^{-3}	3.0×10^{-3}
24 MV	3.7×10^{-3}	3.9×10^{-3}	3.9×10^{-3}	3.7×10^{-3}	3.4×10^{-3}
18 MV	4.5×10^{-3}	4.6×10^{-3}	4.6×10^{-3}	4.3×10^{-3}	4.0×10^{-3}
10 MV	5.1×10^{-3}	5.7×10^{-3}	5.8×10^{-3}	6.0×10^{-3}	6.0×10^{-3}
6 MV	6.4×10^{-3}	7.1×10^{-3}	7.3×10^{-3}	7.7×10^{-3}	8.0×10^{-3}
4 MV	7.6×10^{-3}	8.5×10^{-3}	9.0×10^{-3}	9.2×10^{-3}	9.5×10^{-3}
1.25 MeV (Co-60)	9.0×10^{-3}	10.2×10^{-3}	11.0×10^{-3}	11.5×10^{-3}	12.0×10^{-3}
0.5 MeV	22.0×10^{-3}	22.5×10^{-3}	22.0×10^{-3}	20.0×10^{-3}	18.0×10^{-3}
0.25 MeV	36.0×10^{-3}	34.5×10^{-3}	31.0×10^{-3}	25.0×10^{-3}	18.0×10^{-3}

注：1. 表中值取自 NCRP No.151。

2. MV 指加速器的 X 射线末端能量，MeV 指 γ 射线能量或等效能量。

3.3.4.4　泄漏辐射在屏蔽墙上的一次散射辐射剂量

射入屏蔽墙上的泄漏辐射被散射至计算点的辐射剂量率 $\dot{H}$ 按公式（3.15）计算：

$$\dot{H} = \frac{f \cdot \dot{H}_o \cdot A \cdot a_w}{R_L^2 \cdot R^2} \tag{3.15}$$

式中：

$\dot{H}$——计算点的辐射剂量率，单位是 μSv/h；

f——加速器的泄漏辐射比率，通常取 10^{-3}；

A——散射面积，单位是 m^2，是自泄漏辐射始点（图 3.3 的位置 o 或 o$_1$、o$_2$）和计算点共同可视见的散射体区域的面积；

a_w——散射因子，同公式（3.14），由于加速器的泄漏辐射能量小于有用线束的能量，建议保守使用 6 MV 的散射因子；

R_L——泄漏辐射起始点（图 3.3 的位置 o 或 o$_1$、o$_2$）至散射体中心点的距离，单位是 m；

R——散射体中心点（有用线束在屏蔽墙上的投影点）与计算点的距离，单位是 m。

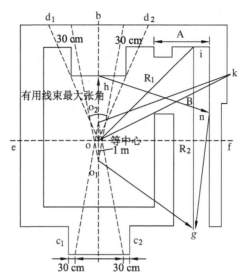

图 3.3 加速器机房的关注点和其主要照射路径示意图（直迷路，有用线束不向迷道照射）

3.3.4.5 患者散射和泄漏辐射的复合辐射的屏蔽与剂量估算

需要考虑患者散射和泄漏辐射的复合作用的位置，见图 3.3 的 d_2 点，该位置的屏蔽与剂量估算如下。

① 某些关注点可能同时受到患者散射辐射和泄漏辐射的照射，图 3.3 的 d_2 点是一个示例。经屏蔽后在该位置来自散射辐射的剂量率大于来自泄漏辐射造成的剂量率，并小于泄漏辐射剂量率的十倍。依 GBZ/T 201.1—2007 中 4.3.6 的原则，分别按其附录 A.2.2 的 a）和 A.2.2 的 b）计算有用线束患者散射辐射和加速器泄漏辐射所需要的屏蔽厚度，屏蔽设计取二者中较厚的。

② 在给定屏蔽物质厚度 X（cm）时，分别按照公式（3.11）和公式（3.13）估算泄漏辐射和患者散射辐射经屏蔽后在关注点的剂量率，二者之和为该关注点的总剂量率，以该处的剂量率参考控制水平 $\dot{H}_c$ 值进行评价。

3.3.4.6 加速器（≤10 MV）机房的迷路散射辐射屏蔽与剂量估算（有用线束不向迷道照射）

典型的散射路径见图 3.3 的 "o_1-o-i-g"。

① 自加速器的靶点 o_1 向位置 o 的患者照射至迷路 i 点的散射角 θ 接近 $45°$；i 处墙向 g 处的二次散射的散射角 θ 小于 $10°$，通常按 $0°$ 对待。i 处墙的散射面积为自入口 g 和等中心位置 o 共同可视见的区域（见图 3.3 的 A 区），包括治疗机房吊装顶上方的区域。

② 入口 g 处的散射辐射剂量率 $\dot{H}_g$ 按公式（3.16）计算。

$$\dot{H}_g = \frac{\alpha_{ph} \cdot (F/100)}{R_1^2} \cdot \frac{\alpha_2 \cdot A}{R_2^2} \dot{H}_o \tag{3.16}$$

式中：

$\dot{H}_g$——g 处的散射辐射剂量率，单位是 μSv/h；

α_{ph}——患者 400 cm² 面积上的散射因子，见表 3.5，通常取 $45°$ 散射角的值；

F——治疗装置有用束在等中心处的最大治疗野面积，单位是 cm²；

α_2——混凝土墙入射的患者散射辐射的散射因子（能量见表 3.6），通常取 i 处的入射角为 45°，散射角为 0°；

A——i 处的散射面积，单位是 m²；

R_1——"o—i"之间的距离，单位是 m；

R_2——"i—g"之间的距离，单位是 m；

$\dot{H}_0$——加速器有用线束中心轴上距靶 1 m 处的常用最高剂量率，单位是 $\mu Sv \cdot m^2/h$。

③ g 处的散射辐射能量约为 0.2 Mev，防护门需要的屏蔽透射因子 B 按公式（3.17）计算。

$$B = \frac{\dot{H}_c - \dot{H}_{og}}{\dot{H}_g} \tag{3.17}$$

式中：

$\dot{H}_{og}$——图 3.3 中的 o_1 位置穿过迷路内墙的泄漏辐射在 g 处的剂量率，其值按公式（3.11）计算，计算时迷路内墙的屏蔽透射因子按公式（3.8）计算。X_e 由屏蔽内墙的厚度 X 按公式（3.7）计算。当迷路内墙各段厚度不等时还需要核算自 o_2 位置到 g 的辐射剂量率。

使用公式（3.17）估算的 B 值，按公式（3.9）估算防护门的铅屏蔽厚度。估算中，$TVL_1 = TVL$，$X_e = X$（0°入射）。在 g 处的散射辐射能量约 0.2 MeV，铅中的 TVL 值为 0.5 cm。

④ 在给定防护门的铅屏蔽厚度 X(cm) 时，防护门外的辐射剂量率 $\dot{H}$（$\mu Sv/h$）按公式（3.18）计算。

$$\dot{H} = \dot{H}_g \cdot 10^{-(X/TVL)} + \dot{H}_{og} \tag{3.18}$$

式中：

$TVL = 0.5$ cm（铅），其余各符号的意义同公式（3.17）。

3.3.5　蒙特卡罗（蒙卡）方法

蒙特卡罗方法也称随机模拟法、随机抽样法或统计试验法，其基本思想是为了求解数学、物理、工程技术或生产管理等方面的问题。首先，建立一个与求解有关的概率模型或随机过程，使它的参数等于所求问题的解；然后，通过对模型或过程的观察或抽样试验来计算所求参数的统计特征；最后，给出所求解的近似值。概率统计是蒙特卡罗方法的理论基础，其手段是随机抽样或随机变量抽样。对于那些难以进行或条件不满足的试验而言，蒙特卡罗是一种极好的替代方法。电离辐射计算常用的蒙卡软件是 MCNP（Monte Carlo Neutron and Photon Transport Code），它是计算粒子输运过程的一套蒙特卡罗模拟计算程序，这个程序需要用户通过输入文件给出计算模型。计算模型中需要提供源的属性、感兴区内各种物体的属性、记录粒子信息的方法等。

3.3.5.1　计算过程

若想计算一个 1 MeV 的 X 射线透过 2 cm 铁的概率是多少，我们可以通过图 3.4 的模型进行计算。

在图 3.4 的计算模型中，感兴区是一个球的内部，其中包含 X 射线源、铁块和记录面，其他位置均为真空。由于当粒子被输运到感兴区外时，它将肯定不会再对记录结果产生贡献，所以程序会自动停止这个粒子的输运过程，这正是设定感兴区的原因。

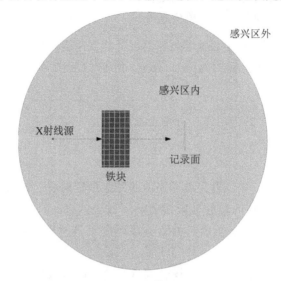

图 3.4　计算模型

源的属性主要包括位置、能量、出射方向、粒子种类等。在图 3.4 的计算模型中，源的能量为单能 1 MeV，出射方向为单向垂直于铁块的左表面，粒子种类为光子。感兴区内物体的属性包括几何尺寸、材料成分、密度等。图 3.4 中使用了一块铁块，它的厚度为 2 cm，其他方向的尺寸对我们的计算结果没有影响，但要保证铁块完整地包含于感兴区内。记录方法有多种，其中包括通过某个面的特定种类粒子的个数。在图 3.4 中，我们可以利用 MCNP 记录通过"记录面"的能量为 1 MeV 的光子个数。

计算图 3.4 的模型时，MCNP 会首先根据源的属性描述，抽样出一个起始粒子。在图 3.4 中的源为单能且单向的点源，所以每次抽样出的粒子都是能量、方向、种类相同的粒子。这个粒子会沿着它的出射方向（垂直于铁块左表面）飞行，当它入射到铁块里时，会有一定的概率发生康普顿散射、电子对效应和光电效应。发生三种反应的概率由 MCNP 的截面库中的微观截面数据、输入文件中铁的密度及抽样得到的随机数共同决定。若 X 射线发生了康普顿散射，原来的 X 射线将被具有新属性的 X 射线取代，它将有不同的出射方向、能量。MCNP 会继续输运这个新产生的 X 射线直到它发生下一次反应或者飞出感兴区；X 射线还会有一定的概率不发生任何反应，直接透过铁块。

当基于一个起始粒子的输运过程结束后，MCNP 会重复上述的过程。由于每次抽样得到的随机数会不同，所以每个起始粒子的输运过程都是独立而且不同的。多次的输运过程会使得 MCNP 的记录结果越来越接近它的期望值，重复的次数越多，统计涨落就会越小。尽管 MCNP 会记录所有通过记录面的光子，但由于光子一旦发生反应，它的能量就会变化，所以若只观察能量为 1 MeV 的光子，我们就可以排除那些经过多次散射而打到记录面的光子了。由于每次输运均是基于一个起始源粒子，所以最后记录得到的结果也都是相对于一个起始粒子的概率。对于图 3.4 来说，记录结果就是 1 个 X 射线透过 2 cm 的铁块后打到记录面的概率。

3.3.5.2　MCNP 文件结构

MCNP 的输入文件名不可以多于 7 个字符，所以不建议对输入文件增加扩展名。MCNP 的输出文件的扩展名为 .o，MCNP 内部计算过程的记录文件的扩展名为 .r。若一次计算就能得到满意的统计结果，那么 .r 文件就不需要保存下来了；若一次计算得不到满意的统计结果，那么可以在已得到的统计结果的基础上继续模拟输运过程，来减小统计涨落。而为了这么做，MCNP 需要上一次统计结果中使用的 .r 文件。为了这个目的，有时候 .r 文件还是值得保留的。在基于上一次的统计结果继续模拟计算时，MCNP 将不再读入输入文件，而只读入 .r 文件的信息。所以，我们想继续计算时，需要保证 .r 文件就是我们所设想的模型的前一次模拟计算中得到的 .r 文件。除了上面三种常用的文件类型，MCNP 还有两种不常用的输出文件。这两种文件只有用户通过输入文件要求 MCNP 输出这些文件时才会得到。其中一个为 .w 文件，这个文件在通过MCNP 输出 surface source 的时候才会产生；另外一个为 .p 文件，这个文件在通过MCNP 追踪粒子的输运过程的时候才会得到。

上面几种文件是用户常用到的文件类型，下面介绍 MCNP 程序内部使用的若干文件。

① MCNP5.exe：MCNP 的应用程序是在 DOS 下运行的程序，所以用户不能双击这个程序来运行它。

② vised.exe：这个程序可以让用户观察 MCNP 读入的输入文件中的计算模型。用户可以利用这个程序观察设想的计算模型与实际书写出来的计算模型是否有偏差。此外，这个程序还可以方便用户找出 MCNP 输入文件中潜在的一些错误，如两个物体有相交的部分等。

③ 目录 Documents：这个文件夹内包含 LANL（Los Alamos National Laboratory）提供的 MCNP 的官方使用说明、林谦老师的蒙卡课程讲义和西安交通大学翻译的中文MCNP 的使用手册等。

④ 目录 MCNPData：这个目录里存放的是 MCNP 的截面库。

⑤ xs52：这个文件内说明了各个核素的属性，包括质量和截面库内各种反应类型对应的截面的存放位置等。在初始使用 MCNP 时，我们有可能要修改这个文件中的一部分内容，具体的修改方法将在下文介绍。

⑥ X11.dll：MCNP 程序的动态链接库，没有这个文件，MCNP 将无法计算，所以不要把这个文件弄丢了。

除了上文介绍的文件外，为了在 DOS 下使用 MCNP 程序，开发者编写了几个批处理文件。

① ccmd.bat：只要双击这个程序就可以弹出一个 DOS 界面。

② g5.bat：这个批处理将是用户用到最多的批处理程序。用户可以利用这个批处理直接调用 MCNP 的主程序。

③ gogo.bat：这个批处理文件可以使 MCNP 连续地计算若干个输入文件，具体的使用方法将在后文介绍。

④ resume. bat：这个批处理文件可以使 MCNP 在上一次计算结果的基础上继续进行计算。

上文所提到的文件是用户在使用 MCNP 时较频繁接触到的文件。

3.4　医用电离辐射屏蔽计算实例

3.4.1　诊断实例：医用 X 射线诊断室屏蔽厚度估算

由于医用诊断 X 射线能量较治疗用的 X 射线能量低，所以其主屏蔽体厚度充其量也只有 2 mm 铅当量的厚度，相当于 15 cm 的混凝土屏蔽体的厚度或 25 cm 砖屏蔽体厚度。如果 X 射线摄影机房设在楼上，不能用空心的预制板作地板，应当用混凝土浇筑的 15 cm 厚的实心的楼房地板。表 3.10 给出了不同屏蔽材料的铅当量参数。

表 3.10　不同屏蔽材料的铅当量参数

材料及其密度	管电压/kV	不同屏蔽材料厚度/mm							
		铅厚度/mm							
		1	2	3	4	6	8	10	15
重晶石 3.2 g/cm³	150	10	21	35	50	—	—	—	—
	200	14	30	45	60	—	—	—	—
	300	14	27	40	50	70	90	120	—
	400	13	24	35	45	65	80	100	140
钡水泥 2.7 g/cm³	150	17	38	65	90	—	—	—	—
	200	22	50	75	100	—	—	—	—
	300	22	42	60	75	105	135	165	—
	400	18	36	50	60	85	110	130	185
混凝土 2.2 g/cm³	150	85	160	230	295	—	—	—	—
	200	80	150	210	275	—	—	—	—
	300	60	95	125	150	210	260	300	—
	400	50	75	100	120	150	185	260	300
红砖 1.9 g/cm³	150	110	200	280	370	—	—	—	—
	200	100	190	270	350	—	—	—	—
	300	85	140	170	210	280	340	400	—
	400	80	110	140	160	210	260	300	400
黄砖 1.6 g/cm³	150	130	240	340	—	—	—	—	—
	200	130	240	340	430	—	—	—	—
	300	120	190	240	290	380	460	550	—
	400	90	190	160	180	240	290	340	450
熔渣砖 1.2 g/cm³	150	140	250	350	—	—	—	—	—
	200	150	270	380	490	—	—	—	—
	300	120	190	240	290	380	460	550	—
	400	110	160	200	280	300	350	400	510

医用 X 射线诊断室主屏蔽厚度要保证在预期每周最大工作负荷范围内，使得诊断室以外周围区域的辐射剂量率小于 100 μSv。为此，摄影机房有用射束朝向的墙壁应至少有 2 mm 铅当量的厚度，其他侧墙壁和天棚（多层建筑）应至少有 1 mm 铅当量的厚度。透视机房主屏蔽应至少有 1 mm 铅当量的厚度。机房屏蔽体材料以普通砖墙为宜。25 cm 厚的实心砖墙，只要灰浆浇注不留缝隙即可达到 2 mm 的铅当量。

如果想把旧建筑物改建成为医用 X 射线诊断机房，而原来的墙壁厚度又达不到要求的厚度，可以在原墙体上加抹一层 5 mm 厚的含钡、铅或铁元素的混凝土涂料，这约相当于 1 mm 铅当量的厚度。

位于建筑物底层的医用 X 射线诊断机房，其窗的下缘至少要高出地面 2 m（设高窗）。在设有有用射束朝向，而窗外通常无人停留的情况下，窗的屏蔽厚度达到 0.3 mm 铅当量即可。

医用 X 射线诊断机房进出通道门的屏蔽厚度依下述情况不同而异：① 机房门外没有候诊走廊，机房内有用射束也不朝向门，在这种情况下机房门的屏蔽厚度达到 0.3 mm 铅当量厚度就可以了；② 机房门外设有固定的候诊区域，在这种情况下，透视机房门的屏蔽厚度不能小于 0.5 mm 铅当量，摄影机房门的屏蔽厚度不能小于 1 mm 铅当量。

机房的门或窗可以由铁板、铅板、镀铅铁板或复合屏蔽材料制作，可以制作成拉门或折页式门，屏蔽窗有活动开启式百叶窗，也有固定式通风、遮光铁皮窗或铅皮普通窗。表 3.11 中给出了不同厚度铁板的铅当量。

表 3.11　不同厚度铁板的铅当量

管电压/ kV	铁板厚度/mm								
	铅厚度/mm								
	0.5	1	2	3	4	6	8	10	15
50	3	—	—	—	—	—	—	—	—
100	3.2	—	—	—	—	—	—	—	—
200	6.6	11	25	37	50	—	—	—	—
300	—	12	27	40	55	—	—	—	—
400	—	12	20	28	35	48	60	75	—
—	—	11	18	23	28	38	38	55	75

为了屏蔽来自受检查身体的散射辐射，透视用的 X 射线诊床应当设置床边船形板，荧光屏下方和侧面应至少有面积为 45 cm×45 cm、厚度为 0.5 mm 的铅当量的铅橡胶挂帘。

X 射线屏蔽椅的铅当量应不低于 0.25 mmPb；防护屏风（包括观察窗）的铅当量应不低于 0.35 mmPb；防护屏铆接处不能有泄漏辐射，其重叠处应不小于 5 mm。观察窗屏蔽效果应不低于 60%。国产屏蔽防护用具的铅当量值见表 3.12。

表 3.12　不同屏蔽防护用具的铅当量值

防护用具	铅当量/mmPb
职业人员用的屏蔽防护用具	
防护围裙	0.5，0.35，0.25
防护手套	0.5，0.35，0.25
防护椅	0.5，0.25
防护帘	0.5，0.35
患者用的屏蔽防护用具	
性腺防护裙	0.5
性腺防护板	1.0

3.4.2　治疗实例：^{60}Co 治疗室屏蔽厚度估算

3.4.2.1　^{60}Co 治疗室屏蔽厚度估算

对有用光子束的屏蔽，称为主屏蔽；对散射辐射和泄漏辐射的屏蔽，称为二次（次级）屏蔽（图 3.5）。确定散射辐射的有效能量是困难的。二次屏蔽体厚度通常是主屏蔽体厚度的 1/2 左右。

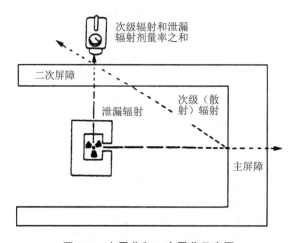

图 3.5　主屏蔽和二次屏蔽示意图

获得散射线剂量率的精确值需要复杂的计算。这些计算需要考虑光子与屏蔽体相互作用前的辐射能量、有用射线束的尺寸、与有用射线束相互作用的屏蔽体材料特性和散射的方向等因素。但是，对于大尺寸的有用射线束来说，对其散射辐射剂量率可以作出一种简单的估算，这种估算是假设距离散射点 1 m 处的散射剂量率很小，而且用某一固定的百分数表示。表 3.13 中的数值倾向于过高估计散射剂量率，这对屏蔽防护是安全的。

表 3.13 X、γ 射线的散射剂量率

源	距散射点 1 m 处的最大散射剂量率/%
工业用 X 射线机 （100~300 kV）	3.6
^{192}Ir γ 射线	2
^{60}Co γ 射线	1

适用于距屏蔽墙、屏蔽地板及其他散射点 1 m 处的散射剂量率的估算公式见图 3.6，利用剂量率与距离的平方成反比的规律可以估算出较大距离处的剂量率。

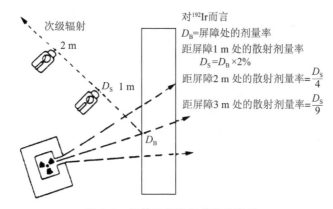

图 3.6 估算散射线剂量率示意图

在 ^{60}Co 治疗室设计中采用的迷宫式出入通道能有效地减弱在入口门处的剂量率。迷宫拐角处受到 γ 辐射照射时，迷宫通道内离拐角处 1 m 的地方的剂量率约是拐角中心处剂量率的 10%（图 3.7）。剂量率的减弱近似地按照与从拐角 C 点处到入口门处的距离的平方成反比的规律减弱。对于其他辐射类型的辐射可以得到相似的效果，不过散射百分率可能较高，如中子辐射的散射百分率可能高达 25%。

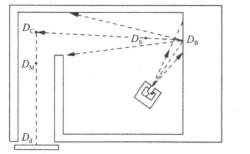

图 3.7 ^{60}Co 治疗室迷宫入口处剂量率估算

（1）主屏蔽厚度估算

如果以密度 $\rho = 2.35$ g/cm³ 的混凝土作主屏蔽，当剂量率减弱倍数 $K < 10^2$ 时，则主屏蔽厚度 dm 为：

$$dm = 7.36\{\ln[(2.24 + 4.24\ln K)K e^{0.025d}]\}\cos\alpha \tag{3.19}$$

当剂量率减弱倍数 $10^2 \leqslant K < 10^7$ 时，则主屏蔽厚度 dm 为：

$$dm = 7.36\{\ln[(-4.4+5.4\ln K)Ke^{0.025d}]\}\cos\alpha \tag{3.20}$$

式中：

dm——估算的主屏蔽厚度，单位是 cm；

α——射线与屏蔽体法线所夹角度，单位是度。

（2）二次屏蔽厚度估算

当以密度 $\rho = 2.35$ g/cm³ 的混凝土作二次屏蔽，而且散射辐射剂量率减弱倍数为 K 时，二次屏蔽厚度 ds 为：

$$ds = \ln(2K\psi)/0.082\,7+0.000\,726\psi \tag{3.21}$$

式中：

ψ——散射角度，单位是度。

（3）治疗室迷宫出口处屏蔽门铅当量估算

当迷宫呈"Z"形时，

$$d_{Z,Pb} = 0.89\ln(2K_Z) \tag{3.22}$$

式中：

$d_{Z,Pb}$——防护门铅当量，单位是 mm；

K_Z——防护门处剂量率减弱倍数。

当迷宫呈"L"形时，

$$d_{L,Pb} = 1.26\ln(2K_L) \tag{3.23}$$

式中：

$d_{L,Pb}$——防护门铅当量，单位是 mm；

K_L——防护门处的剂量率减弱倍数。

3.4.2.2 电子直线加速器治疗室屏蔽厚度估算

对主屏蔽厚度 dm 和二次屏蔽厚度 ds 的估算公式为：

$$dm = L_{TVT} \cdot \lg[E_u \cdot t \cdot T \cdot U \cdot n/pr^2] \tag{3.24}$$

$$ds = L_{TVT} \cdot \lg[(E_L+E_s) \cdot t \cdot T \cdot U \cdot n/pr^2] \tag{3.25}$$

式中：

L_{TVT}——屏蔽材料 1/10 值厚度，单位是 cm；

E_u——距靶 1 m 处照射野为 10 cm×10 cm 的输出剂量率，单位是 cGy/min；

E_L——机头泄漏辐射剂量率占有用射束的百分份额，取 0.1%；

E_s——散射辐射剂量率占有用射束剂量率的百分份额，取 1%；

t——出束时间，按每个工作日治疗 50 例患者计共照射 120 次，出束时间为每天 2 h，每周总计 t 为 10 h；

n——屏蔽体厚度安全系数，取 2；

p——个人年剂量限值，单位是 mSv；

T——居留因子，见表 3.14；

U——利用因子，有用射束朝向估算点的工作负荷（时间×剂量率）占全部工作负荷的分数，例如，有用射束固定照射的墙壁，即主屏蔽 $U=1$；侧墙，二次屏蔽 $U=1/4$；垂直向下照射时，顶棚 $U=1/16$。

表 3.14 居留因子 T

居留因子 T 值	区域
全部居留 $T=1$	工作室、办公室、候诊室、居住区等
部分居留 $T=1/4$	公共走廊、电梯、停车场等
偶尔居留 $T=1/16$	公共浴室、洗手间、少有人行和车通过处

采用混凝土作屏蔽体材料时，应当保证材料的充分均匀性，屏蔽体内部不能有空腔或缝隙。假如采用的混凝土密度 ρ_1 在数值上不是 2.35 g/cm^3 时，可以 2.35 除以 ρ_1 的数值所得商，再乘以由 ρ_1 求得的屏蔽体厚度 d_1 的积便是经过混凝土密度修正后的屏蔽体厚度 d_2，即

$$d_2 = \frac{2.35(g/cm^3)}{\rho_1 \cdot d_1} \tag{3.26}$$

3.4.3 核医学实例：β射线屏蔽厚度估算

3.4.3.1 β射线屏蔽厚度估算

核衰变发射 β 粒子的核素同时伴有 γ 辐射，只有少数核素例外，如 ^3H、^{32}P、^{35}S、^{45}Ca、^{90}Sr 和 ^{90}Y，它们是纯 β 辐射体。β 粒子的本质是电子，因此它通过任何物质时总是或多或少地会产生轫致辐射（X 射线）。对于放射性活度大和 β 粒子能量较大（大于 2 MeV）的情况，轫致辐射起着重要作用，需要较强的屏蔽。计算轫致辐射产额的公式较多，比较直观的公式是：

$$F = \frac{ZE_{\beta max}}{30} \tag{3.27}$$

式中：

F——轫致辐射的产额，单位是％；

$E_{\beta max}$——β 粒子的最大能量，单位是 MeV；

Z——屏蔽体材料的原子序数；30 为常数。

公式（3.27）表明，屏蔽 β 粒子时应当采用低原子序数材料，能减少轫致辐射的产额。例如，^{32}P 发射的 β 粒子的最大能量为 1.709 MeV。当采用铅（$Z=82$）、铝（$Z=13$）或有机玻璃（$Z_{有效}=5.85$）作屏蔽体时，轫致辐射的产额大致分别为 4.7％、0.74％和 0.33％。

屏蔽 β 粒子所需材料的质量厚度（g/cm^2），近似地等于 β 粒子的最大射程 R（g/cm^2）。用质量厚度表征 β 粒子的最大射程时，射程就近似地与屏蔽材料的种类无关。只要某种低原子序数的材料的质量厚度等于 β 粒子的最大射程（g/cm^2），便可以将这个能量的 β 粒子吸收掉。

估算 β 粒子最大射程的方法较多，常用的方法有经验公式法和查图法。这里只介绍一种快速的经验公式估算法。采用这种方法需要知道所用核素发射的 β 粒子的最大能量 $E_{\beta max}$（MeV），然后按下列经验公式估算出这一能量的 β 粒子的最大射程（g/cm^2）。

$$R \approx 1/2\ E_{\beta max} \tag{3.28}$$

公式（3.28）在 β 粒子能量较高时，与实验值符合得很好；对于低能 β 射程的估算值偏大。

表 3.15 给出了几种材料的密度。

表 3.15　几种材料的密度

单位：g/cm³

材料	密度	材料	密度
空气	0.001 293	玻璃	2.4～2.6
纸	0.7～1.1	铝	2.7
有机玻璃	1.18	铅玻璃（ZF₆）	4.77
塑料	1.4	铅	11.34
橡皮	0.91～0.93	硬橡皮	1.8

按照公式（3.28）和表 3.15 中给出的低原子序数材料的密度 ρ，由公式（3.29）可以估算出屏蔽体的线性厚度 d(cm)：

$$d = 1/2\rho E_{\beta max} \tag{3.29}$$

当 β 粒子最大能量小于 0.15 MeV 时，可被操作距离约 50 cm 的空气吸收掉。因此，不需要对这种能量的 β 粒子设置屏蔽体。

除了屏蔽 β 粒子以外，还应当考虑伴随的 γ 光子和轫致辐射的屏蔽。关于对 γ 光子的屏蔽将在后文讨论。这里仅提一下关于轫致辐射的屏蔽。估算轫致辐射屏蔽厚度时，可以假定轫致辐射的平均能量近似地等于所用核素 β 粒子的平均能量 $\overline{E}_\beta$。据此估算的屏蔽厚度已经留有了安全系数。具体估算方法可以参照 γ 光子屏蔽厚度估算方法。

3.4.3.2　γ 点源整体屏蔽厚度估算

对于放射性活度小于 50 MBq（约 1.4 mCi）的 γ 源，工作中采取时间防护和距离防护就可以了，不需要设置屏蔽体。因为这种活度的 γ 源对工作场所的剂量率贡献很小，对工作环境以外的环境辐射影响也很小。

估算 γ 点源屏蔽厚度的方法包括指数减弱公式计算法、查图法及半值厚度或1/10值厚度法等。以下介绍的是半值厚度法估算屏蔽体厚度。

设 $\dot{D}$ 为能量为 E_γ 的宽束 γ 光子通过厚度为 d 的屏蔽体以后在所考虑的那点处要求达到的剂量率，单位是 μSv/h；$\dot{D}_0$ 为没设屏蔽体时在所考虑的那点处估算出的剂量率，单位是 μSv/h。$\dot{D}_0$ 除以 $\dot{D}$ 的商，称为剂量率减弱倍数，记作 K，即：

$$\dot{D}_0/\dot{D} = K \tag{3.30}$$

$$令\ K = e^{0.693\,d/HVT} = 2^{d/HVT} = 2^n$$

式中，$n = d/HVT$，为使剂量率减弱 K 倍时所需的 HVT 个数，则

$$n = \log K/\log 2 \tag{3.31}$$

于是，屏蔽体厚度 d 为：

$$d = n \cdot HVT \tag{3.32}$$

表 3.16 中给出的是 IAEA 推荐的不同核素 γ 光子在不同屏蔽材料中的 HVT 和 TVT 值。表 3.17 中给出了不同能量的光子在不同材料中的 HVT 和 TVT 值。如果

$K=1/10$，就需要一个 1/10 值厚度；如果 $K=1/100$，就需要两个 1/10 值厚度；如果 $K=1/1\,000$，就需要三个 1/10 值厚度；依此类推。

表 3.16　不同核素 γ 光子在不同物质中的 HVT 和 TVT 值

单位：cm

源	铅		铁		混凝土	
	HVT	TVT	HVT	TVT	HVT	TVT
^{99m}Tc	0.02	—	—	—	—	—
^{131}I	0.72	2.4	—	—	4.7	15.7
^{137}Cs	0.65	2.2	1.6	5.4	4.9	16.3
^{192}Ir	0.55	1.9	1.3	4.3	4.3	14.0
^{60}Co	1.1	4.0	2.0	6.7	6.3	20.3
100 kVp X 射线	0.026	0.087	—	—	1.65	5.42
200 kVp X 射线	0.043	0.142	—	—	2.59	8.55

表 3.17　几种常用材料对宽束 γ 射线的 HVT 和 TVT 值

Er	水 ($\rho=1$)	空心砖 ($\rho=1.2$)	混凝土 ($\rho=2.2$)	重混凝土 ($\rho=3.2$)	铁 ($\rho=7.8$)	铅 ($\rho=11.4$)	钨 ($\rho=19.1$)	铀 ($\rho=19.0$)	厚度
HVT									
10 keV	1.2	0.9	0.4	0.12	0.04	(0.004)	—	—	
20	2.3	3.9	1.4	0.5	0.16	(0.009)	(0.006)	—	
50	4.2	1.7	1.0	2.3	0.8	0.11	0.035	0.012	
100	6.8	3.8	2.5	7.0	2.7	0.38	0.14	0.065	mm
200	10	6.5	4.4	1.7	7.3	1.35	0.65	0.38	
500	14	10	6.4	3.1	1.6	5.6	3.2	2.3	
66 (^{137}Cs)	15	11	6.8	3.5	1.8	7.0	4.5	3.4	
1 MeV	16	12	7.5	4.2	2.2	1.1	7.8	6.1	
1.25 (^{60}Co)	17	14	8.0	4.5	2.4	1.2	9.0	7.2	
2	20	15	9.2	5.4	2.7	1.6	1.2	1.0	cm
5	23	19	11	6.7	3.0	1.7	1.3	1.0	
10	28	22	13	7.2	3.0	1.7	1.2	0.9	
TVT									
10 keV	3.8	3.2	1.4	0.4	0.13	(0.13)	—	—	
20	7.6	1.3	6.5	1.7	0.55	(0.06)	(0.018)	—	
50	15	6.0	3.5	8.0	2.7	0.38	0.11	0.04	
100	23	13	9.0	2.4	9.0	1.3	0.45	0.22	mm
200	34	22	15	5.7	2.6	4.7	2.2	1.3	
500	48	35	22	11	5.5	2.0	1.1	8	
66 (^{137}Co)	52	39	24	12	6.4	2.8	1.8	1.3	

Er	水 ($\rho=1$)	空心砖 ($\rho=1.2$)	混凝土 ($\rho=2.2$)	重混凝土 ($\rho=3.2$)	铁 ($\rho=7.8$)	铅 ($\rho=11.4$)	钨 ($\rho=19.1$)	铀 ($\rho=19.0$)	厚度
TVT									
1 MeV	52	50	26	15	7.6	3.8	2.8	2.2	
1.25 (^{60}Co)	60	51	28	16	7.9	4.0	3.1	2.4	
2	70	54	33	18	9.4	5.5	4.2	3.3	cm
5	87	66	38	23	10	5.8	4.6	3.5	
10	100	78	44	25	11	5.8	4.2	3.0	

3.4.4 工业实例

3.4.4.1 水池贮源型 γ 辐照装置屏蔽估算方法

（1）点状 ^{60}Co 源 γ 射线剂量估算

辐照室外距 A（TBq）点状 ^{60}Co 放射源尺 R（m）处关注点的辐射剂量率（$\dot{H}$）以公式（3.33）计算。

$$\dot{H}=\frac{A\times G}{R^2}\times B \tag{3.33}$$

式中：

$\dot{H}$——关注点的辐射剂量率，单位是 μSv/h；

B——辐照室对 γ 射线的屏蔽透射因子；

G——^{60}Co γ 射线的一个常数值。

其中 B 的计算公式为：

$$B=10^{-[x-(TVL_1-TVL)]/TVL} \tag{3.34}$$

式中：

x——屏蔽体的厚度；

TVL_1 和 TVL——屏蔽体衰减辐射的第一个什值层厚度和平衡什值层厚度。

对于混凝土（$\rho=2.35$ t/m^3）^{60}Co 源 γ 辐射屏蔽，$TVL_1=32$ cm，$TVL=22$ cm。B 值可以由《γ 辐照装置的辐射防护与安全规范》（GB 10252—2009）附录 A1 的表 A.1 查出（表 A.1 中，$k=/B$）。

G 值的不同含义如下。

① 距 1 TBq ^{60}Co 源 1 m 处的空气比释动能率：$G=3.1\times10^5$ μGy · m^2 · h^{-1}/TBq。在屏蔽计算中，将 G 近似视为周围剂量当量率，单位是 μSv · m^2 · h^{-1}/TBq。

② 在距 1 TBq ^{60}Co 源 1 m 处，人体模体受垂直入射的辐射束照射 1 h 时的模体内深度 10 mm 处的个人累积剂量当量：$G=3.5\times10^5$ μSv · m^2 · h^{-1}/TBq。

（2）^{60}Co 源 γ 射线迷路散射剂量估算方法

点状 ^{60}Co 放射源的 γ 射线经多次迷路散射后，在迷路入口（关注点）的辐射剂量率 $\dot{H}$ 以公式（3.35）计算。

$$\dot{H} = \frac{A \times G}{R_0^2} \times \prod_i \times \frac{\alpha \times s_i}{R_i^2} \tag{3.35}$$

式中：

R_0——^{60}Co 源至第一次散射体中心点的距离，单位是 m；

R_i——自 i 散射体至 i 次散射终点的距离，单位是 m；

i——第 i 次散射；

α_i——第 i 次散射的散射系数（单位面积散射体距散射体 1 m 处的散射辐射剂量率与入射辐射剂量率的比值），α 值与散射物质、入射辐射能量、入射角、散射角和散射方位角有关；

s_i——第 i 次散射的散射面积，单位是 m²；

s_i——自摄入散射体 i 的入射辐射源点和第 i 次散射的终点视向散射体的共同视见散射体区域的面积；

其他符号同公式（3.33）。

作为近似估算，代替公式（3.35）散射系数计算方法，可以公式（3.36）经验方法简化计算。

$$\dot{H} = \frac{A \times G}{R_0^2} \times 10^{-n} \times \prod_i \times \frac{1}{R_i^2} \tag{3.36}$$

式中：

n——总散射次数；

其他符号同公式（3.35）。

估算方法应用有如下提示。

① 多次散射辐射存在着诸多的散射路径，剂量估算需要找出主散射路径。判定主散射路径的原则为：a. 一般情况下，总散射次数最少的路径为主散射路径。但当路径中存在散射面积很小的情况时，则选择较其散射次数更多的其他路径。b. 每次散射相应位置存在多个散射面，散射体入射角最小的散射为主散射。顶板和地面散射一般不作为主散射，背面散射（散射方位角大于 90°，入射辐射与散射辐射处于过散射体中心的散射体垂直线的同侧）也不作为主散射。

② 散射辐射的能量决定于入射辐射和入射辐射与散射辐射的夹角（θ_s）。当散射方位角为 0°时，θ_s 不等于入射角（θ_0）和散射角（θ）之和，$\theta_s = 180° - (\theta_0 + \theta)$。经二次散射之后，散射辐射能量接近 0.2 MeV。

③ 辐照装置室迷路散射是复杂的，入射到散射体的辐射大于自主散射路径射入散射体的辐射，且除主散射路径外存在更多路径的其他散射。因此，在以主散射路径进行剂量估算时建议附加一个安全系数，例如取安全系数为 5。

（3）贮源水池的水屏蔽估算方法

贮源水池中源板的几何条件如图 3.8 所示，图中 m 为地面与水的距离，h 为水池底部部件占位高度，a 为源板上方水的深度，源板长度为 $b-a$。若源的活度为 A，单位源板长度的活度为 $A/(b-a)$。水池深度为 $m+h+b$。依图 3.8 的条件，水表面位置的辐射剂量率以公式（3.37）计算。

$$\dot{H} = \frac{A \times G}{\alpha^2} \times B \times C \qquad (3.37)$$

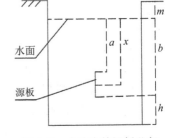

图 3.8　水池中的源板几何位置示意图

式中：

A、G——同公式（3.33）；

α——源（源板）上端距水面的距离，单位是 m；

B——深度为 a 的水层的屏蔽透射因子，可以由图 3.9 查出；

$\dot{H}$——水池水表面处的辐射剂量率，单位是 $\mu Sv/h$；

C——源板占位的水吸收因子，可以由公式（3.38）估算。

$$C = \frac{a^2}{b-a} \int_a^b \frac{1}{x^2} \times e^{-0.693(x-a)/HVL} d_x \qquad (3.38)$$

式中：

HVL——^{60}Co 源的 γ 射线在水中的平衡半值层，由图 3.9 查出约为 0.14 m，$0.693/HVL = 5/m$。

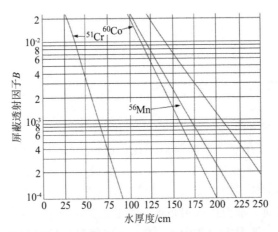

图 3.9　放射性核素屏蔽透射因子与水厚度的关系

注：来源于《因子 γ 射线屏蔽参数手册》。

若辐照装置用的 ^{60}Co 的长度为 451 mm，单层源板高度为 0.5 m，二层源板高 1.0 m。一般工业辐照装置为 2~4 层源板，上下排列，$e^{-0.693(b-a)/HVL} < 0.01$。忽略与此相关项，并取 $HVL/0.693 = 0.2$ cm，公式（3.38）的近似解为：

$$C = \frac{0.2}{b-a} \left[1 - \frac{2 \times 0.2}{a} + \frac{6 \times 0.2^2}{a^2} \right] \qquad (3.39)$$

更简便地近似取 $C = 0.2/(b-a)$，在 $a > 5$ m 时，其与公式（3.38）的偏差小于 8%。

以 C 作为源占位水吸收修正因子。对于二层源板，$b-a = 1$ m，$C = 0.2$。对于四层源板，$b-a = 2$ m，$C = 0.1$，此时下二层源板在水表面的剂量贡献小于上二层源板贡献的 $1/100$。

贮源水池的水屏蔽应考虑以下几种情况：① 源架装源为源板结构，以额定装源活度和公式（3.32）估算贮源条件下的水屏蔽。② 短的柱状源以直线或花篮式装入源架，以源架上源的顶端为源点，按点状源估算贮源条件下的水屏蔽，此时估算方法中公式（3.39）的 C 取 1，a 为贮源时源顶端距水面的距离。③ 除上述 a 和 b 贮源状态外，水屏蔽还须考虑安装放射源的情况，以将源装入源架时源须提升的最高位置和该位置下的最高源活度为基础条件，按点状源估算水屏蔽，同样估算方法中公式（3.39）的 C 取 1。同时应注意水池中副井的屏蔽。

3.4.4.2　工业探伤实例：某工业 3005 型工业 X 射线探伤机机房防护屏蔽设计

假设设计使用探伤机型号及条件为：3005 型周向工业 X 射线探伤机，数量 1 台，按满负荷工作计算即 250 kV，5 mA。工业 X 射线探伤机开机时间为：每周工作 5 d，每天开机 4 h。目前的工业探伤机均为电脑程序控制，开机操作后均需要相应的停机时间，故每天开机时间取值 4 h。工业 X 射线探伤机焦点到防护墙（防护门）的距离 $R=$ 2 m。参考因子：$U=1$（因为是周向机各向均直接投照），$Q=1$，为安全有所保障，计算时考虑 2 倍安全系数。由于本次防护采用铅房，故施工材料按铅板材料计算。限值要求：职业人员限值为 20 mSv/a，公众限值为 1 mSv/a。探伤室屏蔽墙外 30 cm 处空气比释动能率不大于 2.5 μGy/h。防护计算中按照通常做法未考虑探伤工件的屏蔽作用。

（1）限值设定

X 射线探伤工作日常有规律，每年工作天数相对固定（按每年工作 50 周，每周工作 40 h 推算），故控制区设定为 0.4 mSv/周，非控制区设定为 0.02 mSv/周。在屏蔽墙设计时可取公众剂量约束值 0.3 mSv/a，按每年 50 周计算推导出周剂量约束值为 0.006 mSv/周。

（2）计算

周工作负荷为：$W=I\times t=5\times 60\times 4\times 5=6\,000$（mA·min/周）。

透射系数为：

$$\delta\leqslant\frac{\dot{H}\cdot r^{2}}{W\cdot U\cdot Q} \tag{3.40}$$

式中：

U——束定向因子；

Q——居留因子。

由于使用周向探伤机，计算时 U 值取 1，Q 值取 1，把各个参数值代入上述公式计算得：

$$\delta\leqslant 0.4\times 10^{-5}\text{ mSv}\cdot\text{m}^{2}/(\text{mA}\cdot\text{min})。$$

计算出屏蔽透射量后在 X 射线减弱曲线图上（图 3.10，图 3.11，图 3.12），查出相应管电压所要求的屏蔽厚度（铅板或混凝土墙），考虑 2 倍的安全系数时则再加一个半价层厚度。

管电压 50～200 kV 的宽束 X 射线穿过铅（密度为 11.35 g/cm³）的减弱曲线图如图 3.10 所示。

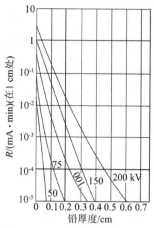

图 3.10　X 射线减弱曲线图

管电压 250～400 kV 的宽束 X 射线穿过铅（密度为 11.35 g/cm³）的减弱曲线图如图 3.11 所示。

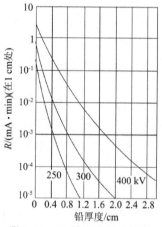

图 3.11　X 射线减弱曲线图

管电压 50～400 kV 的宽束 X 射线穿过混凝土（密度为 2.25 g/cm³）的减弱曲线图如图 3.12 所示。

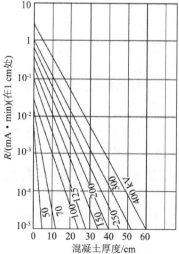

图 3.12　X 射线减弱曲线图

所需防护材料厚度为：由图 3.11 查得，对应 250 kV，$\delta \leqslant 0.4 \times 10^{-5}$ mSv·m²/ (mA·min) 的铅防护屏蔽厚度约为 1.2 cm。加铅的半值层对应 250 kV 的 X 射线，铅的 $D_{1/2}$ 为 0.088 cm，考虑 2 倍安全系数后，铅板的总厚度为 1.288 cm，最终取 1.3 cm。铅板密度不应低于 13.25 g/cm³。如防护材料是混凝土可查图 3.12，也可根据铅当量值查表 3.18 得出混凝土的厚度，其他材料厚度可查表 3.19 进行换算。

表 3.18 不同管电压时混凝土（密度为 2.35 g/cm³）的铅当量

单位：mm

铅厚	不同管电压时混凝土厚度			
	150 KVP	200 KVP	300 KVP	400 KVP
1	80	75	56	47
2	150	140	89	70
3	220	200	117	94
4	280	260	140	112
6	—	—	200	140
8	—	—	240	173
10	—	—	280	210
15	—	—	—	280

注：对于低能量的 X 射线，原子序数低的物质的散射效应远比铅重要，因此在管电压千伏低的时候，物质的铅当量值要高。

表 3.19 几种建筑材料在不同能量射线时的铅当量值

单位：mm

射线能/ KVP	铅/ mm	混凝土/ (2.4 g/cm³)	混凝土砖/ (2.05 g/cm³)	含钡混凝土/ (3.2 g/cm³)	含钡混凝土/ (2.7 g/cm³)	砖/ (1.6 g/cm³)
75	1.0	80	85	15	—	175
150	2.5	210	220	28	52	290
200	4.0	220	245	60	100	330
300	9.0	240	275	105	150	425
400	15.0	260	290	140	185	450
γ 射线	50	240	270	200	225	
γ 射线	100	480	540	400	450	

3.4.4.3 ^{192}Ir 工业 γ 射线探伤机机房防护屏蔽

假设限值要求：职业人员限值为 20 mSv/a，公众限值为 1 mSv/a。探伤室屏蔽墙外 30 cm 处空气比释动能率不大于 2.5 μGy/h。X 射线探伤平时工作有规律，每年工作天数相对固定（按每年工作 50 周，每周工作 40 h 推算），故控制区设定为 0.4 mSv/周，非控制区设定为 0.02 mSv/周。依据国际辐射防护三原则中的防护最优化原则并结合探伤工作实际,本次防护计算周控制剂量采用 0.1 mSv/周。

本工程使用放射源为[192]Ir,使用活度为 100Ci。[192]Ir 线性衰减系数对应于混凝土为 0.137,对应于铅为 1.484。[192]Ir 比释动能常数为 $\Gamma_k = 0.13$ mGy·m²/(h·GBq)。

放射源[192]Ir 参数。有用辐射衰减度(F_N)的计算公式为:

$$F_N = \frac{K_N \cdot a_0{}^2}{K_G \cdot a^2} \tag{3.41}$$

$$K_N = \frac{A \cdot \Gamma_k}{a_0{}^2} \tag{3.42}$$

式中:

K_N——测试到的或计算出的在有用辐射束里距离放射源为 a_0(m) 的比释动能率;

K_G——距放射源为 a(m) 的最高允许比释动能率。

有用辐射衰减度计算结果见表 3.20。

表 3.20 有用辐射衰减度计算结果表

与[192]Ir(100 Ci)的距离/m	计算结果 F_N
1	1.924×10^5
2	0.481×10^5
3	0.218×10^5
4	0.120×10^5
5	0.770×10^4
6	0.534×10^4
7	0.392×10^4
8	0.301×10^4
9	0.238×10^4

对应于活度为 100 Ci 的[192]Ir 放射源,F_N 均 > 10,代入公式(3.43):

$$d = \frac{1}{\mu} \cdot \ln \frac{\Gamma_k \cdot A}{a^2 \cdot K_G} \tag{3.43}$$

所得结果见表 3.21。

表 3.21 距[192]Ir 不同距离所需屏蔽物的厚度参数表

与[192]Ir(100 Ci)的距离/m	所需混凝土厚度/cm	所需铅板厚度/cm
1	89.0	8.20
2	78.7	7.26
3	72.9	6.73
4	68.6	6.29
5	65.3	6.03

续表

与 ^{192}Ir（100 Ci）的距离/m	所需混凝土厚度/cm	所需铅板厚度/cm
6	62.6	5.78
7	60.4	5.58
8	58.5	5.40
9	56.8	5.24

考虑防护最优化及 2 倍安全系数，对应于 ^{192}Ir 源的混凝土的 HVL（半减层厚度）为 5 cm，铅 HVL 为 3 mm，故整个计算结果见表 3.22。

表 3.22　考虑 2 倍安全系数后距 ^{192}Ir 不同距离所需屏蔽物的最终厚度参数表

与 ^{192}Ir（100 Ci）的距离/m	所需混凝土厚度/cm	所需铅板厚度/mm
1	94.0	85.0
2	83.7	75.6
3	77.9	70.3
4	73.6	65.9
5	70.3	63.3
6	67.6	60.8
7	65.4	58.8
8	63.5	57.0
9	61.8	55.4

综上所述，探伤室应设在单独建筑物内，或大建筑物底层的一角。主屏蔽墙厚度应根据源的活度和射线能量决定，保证室外公众剂量不超过限值。防护墙外 5 cm 处剂量率应小于 2.5 μGy/h；必须包括防止有用辐射的防护层和防止泄漏辐射的防护层。屏蔽层的设计须由专业的辐射防护单位人员进行设计施工，人员出入通道可采用迷路形式；若设置观察窗，观察窗应具有与屏蔽墙相等的防护效果；探伤室门口设立醒目的电离辐射标志、灯光和音响信号，安装门机联锁和安全报警装置；机房内安装固定式剂量率仪；控制台应具有工作信号、源位置显示、联锁装置和紧急终止照射开关，保证终止照射后源能自动恢复到安全状态。

（陈丹丹）

思考题

1. 医用外照射源项有哪些？
2. 简述外照射防护措施。
3. 简述宽束光子在物质中衰减规律的定量表达。

4. 若欲将 ^{60}Co 点源的辐射剂量降低 20 倍，需要多厚的铅或多厚的混凝土？

5. 放射治疗机房设计中，主屏蔽墙和次屏蔽墙的考虑有什么不同？

6. 简述电子束、光子束和中子束的常用屏蔽材料。

7. 简述联锁装置的基本组成和用途。

 主要参考文献

[1] 郑钧正. 国际基本安全标准关于医疗照射防护的新要求 [J]. 辐射防护，1996，16 (6)：401-413.

[2] 郑钧正. 加强医疗照射防护的重点工作 [J]. 中华放射医学与防护杂志，2005，25 (2)：105-106.

[3] 郑钧正. 我国医用辐射及其防护标准体系的现状与展望 [J]. 辐射防护，2000，20 (5)：266-274.

[4] UNSCEAR. Sources and effects of ionizing radiation [M]. New York：UN，1993.

[5] 姜德智. 放射卫生学 [M]. 苏州：苏州大学出版社，2004.

[6] 潘自强，程建平. 电离辐射防护和辐射源安全 [M]. 北京：原子能出版社，2007.

[7] 谢景欣，朱宝立. 职业卫生工程学 [M]. 南京：江苏科学技术出版社，2014.

第 4 章　内照射防护

电离辐射的来源主要有放射源和射线装置，放射性物质又可分为密封源和非密封源。密封源（sealed source）是密封在包壳里的或紧密地固结在覆盖层里并呈固体形态的放射性物质。非密封源（unsealed source）又称非密封放射性物质，是指放射性物质与环境介质相接触，其特点是极易于扩散，在使用过程中会污染工作场所表面或环境介质。电离辐射作用于人体的方式分为外照射和内照射。外照射（external exposure）是指放射源在体外对人体产生的照射，内照射（internal exposure）是指放射性物质进入人体参与机体新陈代谢而产生的照射。因此，操作非密封源存在内照射风险，需要做好场所及人员的内照射防护。

本章将围绕操作非密封放射性物质场所、内照射防护目的与措施、放射性废物的收集与治理等方面来具体阐述内照射防护要求。

4.1　操作非密封放射性物质场所

操作非密封放射性物质时，放射性物质的扩散是很难避免的，正确、合理地选择和设计放射性物质工作场所，可有效地减少或防止其扩散。

4.1.1　非密封放射性物质的毒性分组

为了判定开放型放射性工作场所级别，便于对工作场所提出防护要求和确定防护下限，需要熟识常用核素的放射毒性大小。从放射防护角度出发，GB 18871—2002 按照开放源对工作场所可能导致的空气污染程度不同，依据核素的导出空气浓度将放射性核素划分为四组：极毒组核素、高毒组核素、中毒组核素和低毒组核素。

4.1.1.1　极毒组核素

^{148}Gd、^{210}Po、^{223}Ra、^{224}Ra、^{225}Ra、^{226}Ra、^{225}Ac、^{227}Ac、^{227}Th、^{228}Th、^{229}Th、^{230}Th、^{231}Pa、^{230}U、^{232}U、^{233}U、^{234}U、^{236}Np（$T_{P1}=1.15\times10^5$ a）、^{236}Pu、^{238}Pu、^{239}Pu、^{240}Pu、^{242}Pu、^{241}Am、^{242}Am、^{243}Am、^{240}Cm、^{242}Cm、^{243}Cm、^{244}Cm、^{245}Cm、^{246}Cm、^{248}Cm、^{250}Cm、^{247}Bk、^{248}Cf、^{249}Cf、^{250}Cf、^{251}Cf、^{252}Cf、^{254}Cf、^{253}Es、^{254}Es、^{257}Fm、^{258}Md。

4.1.1.2　高毒组核素

^{10}Be、^{32}Si、^{44}Ti、^{60}Fe、^{60}Co、^{90}Sr、^{94}Nb、^{106}Ru、^{108m}Ag、^{113m}Cd、^{126}Sn、^{144}Ce、^{146}Sm、^{150}Eu（$T_{P1}=34.2$ a）、^{152}Eu、^{154}Eu、^{158}Tb、^{166m}Ho、^{172}Hf、^{178m}Hf、^{194}Os、^{192m}Ir、^{210}Pb、^{210}Bi、^{210m}Bi、^{212}Bi、^{213}Bi、^{211}At、^{224}Ac、^{226}Ac、^{228}Ac、^{226}Th、^{227}Pa、^{228}Pa、^{230}Pa、^{236}U、^{237}Np、^{241}Pu、^{244}Pu、

^{241}Cm、^{247}Cm、^{249}Bk、^{246}Cf、^{253}Cf、^{254m}Es、^{252}Fm、^{253}Fm、^{254}Fm、^{255}Fm、^{257}Md。

属于这一毒性组的还有这些气态或蒸汽态放射性核素：^{126}I、^{193m}Hg、^{194}Hg。

4.1.1.3　中毒组核素

^{22}Na、^{24}Na、^{28}Mg、^{26}Al、^{32}P、^{33}P、^{35}S（无机）、^{36}Cl、^{45}Ca、^{47}Ca、^{44}Sc、^{46}Sc、^{47}Sc、^{48}Sc、^{48}V、^{52}Mn、^{54}Mn、^{52}Fe、^{55}Fe、^{59}Fe、^{55}Co、^{56}Co、^{57}Co、^{58}Co、^{56}Ni、^{57}Ni、^{63}Ni、^{66}Ni、^{67}Cu、^{62}Zn、^{65}Zn、^{69m}Zn、^{72}Zn、^{66}Ga、^{67}Ga、^{72}Ga、^{68}Ge、^{69}Ge、^{77}Ge、^{71}As、^{72}As、^{73}As、^{74}As、^{76}As、^{77}As、^{75}Se、^{76}Br、^{82}Br、^{83}Rb、^{84}Rb、^{86}Rb、^{82}Sr、^{83}Sr、^{85}Sr、^{89}Sr、^{91}Sr、^{92}Sr、^{86}Y、^{87}Y、^{88}Y、^{90}Y、^{91}Y、^{93}Y、^{86}Zr、^{88}Zr、^{89}Zr、^{95}Zr、^{97}Zr、^{90}Nb、^{93m}Nb、^{95}Nb、^{95m}Nb、^{96}Nb、^{90}Mo、^{93}Mo、^{99}Mo、^{95m}Tc、^{96}Tc、^{97m}Tc、^{103}Ru、^{99}Rh、^{100}Rh、^{101}Rh、^{102}Rh、^{102m}Rh、^{105}Rh、^{100}Pd、^{103}Pd、^{109}Pd、^{105}Ag、^{106m}Ag、^{110m}Ag、^{111}Ag、^{109}Cd、^{115}Cd、^{115m}Cd、^{111}In、^{114m}In、^{113}Sn、^{117m}Sn、^{119m}Sn、^{121}Sn、^{123}Sn、^{125}Sn、^{120}Sb（$T_{P1}=5.76$ d）、^{122}Sb、^{124}Sb、^{125}Sb、^{126}Sb、^{127}Sb、^{128}Sb（$T_{P1}=9.01$ h）、^{129}Sb、^{121}Te、^{121m}Te、^{123m}Te、^{125m}Te、^{127m}Te、^{129m}Te、^{131m}Te、^{132}Te、^{124}I、^{125}I、^{126}I、^{130}I、^{131}I、^{133}I、^{135}I、^{132}Cs、^{134}Cs、^{136}Cs、^{137}Cs、^{128}Ba、^{131}Ba、^{133}Ba、^{140}Ba、^{137}La、^{140}La、^{134}Ce、^{135}Ce、^{137m}Ce、^{139}Ce、^{141}Ce、^{143}Ce、^{142}Pr、^{143}Pr、^{137}Nd、^{138}Nd、^{143}Pm、^{144}Pm、^{145}Pm、^{146}Pm、^{147}Pm、^{148}Pm、^{148m}Pm、^{149}Pm、^{151}Pm、^{145}Sm、^{151}Sm、^{153}Sm、^{145}Eu、^{146}Eu、^{147}Eu、^{148}Eu、^{149}Eu、^{155}Eu、^{156}Eu、^{157}Eu、^{146}Gd、^{147}Gd、^{149}Gd、^{151}Gd、^{153}Gd、^{159}Gd、^{149}Tb、^{141}Tb、^{154}Tb、^{156}Tb、^{157}Tb、^{160}Tb、^{161}Tb、^{159}Dy、^{166}Dy、^{166}Ho、^{169}Er、^{172}Er、^{167}Tm、^{170}Tm、^{171}Tm、^{172}Tm、^{166}Yb、^{169}Yb、^{175}Yb、^{169}Lu、^{170}Lu、^{171}Lu、^{172}Lu、^{173}Lu、^{174}Lu、^{174m}Lu、^{177}Lu、^{177m}Lu、^{170}Hf、^{175}Hf、^{179m}Hf、^{181}Hf、^{184}Hf、^{179}Ta、^{182}Ta、^{183}Ta、^{184}Ta、^{188}w、^{181}Re、^{182}Re（$T_{P1}=2.67$ d）、^{184}Re、^{184m}Re、^{186}Re、^{188}Re、^{189}Re、^{182}Os、^{185}Os、^{191}Os、^{193}Os、^{186}Ir（$T_{P1}=15.8$ h）、^{188}Ir、^{189}Ir、^{190}Ir、^{192}Ir、^{193m}Ir、^{194}Ir、^{194m}Ir、^{188}Pt、^{200}Pt、^{194}Au、^{195}Au、^{198}Au、^{198m}Au、^{199}Au、^{200}Au、^{193m}Hg（无机）、^{194}Hg、^{195m}Hg（无机）、^{197}Hg（无机）、^{197m}Hg（无机）、^{203}Hg、^{204}Tl、^{211}Pb、^{212}Pb、^{214}Pb、^{203}Bi、^{205}Bi、^{206}Bi、^{207}Bi、^{214}Bi、^{207}At、^{222}Fr、^{223}Fr、^{227}Ra、^{231}Th、^{234}Th、Th（天然）、^{232}Pa、^{233}Pa、^{234}Pa、^{231}U、^{237}U、^{240}U、U（天然）、^{234}Np、^{235}Np、^{236}Np（$T_{P1}=22.5$ h）、^{238}Np、^{239}Np、^{234}Pu、^{237}Pu、^{245}Pu、^{246}Pu、^{240}Am、^{242}Am、^{244}Am、^{238}Cm、^{245}Bk、^{246}Bk、^{250}Bk、^{244}Cf、^{250}Es、^{251}Es。

属于这一毒素组的还有这些气态或蒸汽态放射性核素：^{14}C、^{35}S$_2$、^{56}Ni（羰基）、^{57}Ni（羰基）、^{63}Ni（羰基）、^{65}Ni（羰基）、^{66}Ni（羰基）、^{103}RuO$_4$、^{106}RuO$_4$、^{121}Te、^{121m}Te、^{123m}Te、^{125m}Te、^{127m}Te、^{129m}Te、^{131m}Te、^{132}Te、^{120}I、^{124}I、^{124}I（甲基）、^{125}I（甲基）、^{126}I（甲基）、^{130}I、^{130}I（甲基）、^{131}I、^{131}I（甲基）、^{132}I、^{132m}I、^{133}I、^{133}I（甲基）、^{135}I、^{135}I（甲基）、^{193}Hg、^{195}Hg、^{195m}Hg、^{197}Hg、^{197m}Hg、^{203}Hg。

4.1.1.4　低毒组核素

^{7}Be、^{18}F、^{31}Si、^{38}Cl、^{39}Cl、^{40}K、^{42}K、^{43}K、^{44}K、^{45}K、^{41}Ca、^{43}Sc、^{44}Sc、^{49}Sc、^{45}Ti、^{47}V、^{49}V、^{48}Cr、^{49}Cr、^{51}Cr、^{51}Mn、^{52m}Mn、^{53}Mn、^{56}Mn、^{58m}Co、^{60m}Co、^{61}Co、^{62m}Co、^{59}Ni、^{65}Ni、^{60}Cu、^{61}Cu、^{64}Cu、^{63}Zn、^{69}Zn、^{71m}Zn、^{65}Ga、^{68}Ga、^{70}Ga、^{73}Ga、^{66}Ge、^{67}Ge、^{71}Ge、^{75}Ge、^{78}Ge、^{69}As、^{70}As、^{78}As、^{70}Se、^{73}Se、^{73m}Se、^{79}Se、^{81}Se、^{81m}Se、^{83}Se、^{74}Br、^{74m}Br、^{75}Br、^{77}Br、^{80}Br、^{80m}Br、^{83}Br、^{84}Br、^{79}Rb、^{81}Rb、^{81m}Rb、^{82m}Rb、^{87}Rb、^{88}Rb、^{89}Rb、^{80}Sr、^{81}Sr、^{85m}Sr、^{87m}Sr、^{86}Y、^{90m}Y、^{92}Y、^{94}Y、^{95}Y、^{93}Zr、^{88}Nb、^{89}Nb（$T_{P1}=2.03$ h）、^{89}Nb（$T_{P2}=1.10$ h）、^{97}Nb、^{98}Nb、^{93m}Mo、^{101}Mo、^{93}Tc、^{93m}Tc、^{94}Tc、^{94m}Tc、^{95}Tc、^{96m}Tc、^{97}Tc、^{98}Tc、^{99}Tc、^{99m}Tc、^{101}Tc、^{104}Tc、^{94}Ru、^{97}Ru、^{105}Ru、

^{99m}Rh、^{101m}Rh、^{103m}Rh、^{106m}Rh、^{107}Rh、^{101}Pd、^{107}Pd、^{102}Ag、^{103}Ag、^{104}Ag、^{104m}Ag、^{106}Ag、^{112}Ag、^{115}Ag、^{104}Cd、^{107}Cd、^{113}Cd、^{117}Cd、^{117m}Cd、^{109}In、^{110}In（T_{P1}＝4.90 h）、^{110}In（T_{P2}＝1.15 h）、^{112}In、^{113m}In、^{115}In、^{115m}In、^{116m}In、^{117}In、^{117m}In、^{119m}In、^{110}Sn、^{111}Sn、^{121}Sn、^{123m}Sn、^{127}Sn、^{128}Sn、^{115}Sb、^{116}Sb、^{116m}Sb、^{117}Sb、^{118m}Sb、^{119}Sb、^{120}Sb（T_{P2}＝0.265 h）、^{124m}Sb、^{126m}Sb、^{128}Sb（T_{P2}＝0.173 h）、^{130}Sb、^{131}Sb、^{116}Te、^{123}Te、^{127}Te、^{129}Te、^{131}Te、^{133}Te、^{133m}Te、^{134}Te、^{120}I、^{120m}I、^{121}I、^{123}I、^{128}I、^{129}I、^{132}I、^{132m}I、^{134}I、^{125}Cs、^{127}Cs、^{129}Cs、^{130}Cs、^{131}Cs、^{134m}Cs、^{135}Cs、^{135m}Cs、^{138}Cs、^{126}Ba、^{131m}Ba、^{132m}Ba、^{135m}Ba、^{139}Ba、^{141}Ba、^{142}Ba、^{131}La、^{132}La、^{135}La、^{138}La、^{141}La、^{142}La、^{143}La、^{137}Ce、^{136}Pr、^{137}Pr、^{138m}Pr、^{139}Pr、^{142m}Pr、^{144}Pr、^{145}Pr、^{147}Pr、^{136}Nd、^{139}Nd、^{139m}Nd、^{141}Nd、^{149}Nd、^{151}Nd、^{141}Pm、^{150}Pm、^{141}Sm、^{141m}Sm、^{142}Sm、^{147}Sm、^{155}Sm、^{156}Sm、^{150}Eu（T_{P2}＝12.6 h）、^{152m}Eu、^{158}Eu、^{145}Gd、^{152}Gd、^{147}Tb、^{150}Tb、^{153}Tb、^{155}Tb、^{156m}Tb（T_{P1}＝1.02 h）、^{156m}Tb（T_{P2}＝5.00 h）、^{155}Dy、^{157}Dy、^{165}Dy、^{155}Ho、^{157}Ho、^{159}Ho、^{161}Ho、^{162}Ho、^{162m}Ho、^{164}Ho、^{164m}Ho、^{167}Ho、^{161}Er、^{165}Er、^{171}Er、^{162}Tm、^{166}Tm、^{173}Tm、^{175}Tm、^{162}Yb、^{167}Yb、^{177}Yb、^{178}Yb、^{176}Lu、^{176m}Lu、^{178}Lu、^{178m}Lu、^{179}Lu、^{173}Hf、^{177m}Hf、^{180m}Hf、^{182}Hf、^{182m}Hf、^{183}Hf、^{172}Ta、^{173}Ta、^{174}Ta、^{175}Ta、^{176}Ta、^{177}Ta、^{178}Ta、^{180}Ta、^{180m}Ta、^{182m}Ta、^{185}Ta、^{186}Ta、^{176}W、^{177}W、^{178}W、^{179}W、^{181}W、^{185}W、^{187}W、^{177}Re、^{178}Re、^{182}Re（T_{P2}＝12.7 h）、^{186m}Re、^{187}Re、^{188m}Re、^{180}Os、^{181}Os、^{189m}Os、^{191}Os、^{182}Ir、^{184}Ir、^{185}Ir、^{186}Ir（T_{P2}＝1.75 h）、^{187}Ir、^{190m}Ir（T_{P1}＝3.10 h）、^{190m}Ir（T_{P2}＝1.20 h）、^{195}Ir、^{195m}Ir、^{186}Pt、^{189}Pt、^{191}Pt、^{193}Pt、^{193m}Pt、^{195m}Pt、^{197}Pt、^{197m}Pt、^{199}Pt、^{193}Au、^{200}Au、^{201}Au、^{193}Hg、^{193m}Hg（有机）、^{195}Hg、^{195m}Hg（有机）、^{197}Hg（有机）、^{197m}Hg（有机）、^{199m}Hg、^{194}Tl、^{194m}Tl、^{195}Tl、^{197}Tl、^{198}Tl、^{198m}Tl、^{199}Tl、^{200}Tl、^{201}Tl、^{202}Tl、^{195m}Pb、^{198}Pb、^{199}Pb、^{200}Pb、^{201}Pb、^{202}Pb、^{202m}Pb、^{203}Pb、^{204}Pb、^{205}Pb、^{200}Bi、^{201}Bi、^{202}Bi、^{203}Po、^{205}Po、^{207}Po、^{232}Th、^{235}U、^{238}U、^{239}U、^{232}Np、^{233}Np、^{240}Np、^{235}Pu、^{243}Pu、^{237}Am、^{238}Am、^{239}Am、^{244m}Am、^{245}Am、^{246}Am、^{246m}Am、^{249}Cm。

属于这一毒性组的还有这些气态或蒸汽态放射性核素：^{3}H（元素）、^{3}H（氚水）、^{3}H（有机结合氚）、^{3}H（甲烷氚）、^{11}C、^{11}CO$_2$、^{14}CO$_2$、^{11}CO、^{14}CO、^{35}SO$_2$、^{37}Ar、^{39}Ar、^{41}Ar、^{59}Ni、^{74}Kr、^{76}Kr、^{77}Kr、^{79}Kr、^{81}Kr、^{83m}Kr、^{85}Kr、^{87}Kr、^{88}Kr、^{94}RuO$_4$、^{97}RuO$_4$、^{105}RuO$_4$、^{116}Te、^{123}Te、^{127}Te、^{129}Te、^{131}Te、^{133}Te、^{133m}Te、^{134}Te、^{120}I（甲基）、^{120m}I、^{120m}I（甲基）、^{121}I、^{121}I（甲基）、^{123}I、^{123}I（甲基）、^{128}I、^{128}I（甲基）、^{129}I、^{129}I（甲基）、^{132}I（甲基）、^{132m}I（甲基）、^{134}I、^{134}I（甲基）、^{120}Xe、^{121}Xe、^{122}Xe、^{123}Xe、^{125}Xe、^{127}Xe、^{129m}Xe、^{131m}Xe、^{133m}Xe、^{133}Xe、^{135m}Xe、^{135}Xe、^{138}Xe、^{199m}Hg。

本核素毒性分组清单中有 10 个核素具有两个半衰期。其中，6 个因其两个半衰期（T_{P1}、T_{P2}）相差悬殊而被分别列入不同的毒性组别；另外 4 个具有两个半衰期的核素，因其半衰期相差不大而被列在同一毒性组别，它们是 ^{89}Nb、^{110}In、^{156m}Tb、^{190m}Ir。

汞分为无机汞和有机汞，共有 9 个核素。其中，5 个（^{193}Hg、^{194}Hg、^{195}Hg、^{199m}Hg、^{203}Hg）的无机和有机形态属同一毒性组别，另外 4 个（^{193m}Hg、^{195m}Hg、^{197}Hg、^{197m}Hg）则不同。

4.1.2　工作场所的选址、分级与分区要求

操作非密封放射性物质的工作场所应实行分级管理。工作场所应划分出控制区和监

督区，合理布局工作场所，规划好人流、物流、气流路径，妥善收集、暂存和处理该场所实践中产生的放射性废物。

4.1.2.1 选址

操作非密封放射性物质工作场所的选址原则是要选距离居民区尽量远且人较少到的地方。操作场所应尽量选择在单位内部偏僻的区域，宜建在单独的建筑物内，或集中于无人长期居留的建筑物的一端或底层，设置相应的物理隔离和单独的人员和物流通道。不宜毗邻人员密集区，与非放射性工作场所有明确的分界隔离，且放射性物质应设有单独的出入口。操作非密封放射性物质工作场所集中排风口的位置尽可能远离周边高层建筑。

4.1.2.2 分级

在相同的防护条件下，操作的放射性活度越大，对环境的污染和对工作人员潜在危害的可能性就越大，为了便于管理和工程设计及放射防护的目的，在 GB 18871—2002 中规定，将非密封源工作场所按放射性核素的日等效最大操作活度的大小分为甲、乙、丙三个等级（表 4.1）。

表 4.1　放射性工作场所分级

分级	日等效操作量/Bq
甲级	$>4 \times 10^9$
乙级	$2 \times 10^7 \sim 4 \times 10^9$
丙级	豁免活度值 $\sim 2 \times 10^7$

非密封放射性物质的日等效最大操作活度（Bq）在数值上等于实际计划的各核素日最大操作活度与该核素的毒性组别修正因子的乘积之和除以与操作方式相关的修正因子所得的商，即日等效最大操作活度＝日最大操作活度×核素毒性组别修正因子/操作方式修正因子。

在 GB 18871—2002 中，将目前已知的放射性核素按其毒性不同分为极毒核素、高毒核素、中毒核素和低毒核素，并给出了核素的毒性组别修正因子、操作方式与放射源状态的修正因子（表 4.2、表 4.3）。

表 4.2　放射性核素毒性组别修正因子

核素毒性组别	毒性修正因子
极毒组	10
高毒组	1
中毒组	0.1
低毒组	0.01

表 4.3　操作方式与放射源状态修正因子

操作方式	放射源状态			
	表面污染水平低的固体	液体溶液，悬浮液	表面有污染的固体	气体，蒸汽，粉末，压力高的液体，固体
源的贮存	1 000	100	10	1
很简单的操作	100	10	1	0.1
简单的操作	10	1	0.1	0.01
特别危险的操作	1	0.1	0.01	0.001

注：引自 GB 18871—2002。

表 4.3 中不同操作方式的说明如下。

（1）源的贮存

把盛放于容器中的核素的溶液、样品和废液密封后放在工作场所的通风柜、手套箱、样品架、工作台或专用柜内。这类操作发生污染的危险较小。

（2）很简单的操作

把少量稀溶液合并、分装或稀释，或洗涤污染不太严重的器皿等。这类操作过程中会有少量液体洒漏或飞溅。

（3）简单的操作

溶液的取样、转移、沉淀、过滤或离心分离、萃取或反萃取、离子交换、色层分析、吸移或滴定核素溶液等。这类操作可能会有较多的放射性物质扩散，污染表面和空气。

（4）特别危险的操作

放射性核素溶液加温、蒸发、烘干，强放射性溶液取样，粉末物质称量或溶解，干燥物质收集与转移，等等。这类操作过程中会产生少量气体或气溶胶。操作过程发生污染事故的概率较大，后果也较严重。

非密封放射性物质日等效最大操作活度（Bq）的计算举例如下。

假设某工作场所计划使用非密封放射性物质的日等效最大操作活度分别为 ^{226}Ra 3.7×10^4 Bq，^{90}Sr 3.7×10^4 Bq，^{131}I 3.7×10^4 Bq，^{99m}Tc 3.7×10^4 Bq。它们的毒性组别修正因子分别为 10、1、0.1、0.01。它们是溶液状态，而且是简单的操作。那么该工作场所的日等效最大操作量（Bq）为：

3.7×10^4 Bq(^{226}Ra)×10＋3.7×10^4 Bq(^{90}Sr)×1＋3.7×10^4 Bq(^{131}I)×0.1＋3.7×10^4 Bq(^{99m}Tc)×0.01＝4.11×10^5 Bq。该工作场所为丙级工作场所。

甲、乙、丙三个等级的非密封放射性物质工作场所的安全管理要求不同，《放射源的分类办法》规定，甲级非密封放射性物质工作场所参照Ⅰ类放射源安全管理，乙级和丙级非密封放射性物质工作场所参照Ⅱ类和Ⅲ类放射源安全管理。

操作非密封放射性物质的各级工作场所的建筑设计应符合下述基本防护要求：门、窗、内部设计和设备等尽量简单；地面与墙壁相交处和墙壁与墙壁相交处应呈弧形；地面有一定坡度且趋向于地漏；地面、墙面、顶棚和工作台面等表面采用不易渗透的抗酸碱腐蚀的材料作为覆面或喷涂；水、电、暖气、通风管道线路应力求暗装；自来水开关采用脚踏式或感应式；通风柜内保持一定负压，开口处负压气流速度应不小于 1 m/s；通气柜排气口应高于本建筑物屋顶并安装专用过滤装置，排出空气浓度应符合环境主管部门的要求。

对不同级别工作场所室内表面和设备的具体防护要求见表 4.4。

表 4.4　不同级别工作场所室内表面和设备的具体防护要求

场所级别	地面	表面	通风柜①	室内通风	下水管道	清洗去污设备
甲级	无缝隙	易清洗	需要	机械通风	特殊要求②	需要
乙级	易清洗不渗透	易清洗	需要	较好的通风	一般要求	需要
丙级	易清洗	易清洗	—	自然通风	一般要求	仅需清洗设备

注：1. ①仅指实验室。②下水管道宜短，大水流管道须有标记，便于维修。

2. 以体外放射免疫分析为目的而使用含有³H、¹⁴C、¹²⁵I 等核素的放射免疫药盒时，普通化学实验室即可以作为其工作场所，无须专门的防护。

4.1.2.3　分区

根据 GB 18871—2002 中的要求，应将放射性工作场所划分为控制区和监督区，并进行相应的管理。控制区（controlled area）是指在放射工作场所内要求或可能要求采取专门的防护手段和安全措施的区域，以便在正常工作条件下控制正常照射或防止污染扩散，防止潜在照射或限制其程度。监督区（supervised area）即未被确定为控制区，通常不需要采取专门防护手段和安全措施，但定期对其职业照射条件进行监测检查的任何区域。

一般情况，将操作非密封放射性物质的场所分为三区，分别是控制区、监督区和非限制区。操作放射性物质活度很小的丙级工作场所不一定按三区原则进行布置，但是要求场所必须具有良好的通风橱和工作台。

（1）控制区

任何需要或可能需要采取特殊防护措施或安全条件的区域被划分为控制区。目的是在正常工作条件下，控制正常照射或防止污染的扩散，并防止或限制潜在照射的程度和范围。确定控制区的边界时，应考虑预计的正常照射的水平、潜在照射的可能性和大小及所需要的防护手段与安全措施的性质和范围。

实际工作中，要采用实体边界划定控制区，采用实体边界不现实时，也可以采用其他适当的手段，在源的运行或开启只是间歇性的或仅是把源从一处转移至另一处的情况下采用与主导情况相适应的方法划定控制区，并对照射时间加以规定。在控制区的进出口及其他适当位置设立醒目的警示标识并给出相应的规则与程序。应用行政管理程序，如进入控制区的工作许可制度和实体屏障（包括门锁和联锁装置）限制进出控制区，限制的严格程度应与预计的照射水平和可能性相适应。在控制区的入口处设置防护衣具、监测设备和个人随身清洁衣物的贮存柜；在控制区的出口处设置皮肤和工作服的污染监测仪、被携带出物品的污染监测设备、冲洗或淋浴设施及被污染防护衣具的贮存柜，定期审查控制区的实际状况以确定是否有必要改变该区的防护手段、安全措施或边界。如果区域内要操作和制备高活度或高挥发性放射性核素或放射性药物，应按制备工艺流程及所要求的空气洁净级别进行合理布局，放射性操作区应保持负压，并与非放射性工作区隔开。

（2）监督区

监督区是指未被定为控制区的区域，在其中通常不需要专门的防护手段或安全措施，只需要经常对职业照射条件进行监督和评价。须在监督区入口处的合适位置张贴辐射警示标识，并定期检查该场所职业照射情况，确认是否需要采取防护措施或安全条件，是否需要更改监督区的边界。

（3）卫生通过间

操作非密封放射性物质活度水平较大的工作场所，为了防止污染扩散，清洁区与污染区的总体平面划分应该是：清洁区→卫生通过间→污染区。工作人员进出污染区时必须经过卫生通过间。例如，甲级工作场所的工作人员进入污染区工作时，工作人员在卫生通过间必须执行下述程序：① 凭工作许可证件领取更衣柜钥匙，脱去身上的衣、帽、鞋、袜、内衣、内裤、手表等，并将其锁在更衣柜内；② 在更衣区从工作服贮存柜内取出个人防护衣具，包括内衣、内裤、袜子、口罩、手套、工作帽，并穿戴好；③ 领取个人剂量计；④ 通过单向门以后在鞋架处穿好工作鞋；⑤ 进入污染区。

离开污染区进入清洁区之前，必须进入卫生通过间执行下述程序：① 脱掉手套和口罩，并将其放入废物筐内。② 检测工作鞋污染情况，若污染水平在控制范围内，则按鞋的尺码将鞋放到鞋架上；若污染水平超过控制范围，则将鞋放到暂存箱内，等待去污。③ 脱掉工作服、内衣、袜子等，放到回收筐内，记住工作服、袜子的号码。④ 交还个人剂量计。⑤ 进淋浴室洗消全身皮肤和头发。⑥ 进入污染检测区，如果全身污染或局部污染检测合格，则进入清洁衣柜区穿好衣服、鞋、袜、帽后离开卫生通过间，由单向门进入清洁区。假如全身皮肤或局部皮肤污染检测不合格，则应当到专门去污染区域进行洗消去污，直至检测合格后才能穿好清洁衣服、鞋、袜、帽，由单向门离开卫生通过间进入清洁区。

在不同的区域之间，要用明显的标志划分，并规定合理的通行线路和方向，可设置单独出入口防止交叉污染。控制区各个房间可能操作的放射性核素活度水平不同和可能受到的污染程度不同，应依次布置。工作人员进入污染区时应先经过污染程度较轻的区域，再到污染程度较重的区域。放射性核素进入和放射性废物离开，都应设立专门的进出口，不能与工作人员进出控制区共用一个通道。

卫生通过间内除应设置淋浴洗消设备外，还应配备必要的放射性物质表面污染监测仪及外伤或去污药品箱。

4.1.3　操作非密封放射性物质的辐射危险

操作非密封放射性物质时，工作人员受到同时存在的内照射和外照射的危害。外照射主要来自场所存在的 β 粒子、γ 光子外照射。由于 α 粒子的穿透能力很弱，通常不会引起外照射危害。目前临床上 α 核素的内照射应用比较罕见。内照射多半是由放射性污染物形成的表面污染及空气污染，直接或间接地引起内照射。医用放射性核素的非密封放射性物质污染多为 β、γ 辐射体污染。

4.1.3.1 外照射

非密封放射性物质在运输、存放和使用过程中，其释放出来的射线会对人员造成外照射。以核医学诊断或治疗而言，职业人员受到的外照射来自三种情况：在给患者用药前的药物准备、制配过程中，会受到 β 粒子和 γ 光子外照射；在给患者使用核药物过程中，会受到 β 和 γ 射线外照射；患者服用核药物后其本身就是外照射源。例如，职业人员接触装有活度为 3.7 MBq 的 ^{99m}Tc、^{113m}In、^{131}I 和 ^{198}Au 的注射器表面时，其手指皮肤受到的外照射剂量见表 4.5。

表 4.5　接触装有核素的注射器表面的手指受照剂量

核素	受照剂量率/（mGy/min）
^{99m}Tc	0.01～0.05
^{113m}In	0.15
^{131}I	0.14～0.70
^{198}Au	0.08～0.20

注：引自姜德智主编的《放射卫生学》。

在核医学诊断或治疗中，医务人员无论是其手指还是全身受到的外照射剂量，都没有超过国家现行放射防护标准中对职业人员个人规定的年当量剂量限值和年有效剂量限值。受照剂量的上限约相当于天然本底辐射水平的 2 倍。所以，人们不用谈核色变，但也不能粗心大意。当工作量增加或使用的核药物活度增大时，应当采取必要的外照射防护措施。

4.1.3.2 表面污染

由于非密封放射性物质易于扩散，操作过程中的蒸发、挥发、溢出或洒落，以及使用与存放不当导致的泄漏等，都可以使工作场所的地面、墙面、设备、工作服、手套和人体皮肤等受到程度不同、面积不等的放射性物质污染，称为表面污染。放射性污染物在物体表面上的存在有两种状态：非固定性污染状态和固定性污染状态。非固定性污染状态是一种松散的物理附着状态，又称松散性污染；固定性污染状态是渗入或离子交换的结果，不易去除。随着表面污染时间的延长，非固定性污染物中有一部分会转化为固定性污染物。

形成表面污染的另一些原因包括：工作人员把污染区使用的设备或物品拿到清洁区使用；工作人员在污染区工作后进入清洁区之前，没有在卫生通过间更换个人防护衣具，也没有在卫生通过间进行必要的污染洗消程序，而是径直进入清洁区；等等。由于这些原因，常常造成交叉污染，使清洁区办公桌、椅子、电话及公用钥匙等受到不同程度的放射性物质污染。

表面污染的主要危害是放射性污染物可以经过接触，由手、口、皮肤（尤其是伤口）进入人体，也可以由于从表面重新扬起、悬浮而扩散到空气中，再经呼吸道进入人体，最终导致内照射。当然，表面污染对工作人员也存在外照射危害。

4.1.3.3　工作场所空气污染

工作场所空气污染是由开放源核衰变时反冲核作用导致的自然扩散或挥发、蒸发扩散，以及液体搅动扩散和压力液体雾化扩散等原因造成的。此外，非固定性表面污染物在气流扰动和机械振动等外力作用下，飞扬、悬浮成为气载污染物。气载污染物与空气中固有的凝聚核相结合后体积变大，因重力作用又回降到物体表面，污染表面。于是，形成表面松散污染物与空气污染物之间的动态效应。

值得重视的另一个原因是，如果对气体放射性废物、液体放射性废物、松散的固体放射性废物、受污染的医疗器械和器皿、含放射性核素的患者粪便和服用核药物患者呼出的气体等在管理上不严格，也会成为工作场所空气污染源，甚至会影响环境质量和公众成员的辐射安全。

4.1.3.4　放射性核素进入人体的途径

对于操作开放型放射性核素的工作人员而言，职业操作过程中有可能会出现放射性核素进入人体的情况。放射性核素进入人体的主要途径有呼吸道、消化道、皮肤、伤口和药物方式。呼吸道是操作非密封放射性核素工作场所产生内照射的主要途径，消化道是工作人员皮肤污染的主要转移方式。

（1）呼吸道吸收

非密封源操作场所空气受到放射性核素污染的概率较大，多以气溶胶和气态存在，防护较为复杂和困难。经呼吸道吸收的主要是气态放射性核素和放射性气溶胶。气态放射性核素如氡、氢、氚和碘等，极易以简单扩散的方式经呼吸道黏膜或肺泡进入血流。

核素经呼吸道的吸收，以肺泡吸收为主，吸收速度相当迅速。鼻腔及气管的表面积较小，但其黏膜的通透性很高。因此，核素经鼻腔、气管的吸收亦不容忽视。肺泡上皮细胞对脂溶性和水溶性分子或离子都具有高度的通透性，故对可溶性核素化合物，或易透过生物膜且易转移的核素，吸入后可迅速地分布到全身。难溶性化合物，或难透过生物膜且难转移的核素，则难以自肺泡吸收，并且肺泡内气流缓慢，难以清除，甚至长期滞留或沉积，使肺脏成为长期受照射的靶器官。呼吸是不受意识支配的自律性生理运动，人无时无刻不与外环境进行气体交换，因此呼吸道尤其是肺吸收是核素污染最危险的途径。

（2）胃肠道吸收

放射性核素污染环境后，可由大气、水和土壤进入食物链（food chain）而自胃肠道吸收进入体内。由于胃肠道各段的 pH 不同，故放射性核素的酸性或碱性盐可分别在胃和小肠内并主要由小肠通过被动扩散方式吸收。哺乳动物胃肠是吸收营养物质和电解质的具有多种特殊功能的转运系统。有些放射性化合物可通过主动转运系统而被吸收。肠道上皮细胞还可通过吞噬和胞饮作用吸收或固着某些固体颗粒。难以吸收的放射性核素，可沉积于肠黏膜的褶皱内，短寿命核素可产生有害首过效应（first-pass effect）。

（3）皮肤伤口吸收

完好的皮肤是一道天然屏障，可以抵挡大部分放射性核素的侵入。但是，有些放射性核素不但能被吸收而且吸收率较高，如气态或蒸汽态的放射性碘核素和 HTO，溶于有机溶剂和酸性溶液的化合物，都能透过皮肤而吸收。在含 HTO 的环境中工作，HTO 经皮肤吸收入血的量与经肺吸收的量几乎相等。核素经皮肤吸收，主要依赖于简单扩散方式，先透过表皮脂质屏障进入真皮层，再逐渐移入毛细血管；也可经汗腺、皮脂腺和毛囊进入体内，但其量甚微，不占重要位置。放射性核素经皮肤的吸收率除受核素理化性质影响外，还受皮肤被污染的面积、皮肤部位、持续污染的时间、温度及湿度等因素的影响。皮肤涂有有机溶液或皮肤充血，可使吸收率增高。

若皮肤发生创伤，放射性核素的吸收率可比完好皮肤的吸收率高数十倍。放射性核素经伤口的吸收率，与受伤部位、受伤面积、伤口深度及核素化合物的性质有关。核素易溶性化合物从伤口吸收、转移迅速；而难溶性化合物（如超铀核素和氧化物）或在伤口易形成氢氧化物者，可较长期滞留于污染部位，仅有很少一部分被吸收。

4.2   内照射防护目的与措施

内照射通常源自非密封放射性物质通过各种方式进入人体后的作用。非密封放射性物质特点是在使用过程中，放射性物质处于暴露状态，与周边的环境介质（空气、水等）相接触，因而极易扩散到环境介质中，引起工作场所表面或环境介质的污染。由于这些原因，非密封放射性物质存在导致内照射的危险。

4.2.1   内照射防护目的

要做到内照射的防护，首先就是要保证尽量少的放射性物质进入人体，或者最好不进入人体。要做到这一点，必须确保：积极采取各种有效措施，切断放射性物质进入人体的各种途径，减少放射性核素进入体内的一切机会，确保进入体内的放射性物质不超过 GB 18871—2002 的放射性核素年摄入量限值，减少或防止人体受到内照射危害。

以上就是内照射防护的目的和基本原则。

4.2.2   内照射防护措施

为了达到安全操作非密封放射性物质的目的，围绕内照射防护原则，切实做好内照射防护是必需的环节。为此，有效的内照射防护基本措施包括以下内容。

4.2.2.1   围封包容

对于开放型放射性工作场所，必须采取严密而有效的围封包容措施，在开放源的周围设立一系列屏障，以限制可能被污染的表面，防止放射性物质向周围环境扩散，将可能产生的放射性污染限制在尽量小的范围。

4.2.2.2   保洁去污

任何放射性核素的操作者都必须遵守安全操作规定，防止或减少污染的发生，保持工作场所内的清洁与整洁，对受到污染的表面应及时去污，对污染的空气进行合理通风，有条件可安装空气净化装置。

4.2.2.3 个人防护

操作开放型放射性核素的人员，应根据工作性质正确穿戴相应的防护衣具，如工作服、工作帽、靴鞋、手套和口罩，必要时可穿戴隔绝式或活性炭过滤面具或特殊防护口罩。限制暴露于污染环境中的时间。遵守个人卫生规定，不提倡留长发和长指甲，禁止在开放型放射性工作场所或污染区存放食品、进食、饮水和吸烟等。

4.2.2.4 妥善处理放射性废物

任何操作非密封放射性核素的工作都会产生一定量的放射性废物。采取合理而有效的措施治理放射性"三废"，是保护工作环境，减少放射性核素体内转移，控制职业照射的重要内容。

无论是从技术方面考虑还是从经济方面考虑，在操作非密封放射性物质过程中期望完全彻底地包容放射性物质是不可能的。因此，还需要采取辅助性防护措施加以补充，这就是制订安全操作规则和穿戴个人防护衣具保护工作人员。

（1）个人安全操作的卫生要求

① 操作非密封放射性物质时，应穿戴好工作服和工作鞋，佩戴口罩和手套，必要时应戴塑料袖套和围裙。还应佩戴个人剂量计，进行外照射个人剂量监测。个人防护用品要保持清洁和完整。被放射性污染的防护用具，不得带出放射性工作场所；不能继续使用的个人防护用具，应集中妥善处理。

② 严禁在工作场所进食、饮水、吸烟，以及存放食物及其他个人物品。

③ 避免使用容易导致皮肤破损的容器和玻璃器具。若伤口较小，要清洗干净，妥善包扎，戴上乳胶手套才能进行放射性水平较低的操作；若伤口较大或患严重伤风感冒，须停止工作。不准使用有机溶剂（乙醚、氯仿、乙酸乙酯、甲苯等）洗手或涂抹皮肤，否则会增加皮肤对放射性物质的通透性。如果皮肤被污染，切忌使用有机溶剂冲洗。

④ 在非密封工作场所操作完毕后，必须严格执行卫生通过制度。工作完毕，要更衣、洗手、淋浴，进行污染检查，合格后才能离开。

（2）安全操作

① 工作人员在操作放射性物质前，应做充分准备，拟定出周密的工作计划和步骤，检查仪器是否正常，通风是否良好，个人防护用品是否齐全及万一发生事故时的应急方案。凡采用新技术、新方法时，在正式操作前必须熟悉操作的内容及放射性物质的性质（电离辐射种类、能量、物理化学状态等）。

② 对于难度较大的操作，要预先用非放射性物质做空白实验（冷实验），经反复练习成熟后，再开始工作。必要时还须有关负责人审批。对于危险性操作，必须有两人以上在场，不得一个人单独操作。

③ 凡开瓶、分装、煮沸、蒸发等易产生放射性气体、气溶胶及粉尘的操作，必须在通风橱或操作箱内进行。应采取预防污染的措施，如操作放射性液体时，须在铺有吸水纸的瓷盘内进行，并根据射线的性质和活度水平，使用相应的防护屏和远距离操作器械。操作 4×10^7 Bq 以上的 β、γ 核素，应佩戴防护眼镜。

④ 凡装有放射性核素的容器，均应贴上明显标志的标签，注明放射性核素的名称、

活度等信息，以免与其他放射性试剂混淆。

⑤ 放射性工作场所要保持清洁。清扫时，要避免灰尘飞扬，应用吸尘器吸去灰尘或用湿拖把清理。场所内的设备和操作工具，使用后应进行清洗，不得随意携带出去。

⑥ 经常检查人体和工作环境的污染情况，发现超限值水平的污染，应及时妥善处理。

⑦ 严格管理制度，防止放射性溶液泼洒、弄错或丢失。

（3）穿戴个人防护衣具

个人防护用具分为两类：基本个人防护衣具和附加个人防护衣具。可以根据实际需要，合理组合使用这两类个人防护衣具。

基本个人防护衣具：通常情况下穿戴的工作帽、防护口罩、工作服、工作鞋和防护手套等。

① 工作帽：常以棉织品或纸质薄膜制作。留长发的工作人员应当把头发全部罩在工作帽内。

② 防护口罩：常用的是纱布、纸质或超细纤维滤膜口罩。这些口罩对放射性气体核素没有过滤效果，仅对放射性气溶胶粒子有过滤效果。对气溶胶粒子的过滤效率比较好的口罩是超细纤维滤膜口罩，过滤效率达99％以上。

③ 工作服：常以白色棉织品或特定染色的棉织品制作。丙级工作场所的工作服以白色常见。乙级工作场所的工作服以上、下身分离样式常见。禁止穿着被污染的工作服或工作鞋进入清洁区。

④ 防护手套：常用的是乳胶手套。戴手套之前应当仔细检查手套质量，漏气或破损的手套不能使用。戴脱手套的概念正好与外科医生戴脱手套的概念相反，即手套外表面是受污染面，手套内表面是清洁面，不能使手套的内表面受污染。切勿戴着受污染的手套到清洁区打电话、取拿物品、开门等。

附加个人防护衣具：在某些特殊情况下需要补充采用的某些个人防护衣具。例如，气衣、个人呼吸器、塑料套袖、塑料围裙、橡胶铅围裙、橡胶手套、纸质手套和防护眼镜等。

（4）事故预防与应急

操作非密封放射性物质时，可能会发生一些突发状态，导致放射性物质外泄，出现放射性污染甚至扩散等情况。面对突发情况，工作人员应采取适当的防护与安全措施，尽可能减少或防止由于人为错误或其他原因导致的事故和事件，并有效减轻事故和事件的后果。操作非密封放射性物质的单位，应当分析可能发生的事故和风险，制订相应的应急预案，做好应急准备，并报审管部门备案。

发生事故（事件）后，应按照报告程序及时向审管部门报告。不缓报、瞒报、谎报或漏报。对于因事故受到伤害的人员，应配合医疗单位进行应急救援和治疗。

4.3 放射性废物的收集与治理

放射性废物（radioactive waste）是指含有放射性核素或被放射性核素污染，其浓度或活度大于国家审管部门规定的清洁解控水平，并且预计不再利用的物质。清洁解控水平（clearance level）是指由国家审管部门规定的，以放射性浓度、放射性比活度、总活度表示的一组值，当放射性物质等于或低于这些值时，可解除审管控制。

广义地讲，放射性废物可以分为两大类：一类是没有使用价值的密封源，另一类是受非密封源污染的物品。操作非密封放射性物质场所，有序、有效地收集放射性废物是放射性废物处理的第一步，其原则是分类收集、统一处理。

4.3.1 放射性污染

4.3.1.1 放射性污染的产生

操作放射性物质的过程中，特别是开放型操作，往往不可避免地会使建筑物、设备、工具以及人体表面沾染上放射性物质，这个现象统称为表面的放射性污染。这些污染常常是工作场所放射性气溶胶浓度和外照射剂量升高的重要原因之一。特别是工具、防护用品和环境的污染，如果不及时加以控制和清除，就会蔓延扩大，有的后果可能很严重。

在大多数情况下，工具或设备的污染是不会太严重的。经过仔细去污，使其污染水平降至控制水平以下的，就能继续使用。但是，在少数情况下，工具或设备污染严重，无法清洗到控制水平以下，或者说从经济上考虑还不如更换一个新的更合算和方便，这时被污染的物件只能当作废物处理。

在表面上的污染性放射性物质，一般分为固定性的和非固定性的两类。凡是当两个表面接触时，能从一个表面转移到另一个表面上的污染，称为非固定性的污染（又称松散性污染）；而不能从一个表面转移到另一个表面上的污染，称为固定性的污染。但是，这两者又是相对的，因为可转移的程度往往与污染核素的特性、污染时间的长短、两个接触表面的性质、接触的方式及媒介物质的化学性质和物理性质等许多因素有关。

4.3.1.2 去除放射性污染的方法

为了便于除去污染，对材料表面的要求是光滑、无孔和化学交换能力小，不仅能耐酸、碱及有机溶液，而且能耐热，因为在加热时去污效果普遍较高。但对材料磨光是不必要的，因为经过一次去污后能完全破坏材料表面的光洁度。

采用适当的方法从表面上消除放射性污染物，称为去除表面放射性污染物，简称表面去污。表面可能是设备、构件、墙壁和地表等表面，也可能是个人防护衣具或人体皮肤。污染物可能是松散的放射性固体，也可能是含放射性物质的液体、蒸汽或挥发物。

（1）去污的一般原则

去污工作必须做得恰当，否则会扩大污染。去污时，应遵守下述一般原则。

① 要尽早去污。因为污染时间较短的放射性物质容易去除，单次去污效率较高，

也可减少污染的扩大。

②要配制合适的去污试剂。不同种的试剂，其去污作用也不同，应选择去污效果好、费用低、操作安全的去污试剂。

③要合理选择去污方法。一般的去污方法有浸泡、冲刷、淋洗和擦拭等，它们均可在常温下进行。一般应根据污染物件的特点、污染元素和表面介质的性质、去污设施和废物（包括废液）处理的条件等因素选择具体使用哪种方法。可将超声波发生器放在去污液中，用超声波去除零件上的放射性物质。

④在去污过程中要防止交叉和扩大污染。去污程序一般应从污染较弱处开始，逐渐向污染较强处伸展。有时为了降低外照射或减少污染的扩散，首先应对污染最强处做一次粗略的去污。在大多数情况下，去污剂和擦拭物均不能反复使用，擦拭物的不同擦拭面也不能在不同地点来回擦，否则容易将去污剂或擦拭物上的放射性物质扩散出去。

⑤要认真处理去污过程中产生的废物和废液。去除放射性物质污染的过程，实质上是把放射性物质转移到去污剂中或擦拭物上的过程。这些去污剂或擦拭物，极个别情况下还可以进行处理，例如回收其中有用的放射性物质。但在一般情况下，只能作为放射性废物或废水处理。这时特别要注意的是，防止因废物处理不当而扩大污染。

⑥去污时要做好安全防护。去除大面积污染时，应划出"禁区"，并严禁任何人随意出入。去污人员首先应注意外照射防护，有时需要采用简单的工具和设备；要注意配备必要的个人防护用品，以防止形成内污染，减少内外照射总剂量。

（2）体表去污

对体表去污首先要脱掉污染的衣服，这样可大大降低表面放射性污染。被污染的皮肤和头发，可用肥皂、温水和浴巾有效地去除。一般可用软毛刷刷洗，操作要轻柔，防止损伤皮肤。可选择合适的洗涤剂，不能采用有机溶剂（乙醚、氯仿和三氯乙烯等）和能够促进皮肤吸收放射性物质的酸碱溶液、角质溶解剂及热水等。常用的皮肤去污剂有以下几种。

① EDTA 溶液。取 10 g EDTA-Na$_4$（乙二胺四乙酸四钠盐，络合物）溶于 100 mL 蒸馏水中。

② 高锰酸钾溶液。取 6.5 g KMnO$_4$ 溶于 100 mL 蒸馏水中。

③ 亚硫酸氢钠溶液。取 4.5 g 亚硫酸氢钠溶于 100 mL 蒸馏水中。

④ 复合络合剂。取 5 g EDTA-Na$_4$、5 g 十二烷基磺酸钠、35 g 无水碳酸钠、5 g 淀粉和 1 000 mL 蒸馏水混合。

⑤ DTPA 溶液。取 7.5 g DTPA（二乙烯三胺五乙酸，络合物）溶于 100 mL 蒸馏水中，pH＝3。

⑥ 5％次氯酸钠溶液。

亦可采用 EDTA 肥皂去污。将此肥皂涂在污染处，稍洒点水，让其很好地起泡沫后，再用柔软的刷子刷洗（对指甲缝、皮肤褶皱处尤其要仔细刷洗），然后用大量清水（温水更好）冲洗。这样反复清洗 2～3 次，每次 2～3 min。最后用干净毛巾擦干或自然晾干，用仪器检查是否洗净。

如用上述方法不能洗净，可先用 EDTA 溶液（10％），用软毛刷或棉签蘸 EDTA 溶

液刷洗污染处 $2\sim3$ min，然后用清水冲洗。也可以将高锰酸钾粉末倒在用水浸湿的污染皮肤上，或将手直接浸泡在高锰酸钾溶液中，用软毛刷刷洗 2 min，然后用清水冲洗，擦干后再用 4.5% 亚硫氢酸钠脱去皮肤表面颜色，最后用肥皂和水重新刷洗。这种去污方法最多只能重复 $2\sim3$ 次，否则会损伤皮肤。

被 [131]I 或 [125]I 污染时，先用 5% 硫代硫酸钠或 5% 亚硫酸钠洗涤，再以 10% 碘化钾或碘化钠作为载体帮助去污；被 [32]P 污染时，先用 $5\%\sim10\%$ 磷酸氢钠（Na_2HPO_4）溶液洗涤，再用 5% 柠檬酸洗涤，效果很好。

去污完成后，应在刷洗过的皮肤上涂以羊毛脂或其他类似油脂，以保护皮肤，预防龟裂。

头发被污染时，可用洗发香波、3% 柠檬酸水溶液或 EDTA 溶液洗头。必要时剃去头发。眼睛被污染时，可用洗涤水冲洗。伤口污染有时也会发生，这时应根据情况用橡皮管或绷带像普通急救一样先予以止血，再用生理盐水或 3% 双氧水（H_2O_2）冲洗伤口。

去除皮肤上的放射性物质时，不仅方法要正确，而且要及时，在一般方法无效时应马上请医生指导，特别是所受的污染很强时，要做外科切除手术。这须由有经验的防护人员与医生共同研究确定。

（3）设备表面去污

设备表面污染的去除工作，在操作上虽不需要像对待体表污染那样轻柔，去污剂的选择也少些禁忌。但是，设备表面的性质（如材料种类、形状大小、光洁程度、可否拆卸、放置状况和设备的经济价值等）极为复杂，因此对它去污时选用的试剂和方法也是多种多样的。

设备表面的去污方法实质上有两种：一种是化学去污法，用能够溶解或吸附放射性物质的化学试剂（药品）去污；另一种是机械去污法，用擦、涮、切、刨和削等手段去污。一个去污过程中，两种方法往往被同时交叉使用。

污染在表面上的放射性物质，多数不以离子形式存在，所以在设备表面去污中用离子交换或络合的原理来去污，其效果是较低的。

表 4.6 给出了对不同表面的几种常用的去污试剂和操作方法。

表 4.6　常用的去污试剂和操作方法

表面种类	去污试剂或去污方法	操作方法	备注
衣服类	肥皂或洗衣粉（液）	中等水平污染可用洗衣机洗涤，低水平污染可用一般方法洗涤	—
	3% 的柠檬酸或 3% 的草酸溶液	对污染程度较严重的，可用洗衣机洗涤	绢、尼龙用柠檬酸，粘胶等用草酸
	剪去修补	剪去污染部位作废物处理，然后修补上	适用于局部性的严重污染

续表

表面种类	去污试剂或去污方法	操作方法	备注
金属类	肥皂或洗涤剂	一般的浸泡、擦拭洗涤方法	效果不明显，适用于低水平污染
	9%～18%的盐酸或3%～6%的硫酸溶液	保持表面潮湿，刷洗，最后用水冲净	—
	柠檬酸和稀硝酸	对不锈钢，先置于10%的柠檬酸溶液中浸泡1 h，再用水冲洗，然后在稀硝酸溶液中浸泡2 h，再用水洗净	大部分金属不能浸泡
	加热法	在加热的10%硝酸溶液中作用约15 min，然后用10%热的草酸溶液、10%氢氧化钠溶液或0.5%硅氟化氢氨（NH_4SiF_6）溶液刷洗	适用于不锈钢，对表面有明显的损伤
油漆类（包括漆布）	水、温水、蒸汽洗涤剂	对污染部位进行冲洗	蒸汽效果较好，可达50%～90%
	3%柠檬酸钠或草酸溶液	洗涮	—
	1%磷酸钠水溶液	洗涮	不能用于铝上的油漆
	有机溶剂、氢氧化钠或氢氧化钾浓溶液	把油漆逐渐溶解后除去	不能用于漆布
	10%稀盐酸	洗涮	—
	刮（剪）去	用工具刮（剪）去被污染表面作废物处理，然后修补上	适用于局部污染
瓷砖	3%柠檬酸铵溶液	刷洗、清水冲净	效果较好
	10%稀盐酸	刷洗、清水冲净	表面受损伤
	10%磷酸钠水溶液	刷洗、清水冲净	—
塑料	柠檬酸铵	用煤油等有机溶剂冲淡柠檬酸铵溶液	
	酸类或四氯化碳	清洗	
橡胶制品	肥皂	一般清洗	—
	稀硝酸	洗涮，冲洗	不适用于^{14}C和^{131}I污染
玻璃器皿和瓷制品	肥皂、洗涤剂	拌水洗涮，冲洗	
	铬酸、盐酸、柠檬酸	将器皿放到盛有3%盐酸和10%柠檬酸溶液中浸泡1 h，然后取出放到盛有水的容器中洗涤，再放在浸液（重铬酸钾在浓硫酸中的饱和溶液）中片刻，最后取出来用水冲洗	不适用于^{14}C、^{131}I等污染
木器	—	用刨子把表面刨去几毫米	一般去污仍不符合要求时

注：引自伊远淑主编的《放射性同位素与射线装置安全和防护条例》与监测技术及放射性事故案例选评手册。

木质或水泥地上的放射性污染物,在经一般擦拭以后仍不能除去者就很难再去污了,因为这些材料的结构很稀疏,用酸只能促使污染物向深处渗透,因此只能更新或覆盖。木制家具之类的污染可以局部削刨或更新。铅、普通钢和铁等金属很易吸收大量的放射性物质,污染后随即用一般去污剂擦拭效果较好,其后的去污用机械方法较好。铝、铜或黄铜表面被污染时,用普通去污粉擦洗也有相当好的效果。

在应用放射性核素的实验室,常用普通洗衣粉及清水交替洗涤玻璃器皿的方法去污。经验表明,这个方法对曾注射过汞-203-新醇、^{131}I 和 ^{198}Au 的注射器去污,去污效率可达 90% 左右,但对针头效果不好,只有 7% 左右。

超声波清洗器能提高去污效果,它能把油脂和放射性物质都清洗干净,且功率高的去污效果好些。其方法是在 2 000 mL 清水中加入 100 g 合成洗衣粉作为清洗剂,将使用过的放射性核素注射器、针头、移液管和量筒等放在清洗罐内,超声波冲洗约 30 min,去污效果大部分在 90% 以上。采用超声波清洗器是以机械化代替过去的手工操作,不仅去污效果好,还可以大大降低工作人员所受的辐射。

(4) 工作服表面污染的去污方法

目前多趋向于将受污染的工作服分为两类:一类是低于表面污染控制水平的工作服,另一类是高于表面污染控制水平的工作服。两类工作服须分别在不同的洗衣机内洗涤。

表 4.7 中给出了不同去污剂对不同核素污染棉织品的去污系数。工作服的洗涤去污分下述几个阶段。例如,采用 0.3% 液体肥皂对 ^{89}Sr 去污时,第一次洗涤后的去污率为 83%,第二次和第三次洗涤后的去污率分别为 2.4% 和 0.9%。同样的去污剂对 ^{32}P 去污时,第一次、第二次、第三次洗涤后的去污率分别为 95%、0.8%、0.1%。每次洗涤后必须用清水漂洗 1~2 次,以除去二次污染的放射性物质。如果采用氧化还原剂去污,洗涤次数和洗涤持续的时间可以明显缩短。去污率的大小取决于污染程度、去污剂成分、去污溶液的温度、工作服的材料和洗涤持续时间等。

表 4.7　不同去污剂对不同核素污染棉织品的去污系数

去污剂成分	^{89}Sr	^{91}Y	^{141}Ce	^{59}Fe	^{32}P	^{131}I
水	3.3	1.8	3.3	3.0	5.6	20
柠檬酸钠盐	330	—	67	20	6.7	100
柠檬酸	50	2.6	18	14	2.0	20
柠檬酸铵盐	—	5.6	170	40	4.0	25
N,N-二羟基乙胺基乙酸	—	170	110.0	29	25	20
高效洗衣粉	100	250	200	67	6.7	67

注:引自姜德智主编的《放射卫生学》。

(5) 评价去污染效果的指标

① 剩余污染率 α。

设 $A_{原始}$ 为表面去污染前表面上的污染活度,$A_{最终}$ 为表面去污染后表面上剩余的污染活度,剩余污染率 $\alpha_{去污}$ 为:

$$\alpha_{去污} = \frac{A_{最终}}{A_{原始}} \times 100\% \tag{4.1}$$

② 去污率 $\beta_{去污}$。

$$\beta_{去污} = (A_{原始} - A_{最终})/A_{原始} \times 100\% \tag{4.2}$$

③ 去污系数 $K_{去污}$。

$$K_{去污} = A_{原始}/A_{最终} \tag{4.3}$$

由公式（4.3）可以看出，去污系数 $K_{去污}$ 在数值上等于去污以后原始污染活度所减少的倍数。有时对大数值的去污系数用对数值 $D_{去污}$ 表示，称为去污指数，即：

$$D_{去污} = \log(A_{原始}/A_{最终}) = \log K_{去污} \tag{4.4}$$

上述评价去污染效果的指标之间存在如下关系：

$$\alpha_{去污} = 100\% - \beta_{去污}$$

$$K_{去污} = 100\%/\alpha_{去污}$$

$$D_{去污} = \log K_{去污}$$

GB 18871—2002 中规定的工作场所表面放射性物质污染的控制水平见表 4.8。

表 4.8　工作场所表面放射性物质污染控制水平

单位：Bq/cm^2

表面类型		α 放射性物质		β 放射性物质
		极毒核素	其他核素	
工作台面、设备、墙壁、地面	控制区*	4	4×10	4×10
	监督区	4×10^{-1}	4	4
工作服、手套、工作鞋	控制区	4×10^{-1}	4×10^{-1}	4
手、皮肤、内衣、工作袜	监督区	4×10^{-2}	4×10^{-2}	4×10^{-1}

注：* 该区内的高污染子区除外。

4.3.2　放射性废物的来源与分类

在辐射实践中产生的含有放射性物质或被放射性物质污染的、其放射性比活度或浓度大于审管部门规定的清洁解控水平的、预期不会再利用的任何物理形态的废弃物，称为放射性废物。操作非密封放射性物质过程中，核素的生产与转运、制备与使用、退役回收等环节，不可避免地会产生各种形态的放射性废物。为了保护人类的健康和环境，人们已经认识到放射性废物安全管理的重要性，IAEA 已经建立和发布了放射性废物管理的标准和指南。

核能开发利用、核技术利用和伴生放射性矿物资源开发利用过程中，都涉及放射性废物的产生，自然就构成了放射性废物的来源。

放射性废物有多种分类方式，可按《放射性废物的分类》（GB 9133）中的规定进行分类，基于处置目的可按《低中水平放射性固体废物的浅地层处置规定》（GB 9132）中的规定将放射性固体废物分为低放固体废物与中放固体废物，还有在特定场合可按不同的废物特征进行分类等。放射性废物可能以三种物理形态（气态、液态和固态）的任何一种状态产生，它的浓度变化范围可以从微量到高浓度。废物的贮藏和处置方法根据废物的形态、存在的放射性核素、浓度和辐射毒性的不同而不同。一个合适的放射性废物分类体系将有助于规划这些材料的安全处置。分类包括相对简单的固体、液体和气体废物，也包括材料是被排入环境，还是利用填埋或专门的设施进行处置。液体废物可根据放射性物质浓度进一步分类。

依据 GB 9133 的规定，放射性废物按其放射性活度水平分为豁免废物、低水平放射性废物、中水平放射性废物和高水平放射性废物；按其物理性状分为气载废物、液体废物和固体废物。放射性气载废物和液体废物可按其放射性浓度水平分为不同等级；放射性固体废物可首选按其所含核素的半衰期长短和衰变类型分为五种，然后按其放射性比活度水平分为不同的等级。

（1）豁免废物

豁免废物（exempt waste）是含有放射性物质，并且其放射性浓度、放射性比活度和污染水平不超过国家审管部门规定的清洁解控水平的废物。豁免废物对公众成员照射所造成的年剂量值应小于 0.01 mSv，对公众的集体年剂量值应不超过 1 人·Sv/a。

（2）放射性气载废物

放射性气载废物（radioactive gaseous waste）是含有放射性核素，其放射性浓度超过国家审管部门规定的排放限值的气态废弃物。放射性气载废物分为以下两级。

第 I 级（低放废气）：浓度小于或等于 4×10^7 Bq/m³。

第 II 级（中放废气）：浓度大于 4×10^7 Bq/m³。

（3）放射性液体废物

放射性液体废物（radioactive liquid waste）是含有放射性核素，其放射性浓度超过国家审管部门规定的排放限值的液态废弃物。放射性液体废物分为以下三级。

第 I 级（低放废液）：浓度小于或等于 4×10^6 Bq/L。

第 II 级（中放废液）：浓度大于 4×10^6 Bq/L，小于或等于 4×10^{10} Bq/L。

第 III 级（高放废液）：浓度大于 4×10^{10} Bq/L。

（4）放射性固体废物

放射性固体废物（radioactive solid waste）是含有放射性核素，其放射性比活度或污染水平超过国家审管部门规定的清洁解控水平的固态废弃物。

α 废物：放射性固体废物中半衰期大于 30 a 的 α 发射体核素的放射性比活度在单个包装中大于 4×10^6 Bq/kg（对近地表处置设施，多个包装的平均 α 比活度大于 4×10^5 Bq/kg）的放射性固体废物。除了 α 废物外，放射性固体废物按其所含寿命最长的放射性核素的半衰期长短分为以下四种。

① 含有半衰期小于或等于 60 d（包括 ^{125}I）的放射性核素的废物，按其放射性比活度水平分为以下两级。

第 I 级（低放废物）：比活度小于或等于 4×10^6 Bq/kg。

第 II 级（中放废物）：比活度大于 4×10^6 Bq/kg。

② 含有半衰期大于 60 d、小于或等于 5 a（包括 ^{60}Co）的放射性核素的废物，按其放射性比活度分为以下两级。

第Ⅰ级（低放废物）：比活度小于或等于 4×10^6 Bq/kg。

第Ⅱ级（中放废物）：比活度大于 4×10^6 Bq/kg。

③ 含有半衰期大于 5 a、小于或等于 30 a（包括 ^{137}Cs）的放射性核素的废物，按其放射性比活度分为以下三级。

第Ⅰ级（低放废物）：比活度小于或等于 4×10^6 Bq/kg。

第Ⅱ级（中放废物）：比活度大于 4×10^6 Bq/kg、小于或等于 4×10^{11} Bq/kg，且释热率小于或等于 2 kW/m³。

第Ⅲ级（高放废物）：释热率大于 2 kW/m³，或比活度大于 4×10^{11} Bq/kg。

④ 含有半衰期大于 30 a 的放射性核素的废物（不包括 α 废物），按其放射性比活度分为以下三级。

第Ⅰ级（低放废物）：比活度小于或等于 4×10^6 Bq/kg。

第Ⅱ级（中放废物）：比活度大于 4×10^6 Bq/kg，且释热率小于或等于 2 kW/m³。

第Ⅲ级（高放废物）：比活度大于 4×10^{11} Bq/kg，或释热率大于 2 kW/m³。

4.3.3 放射性废物的治理

能够直接排放到环境中并且靠环境扩散的放射性废物通常是液体或气体废物。固体废物是不能直接排放到环境中的，因为它可以被控制在产生点和包容在容器中衰变，或者到一个合适的固体废物处置场处置。

4.3.3.1 放射性气载废物的治理

放射性气载废物主要来自工艺系统、厂房和实验室的排风系统。放射性气载废物中可能含有放射性气体、气溶胶、颗粒物和非放射有害气体。放射性气载废物中所含的放射性核素随设施而异。例如，铀矿冶炼厂废气中主要核素是铀（钍）、镭、氡及其子体，核电厂工艺废气中主要核素是 ^{85}Kr、^{133}Xe、^{131}I、^{3}H 和 ^{14}C 等，玻璃固化工厂的工艺废气中主要核素是 ^{137}Cs、^{90}Sr 和 ^{239}Pu 等。

（1）基本要求

应根据放射性气载废物的特征（如物理和化学特征、放射性核素的种类和活度浓度、有机物浓度、气溶胶浓度、含尘量、含湿量、酸碱度和温度等）和排放限值选择合适的处理工艺（如过滤、吸附和洗涤等），采用安全、高效、二次废物量少和经济的方法和设备。为防止污染扩大，应合理组织工艺废气处理系统和放射性工作区通风系统的气流走向，并保持一定的负压和（或）换气次数。

（2）净化技术

常用的废气净化技术有过滤、吸附、洗涤、滞留、衰变等。通常，工艺废气需要采用多级净化综合处理流程的废气净化系统来处理，对于厂房和实验室的排风，经过过滤之后一般就可向环境排放。

过滤器在废气处理中用得最多，品种也很多，如进风预过滤器、排风预过滤器、高效过滤器、高效微粒空气过滤器、碘过滤器等。

衰变贮存是核电厂废气处理常用的一种方法。压水堆核电厂的含氢废气多用压缩衰变贮存进行处理。若放射性气载废物中含有惰性气体，则可以采用低温蒸馏法，或采用吸附法，如低温活性炭吸收法、分子筛吸收法，实现对其净化。对于放射性碘（^{131}I）可以采用碱洗涤法、浸渍化学吸收法或水泥固定法等进行净化处理。对于氚（^{3}H）可以选用氧化挥发法、HT/H$_2$O 催化交换法、激光法、低温蒸馏法和催化法等技术进行浓集。

4.3.3.2　放射性液体废物的治理

放射性液体废物包括废水和有机废液。废水产生的来源有工艺废水、地面冲洗水、去污废水、树脂再生液、沐浴水、洗衣水等。有机废液来自萃取剂（如 TBP、煤油）及其降解产物、机油、润滑油、有机溶剂（如四氯乙烯、三氯乙烷等）、测量用的有机闪烁液等。

（1）基本要求

应根据放射性液体废物的特征（如物理和化学特征、放射性核素种类和活度浓度、有机物含量、含盐量、悬浮物含量、酸碱度等）和排放限值选择合适的处理工艺（如蒸发、离子交换、膜技术、絮凝沉降、吸附、过滤、离心分离等），采用安全、高效、二次废物量少和经济的方法和设备，应合理处理不同的放射性废液（如高、中、低放废液，有机与无机废液，工艺与非工艺废液等），以防系统交叉污染、增加处理和整备的复杂性、增加维修和检查的困难。

（2）常用处理方法

废水净化处理的方法很多，最常用的是过滤、蒸发和离子交换，此外还有电渗析、反渗透等技术，详见表 4.9。

表 4.9　常用放射性废液处理方法比较

方法		优缺点	适用范围	净化系数
化学沉淀法	氢氧化铁沉淀	设备运行费低，生产能力大	低放废液，含悬浮物、胶体物、溶解物的废液	4～20
	磷酸钙沉淀	—		10～100
	磷酸盐和亚铁氰酸盐共沉淀	产生的泥浆要处理		50～500
离子交换法	化学沉淀后，蛭石处理	能去除可溶性离子	中、低放废液，含溶解物的废液	100～500
	两级离子交换树脂床	杂质的影响大，废物要预处理，会产生二次废物	—	800～1 200
隔离膜分离法	电渗析	投资低，节能，易自动化运行，膜易碎，维修麻烦	中、低放废液，含溶解物的废液	50～100
	反渗透	—		10～100
	超滤			10～100
蒸发法		减容效果好，适应性强，净化系数高，费用低	中、低放废液，含胶体物、悬浮物、溶解物的废液	10^3～10^6
生物学法		节省费用，能除去废液中的有机污染物，净化系数低	低放废液，含有机物、悬浮物、溶解物的废液	2～50

4.3.3.3 放射性固体废物的治理

减小放射性固体废物体积的过程，称为减容。减容的目的是最大限度地缩小固体废物的体积，降低贮存、运输和处置废物的费用。把减容的凝聚态气体和液体废物转变为固体废物的方法，称为废物固化。固化的目的是使废物稳定不易于弥散，便于贮存、运输和处置。固化后的废物，称为固化废物体。已经开发的废物固化工艺很多，对于低、中放废物，主要采用水泥固化、沥青固化和聚合物固化等；对于高放废物，主要采用玻璃固化。

（1）基本要求

应根据放射性固体废物的特性（如物理、化学、生物特征，放射性核素种类和活度浓度等）和后续整备、贮存、运输、处置的要求，选择合适的处理工艺，采用安全、高效、二次废物量少、包容性好和经济的方法和设备。

废物处理设施应设有完善的防护措施，保证工作人员的辐射安全。处理 α 废物的系统应安置在相应的密封屏障内，并注意确保核临界安全。

应考虑废物浓缩、减容后放射性活度浓度的提高所导致的辐射影响。必要时，应采取适当措施防止对工作人员和公众造成不可接受的照射。

（2）固体废物减容

① 焚烧减容：对可燃性固体废物通常在专用的焚烧炉内焚烧减容。焚烧使废物的有机成分转化成无机产物，但是不能破坏放射性元素。应根据废物特征（如化学成分、热熔、含水率、密度、不可燃物含量等）选择合理的炉型和操作条件，保证燃烧完全，防止炉内架桥、炉箅堵塞和产生有毒或易爆物。

② 压实减容：对于不可燃烧的固体废物采用压实减容。压实减容是基于提高废物密度，消除废物中的空隙而减少体积的一项比较成熟的技术，应用广泛。压实减容后的固体废物收集在经过审管部门审核批准的标准容器内封好，待处理。应采取措施收集压实时产生的废液，并防止发生气载污染。必要时，压实前可将废物切割成小块或在桶内预压实，以提高压实的减容比。

③ 切割减容：对于受放射性核素污染且不准备再利用的设备，可采取切割减容。按表面污染的程度不同，可以在热室内切割或在其他专用操作间切割。切割后的固体废物须再压缩进一步减容。最后，将减容后的废物装入标准容器中封好，待处理。"热室"是指通过窥视窗借助机械手对强放射性物质进行操作的具有厚屏蔽层的密闭室。

放射性固体废物的处理方法还有熔融盐氧化法、微波处理、催化湿法氧化、超临界水氧化、生物处理等，主要用于分解、破坏废物的有机成分。

（3）废物减容后固化

国际通用的固化基质是水泥、沥青、聚合物、玻璃等。固化方式有桶内固化、桶外固化和就地固化。桶内固化是将废物和固化基质放到桶内搅拌混合均匀的固化过程。将废物与固化基质在桶外搅拌混合均匀后注入桶内的固化过程称桶外固化。就地固化是在废物产生地或贮存地进行的废物固化处理。

① 水泥固化：是将放射性废物与水泥均匀搅拌成糊状，凝结后失去流动性，逐渐硬化成为固体，进行贮存或处置。一般水泥固化不适合高放废物，因为水泥固化需要水

参加水化反应，而高放废物有很强的辐射剂量率，并且水泥热导率比较低，因此会使水汽化和辐解产生大量的氢气和氧气，很不安全。

② 沥青固化：是将加热的沥青与放射性废物一起混合，然后在处置桶里冷却，形成硬的固化体，将放射性废物转化成稳定的状态，以便于废物治理和最终处置。

③ 聚合物固化：聚合物固化的湿固体废物有泥浆、废离子交换树脂、蒸发浓缩物、过滤介质等，干固体废物有过滤器芯、焚烧炉灰及燃料原件碎片等。

④ 玻璃固化：是废物基料与玻璃基料在高温下一起熔融，澄清后倒进容器里面，冷却形成一种整体块状物。玻璃固化的高温可以破坏废物中的任何有机物，也可引起挥发物和气载核素的排出。因此，废气在排放前要进行净化处理。玻璃固化技术综合优点是产生的废物体稳定，适合长期贮存和处置，有机材料整个被破坏，适合处理大范围的液体和固体废物。但是，玻璃固化是一项复杂且昂贵的技术，通常仅应用于高放废物和其他技术难以处理的特殊废物。

4.3.4　放射性废物的管理

良好的放射性废物的管理可以减少放射性废物的产生量，从而最大限度地减少其危害和利用处置设施的空间。放射性废物最小化可以通过很多方法实现，有效的废物最小化通常采用一种以上技术的组合。这些技术包括以下几种。

① 延迟和衰变：贮存半衰期短的物质，让其水平衰变至低于豁免水平。

② 稀释和分散：对液态和气态废物提供足够的稀释，以低于豁免水平。

③ 总结工作实践，在可能的情况下尽量减少放射性物质的使用量。

④ 不要让不必要的材料进入它们很可能被污染的区域。

有效的放射性废物管理计划实现了放射性废物的控制。如图 4.3 是放射性废物管理计划的结构图，指明了确保废物安全处置可能需要的处理过程。

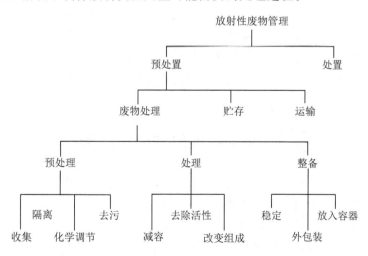

图 4.3　**放射性废物管理计划的结构图**

一般来说，环境排放涉及放射性物质实际的流出物。液态流出物的例子包括实验室下水道排出的放射性物质和磷酸或稀土元素提取厂等工业排放管线内的物质。气态物质释放的例子是，通过使用放射性物质的通风橱或得到许可焚烧被放射性物质污染的易燃物质的焚烧炉的烟囱排入环境。应注意，来自焚烧炉烟囱的灰分（固体）如果不被过滤去除，也可能进入环境中。

4.3.4.1　原则与要求

放射性废物处置的原则：减少产生、控制排放、净化浓缩、减容固化、严密包装、就地暂贮、集中处置。

放射性废物收集的要求：及时收集、防止流失；避免交叉污染，非放射性废物与放射性废物分别收集，短寿命核素的废物与长寿命核素的废物分别收集，液体废物与固体废物分别收集，可燃性废物与不可燃性废物分别收集。

放射性废物贮存的要求：在规定暂贮期限内废物能够回取，不能流失，确保废物容器的完好性；贮存库址应防火、防水、防盗，有通风和屏蔽防护设施；设置备用废液贮槽，备用贮槽应至少与最大的贮槽等容积；贮存的废物应当有详细记录，废物贮存量不应当超过设计容量；贮存期满应当适时进行处理。

减容压缩：对于核医学诊断过程中所产生的少量和小体积的废物，浓缩减容（液体废物）或压缩（固体废物），以便长时间贮存是可取的方法。待放射性活度衰变到低于豁免水平时，可以视同非放射性废物。

贮存衰变：处理放射性废物的常用方法，适用于在核医学实践中使用过的注射器、小瓶、污染的一次性手套、实验台覆盖的吸水纸和污染的床布。贮存 8 到 10 个放射性核素半衰期，就足以使其污染的放射性衰减到微乎其微的程度，达到清洁解控水平后，视同非放射性废物。为了有效地管理贮存放射性废物，应该有一个记录本放置在废物库，详细记录放射性废物的出入库情况。

稀释排放：对于极低水平的放射性气载废物和放射性液体废物，通常以空气过滤通风及排到下水道进行处理，国家对此设定了排放标准。有些核医学废物是"混合危险"废物，需要另外的安全防护措施。例如，用过的注射器和被体液污染的物件就是生物危害的废物，将这些废物进行存储衰减一段时间后，通常还需要进行焚烧处理。来自核医学的很少的放射性液体废物（不是患者的排泄物）被排到下水道的量，一定要低于相关控制部门制定的排放限值。放射性液体废物达标排放时，要用大量的水进行稀释。

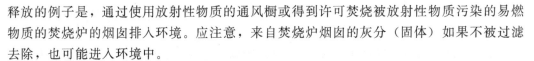

4.4　非密封放射性物质的管理

操作非密封放射源的单位应配备专（兼）职人员负责放射性物质的管理，应建立非密封放射源的账目（如交收账、库存账、消耗账），并建立登记保管、领用、注销和定期检查制度。非密封放射源应存放在具备防火、防盗等安全防范措施的专用贮存场所妥善保管，不得将其与易燃、易爆及其他危险物品放在一起。

辐射工作场所贮存的非密封放射源数量应符合防护与安全的要求，对于不使用的非密封放射源应及时贮存在专用贮存场所。贮存非密封放射源的保险橱和容器在使用前应经过检漏。容器外应贴有明显的标签（注明元素名称、理化状态、射线类型、活度水平、存放起始时间和存放负责人等)。存放非密封放射源的库房应采取安保措施,严防被盗、丢失。应定期清点非密封放射源的种类、数量,做到账物相符。工作人员如发现异常情况,应按相关规定及时报告。应做好非密封放射源的领用和注销工作,领用人一般应做到:① 掌握辐射防护基本知识;② 履行登记手续,按期归还;③ 不擅自转借;④ 用毕办理注销手续。

(涂 彧 陈 娜)

思考题

1. 操作非密封放射性物质的辐射危险来源有哪些?
2. 操作非密封放射性物质工作场所的选址、分级和分区要求分别是什么?
3. 简述放射性核素进入人体的基本途径及其特点。
4. 简述内照射防护的目的及措施。
5. 操作非密封放射性物质时个人防护的要求有哪些?
6. 简述去除放射性污染的一般原则。
7. 简述放射性废物的分类及特点。
8. 放射性废物处置的原则与要求分别是什么?

主要参考文献

[1] 涂彧. 放射卫生学 [M]. 北京:中国原子能出版社,2014.

[2] 涂彧,周菊英. 医学放射防护学 [M]. 北京:原子能出版社,2010.

[3] 杨占山. 放射毒理学 [M]. 北京:中国原子能出版社,2016.

[4] 王建龙,何仕均. 辐射防护基础教程 [M]. 北京:清华大学出版社,2012.

第 5 章　放射诊断的防护

1895 年，德国物理学家伦琴发现了 X 射线，放射诊断是放射性元素和放射线被发现后最早获得实际应用的领域，也是目前人类所受到的最大的人工电离辐射来源。放射诊断设备主要包括普通 X 射线摄影设备、X 射线透视设备、牙科 X 射线设备、数字减影血管造影 X 射线设备等。随着我国医疗卫生事业的发展，放射诊断设备逐年增加，接受放射诊断的人数越来越多。但放射线滥用，甚至因管理不善发生的放射事件越来越受到社会的广泛关注，放射线的"双刃剑"效应日益凸显。因此，本章重点介绍在放射诊断活动中应遵循的防护原则和应采取的防护措施。

5.1　放射诊断应遵循的防护原则

5.1.1　放射诊断的预期风险

电离辐射（下文简称辐射）是能使物质的原子或原子团产生电离的电磁辐射和微粒辐射。辐射照射对人们及其后代最终产生的总伤害，称为辐射危害。所以，人工源的应用和防护应如同一驾马车的两只车轮一样并行，二者不可偏废。伦琴发现 X 射线不到半年，一位工程师在《德国医学周刊》上最早报道了 X 射线的辐射危害，这位工程师也因接触射线而诱发放射性皮炎。辐射应用的早期，人们没有意识到需要进行放射防护，至少有 336 名职业人员的死亡归因于辐射照射。其中，251 人死于皮肤癌，56 人死于贫血或白血病。自从人们认识到放射防护的重要性以后，这类职业辐射的危害事件数量明显减少。当然，在后来的原子弹灾害、可移动源事故、辐射的医学应用事故和发电厂核反应堆事故中也有人遭受到辐射危害，这都是意外事件导致的辐射危害。随着科学和技术的进步，人们已经积累了丰富的防护知识和经验，在通常的职业照射条件下，能够使应用的人工源的照射水平降低到可合理做到的可接受水平，人工源的某些意外事件的发生率也在逐年降低。

人们曾把辐射对人体产生的危害分为躯体效应和遗传效应两类。躯体效应显现在受照射者本人身上，遗传效应显现在受照射者的后代身上。国际放射防护委员会（International Commission on Radiological Protection，ICRP）出于放射防护的目的，在其第 26 号出版物中把由辐射诱发的生物学效应分为非随机性效应（nonstochastic effects）和随机性效应（stochastic effects）。后来，ICRP 把非随机性效应称为确定性效应（deterministic effects）。这种分类方法对放射防护工作具有重要的理论意义和实践指导意义。

5.1.1.1　确定性效应

人体多数器官或组织的功能并不会因辐射照射杀死少数细胞或一定量的细胞而受影响，如果某一器官或组织被杀死的细胞足够多，而这些细胞又很重要，那么将会出现可以观察到的病理改变，反映出的是器官或组织功能的丧失。当受到的照射剂量很小时，病理改变的发生概率为零；而受到的照射高于某一剂量水平（阈值）时，病理改变的严重程度将随受照剂量的增加而增大。辐射危害的这种效应称为确定性效应，属躯体效应。概括地说，确定性效应存在阈剂量，严重程度随着受照剂量的增加而增大，剂量效应曲线呈"S"形，主要表现为皮肤的损害（非恶性损伤但有损美容）、眼晶体白内障、再生障碍性贫血和不育等。

5.1.1.2　随机性效应

如果人体器官或组织受到辐射危害后细胞没有被杀死而是发生了变异，那么结果与确定性效应完全不同。变异的细胞有可能增殖产生一个变异了的子细胞。虽然人体内有若干种十分有效的防御机制，可是期望这些机制在任何时候都完全有效很不现实。经过长期各不相同的潜伏期以后，由一个变异的但仍然存活的体细胞生成的细胞可能导致恶性病变，即癌症。发生癌症的概率（而不是严重程度）随着受照剂量的增加而增大，这种效应称为随机性效应，意思是随机性质或统计性质的效应，它是一种躯体效应。王福如等曾在江苏省内开展过回顾性队列研究，研究发现医用 X 射线工作者患肺癌、实体癌及全癌的相对危险度明显提高。如果是具有向后代传递遗传信息的细胞受到辐射危害，那么辐射危害效应将表现在受照射人员的后代身上，这种效应可能有许多不同的种类，严重程度也不同，这种随机性效应为遗传效应。辐射诱发人类出现超额遗传效应的证据目前尚不充分。

即使人们的受照剂量是已知的，也只能用统计学方法才能预测出发生超额癌症或超额遗传疾病的例数，不可能确认受照个人是否会发生癌症或其后代是否会出现遗传效应。

X 射线检查除用于有具体临床指征的患者外，也用于某些选定人群的疾病普查计划，这种检查有多种目的，如结核病、乳腺癌、胃癌普查和职业健康监护。还有些 X 射线检查是出于医学、法律和医学研究等原因而自愿接受的。

随着 X 射线诊断技术的日益普及，X 射线检查项目对患者所致剂量对集体有效剂量的百分率贡献不断增加。有效地加强医用诊断 X 射线的卫生防护，特别是重视对患者的防护很重要。医用 X 射线是一种可控的外照射源，适当地增加照射距离、缩短照射时间和设置辐射屏障，可以有效地降低辐射剂量，由此构成医用 X 射线防护的基本措施。在考虑具体防护措施的时候，应当根据具体情况灵活运用这三种措施。必须在辐射防护原则的指导下，在考虑到放射诊断正当性的前提下，对利益、代价进行权衡，求得满意的防护效果，使患者的受照射剂量保持在可以合理达到的尽可能低的水平（as low as reasonably achievable，ALARA）。

5.1.2　放射诊断的正当性

医疗照射应有足够的净利益，在能取得相同净利益的情况下，应尽可能采用非医疗照射的替代方法；在无替代方法时也应权衡利弊，在医疗照射给接受诊断或治疗的个人或社会所带来的利益大于可能引起的辐射危害时，医疗照射才是正当的。

采用 X 射线检查应经过正当性判断，优先选用非 X 射线的检查方法，对不符合正当性原则的，不应进行 X 射线检查。所有新型医疗照射的技术和方法，使用前都应通过正当性判断。已判断为正当的医疗照射类型，当取得新的或重要的证据需要重新判断时，应对其重新进行正当性判断。使用通过正当性判断的所有新型的医疗照射技术和方法时，应严格控制在其适应证范围内，要用到新的适应证时必须另行进行正当性判断。应根据诊疗目的和受照人员特征对每一项医疗照射实践进行正当性判断。如果某一项医疗照射被判定为非正当，在特殊情况下又需要使用时，应逐例进行正当性判断。执业医师和有关医技人员应尽可能使用与计划照射相关的受检者先前已有的诊断信息和医学记录，避免不必要的重复照射。

只有在群体检查使公众所获得的利益足以补偿在经济和社会方面所付出的代价（包括辐射危害）时，这种检查才是正当的。X 射线诊断群体检查应禁止使用普通荧光屏透视检查方法，并避免使用透视方法；除非有明确的疾病风险指征，否则不宜使用 X 射线计算机体层摄影装置（CT）进行体检。

应加强对孕妇和可能怀孕妇女的诊断性医疗照射进行正当性判断，特别是腹部和骨盆检查；只有在临床上有充分理由要求，才能对已怀孕（尤其是受孕后 8～15 周）或可能怀孕的妇女进行会引起其腹部或骨盆受到照射的放射学检查，否则应避免此类照射。

应对儿童的诊断性医疗照射进行严格的正当性判断，以下是儿科非正当性影像学检查的一些例子。

① 癫痫患儿的头颅 X 射线摄影。

② 头痛患儿的头颅 X 射线摄影。

③ 疑似患有鼻窦炎的婴儿或 6 岁以下儿童的鼻窦 X 射线摄影。

④ 非创伤型斜颈婴儿或儿童的颈椎 X 射线摄影。

⑤ 在比较肢体损伤时进行对侧部位 X 射线摄影。

⑥ 6 岁以下儿童腕关节舟骨 X 射线摄影。

⑦ 3 岁以下儿童鼻骨 X 射线摄影。

移动式和便携式 X 射线设备不应用于常规检查。只有在不能实现或在医学上不允许把受检者送到固定设备进行检查的情况下，并在采取严格的相应防护措施后，才能使用移动式或便携式 X 射线设备在床旁操作，实施医学影像检查。

车载式诊断 X 射线设备一般应在巡回体检或医学应急时使用，不应作为固定场所的常规 X 射线诊断设备。

5.1.3 放射诊断防护的最优化

X 射线诊断和介入放射学程序中受检者防护最优化的基本目标是使利益最大限度地超过危害。

医疗照射最优化过程应包括检查设备和检查方法的选择，除考虑经济和社会因素外，还应对便于使用、质量保证（包括质量控制）、受检者剂量的评价和估算等诸方面进行考查，使之能得到足够的诊断信息和治疗效果。对确实具有正当理由需要进行医用 X 射线诊断的检查，应遵从放射防护最优化的原则并应用有关诊断参考水平，在保证获得足够诊断信息的情况下，使受检者所受剂量尽可能低。

在施行 X 射线诊断检查时，应严格控制照射野范围，避免邻近照射野的敏感器官或组织（如性腺、眼晶状体、乳腺和甲状腺）受到有用线束的直接照射。医疗机构应当为受检者配备必要的放射防护用品，对邻近照射野的敏感器官或组织采取必要的屏蔽防护措施，在 CT 扫描中建议对受检者采用包裹式屏蔽防护措施。要特别注意对胚胎或胎儿的照射，特别是当孕妇受检者的腹部或骨盆受到有用线束照射或可能以其他方式接受大剂量时的最优化处置。在施行 X 射线诊断检查时，除受检者以外其他人员不应滞留在机房内。当受检者需要人员协助时，应对陪检者采取必要的防护措施。

对于诊断放射程序和图像引导介入程序，应确保使用以下操作。

① 适当的医用放射设备和软件。

② 适当的技术和参数，以便对受检者实施达到该放射程序的临床目的所需的最低限度的医疗照射，同时考虑到相关专业机构制定的可接受的图像质量相关规范和相关诊断参考水平。

5.1.4　患者受照剂量指导水平——参考水平

放射防护标准中规定的个人剂量限值，绝不可用在医疗照射中对患者受照剂量的控制上。控制患者受照剂量采用的是约束剂量，即医疗照射指导水平。医疗照射指导水平是由医疗业务部门选定并取得放射防护审管部门认可的剂量、剂量率或活度值。当某种检查的剂量或活度超过相应指导水平时，应采取行动改善优化程度，使在确保获得必需的诊断信息的同时尽量降低受检者的受照剂量；当剂量或活度显著低于相应的指导水平而照射又不能提供有用的诊断信息和给患者带来预期的医疗利益时，应按需要采取纠正行动。表 5.1、表 5.2、表 5.3、表 5.4、表 5.5 分别给出了国际上通用的患者在接受 X 射线摄影检查、X 射线 CT 检查、乳腺 X 射线摄影检查和 X 射线透视检查中受到的辐射照射剂量或剂量率的剂量指导水平。

表 5.1　典型成年患者 X 射线摄影检查的诊断参考水平

检查部位	投照方位[①]	每次摄影入射表面剂量[②]/mGy[2]
腰椎	AP	10.0
	LAT	30.0
	LSJ	40.0
腹部、胆囊、静脉尿路	AP	10.0
骨盆	AP	10.0
髋关节	AP	10.0
胸	PA	0.4
	LAT	1.5

续表

检查部位	投照方位①	每次摄影入射表面剂量②/mGy²
胸椎	AP	7.0
	LAT	20.0
牙齿	牙龈尖周	7.0
头颅	AP	5.0
	PA	5.0
	LAT	3.0

注：1. ①AP，前后位投照；LAT，侧位投照；LSJ，腰骶关节投照；PA，后前位投照。

2. ②入射受检者体表剂量系空气中吸收剂量（包括反散射）。这些值是对通常片屏组合情况（相对速度 200）来说的，如对高速片屏组合（相对速度 400～600），则表中数值应减少到 1/3～1/2。

表 5.2　典型成年受检者 X 射线 CT 检查项目的辐射剂量和诊断参考水平

检查项目	25%位数①		50%位数②		75%位数③	
	$CTDI_{vol}$/mGy	DLP/mGy·cm	$CTDI_{vol}$/mGy	DLP/mGy·cm	$CTDI_{vol}$/mGy	DLP/mGy·cm
头颅	40	550	50	690	60	860
鼻窦	15	170	25	330	40	520
颈部	10	260	15	370	25	590
胸部	6	200	8	300	15	470
腹部	10	330	15	500	20	790
盆腔	10	320	15	480	20	700
腰椎（逐层）	15	70	25	130	35	200
腰椎（螺旋）	12	290	15	410	25	580
尿路造影	10	870	15	1 780	20	2 620
冠脉 CTA（前瞻）	15	210	25	360	40	600
冠脉 CTA（回顾）	30	490	45	750	60	1 030
颅脑 CTA	15	420	20	710	40	1 390
颈部 CTA	10	390	15	690	30	1 130
胸腹 CTA	10	450	15	870	20	1 440

注：1. 本表数据源于 WS/T 637—2018。

2. CTA 为 CT 血管成像（computed tomography angiography）的缩写。

3. ①调查数据的 25%位数，即异常低剂量的提示水平。

4. ②调查数据的 50%位数，即可能达到的水平。

5. ③调查数据的 75%位数，即诊断参考水平。

表 5.3 典型儿童受检者常见 X 射线 CT 检查部位的辐射剂量和诊断参考水平

检查部位，年龄/岁	$CTDI_{vol}/mGy$			$DLP/(mGy \cdot cm)$		
	英国（2005）	德国（2008）	法国（2009）	英国（2005）	德国（2008）	法国（2009）
头部，0～1	30	33	30	270	390	420
头部，5	45	40	40	470	520	600
头部，10	50	50	50	620	710	900
胸部，0～1	6	1.7	3	10	28	30
胸部，5	6.5	2.7	3.5	55	55	63
胸部，10	28	4.3	5.5	105	105	137
腹部，0～1	—	2.5	5	—	70	80
腹部，5	—	4	8	—	125	121
腹部，10	—	6.5	13	—	240	245

注：1. 本表数据源于 ICRP 第 121 号出版物。

2. 头部剂量用直径为 16 cm 的剂量模体测量和计算得到，胸部和腹部剂量用直径为 32 cm 的剂量模体测量和计算得到。

表 5.4 典型成年患者乳腺 X 射线摄影检查的医疗照射指导水平

设备状况	每次头尾照射的腺平均剂量/mGy
无滤线栅	1
有滤线栅	3

注：在 1 个由 50%腺组织和 50%脂肪组织构成的 4.5 cm 压缩乳房上，针对装有专门钼靶过滤片的乳腺 X 射线摄影装置的胶片系统确定的。

表 5.5 典型成年患者 X 射线透视检查的剂量率指导水平

操作方法	入射表面剂量率/(mGy/min)
正常	25
高水平	100

注：1. 表列值为空气中吸收剂量率（包括反散射）。

2. "高水平"指针对具有可选择的"高水平"操作方式的 X 射线透视，例如在接入放射学中经常使用的检查。

为判定器官受照剂量，引入 X 射线摄影时器官受照剂量的估算方法和 X 射线胸部透视时器官剂量的估算方法，具体如下。

（1）X 射线摄影致器官剂量的估算

$$D_{Tr} = C_r \times D_e \qquad (5.1)$$

式中：

D_{Tr}——器官或组织的吸收剂量，单位是 mGy；

C_r——器官剂量转换系数，单位是 mGy/Gy；

D_e——皮肤处的入射剂量，单位是 Gy。

公式（5.1）中的 D_e 可以由空气吸收剂量率 [mGy/(mA·s)] 估算出。

（2）X 射线透视致器官剂量的估算

$$D_{Tf} = C_f \times D_s \tag{5.2}$$

式中：

D_{Tf}——器官吸收剂量，单位是 mGy；

C_f——透视时皮肤剂量与器官剂量转换系数，单位是 mGy/Gy；

D_s——相对于第六胸椎处的皮肤剂量，单位是 Gy。

5.1.5　放射诊疗场所选址与布局

放射诊疗场所的选址应考虑周围地区、周围场所、邻室及人员的辐射防护和安全。一般设置在独立的建筑内或建筑物底层的一端，避开人员密集区和主要通道，以保证放射诊疗场所及邻室的辐射安全。应把放射诊疗工作场所分为控制区和监督区，以便于辐射防护管理和职业照射控制。

（1）控制区

为了下述目的，把要求或可能要求采取专门防护手段或安全措施的区域指定为控制区。

① 在正常工作条件下，控制正常照射或防止污染扩展。

② 防止潜在照射或限制其程度。

采用实体边界划定控制区，在控制区进出口处和控制区内相应位置设立醒目、标准的辐射警示标识，并给出相应的辐射水平和污染水平的指示。制订在控制区的职业防护与安全操作的规则和程序。进入控制区工作应当持有许可证，入口处的门有安全联锁，以限制进出控制区，限制程度应当与预期照射的大小和可能性相适应。

定期审查控制区的工作条件，以确定是否有必要修订防护措施或安全规定，或是否需要更改控制区边界。

（2）监督区

可以将未被指定为控制区的区域指定为监督区。监督区内虽然不需要采取专门的防护措施和做出安全规定，但是该区域的职业照射条件需要处于经常监督下。在考虑到监督区辐射危害的性质和范围之后，必须做到以下三点。

① 采取适当方法划定监督区边界。

② 在监督区出入口处适当位置设立辐射警示标识。

③ 定期审查该区域的工作条件，以确定是否需要采取防护措施和做出安全规定，或更改监督区边界。

X 射线机房应合理设置 X 射线设备、机房的门窗和管线口位置，应尽量避免有用线束直接照射门窗、管线口和工作人员操作位。X 射线设备机房（照射室）的设置应充分考虑邻室（含楼上和楼下）及周围场所的人员防护与安全。

每台固定使用的 X 射线设备应设有单独的机房，机房应满足使用设备的布局要求；

每台牙椅独立设置诊室的，诊室内可设置固定的口内牙片机，供该设备使用，诊室的屏蔽和布局应满足口内牙片机机房防护要求。移动式 X 射线机（不含床旁摄影机和急救车配备设备）在使用时，机房应满足相应布局要求。除床旁摄影设备、便携式 X 射线设备和车载式诊断 X 射线设备外，新建、改建和扩建项目，技术改造、技术引进项目的 X 射线设备机房，其最小有效使用面积、最小单边长度应符合表 5.6 的规定。

表 5.6 X 射线设备机房（照射室）使用面积、单边长度的要求

设备类型	机房内最小有效使用面积/m²	机房内最小单边长度/m
CT 机（不含头颅移动 CT）	30	4.5
双管头或多管头 X 射线设备（含 "C" 形臂）	30	4.5
单管头 X 射线设备（含 "C" 形臂，乳腺 CBCT）	20	3.5
透视专用机、碎石定位机、口腔 CBCT 卧位扫描	15	3.0
乳腺机、全身骨密度仪	10	2.5
牙科全景机、局部骨密度仪、口腔 CBCT 坐位扫描/站位扫描	5	2.0
口内牙片机	3	1.5

注：1. 双管头或多管头 X 射线设备的所有管球安装在同一间机房内。
2. 单管头、双管头或多管头 X 射线设备的每个管球各安装在 1 个房间内。
3. 透视专用机指无诊断床、标称管电流小于 5 mA 的 X 射线设备。
4. 机房内有效使用面积指机房内可划出的最大矩形的面积。
5. 机房内单边长度指机房内有效使用面积的最小边长。

5.2 放射诊断中对患者（受检者）的防护

5.2.1 医务人员的职责

放射诊疗工作人员对患者（受检者）进行医疗照射时，应当遵守医疗照射正当化和放射防护最优化的原则，有明确的医疗目的，严格控制受照剂量，并事先告知患者（受检者）辐射对健康的影响。

临床医生往往对 X 射线诊断检查领域中的利益与代价分析，尤其对辐射危险概率分析的概念了解得不充分，他们所关心的是 X 射线诊断检查结果对患者疾病诊断的帮助。但是，临床医生不应当脱离临床指征的需要而为患者开具常规 X 射线诊断检查申请。临床医生在提出这种诊断检查申请报告之前，须确认从已经获得的其他临床检查中都不能得到所需要的信息时，才考虑建议患者做 X 射线诊断检查。为了做出合理的正当化判断，临床医生可能需要与放射科医生协商。

放射科医生应当根据临床医生提供的临床指征，对患者拟接受的 X 射线诊断检查

的合理性提出建设性意见，并选用致患者辐射照射剂量较小的 X 射线诊断检查程序。倘若缺乏必要的临床信息，而患者本人的临床指征又很明显时，拒绝对其进行必要的 X 射线诊断检查将会增加患者不必要的由疾病所致的痛苦。

放射科医生应当保证，不具备疾病诊断检查技术的工作人员不能操作 X 射线发生器；对电离辐射物理特性和电离辐射生物学效应缺乏足够知识的工作人员不应当对患者施行 X 射线诊断检查。从放射防护角度出发，在进行下一次 X 射线诊断检查前，放射科医生须对上一次按预定程序进行的 X 射线诊断检查结果做出合理的评估，应尽力避免让患者受到二次 X 射线照射。从另外一个角度看，如果有两种以上的医学影像诊断检查方法可以采用的话，在保证诊断效果的前提下，优先采用对人体健康影响较小的诊断技术。

5.2.2　X 射线设备的防护要求

5.2.2.1　一般要求

X 射线设备出线口上应安装限束系统（如限束器、光阑等），应有清晰的焦点位置标示，应标明固有滤过，所有附加滤过片均应标明其材料和厚度，随机文件应说明下列与防护有关的性能。

① X 射线管组件的固有滤过。

② X 射线源组件的滤过。

③ 滤过片的特性。

④ 距焦点 100 cm 处球面上泄漏辐射的空气比释动能率。

⑤ 限制有用线束的方法。

⑥ 在焦点到影像接收器的各种距离下有用线束照射野尺寸。

⑦ 焦点到影像接收面的最大和最小距离。

⑧ 管电压和管电流加载条件。

⑨ 各种使用条件下焦皮距的说明。

⑩ 位于有用线束中床板和滤线栅对 X 射线束的衰减当量。

⑪ CT 随机文件应提供等剂量图，描述设备周围的杂散辐射的分布。

⑫ 介入放射学、近台同室操作（非普通荧光屏透视）用 X 射线设备随机文件中应提供等剂量图，描述设备周围的杂散辐射的分布及工作人员典型位置的杂散辐射值，便于工作人员选择防护方案。

⑬ 车载式诊断 X 射线设备随机文件中应说明临时控制区的周围剂量当量率水平，场所布局和防护设计图。

⑭ 各种专用和特殊场合使用的 X 射线设备，应具体指出各应用条件下注意必须采取的相应防护措施。

5.2.2.2　透视用 X 射线设备防护性能的专用要求

① "C" 形臂 X 射线设备的最小焦皮距应不小于 20 cm，其余透视用 X 射线设备的最小焦皮距应不小于 30 cm。

② 透视曝光开关应为常断式开关，并配有透视计时及限时报警装置。

5.2.2.3　摄影用 X 射线设备防护性能的专用要求

① 200 mA 及以上的摄影用 X 射线设备应有可安装附加滤过板的装置，并配备不同规格的附加滤过。

② X 射线设备应有能调节有用线束照射野的限束装置，并应提供可标示照射野的灯光野指示装置。

5.2.2.3　CT 设备防护性能的专用要求

① 在扫描程序开始之前，应指明某一扫描程序所使用的 CT 运行条件。

② 对于任意一种 CT 扫描程序，都应在操作者控制台上显示剂量信息。

③ 应设置急停按钮，以便在 CT 扫描过程中发生意外时可以及时停止出束。

5.2.2.4　牙科摄影用 X 射线设备防护性能的专用要求

① 牙科 X 射线设备使用时管电压的标称值应不低于 60 kV。

② 牙科全景体层摄影的 X 射线设备，应有限束装置，防止 X 射线超出 X 射线影像接收器平面。

③ 口内牙科摄影的 X 射线源组件应配备限制 X 射线束的集光筒，集光筒出口平面的最大几何尺寸（直径/对角线）应不超过 60 mm。

④ 牙科摄影装置应配置限制焦皮距的部件，并符合表 5.7 的规定。

表 5.7　牙科 X 射线摄影的最短焦皮距

应用类型		最短焦皮距/cm
标称 X 射线管电压 60 kV 的牙科摄影		10
标称 X 射线管电压 60 kV 以上的牙科摄影		20
口外片牙科摄影		6
牙科全景体层摄影		15
口腔锥形束 CT（口腔 CBCT）	坐位扫描/站位扫描	15
	卧位扫描	20

5.2.2.5　乳腺摄影 X 射线设备防护性能的专用要求

① 乳腺摄影 X 射线设备的标称最高 X 射线管电压应不超过 50 kV。

② 用于几何放大乳腺摄影的 X 射线设备，应配备能阻止使用焦皮距小于 20 cm 的装置。

5.2.2.6　移动式和便携式 X 射线设备防护性能的专用要求

① 移动式和便携式 X 射线设备应满足其相应设备类型的防护性能专用要求。

② 连接曝光开关的电缆长度应不小于 300 cm，或配置遥控曝光开关。

③ 移动式牙科摄影设备应满足 5.2.2.4 的要求。

④ 移动式和便携式 X 射线设备上应在显著位置设置辐射警示标识。

5.2.2.7　介入放射学、近台同室操作（非普通荧光屏透视）用 X 射线设备防护性能的专用要求

① 介入放射学、近台同室操作（非普通荧光屏透视）用 X 射线设备应满足其相应设备类型的防护性能专用要求。

② 在机房内应具备工作人员在不变换操作位置情况下能成功切换透视和摄影功能的控制键。

③ X射线设备应配备能阻止使用焦皮距小于 20 cm 的装置。

④ 介入操作中，设备控制台和机房内显示器上应能显示当前受检者的辐射剂量测定指示和多次曝光剂量记录。

5.2.2.8 车载式诊断 X 射线设备防护性能的专用要求

① 车载式诊断 X 射线设备应满足其相应设备类型的防护性能专用要求。

② 车载式诊断 X 射线设备应配备限束装置，确保 X 射线不超出影像接收器平面。

5.2.3 减少患者受照剂量的基本措施

5.2.3.1 在一般诊断检查中可以采取的措施

（1）增加透射比可以降低皮肤剂量

透射比是指平均出射空气吸收剂量与平均入射空气吸收剂量的比值。通常情况下，这个比值约为 0.01 或更小。出射空气吸收剂量是指离开患者体表的那部分有用 X 射线束的空气吸收剂量，入射空气吸收剂量是指入射到照射野体表处有用线束的空气吸收剂量。在通常情况下透射比较小，是因为入射线束在患者体内除了大部分被组织吸收以外，剩下的有用线束按平方反比定律衰减，也有一部分在体内发生了内散射。在患者体内，有用线束截面内各处的吸收剂量不完全相同，这是 X 射线透视或摄影成像的基础。影像感受体（胶片或荧光屏）对 X 射线的响应，取决于入射空气吸收剂量。增加透射比的方法很多，其中之一就是提高管电压，相对而言降低管电流，可增加 X 射线的硬度，使其贯穿能力增强，达到降低照射野内皮肤剂量的目的。但是，增加透射比势必会增加患者体内深部组织的吸收剂量，也会增加 X 射线在患者体内的散射，影像感受体上的影像质量难以得到保证。

（2）控制照射野并准直定位

控制可行的最小照射野并准直定位，一方面可以提高影像质量，另一方面可以减少患者的受照剂量。此外，在不影响诊断检查结果的前提下，努力避开患者的性腺区域，可明显地减少患者性腺的受照剂量。研究表明，当睾丸离开照射野几厘米时，其受照剂量仅为其在照射野内受照剂量的 1/10。所以，对婴儿、儿童和成人进行 X 射线诊断检查时，尽量避开性腺区域是有实际意义的做法。国内的研究表明，在对手部进行 X 射线检查时，患者躯体侧向有用线束伸手接受检查时，能避免其性腺受到照射。在对牙部进行 X 射线摄影检查时，将 X 射线有用线束方向转个角度，避开性腺区域，也能减少性腺的受照剂量。

不管使用多大尺寸的胶片或荧光屏，都应当根据患者受检部位的范围选定可行的最小照射野准确地准直定位。获得一次成功的诊断检查结果，可避免重复检查，避免患者受到二次照射。

（3）屏蔽防护

① 个人防护用品及辅助防护设施配备。

放射诊断工作场所内应当配备相应的个人防护用品及辅助防护设施，便于放射诊断工作人员在放射实践中对受检者邻近照射野的敏感器官和组织进行屏蔽防护，对陪检者应至少配备铅橡胶防护衣。受检者个人防护用品和辅助防护设施配备要求见表 5.8。防护用品和辅助防护设施的铅当量应不小于 0.25 mmPb，甲状腺、性腺防护用品铅当量应不小于 0.5 mmPb，移动铅防护屏风铅当量应不小于 2 mmPb。应为儿童的 X 射线检查配备保护相应组织和器官的防护用品，防护用品和辅助防护设施的铅当量应不小于 0.5 mmPb。

表 5.8　受检者个人防护用品和辅助防护设施配备要求

放射检查类型	个人防护用品	辅助防护设施
放射诊断学用 X 射线设备隔室透视、摄影[①]	铅橡胶性腺防护围裙（方形）或方巾、铅橡胶颈套 选配：铅橡胶帽子	可调节防护窗口的立位防护屏 选配：固定特殊受检者体位的各种设备
放射诊断学用 X 射线设备同室透视、摄影[①]	铅橡胶性腺防护围裙（方形）或方巾、铅橡胶颈套 选配：铅橡胶帽子	可调节防护窗口的立位防护屏 选配：固定特殊受检者体位的各种设备
口内牙片摄影	大领铅橡胶颈套	—
牙科全景体层摄影，口腔 CBCT	大领铅橡胶颈套 选配：铅橡胶帽子	—
CT 体层扫描（隔室）	铅橡胶性腺防护围裙（方形）或方巾、铅橡胶颈套 选配：铅橡胶帽子	—
床旁摄影	铅橡胶性腺防护围裙（方形）或方巾、铅橡胶颈套 选配：铅橡胶帽子	移动铅防护屏风[②]
骨科复位等设备旁操作	铅橡胶性腺防护围裙（方形）或方巾、铅橡胶颈套 选配：铅橡胶帽子	—
介入放射学操作	铅橡胶性腺防护围裙（方形）或方巾、铅橡胶颈套 选配：铅橡胶帽子	—

注：1.“—”表示不做要求。
　　2. 各类个人防护用品和辅助防护设施，指防电离辐射的用品和设施。鼓励使用非铅材料防护用品。
　　3.[①]受检者的个人防护用品和辅助防护设施任选其一即可。
　　4.[②]床旁摄影时的移动铅防护屏风主要用于保护周围病床不易移动的受检者。

个人防护用品不使用时，应妥善存放，不应折叠放置，以防止断裂。对于移动式 X 射线设备使用频繁的场所（如重症监护、危重患者救治、骨科复位等场所），应配备足够数量的移动铅防护屏风。

② 特殊器官屏蔽防护。

在不影响诊断检查操作和影像质量的前提下，对某些重要器官进行屏蔽，可以减少它们的受照剂量。

a. 对性腺的屏蔽。

当受检者性腺处在 X 射线有用线束内，当离开有用线束边缘不足 5 cm 时，在不妨碍诊断检查和损失重要诊断信息的条件下，对性腺受照剂量的减少将较明显。但是，当性腺在有用线束边缘 5 cm 以外时，对性腺受照剂量的减少将微乎其微。

当性腺处于有用线束内时，对睾丸屏蔽可使其吸收剂量减少 95%；对卵巢屏蔽能使其吸收剂量减少 5%，这是由于卵巢位置随年龄不同而不同，也存在个体差异，难以准确定位。例如，多数妇女的卵巢位于骨盆上口，而小女孩的卵巢位置可以达到腰部，范围变化大，所以获得的屏蔽效果比较低。

概括而言，性腺屏蔽有三种方法，即接触屏蔽、阴影屏蔽和定形接触屏蔽。屏蔽体的铅当量应不低于 0.5 mmPb。

接触屏蔽，是把一块合适厚度和尺寸的铅皮（或铅橡胶围裙）遮盖在性腺区域。患者仰卧位时屏蔽效果最好。屏蔽小儿性腺时，须把屏蔽物固定在性腺区域的皮肤上，以保持恰当位置。

阴影屏蔽，是把屏蔽建立在 X 射线管球与被防护的性腺区域之间，不接触患者躯体，它的大小和外廓限于屏蔽物所投向的阴影。通常情况下，可以把屏蔽物放在支架上，屏蔽物投影的部位（即性腺区域）受到屏蔽。专门设计的阴影屏蔽装置，在某些 X 射线诊断检查中对性腺防护是有帮助的。

定形接触屏蔽，是把合适铅当量和尺寸的铅皮制成罩状物罩在睾丸上或固定在内裤里，能对睾丸起屏蔽作用。市售的具一定铅当量的外照射个人防护衣具中的裤衩也是一种性腺屏蔽物。

b. 对眼晶体的屏蔽。

在 X 射线诊断检查中，眼晶体受到的辐射吸收剂量往往远低于电离辐射引起白内障的剂量阈值。但是，在包括脑血管造影、颞骨体层摄影在内的 X 射线诊断检查中，对眼晶体的屏蔽防护是有实际意义的。

在脑血管造影检查时，给患者佩戴专门设计的合适铅当量的眼镜，可以使眼晶体的受照剂量减少到未戴铅玻璃眼镜时的 1/10 左右。在颞骨部体层摄影时戴这种铅玻璃眼镜也能取得同样的防护效果。但是，只有在环动体层摄影时对眼晶体采取屏蔽防护才有效，而在直线体层摄影时不宜对眼晶体进行如此的屏蔽防护。因为眼晶体屏蔽物投射的阴影会叠加在诊断影像上。从另一方面考虑，体层摄影时，采用后前位投照方式可以使眼晶体的受照剂量减少到前后位投照方式的 1/20。

（4）控制焦皮距和焦点与影像接收器的距离

除空气以外，在没有其他介质存在的情况下，来自点状源的辐射照射剂量率与到该点源之间的距离的平方成反比。因此，当焦皮距或焦点到影像接收器的距离变小，照射野尺寸和影像接收器平面的辐射剂量不变时，入射到患者体表处有用线束致皮肤的剂量会急剧地增加；且焦点到影像接收器之间的距离小于 100 cm 时，往往得不到高质量的影像信息。所以，应当延长焦皮距和焦点到影像接收器之间的距离，如在进行胸部 X 射线摄影或荧光 X 射线摄影时，焦点到影像感受体之间的距离应不小于 120 cm；当使用移动式 X 射线发生器诊断检查疾病时，焦皮距应不小于 30 cm；当使用固定式 X 射线发生器诊断检查疾病时，焦皮距应不小于 45 cm。

（5）减少散射辐射剂量

在 X 射线诊断检查中，控制散射辐射既能减少患者受照剂量，又能保证影像质量。例如，在管电压 80 kV 的条件下，采用碳纤维材料代替传统铝材料（其反散射率为 30％）制作诊视床、滤线栅和胶片盒时，不仅可以增加透射比，而且可以使在有用线束照射内的患者皮肤吸收剂量减少 30％～50％。与此同时，深部组织吸收剂量也会得到相应的减少。

为了减少到达影像感受体上的散射辐射，又能使透射比增大，往往在患者与影像感受体之间放置反散射滤线栅，以保证影像质量。但是，这会使患者受到来自滤线栅反散射的剂量。因此，人们利用患者与影像感受体之间的空间间隙代替滤线栅。例如，在透视或某些情况下为婴儿摄片时，在 2 m 距离内以 10 cm 可用的空间空隙，代替滤线栅，可以使患者的受照剂量减少到使用滤线栅时的 1/2。ICRP 建议，使用管电压为 100～120 kV 的 X 射线进行胸部摄影时，可以采用滤线栅，或者采用空间间隙；在为婴儿摄片或透视时，不需要使用滤线栅。

目前已经推广了一种带有移动缝隙的医用 X 射线诊断检查技术，这种技术包括放在患者前面的单束限定缝隙或多束限定缝隙。这些限定缝隙和安装在患者远侧消除散射辐射的缝隙相匹配，并同步移动。这种技术不仅可以减少患者受到的散射辐射剂量，而且能改善影像的对比度。

（6）使用高效增感屏

使用含稀土、钡、钽等磷光材料的高效增感屏与普通增感屏相比，只需要较小的辐射便能获得同等质量的 X 射线诊断检查影像，同时也减少了患者的受照剂量。所以，在考虑到经济成本的前提下，应当尽可能地选用最佳的增感屏与胶片搭配。没有增感屏的 X 射线胶片在放射诊断学中应用较小。

（7）控制并记录照射时间

所有的医用 X 射线应当配有在任何情况下都能以手动方式终止照射的开关（需要多次照射的特殊检查除外），不用手动开关就不能施行照射。

X 射线透视设备应当配置积分计时器。超过预定照射时间时，积分计时器能自动终止照射，也就是说，积分计时器应当与 X 射线透视机的运行开关联锁。

在 X 射线透视检查时间达到预定照射时间时，积分计时器能发出声响警示信号以提醒放射科医生保持最短的透视检查时间。研究并优化透视记录时间很有价值。

（8）正确处理感光可减少重复摄片率

胶片处理技术的重要性表现在两个方面。首先，非正确的处理可能是造成重复照射的一个原因，导致患者受到加倍剂量的照射。其次，正确的处理技术能给出可再现的有价值的影像质量。

一般情况下，不应当使胶片曝光过度和应用显影不足的技术，因为那样不仅会导致患者受到过量的照射，而且影像质量也得不到保证。如果需要快速得出结果，则应采用专门配制的快速显影液或单浴溶液。当受到约 10 μGy 剂量照射时，正常的显影应能使中速胶片（使用中速屏）具有适用于诊断目的的密度（平均密度约为1.0）。

已经发表的调查研究结果表明：X射线重复摄片率为10%～12%，要想把重复摄片率降低到5%以下是困难的。重复摄片的技术差错分析见表5.9。在不大注意X射线摄影技术的情况下，其重复摄片率可能会高于5%。从一方面看，重复摄片率低不一定表明技术精度，很可能是认可了部分不适当的X射线摄影质量。

表5.9　常见的重复摄片原因和技术差错出现率

原因	技术差错出现率/%	原因	技术差错出现率/%
太黑	29.2	不能辨认	0.4
太亮	35.3	雾翳	1.5
反差过度	0.2	片屏组合差	0.3
太灰	0.8	滤线栅问题	2.3
集光筒偏移	1.1	两次曝光	2.7
移动	8.8	不曝光	2.1
定位	14.5	处理方法	1.0
定中心	18.9	错误检查及投照	0.0
技术原因	3.3	混杂原因	1.1
人为原因	3.1	原因不明	0.2

总重摄率为5.9%

（9）采用DR设备逐步取代CR设备和普通X射线设备

数字X射线摄影设备（digital radiography equipment，DR）是采用数字化X射线影像探测器技术实现X射线摄影的一种医学成像装置。它的影像直接从影像探测器读出，通常由X射线发生装置、数字化X射线影像装置和机械辅助装置组成。

计算机X射线摄影设备（computed radiography equipment，CR）是采用可重复使用的成像板代替增感屏-胶片作为载体经X射线曝光，用激光扫描成像板曝光后所得潜像信息，通过光学系统收集和放大，计算机采集，得到数字化影像显示的一种X射线摄影设备。

CR和DR都是将X射线影像信息转化为数字影像信息，相对于普通的增感屏-胶片系统，其动态范围广，有很宽的曝光宽容度，允许摄影中的技术误差，能尽可能减少人为因素的影响，即使在一些曝光条件难以掌握的部位，也能获得很好的图像。CR与DR可以根据临床需要进行各种图像后处理，如各种图像滤波、窗宽位调节、放大漫游、图像拼接及距离、面积、密度测量等各种功能，为影像诊断中的细节观察、前后对比、定量分析提供支持。

DR设备相较于CR设备和普通X射线设备，又具有曝光时间短、成像速度快、图像分辨率高的特点，能显著降低患者接受的X射线吸收剂量。

5.2.3.2　在特殊诊断检查中应当采取的措施

（1）X 射线透视检查中可采取的方法

透视检查中使用影像增强器与直接透视法相比，患者的受照剂量较小。透视检查中正确地使用影像增强器，可以使患者受照剂量减至直接透视法的 1/3。

采用 X 射线胸部摄片法检查代替 X 射线胸部直接透视检查，可以使患者受照剂量减至 1/100，而且获得的影像可长期保存。

在某些血管造影检查中，采用数字技术和激光成像技术与用透视法观察相比可以使患者的受照剂量减少 50%。腭咽功能录像荧光电影照相技术致患者的受照剂量仅为荧光电影照相技术的 1/10。

荧光摄影检查已经被广泛地用于普查人群肺结核时的胸部 X 射线检查中，这种方法致患者受照剂量比用大尺寸 X 射线摄片检查时高 10 倍。

（2）对儿科 X 射线诊断检查应当谨慎

经过儿科放射学专门培训的 X 射线照相技术员在进行儿科 X 射线摄片时，能明显地降低患者的受照剂量。

在儿科 X 射线诊断检查中患者受到的辐射剂量不比成人的高。例如，拍摄一张胸片致儿童皮肤受照剂量仅为成人同类检查时的 1/10。婴儿接受 X 射线摄影或透视检查时，受到的剂量在不用滤线栅条件下，是成人接受同类检查受照剂量的 1/4～1/3。原因除了准直以外，主要是照射野比成人的小。婴儿钡餐透视检查中受照剂量是成人同类检查受照剂量的 30%～60%。由于数字技术的应用，儿童接受 X 射线 CT 检查中平均受照剂量和成人接受同类检查时受照剂量相比，大约减少了 60%，其中胸部检查减少了 30%。对儿科放射科应用的由多级电离室组成的新型数字 X 射线诊断检查装置的调查结果表明，有用线束内皮肤剂量因检查类型不同而异：脊柱 AP 位检查中为 0.08 mGy，脊柱 PA 位检查中为 0.07 mGy，脊柱 LAT 检查中为 0.13 mGy，骨盆检查中为 0.06 mGy。常规 X 射线检查皮肤受照剂量比上述数值高 11～18 倍。

近 10 年公布的调查研究结果表明，在 0～15 岁接受 X 射线诊断检查的婴儿和儿童中，甲状腺癌、皮肤癌、脑瘤和乳腺癌之类的辐射随机性效应的出现概率增加，虽然尚未获得确切的剂量数据。但总的原则应当是对婴儿和儿童实施 X 射线诊断检查要谨慎。

（3）对孕妇 X 射线检查中应考虑胎儿受照剂量

人类排卵是在月经周期的中点，月经来潮第 1 天后的 10 d 内很少发生排卵。受精后 5～6 d 植床，15 d 后原条开始形成。器官发生要持续到怀孕第 2 个月以后，前脑发生时间比较晚。ICRP 第 60 号出版物指出，人类怀孕第 8～15 周胎儿在子宫内受到辐射照射，出生后儿童出现严重智力低下的概率是 0.4/Sv；怀孕第 16～25 周胎儿在子宫内受到辐射照射，出生后儿童出现严重智力低下的概率是 0.1/Sv；整个怀孕期胎儿受到辐射照射，出生后儿童出现癌症的概率是 0.02/Sv。因此，对孕妇进行 X 射线诊断检查应当持慎重态度。

表 5.10 给出了在正常情况下育龄妇女接受不同类型的 X 射线诊断检查所致子宫的吸收剂量。育龄妇女接受胸部 X 射线诊断检查所致子宫的吸收剂量通常不小于 10 μGy。

孕妇接受头部 X 射线 CT 检查时，其胎儿几乎没有或完全没有辐射危险；但接受全身 X 射线 CT 检查须慎重考虑。

表 5.10　不同 X 射线检查所致子宫的吸收剂量

检查	典型剂量/mGy	剂量范围/mGy
腹部	2.5	0.05～12
胆囊造影	1	0.05～16
腰椎	4	0.27～40
尿路造影	6	0.7～55
钡灌肠	10	0.28～130
骨盆	2	0.55～22

（4）乳腺 X 射线诊断检查应考虑的因素

对乳腺实施 X 射线诊断检查时需要使用钼靶 X 射线管和钼过滤器，并采用稀土增感屏及与之相匹配的胶片。在任何情况下，钼靶管的固有过滤应不小于 0.03 mm 钼；干板乳腺 X 射线摄影时钼靶管的总过滤应不小于 0.5 mm 铝当量。数字成像技术可能会降低乳腺的受照剂量，同时能改善影像质量。使用不当可能会增加乳腺的受照剂量。

用 X 射线诊断检查法普查妇女乳腺癌时，需要进行利益与代价分析。根据当代的 X 射线诊断技术水平，在 50 岁以上的人群中每年进行乳腺癌普查，查出并能得到早期有效治疗的乳腺癌的发生概率，将会明显地高于因 X 射线照射诱发乳腺癌的发生概率。

（5）牙科 X 射线诊断检查的特点

牙科 X 射线诊断检查通常是由非放射科的专业医生施行的，多数检查包含重叠 X 射线照射，患者多数是儿童和青少年。所以，在放射防护方面须给予特殊考虑。

为了减少患者的受照剂量，牙科医生应当对患者的临床症状仔细检查，研究患者以前的牙科 X 射线摄影胶片，最后做出正当化判断。应避免将牙科 X 射线诊断检查作为常规临床检查项目。

口腔 X 射线胶片摄影，应当采用限定射束的椎体定位架。使用管电压 60 kV 的 X 射线机摄影时，最小焦皮距为 10 cm；使用管电压为 60 kV 以上的 X 射线机摄影时，最小焦皮距为 20 cm；曝光计时器限定的最长曝光时间应不超过 5 s，不重复曝光。使用高速胶片能减少局部皮肤剂量。

现代牙科 X 射线诊断机的管球尺寸较小，对这种 X 射线的调查表明，每次摄片致局部皮肤吸收剂量为 0.5～1.0 Gy；采用适当的过滤和灵敏的牙科 X 射线胶片，使头部受到的吸收剂量不会高于 0.05～0.1 Gy，比普通牙科 X 射线机致患者和工作人员的辐射剂量低。

在牙科 X 射线诊断检查中，甲状腺的受照剂量被关注。以适宜形状的 0.5 mm 铅当量屏蔽物屏蔽甲状腺，可以使其受照剂量减少 50%～80%。需要研制适合于儿童的甲状腺屏蔽物，它既能起屏蔽作用，又不会妨碍获得所需的诊断信息。

5.3　放射诊断的职业照射防护

5.3.1　职业照射的防护措施

减少人体外照射剂量的技术措施包括时间防护、距离防护和屏蔽防护。这三项技术措施通常被称为外照射防护原则。

5.3.1.1　时间防护

缩短操作时间以减少外照射剂量的防护措施，称为时间防护。因为在一个相对恒定的辐射场内，外照射剂量率（$\dot{D}$）也相对稳定，人员在该辐射场内受到外照射的累积剂量（D）与操作时间（t）成正比，即：

$$D = \dot{D}t \tag{5.3}$$

因此，除非工作需要，应避免在电离辐射场中做不必要的逗留；即使工作需要，也必须尽量减少在电离辐射场中逗留的时间。这就要求职业人员在进行有关操作前须做好充分的准备，操作时务求熟练、迅速。

5.3.1.2　距离防护

人员受到的外照射剂量与其与放射源的距离的平方成反比。依据这种规律减少外照射剂量率的防护措施，称为距离防护。设 $\dot{D}_1$ 和 $\dot{D}_2$ 分别是人员与放射源的距离为 r_1(m) 和 r_2(m) 处的外照射剂量率（μSv/h），则：

$$\dot{D}_1/\dot{D}_2 = r_2{}^2/r_1{}^2 \text{ 或 } \dot{D}_1 r_1{}^2 = \dot{D}_2 r_2{}^2 \tag{5.4}$$

公式（5.4）称为平方反比定律。例如，距离放射源 1 m 处的剂量率为 400 pSv/h 时，在 2 m 处的剂量率为 100 μSv/h，在 10 m 处的剂量率为 4 μSv/h，在 20 m 处的剂量率为 1 μSv/h。由此可见，增大人体与源之间的距离对减少外照射剂量率非常明显。所以，常用灵活可靠的长柄夹具操作点状 γ 源，或用遥控技术操作外照射源，同时对机房也有相应的面积和最小单边长度的要求。

5.3.1.3　屏蔽防护

在人体与外照射源之间设置的能减弱剂量率的实体屏障，称为屏蔽体。利用屏蔽体减少人员受外照射剂量的防护措施，称为屏蔽防护。

防护屏蔽物厚度的选择受到屏蔽材料、射线类型与能量、源活度和对屏蔽以后要求达到的可接受的剂量率等因素的影响。对 γ 射线和 X 射线，通常采用较高原子序数的屏蔽材料。屏蔽物可以是固定式或移动式的，固定式屏蔽物通常指防护墙体、地板、顶棚、防护门和观察窗等，移动式屏蔽物包括防护铅屏风、防护铅眼镜、铅橡胶帽、围脖、围裙、手套等。

时间防护、距离防护和屏蔽防护都可以减少人员受外照射的剂量。然而，屏蔽防护从设计和实体上为职业人员和公众提供了安全的工作条件和生活环境。应当根据具体情况综合应用这三项外照射防护技术，同时还应做好职业人员的防护培训，开展工作环境和个人剂量监测工作。

5.3.2 防护设施

5.3.2.1 X射线设备机房屏蔽

不同类型X射线设备（不含床旁摄影设备和便携式X射线设备）机房的屏蔽防护铅当量厚度应不低于表5.11中的规定。机房的门和窗关闭时应同样能满足表5.11的要求。对于车载机房，应有固定屏蔽，且除顶部和底部外，屏蔽应满足表5.11中屏蔽防护铅当量厚度要求。

表5.11　不同类型X射线设备机房的屏蔽防护铅当量厚度要求

机房类型	有用线束方向铅当量/mmPb	非有用线束方向铅当量/mmPb
标称125 kV以上的摄影机房	3.0	2.0
标称125 kV及以下的摄影机房	2.0	1.0
C形臂X射线设备机房	2.0	2.0
口腔CBCT、牙科全景机房（有头颅摄影）	2.0	1.0
透视机房、骨密度仪机房、口内牙片机房、牙科全景机房（无头颅摄影）、碎石机房、模拟定位机房、乳腺摄影机房、乳腺CBCT机房	1.0	1.0
CT机房（不含头颅移动CT）、CT模拟定位机房	2.5	

注：在距X射线设备表面100 cm处的周围剂量当量率不大于2.5 μSv/h且X射线设备表面与机房墙体距离不小于100 cm时，机房可不做专门屏蔽防护。

5.3.2.2 X射线设备机房屏蔽体外辐射剂量水平

（1）机房屏蔽体外辐射剂量水平

对于机房屏蔽体外辐射剂量水平，应满足下列条件。

① 具有透视功能的X射线设备在透视条件下检测时，周围剂量当量率应不大于2.5 μSv/h；测量时，X射线设备连续出束时间应大于仪器响应时间。

② CT机、乳腺摄影、乳腺CBCT、口内牙片摄影、牙科全景摄影、牙科全景头颅摄影、口腔CBCT和全身骨密度仪机房外的周围剂量当量率应不大于2.5 μSv/h。

③ 具有短时、高剂量率曝光的摄影程序（如DR、CR、屏片摄影）机房外的周围剂量当量率应不大于25 μSv/h，当超过时应进行机房外人员的年有效剂量评估，其值应不大于0.25 mSv。

④ 车载式诊断X射线设备工作时，应在车辆周围3 m设立临时控制区，控制区边界的周围剂量当量率应符合上述①至③条的要求。

（2）机房屏蔽体外的辐射防护检测方法

机房的辐射屏蔽防护检测方法及检测条件按GBZ 130—2020中的要求进行，在巡测的基础上，对关注点的局部屏蔽和缝隙进行重点检测，点位选取应具有代表性。宜使用能够测量短时间出束和脉冲辐射场的设备进行测量,当出束时间不小于测量仪器响应时间时,仪表读出值不需要进行测量仪器响应时间修正;当出束时间小于测量仪器响应时间时,仪器读出值需要进行测量仪器响应时间修正,修正方法如下。

① 仪器读数响应时间(上升时间)。

一个阶跃响应表示输出信号达到其最终值与初始稳态值之差所规定的一个很小百分值时与其第一次达到同一差值所规定的一个很大百分值时所持续的时间间隔。通常规定值是 $5\%\sim95\%$ 或 $10\%\sim90\%$。

② 读数响应时间修正系数 k 可由下式计算:

$$k=\frac{1}{1-(b/a)^{-t/\tau}} \tag{5.5}$$

式中:

k——响应时间修正系数;

b——取 0.9;

a——取 0.1;

t——剂量率测量时出束时间,单位为秒(s);

τ——读数响应时间,单位为秒(s),由仪器厂家提供。

通常仪器厂家给出的响应时间 τ 为从 10% 上升到 90% 所需时间,由上式算出仪器的响应时间修正系数 k 与 t/τ 的关系列于表 5.12。

表 5.12　剂量率响应时间修正系数

t/τ	响应时间修正系数 k	t/τ	响应时间修正系数 k
1	1.125	0.15	3.562
0.9	1.161	0.10	5.070
0.8	1.208	0.09	5.574
0.7	1.274	0.08	6.204
0.6	1.365	0.07	7.015
0.5	1.500	0.06	8.097
0.4	1.710	0.05	9.612
0.3	2.072	0.04	11.886
0.2	2.812	—	—

③ 仪器读数响应时间的修正。

仪器读数响应时间的修正按下式计算:

$$\dot{D}=(\dot{D}_1-\dot{D}_2)\times k\times f \tag{5.6}$$

式中:

$\dot{D}$——报告值;

$\dot{D}_1$——测量读数;

$\dot{D}_2$——本底读数平均值；

k——响应时间修正系数；

f——校准因子。

④ 检测条件选择。

为减少由于时间响应系数过大带来的误差，应根据仪器的响应时间和摄影常用最高条件尽可能设置较长的出束时间，出束时间应不小于 0.2 s。

⑤ 响应时间修正举例。

本示例中设置的检测条件为 120 kV、100 mA、0.64 s，散射模体为标准水模＋1.5 mm 铜板。计量刻度因子为 1.0，本底为 0.1 μSv/h，所使用仪器在 0～50 μSv/h 量程内厂家给出的响应时间 τ 为 8 s。

使用仪器在 X 射线摄影设备机房门外某处测得的周围剂量当量率为 4.1 μSv/h。

防护检测时设置的出束时间 t 为 0.64 s，t/τ 为 0.08，由表 5.12 可得到响应时间修正系数 k 为 6.204。

由此算出机房外的周围剂量当量率为（4.1 μSv/h－0.1 μSv/h）× 6.204 × 1.0 ＝ 24.8 μSv/h，即摄影设备在 120 kV、100 mA 的出束条件下，机房门外的周围剂量当量率为 24.8 μSv/h。

5.3.2.3　X射线设备工作场所防护

X 射线机房应设有观察窗或摄像监控装置，其设置的位置应便于观察到受检者状态及防护门开闭情况；机房内不应堆放与该设备诊断工作无关的杂物；应设置动力通风装置，并保持良好的通风；机房门外应有辐射警示标识；机房门上方应有醒目的工作状态指示灯，灯箱上应设置如"射线有害、灯亮勿入"的可视警示语句；受检者不应在机房内候诊，候诊区应设置放射防护注意事项告知栏；机房出入门宜处于散射辐射相对低的位置，平开机房门应有自动闭门装置，推拉式机房门应设有曝光时关闭机房门的管理措施，电动推拉门宜设置防夹装置；工作状态指示灯能与机房门有效关联；非特殊情况，检查过程中陪检者不应滞留在机房内。模拟定位设备机房防护设施应满足相应设备类型的防护要求；CT 装置的安放应利于操作者观察受检者；车载式诊断 X 射线设备工作场所的选择应充分考虑周围人员的驻留条件，X 射线有用线束应避开人员停留和流动的路线；车载式诊断 X 射线设备的临时控制区边界上应设立清晰可见的警示标识牌（如"禁止进入 X 射线区"）和辐射警示标识，临时控制区内不应有无关人员驻留。

5.3.2.4　X射线设备操作时防护安全要求

放射工作人员应熟练掌握业务技术，接受放射防护和有关法律知识培训，满足放射工作人员岗位要求；根据不同检查类型和需要，选择使用合适的设备、照射条件、照射野及相应的防护用品。合理选择各种操作参数，在确保达到预期诊断目标条件下，使受检者所受到的照射剂量最低。如设备具有儿童检查模式，对儿童实施检查时应使用该模式；如无儿童检查模式，应适当调整照射参数（如管电压、管电流、照射时间等），并严格限制照射野；在进行 X 射线设备曝光时，应关闭与机房相通的门、窗。不应使用加大摄影曝光条件的方法，提高过期胶片的显影效果，工作人员应在有屏蔽的防护设施内进行曝光操作，并应通过观察窗等密切观察受检者状态。在进行病例示教时，不应随意增加曝光时间和曝光次数；放射工作人员应按 GBZ 128 的要求接受个人剂量监测。

除以上一般要求外，各类射线装置的防护安全还应达到以下要求。

（1）透视检查用 X 射线设备操作的防护安全要求

应尽量避免使用普通荧光透视检查，若使用应避免卧位透视，采用普通荧光屏透视的工作人员在透视前应做好充分的暗适应。进行消化道造影检查时，应严格控制照射条件和避免重复照射，对工作人员、受检者都应采取有效的防护措施。借助 X 射线透视进行骨科整复、取异物等诊疗活动时，不应连续曝光，并应尽可能缩短累积曝光时间。

（2）摄影检查用 X 射线设备操作的防护安全要求

应根据使用的不同 X 射线管电压更换附加滤过板。应严格按所需的投照部位调节照射野，使有用线束限制在临床实际需要的范围内并与成像器件相匹配。应合理选择胶片及胶片与增感屏的组合，并重视暗室操作技术的质量控制。对于 CR 设备，应定期对成像板（IP）进行清洁维护保养和伪影检查。

（3）CT 设备操作的防护安全要求

CT 工作人员应根据临床的实际需要，正确选取并优化设备工作参数，在满足诊断需要的同时，尽可能减少受检者受照剂量。对儿童进行 CT 检查时，应正确选取扫描参数，以减少受照剂量，使儿童的 CT 应用达到最优化。CT 工作人员应定期检查操作系统上所显示的剂量信息（如 DLP、$CTDI_w$ 或 $CTDI_{VOL}$），发现异常时应找出原因并加以纠正。

（4）牙科摄影用 X 射线设备操作的防护安全要求

口腔底片应固定于适当位置，否则应由受检者自行扶持。确须进行 X 射线检查且固定设备无法实施时才可使用便携式牙科 X 射线摄影设备。曝光时，工作人员躯干部位应避开有用线束方向并距焦点 1.5 m 以上。

（5）乳腺摄影用 X 射线设备操作的防护安全要求

应做好乳腺摄影受检者甲状腺部位的防护。根据乳房类型和压迫厚度选择合适靶/滤过材料组合，宜使用摄影设备的自动曝光控制功能，获得稳定采集效果，达到防护最优化要求。

（6）移动式和便携式 X 射线设备操作的防护安全要求

移动式和便携式 X 射线设备首先应满足其相应设备的防护安全操作要求。使用移动式 X 射线设备在病房内做 X 射线检查时，应对毗邻床位（2 m 范围内）患者采取防护措施，不应将有用线束朝向其他患者；尽可能采用向下的投照方式，如果采用水平投照方式进行检查，除接受放射检查的受检者外，应避免有用线束直接朝向邻近的其他人，如果无法避免，则应使用移动铅防护屏风进行隔挡或使用防护用品。曝光时，工作人员应做好自身防护，合理选择站立位置，并保证曝光时能观察到受检者的姿态，须近距离操作检查系统的人员应穿戴铅橡胶围裙或在移动铅防护屏风后进行操作，防护用品及防护设施配置应满足表 5.12 的要求。对非急、危、重症受检者进行床旁操作时，应确定合理的操作时间，例如，避开医生集中查房和家属探视等人员集中的时间段。无论何时使用移动式 X 射线设备进行床旁操作，操作 X 射线设备的工作人员应提前对现场所有人员履行告知义务，并确保控制区内没有无关人员在场。对协助受检者进行 X 射

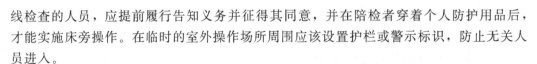

线检查的人员，应提前履行告知义务并征得其同意，并在陪检者穿着个人防护用品后，才能实施床旁操作。在临时的室外操作场所周围应该设置护栏或警示标识，防止无关人员进入。

（7）介入放射学和近台同室操作（非普通荧光屏透视）用 X 射线设备操作的防护安全要求

介入放射学和近台同室操作（非普通荧光屏透视）用 X 射线设备应满足其相应设备的防护安全操作要求。介入放射学用 X 射线设备应具有记录受检者剂量的装置，并尽可能将每次诊疗后受检者受照剂量记录在病历中，需要时，应能追溯到受检者的受照剂量。除存在临床不可接受的情况外，图像采集时工作人员应尽量不在机房内停留；穿着防护服进行介入放射学操作的工作人员，其个人剂量计佩戴要求应符合 GBZ 128—2019 中的规定；对受检者实施照射时，禁止与诊疗无关的其他人员在机房内停留。移动式 C 形臂 X 射线设备垂直方向透视时，球管应位于患者身体下方；水平方向透视时，工作人员可位于影像增强器一侧，同时注意避免有用线束直接照射。

（8）车载式诊断 X 射线设备操作的防护安全要求

车载式诊断 X 射线设备应满足其相应设备的防护安全操作要求。根据不同检查类型和需要，选择使用合适的设备、照射条件、照射野及相应的防护用品。应告知并指导受检者合理穿戴个人防护用品。对受检者实施照射时，与诊疗无关的其他人员不应在车载机房内或临时控制区内停留。车顶未设置屏蔽的高千伏摄影系统，在其工作时应考虑车厢外表面与有人员办公或居住的建筑物采光窗面的水平距离（建议不小于 10 m），车厢底板未做屏蔽的，车下候检位应离车厢表面 3 m 以外，透视作业不限。

5.3.3　职业人员个人防护要求

5.3.3.1　个人防护用品

每台 X 射线设备根据工作内容，现场应配备不少于表 5.13 中基本种类要求的工作人员个人防护用品和辅助防护设施，其数量应满足开展工作需要。车载式诊断 X 射线设备机房个人防护用品和辅助防护设施配置要求按照其安装的设备类型参照表 5.13 执行。除介入防护手套外，防护用品和辅助防护设施的铅当量应不小于 0.25 mmPb，介入防护手套铅当量应不小于 0.025 mmPb，甲状腺、性腺防护用品铅当量应不小于 0.5 mmPb，移动铅防护屏风铅当量应不小于 2 mmPb。

表 5.13　工作人员个人防护用品和辅助防护设施配置要求

放射检查类型	个人防护用品	辅助防护设施
放射诊断学用 X 射线设备隔室透视、摄影[①]	——	——
放射诊断学用 X 射线设备同室透视、摄影[①]	铅橡胶围裙 选配：铅橡胶帽子、铅橡胶颈套、铅橡胶手套、铅防护眼镜	移动铅防护屏风
口内牙片摄影	——	——

续表

放射检查类型	个人防护用品	辅助防护设施
牙科全景体层摄影，口腔 CBCT	—	—
CT 体层扫描（隔室）	—	—
床旁摄影	铅橡胶围裙 选配：铅橡胶帽子、铅橡胶颈套	—
骨科复位等设备旁操作	铅橡胶围裙 选配：铅橡胶帽子、铅橡胶颈套、铅橡胶手套、铅防护眼镜	移动铅防护屏风
介入放射学操作	铅橡胶围裙、铅橡胶颈套、铅防护眼镜、介入防护手套 选配：铅橡胶帽子	铅悬挂防护屏/铅防护吊帘、床侧防护帘/床侧防护屏 选配：移动铅防护屏风

注：1. "—"表示不做要求。
　　2. 各类个人防护用品和辅助防护设施，指防电离辐射的用品和设施。鼓励使用非铅材料防护用品，特别是非铅介入防护手套。
　　3. ①工作人员的个人防护用品和辅助防护设施任选其一即可。

5.3.3.2　工作人员的健康监护

放射工作人员职业健康监护是指为保证放射工作人员上岗前及在岗期间都能适任其拟承担或所承担的工作任务而进行的医学检查及评价。其主要包括职业健康检查和职业健康监护档案管理等。

职业健康检查包括上岗前、在岗期间、离岗时、应急照射和事故照射后的健康检查。放射工作人员上岗前，应当进行上岗前职业健康检查，符合放射工作人员健康标准的，方可从事相应的放射工作。对需要复查确定其放射工作适任性的，应当及时安排复查。放射工作单位不得安排未经上岗前职业健康检查或者不符合放射工作人员健康标准的人员从事放射工作。放射工作人员在岗期间职业健康检查的周期为 1～2 年，但不得超过 2 年。放射工作人员脱离放射工作岗位时，放射工作单位应当及时安排其进行离岗时的职业健康检查，以评价其停止放射工作时的健康状况；如果最后一次在岗期间职业健康检查在离岗前 3 个月内，可视为离岗时检查，但应按离岗时检查项目补充未检查项目；离岗 3 个月内换单位从事放射工作的，离岗检查可视为上岗前检查，在同一单位更换岗位，仍从事放射工作者按在岗期间职业健康检查处理，并记录在放射工作人员职业健康监护档案中；放射工作人员脱离放射工作 2 年以上（含 2 年）重新从事放射工作，按上岗前职业健康检查处理。

放射工作单位应当为放射工作人员建立并终生保存职业健康监护档案。放射工作人员职业健康监护档案应包括以下内容。

① 职业史、既往病史、职业照射接触史、应急照射、事故照射史。

② 历次职业健康检查结果及评价处理意见。

③ 职业性放射性疾病诊治资料（病历、诊断证明书和鉴定结果等）、医学随访资料。

④ 需要存入职业健康监护档案的其他有关资料，如工伤鉴定意见或结论，怀孕声明等。

5.3.3.3　个人剂量监测

个人剂量监测类型可分为常规监测、任务相关监测和特殊监测。常规监测的周期应综合考虑放射工作人员的工作性质、所受剂量的大小、剂量变化程度及剂量计的性能等诸多因素。常规监测周期一般为 1 个月，最长不应超过 3 个月；任务相关监测和特殊监测应根据辐射监测实践的需要进行。加强个人剂量监测管理工作，对保障放射工作人员的健康，做好放射防护工作具有重要意义。

放射工作单位应当按照《放射工作人员职业健康管理办法》和国家有关标准、规范的要求，安排本单位的放射工作人员接受个人剂量监测，建立并终生保存个人剂量监测档案。个人剂量监测档案应当包括：常规监测的方法和结果等相关资料，应急或者事故中受到照射的剂量和调查报告等相关资料。

5.3.3.4　管理制度及操作规程

① 应建立操作规程，其目的是确保工作人员和其他人的防护和安全。此类操作规程应包括减少正常工作和异常事件中职业辐射照射的措施。操作规则和程序还应包括个人剂量计的佩戴、处理和储存，并应规定调查水平和随后的后续行动。辐射相关人员都需要了解并遵守本地的规则和程序，因此制定和审查这些管理制度和操作规程应包括参与放射诊断和介入程序的所有专业人员的代表。

② 设备（硬件和软件）的操作应始终确保在完成诊疗任务和辐射防护安全方面具备良好的性能。制造商的操作手册是这方面的重要资源，但可能还需要其他程序。最终记录的一套操作程序应经放射设施的许可证持有者批准，并应纳入该设施的管理系统。

③ 放射工作人员应了解其辐射工作的程序及工作所用设备的操作，包括安全功能，并应接受培训，定期进行复习培训。当有新的医疗放射设备投入使用时，应进行额外的培训。

④ 对于那些在曝光时不需要工作人员进入房间的放射性程序，所有在场人员都应离开机房。X 射线设备曝光时，应关闭与机房相通的门、窗，工作人员应在有屏蔽的防护设施内进行曝光操作。

5.4　介入操作的防护要求

5.4.1　患者的防护要求

5.4.1.1　术前规划准备

（1）人员资质与培训要求

医疗卫生机构开展介入放射学工作应当具有下列人员：大学本科以上学历或中级以上专业技术职务任职资格的放射影像医师，放射影像技师，相关内、外科的专业技术人员。实施 X 射线透视引导介入操作（fluoroscopically guided interventions，FGI）的每一个人，都应当接受安全使用特定设备的适时培训和再培训。

依据所从事介入诊疗科目的不同，介入医师应在卫生行政部门认定的培训基地接受一定期限的系统培训，例如综合或外周血管介入培训不少于 6 个月，心血管疾病或神经血管介入培训不少于 12 个月。在培训期间，参训人员应在上级医师指导下，独立完成规定数量的诊疗科目病例，并经考核合格；在上级医师指导下，参加对相应介入诊疗科目患者的全过程管理，包括术前评价，诊断性检查结果解释，与其他学科共同会诊、介入诊疗操作、介入诊疗操作过程记录、围术期处理、重症监护治疗和术后随访等。参与介入诊疗程序的专业护士及其技术人员应经过相关专业系统培训并考核合格，参与介入诊疗的所有专业技术人员包括临床医师、放射医师和技师，麻醉师和护士等，上岗前皆应接受辐射防护和有关法规知识培训，考核合格后方可从事相应的工作。上岗后须接受定期的再培训，必须强调，不得以临床经验或专业培训抵消或代替正式的辐射防护培训，反之亦然。辐射防护培训内容至少应包括电离辐射生物效应、影响患者剂量的因素、减少患者剂量的措施、患者峰值皮肤剂量的估算方法及职业照射防护的实用方法。

（2）设备

若介入放射学工作中具有带影像增强器的医用诊断 X 射线机、数字减影装置等设备，应当有完善的质量控制计划，应当由有资质的医学物理师验证临床各种操作模式中剂量率和剂量测量的准确性，合理配置透视和采集模式的剂量参数。设备首次用于临床之前应进行这一性能测试，至少每年进行一次定期测试，以确保患者辐射剂量率与临床所需的影像质量水平相称。

（3）患者知情同意

在术前，介入医师应向患者（或其代理人）提供足够的有关其所要进行的介入程序的全部信息。应将介入程序相关的风险（尤其是在预期辐射剂量可能较高的情况下）作为患者知情同意的一部分内容与患者进行讨论交流。

（4）妊娠

除非时间要求非常紧迫的急救程序，在介入术前应确认患者是否怀孕。如有其他合理可行的替代诊疗方法，一般不主张对孕妇实施 FGI 程序。如果可行，宜考虑用其他影像方式（如超声或磁共振）引导的孕妇介入程序。

（5）诊疗方案规划

介入医师应审阅患者以前所做过的相关影像检查，尽量查阅其原始影像。应优先选择非电离辐射的成像方式。

5.4.1.2　术前倒计时

作为强制性要求的外科手术"术前倒计时"行动要求也适用 FGI 程序，只要有可能，就应在患者躺到介入诊疗床上之前，预先核查透视系统的配置及是否有足够的影像存储空间。应根据程序要求和患者因素初步配置和确认透视系统的工作条件，以提供与程序所需影像质量要求相称的最低剂量率。透视设备通常可提供针对不同程序类型和患者身材（尤其是儿童）的不同操作模式配置，作为安全的一部分，并确定为患者选择了合适的配置。

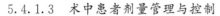

5.4.1.3　术中患者剂量管理与控制

（1）术中患者剂量监测与通知

术中应全程监测患者的辐射剂量，事先指定的专人（技师、护士和其他符合要求的人员）应密切观察和记录辐射监测剂量仪表的累积读数，超过剂量应立即通知介入医师。

（2）术中辐射水平信息的应用

辐射剂量的临床管理理念实际上与碘化对比剂的临床管理理念类似。介入医师需要在术中全程持续监控对比剂的用量，同时也需要持续监控辐射剂量。如果已经使用了较多的辐射剂量，则应尝试做出努力，确保进一步的辐射剂量与临床需要相称且尽可能合理地降低（对比剂的使用也与其相似）。与对比剂类似，某些患者对给定剂量辐射的敏感性高于一般人群，对于这些患者，应当更为细致地控制其受照剂量，如果控制手段不可行，则应在考虑这一附加风险的前提下重新评估程序的利益/风险比。临床报告中应记录术中对比剂和其他药物使用详情，同样，患者累积辐射剂量也应作为常规数据及时记录在临床报告中，随着患者辐射剂量的增加，介入医师在接到相应辐射水平的通知时，应分析患者已受到的辐射剂量，综合考虑为完成手术还应接受的附加辐射剂量及其他因素（包括对比剂用量，患者或病变的解剖特征，患者的耐受性和合作能力，临床情况的变化，与导丝、导管和支架操作相关的技术因素等），做出进一步的利益-风险评估。一个程序不可能仅因为对辐射剂量的关切而终止，因为成功实施程序的临床利益似乎总是远远超过对患者的辐射危害。而且，如果在达成临床目标之前终止程序，则患者已经遭受的辐射风险不会换来相应的临床利益，介入医师可以通过限制电影采集序列的数量和长度、降低电影或透视的剂量率、使用准直或微调机架角度等方法来减少进一步应用的辐射剂量和控制皮肤照射剂量。

（3）术中患者剂量控制措施

FGI 程序中影响患者剂量的因素有多种，可分为操作相关因素及设备相关因素两方面。一些剂量控制措施是专为介入放射学而设计的，而程序性的剂量控制措施则与如何施行介入操作有关。

5.4.1.4　术后管理

（1）剂量管理

符合 IEC60601-2-43-2010 要求的透视系统可在介入程序结束时提供患者剂量结构报告，有些设备生成的剂量报告中包括皮肤剂量分布信息，在介入手术结束时应形成患者辐射剂量报告并存档。术后应及时将辐射剂量数据记载到介入手术记录单和患者病历中。

（2）患者随访

如果患者剂量超过显著辐射剂量水平，应在出院前告知患者本人（及其家属）可能会出现的皮肤组织反应，并安排随访，以早期发现和处理潜在的皮肤辐射损伤。在某些特殊情况时，较低的辐射剂量也需要进行随访，例如相同的部位近期接受过辐射照射，或者患者有辐射敏感性。如果仅透视时间超过显著辐射剂量水平，但其他剂量参数未超过显著辐射剂量水平，则可能不需要随访。

对不需要随访的患者，应在出院时告知其在介入程序中未受到超过显著辐射剂量水平的辐射，由于极不可能发生皮肤辐射损伤，不必进行特别随访。

（3）质量评估建议

应定期统计分析介入程序中的剂量记录情况和患者剂量数据。如果任何一名操作者剂量记录率低于95%，则应立即接受附加的辐射安全培训，对同一医院的同一程序类型，如果某一程序中患者剂量超过剂量分布直方图的第 95 百分位点（P_{95}），则应进行评议，可能会揭示出操作中存在的一些问题，例如，本可以用更少的影像采集，更短的透视时间或更好的准直实现临床目的，从而减少不必要的辐射照射。也可与本地区或本国的数据集（如有）进行比较。此外，介入医师须向本单位辐射防护负责人定期报告随访中发现的辐射损伤病例，并核查这些患者遭受的辐射剂量是否与临床目的相称。

作为全面质量保证计划（QAP）的一部分，应至少每年对与辐射剂量相关的影像质量进行一次恰当的评审，可由有资质的医学物理师实施。

5.4.1.5　儿童患者的辐射防护

与成人相比，儿童的辐射敏感性更高，预期寿命较长，因而更有可能显现出辐射的随机性效应。年龄较大、体重接近成人的儿童，在接受复杂的，需要长时间透视或大量影像采集的介入程序时也有皮肤辐射损伤的风险。一些患有先天性心脏病的儿童，经常需要接受多次诊断性和治疗性导管插管。单次介入程序的有效剂量相当于一次后前位胸部 X 射线摄影有效剂量的几百倍，多次介入程序的累积剂量诱发远期辐射效应的风险不容忽视。

避免不必要的辐射照射，是儿童患者最为有效的辐射防护方法。对儿童实施的介入程序，应逐例进行正当性分析，除非绝对必要，不应对儿童实施任何缺乏正当性的介入程序，对于复杂病例，应当通过多学科团队或联合会修正机制，共同讨论和确定恰当的治疗方式。

与成人相比，儿童由于身躯及内部器官尺寸较小、解剖变异较多、心率较快，介入操作（如先天性心脏病）的技术难度大，耗时较长，而且可能需要多次程序方可完成，可导致较高辐射剂量。因此，难度较高的儿童（尤其是新生儿和婴幼儿）介入程序，应当由临床和辐射防护两方面都训练有素的儿科介入操作者来实施。

5.4.2　介入操作者的防护要求

时间、距离和屏蔽防护是职业性外照射防护的基本方法和重要措施。工作人员辐射防护与患者辐射防护两者之间有许多方面密切关联，不可简单分割处理。

时间防护是辐射防护的一个重要方法。应尽可能缩短使用 X 射线的曝光时间、透视时间，同时影像采集帧数应与临床目标相称。缩短透视时间和降低透视剂量率可导致患者剂量降低，患者剂量降低导致散射辐射减少，因而操作者受到的辐射剂量也将减少。

工作人员应当在临床允许范围内尽可能增大自己与 X 射线源的距离。平方反比规律表明，在一个无吸收的介质中，点源发射的辐射强度与离辐射源的距离的平方成反比。随着与辐射源之间距离的增加，辐射剂量率急剧下降。

辐射屏蔽有三种类型：结构（建筑）屏蔽、辅助防护设施（室内防护装置）及个人防护用品。结构屏蔽是能达到辐射防护目的，纳入建筑结构整体设计的一种屏蔽方式。室内防护装置包括床下铅帘、床侧屏蔽板、天花板悬吊式铅屏、一次性辐射吸收垫（帘）和落地铅屏等。固定式或移动式落地透明铅屏风可对操作者和其他工作人员提供附加屏蔽防护，尤其适合护士和麻醉师使用。个人防护用品包括防护围裙（铅围裙）、铅眼镜、甲状腺铅领和防护手套等。基本安全标准要求如果单靠结构屏蔽和行政管理控制措施无法满足所需的职业辐射防护水平，用人单位必须确保向工作人员提供符合相关标准或技术规格适用和足够的个人防护用品和室内防护装置，并确保工作人员合理有效地使用这些个人防护用品和室内防护装置。在需要工作人员接近 X 射线源和患者（散射辐射源）进行操作的介入程序中，个人防护用品和室内防护装置对于职业辐射防护尤为重要。

一些简单的措施，例如，尽可能增加手术操作者与患者和床之间的距离，限制照射野尺寸（准直）和尽可能熟练迅速地实施操作以缩短照射时间等，都可以有效降低职业照射剂量。

5.4.2.1 个人防护用品及辅助防护设施

（1）个人防护用品

防护围裙可对性腺和 80% 的活性骨髓提供有效的屏蔽，是一种最基本的个人防护用品。在介入手术室（如导管室、X 射线机房）内工作的所有团队成员都应穿铅当量适宜、合身、重量适当的防护围裙，除非全程得到其他有效的屏蔽装置（如落地铅屏风）的保护。在进行介入操作时，建议佩戴甲状腺铅领和铅手套。对于防护围裙、甲状腺铅领和铅手套等个人防护用品，应当至少每年进行一次透视检查，以证实屏蔽的完整性。

（2）辅助防护设施

在穿戴合适的个人防护用品的基础上，合理应用辅助防护设施可显著降低工作人员的职业照射剂量。每间介入手术室（导管室）都应配备一块或多块移动式落地铅屏风。铅屏风可以全透明或部分透明，高度至少 2 m，铅当量不低于 2.0 mmPb。铅屏风可为站在其屏蔽投影之内的人员全身提供极为有效的防护，麻醉师、护士等工作人员可以安全地站在铅屏风之后观察患者、履行临床监护职责。在高剂量数字影像采集运行时，手术操作者也可以站在铅屏风之后。

5.4.2.2 个人剂量监测

（1）个人剂量计的使用

个人剂量监测是指利用工作人员个人佩戴剂量计所进行的剂量测量，以及对这些测量结果的解释。个人剂量监测的主要目的包括：估算有效剂量，需要时估算受到显著照射的组织器官的当量剂量，以验证是否符合监管要求，使工作人员能够了解自己的实际受照情况，并促使他们采取行动尽可能减少自己受到的照射，提供有关工作条件的信息，证明这些条件是否得到满意的控制；根据监测数据的分析，评价和制订操作规程。任何在控制区工作或有时进入控制区工作且可能受到显著职业照射的工作人员，均应接受个人剂量监测。对介入放射学实践而言，介入放射医师，参与透视或 CT 引导介入诊疗活动的临床（心血管、神经外科、神经内科、血管外科、泌尿外科、消化科、骨科、妇产科等）医师及其助手、放射技师，护士、麻醉师和其他辅助支持人员，都需要接受适当形式的个人剂量监测。对于如介入放射学这样全身受照不均匀的工作情况，建议采用双剂量计监测方法，除在铅围裙外锁骨对应的领口位置佩戴剂量计外，还应在铅围裙内躯干上再佩戴另一个剂量计，且宜在身体可能受到较大照射的部位佩戴局部剂量计（如头籍剂量计、腕部剂量计、指环剂量计等）。确定常规监测的周期应综合考虑放射工作人员的工作性质，所受剂量的大小，剂量变化程度及剂量计的性能等诸多因素。常规监测周期一般为 1 个月，也可视具体情况延长或缩短，但最长不得超过 3 个月。

（2）剂量限值

剂量限值（dose limit）是指受控源计划照射使个人所受到的有效剂量或剂量当量不得超过的值，剂量限值对个人剂量提供了一个明确的界限，其目的是防止受到来自所有受控源的计划照射产生过分的个人危害。在受到来自多个源的职业照射的情况下，尤其需要用剂量限值来限制总的剂量，来自单个源的每一个照射可能需要加以进一步约束使剂量水平最优化，以防止超过剂量限值等，剂量限值包括应用于全身的有效剂量和针对特定组织的当量剂量。有效剂量限值表示这样一种水平，超过此水平，则认为电离辐射诱发随机性效应的风险是不可接受的。对于眼晶状体、皮肤、手和足的局部照射而言，这种有效剂量的限值不足以保证避免发生有害的组织反应（确定性效应）。眼晶状体剂量对有效剂量没有贡献，而皮肤、手和足很可能受到局部照射，因此需要对这些组织分别规定当量剂量限值，可用于提示受照剂量是否接近组织反应的阈值。

（3）风险评估

需要注意的是，剂量限值不是安全与危险的界限，而是不可接受的下限，是最优化过程的约束条件。如果采用了最优化原则，可能只有在极少数情况下，必须接受或考虑的剂量才会接近剂量限值。特定组织或器官（如眼晶状体、皮肤、手和足）的风险与这些组织所受剂量相关，对这些组织设定剂量限值旨在防止组织反应。如果剂量低于相应剂量限值，就不会发生组织反应。

（4）个人剂量档案

用人单位应当为每一位放射工作人员建立并终生保存个人剂量监测档案，并允许放射工作人员查阅、复印本人的个人剂量监测档案。

介入放射工作人员所使用的剂量计的数量、类型和佩戴位置不同，个人剂量档案应记载的信息也可能有差异，至少应当包括根据佩戴在防护围裙之内和/或防护围裙之外的一个或两个剂量计的读数估算得到的有效剂量 E，以及利用佩戴在防护围裙（或甲状腺铅领）之外领部水平的剂量计读数估算的眼晶状体当量剂量。如果佩戴指环式或腕式剂量计，还应记录手的当量剂量。

（5）职业照射剂量的监控

医院辐射防护专（兼）职管理人员或医学物理师应当对个人剂量记录进行逐例定期分析，以保证工作人员所受剂量不超过剂量限值，并评估履行特定职责的人员所受剂量是否与预期水平相一致，以确保防护最优化。工作人员的受照剂量水平，应当与其本人过去的剂量记录相比较，并与本院或外院工作类型和工作负荷近似的工作人员的平均剂量水平进行比较。

（6）对异常个人剂量监测数据的调查

在任何时间范围内，行特定职责的工作人员存在特定的预期职业照射剂量范围，例如，介入医师的预期剂量显著高于全职 X 射线摄影技师的预期剂量。如果一名工作人员的个人剂量明显高于或低于预期范围，或者个人剂量计读数突然明显增高或降低，都应进行调查。

介入手术室（导管室）的工作人员可大致分为两类：一类可称为"刷手人员"，在 X 射线机开启射线束时位于患者附近一臂之长距离内，穿戴无菌手术罩衣；另一类称为"巡回人员"，虽然在 X 射线束开启时身处机房内，但通常距离患者较远，往往不需要穿戴无菌手术罩衣。对于这两类人员要设置不同的预期剂量范围，如果其剂量计读数超过各自的预期剂量范围（过高或过低），应进行调查；如果个人剂量计读数在预期范围之内，则无须调查。如果辐射防护条件得到改善，或者技术方法和人员习惯发生变化，对预期剂量范围上限值可能需要做出适时的合理调整。

如果个人剂量计读数显著低于预期水平，应当立即启动正式调查。例如，如果领部剂量计读数低于本人以往平均剂量或同组工作人员平均剂量的 75％，应当调查剂量计的佩戴位置是否正确，以及是否存在很少佩戴或经常不佩戴个人剂量计的情况。工作人员忘记佩戴剂量计或为回避辐射安全监管而故意不戴剂量计的情况相当普遍。如果个人剂量计读数显著低于预期水平，应当立即启动正式调查。

对异常高剂量的调查有助于及时发现辐射防护中的薄弱环节，确保防护最优化，不仅能够改善当事人的安全，也有助于改善患者和其他工作人员的辐射安全。

5.4.2.3　职业健康监护

用人单位应当按照国家有关法规的要求，建立健全本单位放射工作人员的职业健康监护制度，保证职业健康监护工作的落实。用人单位应委托经省级卫生行政部门备案的具有放射工作人员职业健康检查资质的医疗机构，对本单位放射工作人员进行职业健康检查。

放射工作人员上岗前，应进行上岗前职业健康检查，符合放射工作人员健康标准的，方可参加相应的放射工作。用人单位不得安排未经上岗前职业健康检查或者不符合放射工作人员健康标准的人员从事放射工作。

用人单位应当组织上岗后的放射工作人员定期进行职业健康检查，放射工作人员在岗期间职业健康检查的周期为 1～2 年，但不得超过 2 年，必要时，可适当增加检查次数；对于介入放射工作人员，应当特别注意对眼晶状体、手部和下肢皮肤的检查，及时发现可能的辐射损伤；必要时，应结合受检者个人剂量资料，慎重做出特定放射工作继续适任性的判断。用人单位对职业健康检查机构认定不宜继续从事放射工作的人员，应及时调离放射工作岗位，并安排合适的非放射工作岗位；对需要复查和医学观察的放射工作人员，应及时予以安排。用人单位应及时安排其进行在岗的职业健康检查，以评价其停止放射工作时的健康状况。鉴于辐射诱发白内障的潜伏期可达 20 年以上，从保护劳动者职业健康权益的角度出发，对眼晶状体累积剂量接近或达到同剂量的工作人员，离岗后安排适当期限的医学随访也是必要的。

职业健康检查专业人员有义务接受放射工作人员对健康检查结果的质疑或咨询，要如实地向放射工作人员解释检查结果和提出的问题。

职业健康检查机构当自体检工作结束之日起 1 个月内，将职业健康检查报告提交委托单位。用人单位应当在收到职业健康检查报告 7 日内，如实告知放射工作人员。

职业健康监护档案应包括以下内容：职业史、既往病史、职业照射接触史、应急照射和事故照射史，历次职业健康检查结果及评价处理意见，职业性放射性疾病诊断与诊断鉴定、治疗、医学随访观察等健康资料，怀孕声明（如有），工伤鉴定意见或结论。放射工作人员有权查阅，复印本人的职业健康监护档案，用人单位不得拒绝或者提供虚假档案材料。

5.4.2.4　减少职业照射的建议

减少职业照射的建议如下。

① 利用所有可用信息规划介入程序；

② 尽可能减少透视时间；

③ 使用可用的降低患者剂量的技术；

④ 使用合理的成像链几何布局；

⑤ 使用准直；

⑥ 站在低散射辐射区域；

⑦ 使用防护屏蔽；

⑧ 使用合理的成像设备；

⑨ 使用性能受控于质量保证计划的成像设备；

⑩ 接受必要的培训；

⑪ 佩戴个人剂量计并了解自己的剂量；

⑫ 牢记管理职责。

5.5　公众照射的防护

X 射线诊断和介入放射学实践中，还必须注意搞好有关公众的放射防护与安全。而放射学中有关公众的放射防护与安全问题，主要直接相关的都是各种放射学机房等工作场所及其周围环境的放射防护与安全。注意加强 X 射线诊断候诊人员的防护是一个值得重视的公众照射防护的特殊问题。

5.5.1　公众照射

公众照射（public exposure）是指公众成员所受的各种辐射源的照射，但不包括职业照射、医疗照射和天然本底辐射的照射。

5.5.2　放射单位对公众照射防护的主要责任

注册者和许可证持有者应按 GB 18871—2002 的要求对他们所负责的源或实践所引起的公众照射实施控制，除非这种照射是被排除的或引起这种照射的源或实践是被豁免

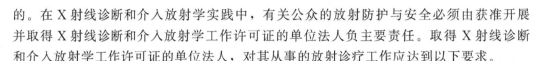

的。在 X 射线诊断和介入放射学实践中，有关公众的放射防护与安全必须由获准开展并取得 X 射线诊断和介入放射学工作许可证的单位法人负主要责任。取得 X 射线诊断和介入放射学工作许可证的单位法人，对其从事的放射诊疗工作应达到以下要求。

① 制定和实施与公众照射控制有关的防护与安全原则和程序，并建立相应的组织机构；

② 制定、采取和坚持相应的措施，保证受其所负责的源照射的公众成员的防护是最优化的，并且受其所负责的源照射的关键人群组的正常照射受到限制，使组内成员个人的总受照剂量不超过基本标准 GB 18871—2002 所规定的公众成员的剂量限值；

③ 制定、采取和保持各种所需要的措施，确保源的安全，使与公众有关的潜在照射的控制符合基本标准的要求；

④ 提供适当且足够的用于公众防护的设施、设备和服务，它们的性能和范围应与照射的可能性与大小相适应；

⑤ 对有关工作人员进行防护与安全和环境保护的培训及定期再培训，确保他们始终保持所需要的适任水平；

⑥ 按照要求，制订和实施公众照射监测大纲，并提供相应的监测设备，以便对公众照射进行评价；

⑦ 按照基本标准的要求，保存有关监督与监测的详细记录；

⑧ 制定与所涉及危险的性质和大小相适应的应急计划或程序，并做好相应的应急准备。

鉴于 X 射线诊断和介入放射学只有外照射源可能引起公众照射，则许可证持有者应保证做到：

① 在 X 射线诊断和介入放射学设备调试之前，所有利用这种外照射源的新设施的平面布置与设备布置资料和现有设施的全部重要修改均已经审管部门审评和认可，未经审评和获得书面认可之前，不得进行调试或修改；

② 为 X 射线诊断和介入放射学设备的运行制定专门的剂量约束，并报送审管部门认可；

③ 按照基本标准的有关要求，提供放射学机房及其周围达到最优化的屏蔽和其他防护措施。

5.5.3　公众照射的剂量限值

遵照我国放射防护基本标准 GB 18871—2002 的规定，各种放射实践使公众中有关关键人群组的成员所受到的平均剂量估计值不应超过下述限值。

① 年有效剂量，1 mSv；

② 特殊情况下，如果 5 个连续年的年平均剂量不超过 1 mSv，则某一单一年份的有效剂量可提高到 5 mSv；

③ 眼晶状体的年当量剂量，15 mSv；

④ 四肢（手和足）或皮肤的年当量剂量，50 mSv。

从尽可能合理降低电离辐射诱发癌症等随机性效应的发生概率出发，由于公众成员会受到各种电离辐射照射来源的照射，则对某种源项必须分别设定剂量约束值而加以控制。

公众照射的剂量约束是公众成员从一个受控源的计划运行中接受的年剂量的上限。剂量约束所指的照射是任何关键人群组在受控源的预期运行过程中、经所有照射途径所接受的年剂量之和。对每个源的剂量约束应保证关键人群组所受的来自所有受控源的剂量之和保持在剂量限值以内。通常这个剂量约束值取正常公众照射剂量限值的一个份额（如 1/10 至 1/4），目前大多数选取 0.1 mSv/a。在电离辐射医学应用的防护中，上述规定的公众照射剂量限值不适用于患者的慰问者（例如，他们无职责、明知会受到照射却自愿帮助护理、支持和探视、慰问正在接受医用辐射诊断或治疗的患者）。但是，应对患者的慰问者所受的照射加以约束，使他们在放射诊疗患者诊断或治疗期间所受到的剂量不超过 5 mSv。

5.5.4 X 射线诊断候诊人员的防护

X 射线诊断候诊人员的防护是 X 射线诊断中一个容易疏忽的问题。在各种放射学工作场所的屏蔽防护设计与建设中，应设置好候诊区域并保证其具备足够的放射安全性。凡是需要进入 X 射线摄影或透视机房的候诊人员，必须让他们避免受到不必要照射（含散射线）。为此，应合理规划设置 X 射线诊断工作场所与机房的布局，专门划出有足够防护条件的候诊区域；必要时应配备各种合适的防护屏风等设施，为候诊人员提供足够的防护。

5.5.5 放射工作场所周围的放射防护与安全

关注各种放射学工作场所对公众的影响，主要依赖于做好各种放射学工作场所的屏蔽防护设计与建设，安设机房外的工作状态指示灯，以及醒目张贴辐射警示标识，明确警示有关公众不要误入射线装置正常工作的机房，以及滞留于运行中的各种放射学工作场所，从而避免不必要照射，远离电离辐射危险。

（沈欢喜　宋仙平　曹兴江）

思考题

1. 放射防护应遵循的三原则是什么？
2. 职业照射防护原则包括哪些？
3. 不同类型 X 射线设备机房的屏蔽防护铅当量厚度要求是多少？
4. 放射工作人员职业健康监护包括哪几个方面？
5. 对于减少介入操作的职业照射，你有哪些建议？

 主要参考文献

[1] 姜德智. 放射卫生学 [M]. 苏州：苏州大学出版社，2004.

[2] 涂彧，周菊英. 医学放射防护学 [M]. 北京：原子能出版社，2010.

[3] 刘长安. 介入诊疗防护与安全指南 [M]. 北京：北京大学医学出版社，2016.

[4] 苏旭. 医用辐射危害控制与评价 [M]. 北京：中国原子能出版社，2017.

第6章　放射治疗的防护

放射治疗在肿瘤治疗中的作用和地位日益突出，已成为治疗恶性肿瘤的主要手段之一。放射治疗是利用电离辐射的生物效应进行肿瘤临床治疗的方法，其常用的射线包括γ射线、X射线、电子线、质子和重离子等。目前约70%的癌症患者在治疗过程中需要进行放射治疗，约40%的癌症可以用放射治疗根治。就受照剂量而言，放射治疗施加给患者的电离辐射剂量远大于放射诊断和核医学诊疗，它施加给患者的照射剂量大到足以杀死病变细胞和暴露在照射野中的正常细胞，因此放射治疗的潜在照射危害风险较大。电离辐射是把"双刃剑"，在杀灭肿瘤细胞的同时，潜伏着损伤正常组织的风险。随着三维适形放射治疗、调强放射治疗、立体定向放射治疗、三维近距离放射治疗及图像引导等新技术的不断发展与推广，肿瘤放射治疗效果显著提高，放疗副作用也明显减轻，肿瘤患者生存率和生存期不断提高。尽管如此，放射治疗过程中的正常组织损伤依然无法完全避免，一定程度上阻碍了放射治疗的可及性，影响了肿瘤治疗效果的提高。在医用电离辐射体系内，做好放射治疗的防护，一方面，要在场所的选址、设计、建造与布局上做好充分的论证，所有程序要符合国家相关法律法规和放射卫生标准的要求；另一方面，要在实施放射治疗过程中做好对患者、放射工作人员及公众的安全与防护。

6.1　放射治疗应遵循的防护原则

6.1.1　放射治疗的预期风险

人体不同组织器官及各种肿瘤组织的放射敏感性各自不同，在受到辐射照射后出现变化的反应程度也各不相同。放射敏感性与肿瘤细胞的增殖周期和病理分级有关，即增殖活跃的细胞比不增殖的细胞敏感，细胞分化程度越高放射敏感性越低，反之愈高。此外，肿瘤细胞的氧含量直接影响放射敏感性。例如，早期肿瘤体积小，血运好，乏氧细胞少，疗效好；晚期肿瘤体积大，血运差，甚至中心有坏死，放射敏感性低；生长在局部的鳞癌，较在臀部和四肢的肿瘤血运好，放射敏感性高；肿瘤局部合并感染，血运差（乏氧细胞多），放射敏感性下降。因此，保持照射部位清洁，预防感染、坏死，是提高放射敏感性的重要条件。

临床上根据对不同剂量的反应，将放射线对肿瘤的敏感性分为：① 放射高度敏感肿瘤，指照射20～40 Gy肿瘤消失，如淋巴类肿瘤、精原细胞瘤、肾母细胞瘤等；② 放射中度敏感肿瘤，指照射60～65 Gy肿瘤消失，如大多数鳞癌、脑瘤、乳腺癌等；③ 放射低度敏感肿瘤，指照射70 Gy以上肿瘤才消失，如大多数腺癌；④ 放射不敏感

（抗拒）肿瘤，如纤维肉瘤、骨肉瘤、黑色素瘤等。肿瘤的放射敏感性与细胞的分化程度有关，分化程度越高，放射敏感性越低；但一些低（差）分化肿瘤如骨的网状细胞肉瘤、尤因肉瘤、纤维肉瘤、腹膜后和腘窝脂肪肉瘤等，仍可考虑放射治疗。

电离辐射是把"双刃剑"，它在实施肿瘤放射治疗的同时，也会损伤正常组织。在早期放射治疗年代，由于技术原因和人们的防护知识与意识缺位，许多患者接受了超量的不必要的辐射照射而诱导出确定性的损伤效应和大量的第二原发癌。即便是到了个体化精准放疗的现代，如果在制订与执行放疗计划时，稍有疏忽，也会导致患者的正常组织受到损伤。ICRP 就此推荐的放射治疗事故分类标准为：A 类事故，包括大于 25% 的超剂量照射和大于 25% 的欠剂量照射，典型的治疗剂量为 40～60 Gy，25%～50% 的超剂量照射，在 5 年内由于并发症造成的死亡概率为 50%；如大于 25% 欠剂量照射，且在治疗过程中一直未被发现，结果是癌症进展到晚期，没有机会进行补救治疗。B 类事故，为 5%～25% 的超剂量照射，增加非生命危险的并发症，降低癌症控制率。

2009 年，ICRP 发布了第 112 号报告——《预防放射治疗新技术的事故性照射》，目的是总结经验和教训，也为放射治疗中减少事故照射风险提供指南，特别是对那些正在开展的先进和复杂的治疗技术。

与射线束输出和校准相关的事件：① 小野的校准问题。2006 年 4 月，某医院试运行一台装有微型多叶光栅或锥形标准准直器的立体定向放疗设备，由于物理师在测量吸收剂量和采集线束数据时采用了过大的电离室，结果对微型多叶光栅所有野的校准全部错误，导致患者超剂量照射约 200%，用这台设备治疗的患者有 172 位，其中 145 位患者使用了微型多叶光栅。② 手术期间放射治疗射线束校准问题。一家医院安装了一台术中放射治疗（IORT）设备，但生产厂家没有提供手术期间在特定距离上如何测量吸收剂量的资料，包括测量的几何条件。试运行期间，测量吸收剂量用的是两个几何条件完全一样的直径为 4 cm 的模体，但设备安装工程师在安装设备时安装了两个不一样的校准文件，两者相差 20%，使得在一段时间内患者受到不应有的超剂量照射。③ 断层放疗输出量漂移。比利时一家医院的断层放疗机输出量稳定性检测发现欠剂量照射超过 10%，调查发现机器安装时输出量联锁安全阈值设置的允许误差大于或小于 10%，致使 3 名患者欠剂量照射 12%。

与治疗准备相关的事件：① 活动楔问题。一家医院于 2004 年引入新的放疗技术，决定由固定楔（硬楔）换成活动楔（软楔）治疗前列腺癌症患者。技术改造时因计算软件处理不了软楔的计算，删除了二极管独立验证剂量，而治疗时却错误地选择了硬楔选项，导致 MU 计算错误，至少 23 位放疗患者接受了 20%～35% 的超剂量照射，其中 4 位因此而死亡。② IMRT 的计算问题。一位头颈部癌症患者第一疗程放射治疗 4 次之后，为了减少特定器官的风险，物理师重新制订计划，但在存入数据库时计算机发生了故障，结果多叶光栅控制点的信息没有包含在文件夹中，由此造成在开放野的情况下实施照射治疗，使得该患者接受了超剂量照射。

6.1.2 放射治疗的正当性

针对肿瘤的放射治疗，已是公认有效的治疗手段，人类 70% 的恶性肿瘤都适合放射治疗。然而对患者个人而言，是否进行放射治疗，其正当性的判断基本上依赖于放射治疗医师。一般情况下，只要患者病情需要，且身体状况允许，就具备放射治疗的基础。规范的做法是，针对每位患者医院都应该由一个包括外科手术医师、化疗医师和放疗医师组成的医疗小组，根据患者的具体情况和医院的能力，判断是否给患者实施放射治疗，即做出正当性判断。如果根据放射肿瘤专家的临床判断，肿瘤的放射治疗将会给患者带来净利益，能使患者的健康状况得到明显改善，那么这种专业上的判断就构成了患者接受放射治疗的正当性理由。假如拒绝这种治疗方法，患者将面临生命丧失的危险。所以，一旦做出放射治疗的抉择，就应当认为接受这种治疗是最合理的治疗手段。当然，实际操作的时候还要考虑患者的经济承受能力。

根据正当性原则，电离辐射的每一种照射，从其本身的利益或任何能得到的可供选择的利益来衡量都具有合理性。应用该原则判定放射治疗肿瘤是否正当应注意以下几个问题。

① 对具体肿瘤患者，根据其所患肿瘤的种类、病期、身体条件，确定是否属于放射治疗的适应证。

② 放射治疗方法与采用其他方法相比是否确有优越之处。

③ 针对具体患病器官和相邻器官对电离辐射的敏感程度、照射方式（全身或局部）和治疗剂量大小所引起的有害效应及危险程度进行利益代价权衡，是否利大于弊。

④ 良性疾病尽量不采用放射治疗，应严格控制对放射治疗敏感的良性疾病的体外放疗。

经过上述全面分析，若证明患者获得的利益大于付出的代价，就可以认定对其进行放射治疗是正当的。从程序上说，这是放疗医师的职责。这项工作是从根本上解决患者该不该接受照射治疗的问题，是患者防护的一项根本任务，必须把好这一关。

《放射治疗放射防护要求》（GBZ 121—2020）专门对放射治疗提出了正当性要求。

① 在放射治疗给患者所带来的利益大于可能引起的放射危害时，放射治疗才是正当的。

② 所有新型放射治疗技术和方法，使用前都应通过正当性判断，并视取得新的或重要的证据情况，对其重新进行正当性判断。

③ 所有通过正当性判断的新型放射治疗技术和方法，使用时应严格控制其适应证范围，要用到新的适应证时必须另行正当性判断。

④ 在放射治疗实践中，通常应对个体患者（特别是对于已怀孕的患者或儿科患者）进行放射治疗的正当性判断，主要包括以下内容。

a. 治疗的适当性；

b. 治疗的紧迫性；

c. 可能引起的并发症；

d. 个体患者的特征；

e. 患者以往接受放射治疗的相关信息。

6.1.3　放射治疗防护的最优化

开展放射治疗的医疗机构和执业医师应保障放射治疗防护和安全的最优化。放射治疗照射最优化过程应至少包括治疗照射处方、操作规程、治疗设备质量控制、照射的质量保证。

在放射治疗中，应有实施照射的书面程序，在没有辅助设施和治疗配件时更应该给予特别的注意。在治疗计划制订时，除考虑对靶区施以所需要的剂量外，应尽量降低靶区外正常组织的剂量，在治疗过程中应采取适当措施使正常组织所受到的照射剂量保持在可合理达到的最低水平。除有明确的临床需要外，应避免对怀孕或可能怀孕的妇女施行腹部或骨盆受照射的放射治疗；若确有临床需要，对孕妇施行的任何放射治疗都应周密计划，以使胚胎或胎儿所受到的照射剂量减至最小。患者在接受放射治疗之前，应有执业医师标明日期并签署的照射处方。处方应包含治疗的位置、总剂量、分次剂量、分次次数和总治疗周期，还应说明在照射体积内所有会危及器官的最大剂量。

在放射治疗中，应鼓励对密封源的适时更换，从而使治疗性照射保持在合理的时间内；应接受规范标准的术语和概念，并用在照射处方的开具、计划制订、剂量施用和文件制订中。

① 对所有接受外照射线束治疗的患者，治疗之前必须得到由放射肿瘤医师标明日期并签署的照射处方。处方应包含治疗的位置、总剂量、分次剂量、分次次数和总治疗周期，还应说明在照射体积内所有会危及器官的最大剂量。

② 对所有接受近距离疗法的患者，治疗之前必须得到由放射肿瘤学专家标明日期并签署的照射处方。处方应包括参考点和会危及器官的总剂量、参考剂量、体积大小、源的数量及剂量分布、放射性核素和源强度。

③ 实施放射治疗前，必须将放射治疗可能产生的危险告知患者。

为实现放射治疗的防护最优化，放射治疗单位应确保有适当的设备、技术、辅助设备及全面的质量保证体系。

（1）设备要求

设备应符合国家的有关要求，能及时发现系统内单个部件的故障，能减少患者的非计划照射，尽可能避免或减少人为失误。医院等许可证持有者应保证：所使用的设备符合国家有关标准及规定；备有防护与安全说明书；将操作术语（或缩写）和操作值显示于操作盘上；设置辐射束控制装置，以安全方式指示辐射束处于“开”或“关”的状态；设备带有准直装置；诊治部位的辐射场尽可能均匀；漏射或散射在非诊治部位所产生的剂量率保持在可合理达到的尽量低的水平。对于放射治疗设备，照射装置应配备有用于可靠地选择、指示和（必要并可行时）证实诸如辐射类型、能量指标、射束调整因子、治疗距离、照射野大小、射束方向、治疗时间或预置剂量等运行参数的装置；辐照装置一旦电源中断，放射源将自动被屏蔽；高能放疗设备具有两个独立的终止照射系统；安全联锁装置；治疗用的放射源应符合国家对密封源的要求；必要时，配备能对放射治疗设备使用过程中出现的异常情况报警的监测设备。

（2）操作要求

从事放射治疗的单位应在分析供方所提供资料的基础上，辨明各种可能引起非计划医疗照射的设备故障和人为失误；采取一切合理措施防止故障和失误，包括选择人员、制订质量保证与操作程序，对有关人员进行充分的培训与定期再培训；采取一切合理措施，将可能出现故障和失误的概率减至最小；制订应急计划或程序，必要时进行应急演练。相关单位还应保证在实施计划照射的同时使正常组织受到的照射控制在可合理达到的尽量低的水平，并在可行和适当时采用器官屏蔽措施；除有明显临床指征，避免对怀孕或可能怀孕的妇女施行腹部或骨盆的放射治疗；周密计划对孕妇施行的放射治疗，以使胚胎或胎儿所受到的照射剂量减至最小；将放射治疗可能产生的危险通知患者。

此外，对于高于 10 MV 的 X 射线治疗束和质子、重离子治疗束的放射治疗，除考虑中子放射防护外，在日常操作中还应考虑感生放射线的放射防护。后装放射治疗操作中，当自动回源装置功能失效时，应有手动回源的应急处理措施。操作人员应遵守各项操作规程，认真检查安全联锁，保障安全联锁正常运行。工作人员进入涉放射源的放射治疗机房时应佩戴个人剂量报警仪。实施治疗期间，应有两名及以上操作人员协同操作，认真做好当班记录，严格执行交接班制度，密切关注控制台仪器及患者状况，发现异常及时处理，操作人员不应擅自离开岗位。

（3）医疗照射的质量保证

开展放射治疗的医疗机构应制订放射治疗质量保证大纲。制订这种大纲时应邀请诸如放射物理、放射影像等有关领域的专家参加。质量保证大纲应包括以下内容。

① 执业医师和医学物理人员应对每一种放射治疗的实践活动编写标准化的程序性文件及相应的临床核查的规范化程序并确保其能有效实施。

② 患者固定、肿瘤定位、治疗计划设计、剂量施与及其相关验证的程序。

③ 实施任何照射前对患者身份、肿瘤部位、物理和临床因素的核查程序。

④ 剂量测定、监测仪器校准及工作条件的验证程序。

⑤ 书面记录、档案保存在内的整个患者治疗过程的规范化程序。

⑥ 偏差和错误的纠正行动、追踪及结果评价的程序。

⑦ 对质量保证大纲定期和独立的审查程序。

此外，放射治疗单位应配置医学物理人员。开展放射治疗的医疗机构应确保医学物理人员遵循国家相关标准进行患者的剂量测定并形成文件。开展放射治疗的医疗机构应确保：

① 对用于放射治疗剂量测定的剂量计和其他检测仪器进行量值溯源，按国家法规和技术标准的时间间隔要求对其进行校准。

② 在放射治疗设备新安装、大维修或更换重要部件后应进行验收检测。

③ 每年至少接受一次状态检测。

④ 开展临床剂量验证工作，包括体模测量或在体测量。

6.1.4 合适的处方剂量

对接受放射治疗的患者而言，是不存在个人剂量限值的。通常对患者施加放射治疗剂量的多少，依赖于放射治疗医师和物理师根据患者的病情和自己的经验确定，之后以治疗处方的形式下达给放射治疗技术人员，由技术人员实施对患者的放射治疗。

治疗计划要求肿瘤体积接受的辐射吸收剂量偏差在处方剂量的 ±5％ 以内，同时使靶区周围正常组织或器官的受照剂量最小。处方剂量在临床上直接指导对患者的放射治疗，但对患者的防护，没有任何的约束力和可操作性，因此对于放射治疗患者的放射防护第三项原则，其实施的重点必然由关注具体的剂量值转移到了放射治疗设备上。由此，开展放射治疗的医疗机构必须配备符合国家要求的放射治疗设备并对这些设备有严格的质量保证和质量控制。

6.1.5　放射治疗机房选址与布局

放射治疗设施一般单独建造或建在建筑物底部的一端；放射治疗机房及其辅助设施应同时设计和建造，并根据安全、卫生和方便的原则合理布置。

① 放射治疗工作场所应分为控制区和监督区。治疗机房、迷路应设置为控制区；其他相邻的、不需要采取专门防护手段和安全控制措施，但需要经常检查其职业照射条件的区域设为监督区。

② 治疗机房有用线束照射方向的防护屏蔽应满足主射线束的屏蔽要求，其余方向的防护屏蔽应满足漏射线及散射线的屏蔽要求。

③ 治疗设备控制室应与治疗机房分开设置，治疗设备辅助机械、电器、水冷设备，凡是可以与治疗设备分离的，尽可能设置于治疗机房外。

④ 应合理设置有用线束的朝向，直接与治疗机房相连的治疗设备的控制室和其他居留因子较大的用室，尽可能避开被有用线束直接照射。

⑤ X 射线管治疗设备的治疗机房、术中放射治疗手术室可不设迷路；γ 刀治疗设备的治疗机房，根据场所空间和环境条件，确定是否选用迷路；其他治疗机房均应设置迷路。

⑥ 使用移动式电子加速器的手术室应设在医院手术区的一端，并和相关工作用房（如控制室或专用于加速器调试、维修的储存室）形成一个相对独立区域，移动式电子加速器的控制台应与移动式电子加速器机房分离，实行隔室操作。

6.2　放射治疗中对患者的防护

放射治疗是肿瘤治疗的三大临床方法之一，放射治疗的方法包括远距离体外射束治疗法、近距离治疗法和放射性药物治疗法。远距离体外射束治疗法常用的辐照装置有电子直线加速器、密封源 ^{60}Co 治疗机和 X 射线治疗机等。近距离治疗法是将一个或一组密封源放置在体表上、体腔或组织内，通过密封源释放出的 γ 射线或 β 射线照射肿瘤靶体积从而达到治疗目的。放射治疗中对患者的防护不是要求避免对患者的照射，而是要求设法使肿瘤靶体积邻近的正常组织或器官受到的漏射辐射和散射辐射的剂量减少到可以合理做到的尽量低的水平，目的是降低放射治疗并发症的发生率。

6.2.1　实施放射治疗时的患者防护要点

（1）放疗治疗计划的制订与核对

在进行放射治疗之前，根据临床检查结果制订详细的放射治疗计划，包括放射治疗的类型、靶组织剂量分布、分割方式、治疗周期等。对所有的剂量计算均须由另一个工作人员独立核对，尤其要验算靶区的最大和最小剂量及其他组织，特别是重要器官受到有造成临床上显著损伤危险的剂量。每次治疗的累积剂量应予以记录，对每个患者的剂量计算应当认真审查并定期评议。计算和核对处方剂量的预定照射时间及剂量监测器的读数。对放射治疗计划单要进行核对、签名确认与存档。治疗计划应由中级专业技术任职资格以上的放射肿瘤医师和医学物理人员共同签名。制订患者放射治疗计划时，应对靶区外重要组织器官的吸收剂量进行测算，按病变情况，采用包括器官屏蔽在内的适当的技术和措施以保护正常组织与器官，在保证治疗要求的前提下，使其处于可合理达到的尽量低的水平。除非在临床上有充分理由和明显指征，对怀孕或可能怀孕的妇女及儿童应慎重采用放射治疗。在对孕妇实施任何放射治疗时应进行更为缜密的放疗计划，以使胚胎或胎儿所受到的照射剂量减至最小。

（2）治疗患者的摆位与观察

治疗患者应准确地摆位，分次照射时每次体位都须一致。首次放疗时，主管放射肿瘤医师应指导放射治疗技师正确摆位，落实治疗计划。患者的体姿应舒适，必要时使用防止患者移动的装置。施行放射治疗过程中要不断观察患者的反应、体位变化和放疗设备的运行状况，遇有故障及时排除。照射过程中特别是 X 刀、γ 刀等精确放疗过程中应采取措施保持患者体位不变，对于儿童患者可适当使用镇静剂或麻醉剂。照射过程中应密切观察患者情况，发现体位变化或其他情况，应及时停止照射，并记录已照射的时间和剂量，处理结束后，如需继续治疗，应修正治疗计划，在修正完成前不应对患者进行治疗。

（3）疗程中射束位置的检查

疗程开始或疗程中间须定期摄取验证射束位置的照片，确保治疗过程连续地保持准确。在治疗过程中，应定期对患者进行检查与分析，根据病情变化的需要调整治疗计划，密切注意体外放疗中出现的辐射损伤效应与可能出现的放射损伤，采取必要的医疗保护措施。

（4）放射治疗操作人员须及时报告治疗偏差

放射治疗操作人员应及时向患者的主管放疗医师报告在按计划治疗中发生的任何偏差，向负责人报告失误或设备性能失常情况，有关资料集中存档。当预期剂量发生偏差时，须测定偏差的程度并报告主管该患者的放疗医生。放射治疗技师应把接受放射治疗时的注意事项告知患者，包括接受放疗时的体位保持、呼吸调节，在身体出现不适时如何示意工作人员等。

（5）周围健康组织的保护

必须根据患者靶区的范围选用或制作合适的射线挡块，屏蔽或避开肿物周围的健康组织，尤其注意对晶状体、性腺、脊髓、喉、膀胱等辐射敏感器官进行保护。慎重对待儿童、孕妇的放射治疗，对于儿童尤应注意对骨骺、脊髓、性腺及晶状体的防护。

（6）放疗后注意患者的反应与定期复查

施行放射治疗后，要随时注意患者的身体反应，每个疗程完成后进行复查。

（7）卡源的正确处理

放射治疗完成后，若发现远距离治疗 γ 射线装置的放射源未退回贮存位置，应迅速将患者从治疗室内转移出去，放射治疗技师应详细记录完成正常照射后患者在室内的滞留时间和所处位置等信息，为估算患者超量受照剂量保留详细记录。

（8）放射治疗装置自身防护性能应满足相关标准中对设备自身防护性能的要求

放射治疗装置的安全性能应在订购、安装调试、验收检测、定期检测、常规维护和校正性维修中予以保证。新购置的放射治疗装置或经过维修的放射治疗装置，在投入使用前必须经过主管部门和有资格的专家进行全面的测试、验收，待性能全面合格后再投入使用。每台放疗设备须建立完整的技术档案，用以详细记载验收、正常运行、故障和维修数据，以使工作人员随时掌握工作状态，使放疗设备始终保持完好的工作状态。

（9）建立放射治疗记录

对每个放射治疗患者，除了详细记载病情的病志外，还须建立一个完整的放射治疗记录，并作为较永久性的放射治疗档案保存。放射治疗的内容应包括患者肿瘤器官、部位、深度、治疗方案、分次照射剂量和临床治疗效果等。完整的放射治疗记录是治疗效果跟踪分析和回顾性评价的原始依据。

6.2.2　远距离治疗机及辅助设备的防护要求

远距离放射治疗是指辐射源距患者皮肤距离较远（通常不小于 50 cm），将处于设备中的射线源的射线束对准患者进行照射，发射的电离辐射从人体外部照射肿瘤部位施行的放射治疗。远距离放射治疗种类繁多，本书主要介绍应用广泛的医用电子直线加速器、^{60}Co 治疗机和 γ 刀、发展迅速的质子/重离子加速器及远距离治疗常用的辅助定位设备。

6.2.2.1　医用电子直线加速器的防护

（1）概述

加速器是利用电磁场把带电粒子加速到较高能量的装置，它还可以利用被加速后的高能粒子轰击不同材料的靶，产生次级粒子，如 X 射线、中子等。目前加速器的种类很多，按粒子的加速轨道形状可分为直线加速器和回旋加速器，按加速粒子的不同可分为电子加速器、质子加速器、离子加速器和中子加速器等，按被加速后粒子能量的高低可分为低能加速器（能量小于 100 MeV）、中能加速器（100～1 000 MeV）、高能加速器（10^3～10^6 MeV）和超高能加速器（1 000 GeV 以上），按加速电场所在的频段可分为静电加速器、高频加速器和微波加速器。

现代医学上最常用的肿瘤放射治疗设备是医用电子直线加速器。医用电子直线加速器的能量在整个加速器范围内属于低能段。为区分 X 射线能量和电子线能量，一般 X 射线能量单位用 MV，电子线能量单位用 MeV。医用电子直线加速器按产生 X 射线的种类分单光子电子直线加速器、双光子电子直线加速器和多光子电子直线加速器。电子直线加速器可以产生能量更高、强度更大的 X 射线和电子线，其射线输出剂量率可以达到 2 400 cGy/min，一般医用电子直线加速器可以有两挡能量 X 射线和多挡能量电子线供治疗选择，低能挡 X 射线用于治疗头颈及四肢部位肿瘤，高能挡 X 射线用于治疗胸腹部较深部位肿瘤。加速器产生的能量在 4～25 MeV 范围的电子线与组织作用时具有明显的射程，且射程随能量的增加而加深。使用电子线治疗肿瘤时，可以根据肿瘤深度，选择不同能量的电子线，使其射程恰好超过肿瘤的范围，电子线的大部分能量消耗在肿瘤组织内，而病灶后面及表层正常组织受到的损伤较小，因此医用电子直线加速器适用于全身各部位肿瘤的常规放射治疗。

由于医用电子直线加速器所取得的疗效十分显著，因此它在肿瘤放射治疗中扮演起了主导者的角色。通过对医用电子直线加速器在正常、异常情况下的辐射危害分析，以确保发生的随机性效应概率在可控制的范围内，保证放射工作人员免受确定性效应的影响。医用电子直线加速器在能够产生高能 X 射线的同时，也能够产生高能电子束，临床中无论是 X 射线，还是电子束都能够对患者病灶进行照射。它的特点与优势是拥有较大的输出能量、操作简便、可调照射野广、疗效可观、能最大限度地降低副作用，这使得它在肿瘤放射治疗领域得到广泛应用。除常见的普通加速器外，与医用加速器相关的放射治疗设备还有赛博刀（cyber knife）、螺旋断层加速器放射治疗装置（TOMO）、X 刀、移动式电子加速器等。赛博刀是一种非等中心照射的适形调强加速器放射治疗装置，将小型加速器固定安装在机器人前臂，加速器在机器人前臂的带动下可由空间任何方向以准直束线精确定位照射，并按治疗计划实现各方向小照射野适形调强放射治疗。治疗装置带有实时 X 射线立体定位跟踪设备。螺旋断层加速器放射治疗装置是一种特殊的适形调强放射治疗装置。在加速器机架旋转和治疗床推移中，以窄带射线束适形调强断层扫描照射的方式实现治疗计划的照射，装置带有低能射线实时 CT 影像引导设备。装置一般使用 6 MV 加速器并带有有用线束区自屏蔽部件。X 刀是使用医用电子加速器的 X 射线进行立体定向放射治疗的设备。X 刀是基于直线加速器，利用立体定向技术进行病变定位，用小野集束单次大剂量非共面旋转照射靶区，致使病变组织坏死的一种技术。术中放射治疗（intraoperative radiotherapy，IORT）是将放射治疗与肿瘤的手术治疗结合的一种全新的治疗技术，是在利用手术将肿瘤切除后对瘤床、淋巴引流区及可能侵犯的部位进行的单次大剂量照射的治疗方法。移动式电子加速器是配置在手术室内，专门用于对手术中的肿瘤患者施以电子线放射治疗的可移动加速器，已经广泛地应用于许多临床肿瘤区域，包括乳腺癌、肺癌、胰腺癌、结肠癌、妇科肿瘤等。

（2）组成和工作原理

粒子加速器的种类虽然很多，可是大多数粒子加速器的基本原理是通过电磁场使带电粒子获得高能量。对于电子直线加速器来说，是利用超高频电磁场在波导管中的行波或利用谐振腔内电磁场的驻波实现对电子的加速。电子感应加速器是利用随时间变化的磁场产生的感应电场实现对电子的加速。

加速器是利用电磁作用使带电粒子（如电子、质子、氘、氚）及其他重离子获得高能量的装置。它的构造比较复杂，但在原理上主要有电子发射源、电子加速及电子束引出等构造单元。对高能 X 射线而言，除电子那部分构造外，还有一个金属靶和 X 射线准直装置，其余的构造均为附属控制部分。它的工作原理是电子发射源发射的电子沿真空加速管被加速，然后通过磁偏转装置使电子束转向，一般转 90°或 270°，再经过一个电子扩散箔使电子束均匀射出。对于高能 X 射线，经过磁偏转转向的高速电子束，射向一个具有很高原子序数的金属靶，当电子同金属靶的原子核相碰撞时，速度减慢并损失部分能量，电子损失的能量转换为 X 射线后再经过均准器，准直射出。

① 注入系统。该系统包括电子枪、预聚焦线圈和导向线圈等。预聚焦线圈和导向线圈装在电子枪和加速管之间，用以确保由电子枪射出的电子能以较小的散角沿着加速器轴线注入加速管中。

② 微波传输系统。该系统包括磁控管、传输及测量微波的各种波导元件、输入和输入耦合器、吸收负载等。磁控管是微波功率源，产生的微波脉冲功率通过波导管传输系统传到加速管内，以建立加速电子所需的微波电磁场，剩余的微波功率被吸收负载消耗。整个传输系统的驻波比小，以确保微波功率的匹配传输。

③ 加速系统。该系统由加速管和聚焦线圈等部件组成。加速管是加速器很关键的部件，它的外部设置了聚焦线圈，以便产生轴向磁场。轴向磁场与电子相互作用产生径向聚焦力，使得电子在加速过程始终能聚在一起不致散射。

④ 真空系统。真空系统由钛泵、真空闸门、真空管道和预抽真空机组成。真空系统能保证使电子运动路径上的真空度达到 10^{-4} Pa 以下，可避免电子在加速运动过程与气体分子碰撞而产生散射。此外，真空度可以提高加速管内高频绝缘强度，避免加速管发生高频击穿。

⑤ 脉冲调制器。它能产生具一定波形要求和一定频率要求的脉冲高电压，这种脉冲高电压可作为脉冲电源供磁控管和电子枪用。脉冲宽度为几个微秒，重复频率为每秒几百次。脉冲调制器的输出脉冲功率要大，平均功率比较小。通常采用软性开关（氢闸流管）和脉冲形成网络贮能的调制器。

⑥ 恒温冷却系统。该系统的功能是带走加速器、聚焦线圈、磁控管、偏转磁铁、微波吸收负载和产生 X 射线靶等部件在运行时产生的热能，并对磁控管、加速管和稳频系统的谐振腔等部件施以恒温控制。

⑦ 引出系统。此系统包括偏转磁铁和照射头。偏转磁铁能改变加速管尾端射出的高能电子束方向，保证给定能量的电子能通过引入窗进入照射头。照射头内装有能产生 X 射线的靶、准直器、均整器、电离室和光栏等，可以对电子束和 X 射线进行准直、均整、测量和确定照射野大小。

⑧ 电源和控制系统。该系统包括交流电源或直流电源、频率自动控制、剂量率自动控制、均整自动控制、联锁装置和故障警示系统等，以确保安全运行和治疗安全。

⑨ 其他设备。诸如转动机架、治疗床、手动开关、监护电视及对讲监护设施等。

（3）运行中产生的辐射

① 初级辐射。初级辐射是被加速的电子。通常被聚焦的是直径 1～2 mm 的电子束流，射向靶，能量集中。初级辐射位于加速器真空区时并不会伤害人体。但是，作为外部应用的电子束，由于其辐射强度高，如果工作人员受到外部电子束照射可能会受其伤害。

② 次级辐射。高能电子束轰击靶产生的韧致辐射、能量大于 10 MeV 的 X 射线与加速器部件相互作用产生的光子-中子反应生成的中子即是次级辐射。

此外，在检查电子直线加速器时，即使它的多数系统不在工作，某些部位也会产生 X 射线。例如，在测试注入系统或磁控管时，可能产生能量达几个兆电子伏的电子，这种能量的电子与加速器部件相互作用会产生 X 射线；在高功率条件下调试时，尽管电子枪不工作，但在调幅器系统中的闸流管会产生 X 射线；在高功率条件下检查微波射频系统时，即使电子枪不在工作，暗电流也许会产生 X 射线。

③ 感生放射性核素释放的 β、γ 射线。加速器部件、冷却水、治疗室中的某些物件及空气受到高能中子照射后会诱发产生感生放射性核素，并发射 β、γ 辐射。感生放射性核素在停机后依然存在，但是必须明确指出的是，当电子束能量低于或等于 10 MeV 时，电子直线加速器的任何部位产生的中子很少，因此活化产生感生放射性核素也很少，可忽略不计。

④ 微波辐射。当加速器、射频分离器和连接波导系统等组件处于运行状态时，工作人员可能会受到来自这些组件开口处泄漏的微波辐射的照射。微波辐射可以导致神经衰弱综合征和外周血象中白细胞数目减少的临床症状。可以用金属片或孔径小于微波波长的金属丝网把这些组件的开口处罩住。常用的便携式 γ、X 射线剂量率探测器对微波有响应，采用金属丝网把探测器套起来，可以避免微波对探测 γ、X 射线辐射的影响，也可判定是微波辐射还是 γ、X 射线辐射。

⑤ 其他有害因素的安全考虑。电离辐射与治疗室的空气相互作用会产生臭氧（O_3）和氮氧化物（N_xO_x）。加速器输出的能量愈高，臭氧和氮氧化物的产额就愈多。臭氧和氮氧化物不仅对呼吸道的健康有影响，臭氧还能促进橡胶材料老化，氮氧化物与空气中水分接触生成的硝酸还会腐蚀设备。因此，治疗室的通风换气次数每小时应不小于 4 次。其他有害因素还有电安全问题、热安全问题、机械安全问题等。

（4）技术要求

① 加速器辐射、电气、机械安全技术要求。加速器辐射、电气、机械安全技术要求及测试方法必须符合 GB 9706.5—2008 的有关规定。

② 机械构造方面。控制台须能显示射线类型、能量、照射时间、吸收剂量预选值、剂量监测值、吸收剂量率、照射方式和楔形过滤器规格；加速器在机械上须设有保护装置，使设备按预选的照射方式工作；当在固定线束治疗过程中，治疗机机头发生移动，或在移动式治疗过程中，治疗机的机头不能移动或机架转动角度超过选择的角度范围 5°等情况下，能有效地被制止；控制台和治疗室内须分别安装紧急停机开关。

由于医用电子加速器是以大小不均匀且单位时间内数目不等的脉冲产生其光子束的，所以医用直线加速器前 1 min 给予患者的辐射量可能与后 1 min 给出的量有相当大的差别。为防止影响患者剂量的这种剂量率变化，医用电子加速器不再使用计时器控制照射，而是在源室的辐射束中安装一个探测器（电离室）以测量机器产生的辐射量。每测量一定辐射量，连接到探测器上的计数器产生一个计数。

③ 多重联锁装置。

a. 预选剂量联锁：加速器须有两个独立可靠的剂量监测系统，当两个或任一个系统发生故障时，能自动停机。若两个系统是冗余剂量监测组合，则当吸收剂量达到预选值时，这两个系统都能使照射停止；若两者是主次剂量监测组合，主系统控制使吸收剂量到达预选值时照射停止，次系统控制使吸收剂量最多超过预选值 10%（正常治疗距离处不超过等效值 0.4 Gy）时照射停止。

b. 时间联锁：当预选的照射时间到达后，定时器能独立地切断照射。

c. 超剂量联锁：当正常治疗距离处吸收剂量率超过额定值 1 倍时，使照射停止。

d. 剂量分布联锁：当吸收剂量分布相对偏差超过 10% 时，应终止照射。

④ 防止超剂量照射的要求。

a. 辐照启动必须与控制台显示的辐照参数预选值联锁，控制台选择各类辐照参数之前，辐照不得启动。

b. 必须装备两道独立的剂量监测系统，每一道剂量监测系统必须能单独终止辐照，一道剂量监测系统发生故障不得影响另一道系统的功能。

c. 两道剂量监测系统显示的剂量读数在辐照中断或终止后必须保持不变，辐照中断或终止后必须把显示器复位到零，下次辐照才能启动；由于元件或电源失效造成辐照中断或终止，失效时刻读数显示必须储存在一个系统内，以可读取方式至少保留 20 min。

d. 两道剂量监测系统采用双重组合的情况下，当吸收剂量达到预选值时，两道系统必须都终止辐照。

e. 两道剂量监测系统为初/次级组合的情况下，当吸收剂量达到预选值时，初级剂量监测系统必须终止辐照，次级监测系统必须在超过吸收剂量预选值不大于 10% 或不超过等效于正常治疗距离上 0.4 Gy 的吸收剂量时终止辐照。

f. 控制台必须配置带有时间显示的辐照控制计时器，并独立于其他任何控制辐照终止系统。当辐照中断或终止后，必须保留计时器读数，计时器复零后才能启动下一次辐照。

g. 若设备处于某一种状态下，在正常治疗距离上能产生高于规定最大值 2 倍的吸收剂量率时，则必须提供一联锁装置，以便在吸收剂量率超出规定最大值不大于 2 倍时终止辐照。在任何情况下，不得切断这一联锁装置。

h. 必须对非直束式加速器提供剂量分布监测装置，当吸收剂量分布相对偏差超过 ±10% 时终止辐照。

i. 必须装备检查所有安全联锁的设施，用于在辐照间歇期间检查安全联锁（包括防止剂量率大于预选值 10 倍的联锁），确保各类系统终止辐照的能力和防止超剂量照射。

j. 控制台和治疗室内必须分别安装紧急停机开关。

k. 使用计算机控制系统的加速器软件和硬件控制程序必须加密，未经允许不得存取或修改；用于监视联锁或作为测量线路、控制线路一部分的计算机一旦发生故障，必须终止辐照。

（5）辐射特性及防护

加速器产生的辐射可分为瞬时辐射和剩余辐射。瞬时辐射包括初级辐射（被加速的电子）及其与靶材料或加速器的结构材料相互作用产生的 X 射线和中子等次级辐射。

它在加速器运行中产生，关机后即消失，是加速器辐射屏蔽、防护和监测的主要对象。剩余辐射是加速器初级粒子束和次级辐射，在加速器结构材料及环境介质（空气、屏蔽物）中诱发生成的感生放射性。这种辐射在加速器运行停止后继续存在。对于加速器的屏蔽设计不是重点考虑的对象，但对加速器停机后的维修、常规调试、换靶操作等工作都是防护的重点。

加速器产生的辐射也可以按有用辐射和杂散辐射来进行分类。有用辐射一般是指准直的（或引出的）初级束流及其与靶相互作用产生的初级辐射中的有用部分，而杂散辐射是指一切无用的带电粒子束流和次级辐射。在加速器的使用中，人们关心的是有用辐射，需要用很好的准直器或适当的屏蔽装置来防止杂散辐射对有用辐射的影响，但是在防护上，则重视对一切辐射的防护。

① 瞬时辐射及其防护。

a. 电子束：电子加速器加速的电子本身在物质中的射程很短，很容易被加速器的靶件或其他构件所阻止，不会直接造成危害。然而被加速器加速的电子束穿过薄膜窗从加速器中引出来后，成为能量较高的外电子束，它在空气中的射程较长。这时要绝对禁止非治疗人员在加速器开机时误入治疗室，以防止被电子束及散射电子损伤造成事故。治疗时用的限光筒有两方面作用：一方面是控制射束的大小，防止患者健康组织受到照射；另一方面是减少散射电子对治疗室和周围环境的影响。

b. 高能 X 射线：加速器发射的高能 X 射线，一般指电子束被靶或其他物质阻止时所产生的具有连续能谱的韧致辐射。它的发射率与电子的能量、束流强度、靶物质原子序数及靶厚度等因素有关，并随发射角度而异。高原子序数材料制成的靶，其韧致辐射的产额较高。从辐射防护角度考虑，主要是考虑其垂直方向（90°）和向前方向（0°）的 X 射线发射率及其防护。被靶或电子束引出窗反射的电子往往具有足够高的能量，它们打到其他材料上将产生 X 射线。X 射线又在各种材料上产生反散射。这些构成了杂散 X 射线，也是辐射防护上不可忽视的辐射来源。

c. 中子：当加速器工作在 10 MeV 以上时，无论 X 射线状态还是电子束状态，都可使被照射物质原子核产生某种有意义的光核反应。此时被电子束照射的材料，既是电子–X 射线转换靶，又是 X 射线–中子转换靶。对大多数元素而言，光核反应对应的能量范围出现在 10～20 MeV。NBS 第 554 号出版物指出，对电子加速器的初级射束所做的测量表明，中子的剂量当量率不超过光子剂量当量率的 1%。因而对治疗只起很小的附加作用。只有在初级 X 射线束外面的中子才对患者整体接受的剂量有额外的贡献。测量还表明，治疗室外面，通向迷路外边的中子剂量当量率是值得注意的。因此，为确保治疗室外面的中子不会造成可见的危害，在设计和防护调查时要予以注意。

此外，中子也可能在靶附近的部件中感生出一定数量的放射性，维修时要注意。尤其是必须用手触摸这些部件时，必须采取适当的防护措施。

另外还应注意，产生中子的核反应一般要放出 γ 射线，所以在放射防护中，在屏蔽中子的同时，还要屏蔽 γ 射线。

② 剩余辐射–感生放射性及其防护。

电子加速器产生的中子与加速器构件及周围环境中的物质发生核反应，产生感生放射性核素种类较多，半衰期长短不一，短者只 7.3 s，长者达 15 h，多数在数分钟至半小时之内。感生放射性以靶装置部位为最高。

由于大多数天然核素发生这种反应的阈能在 10 MeV 以上，因此对于电子加速器而言，电子能量不高于 10 MeV 时，不必考虑感生放射性问题。电子加速器为钨靶，能量达十几兆电子伏以上时，产生轫致辐射在空气中诱发感生放射性核素 ^{13}N（阈能 10.6 MeV）和 ^{15}O（阈能 15.7 MeV）。能量越高，感生放射性的生成率越高，在 （3.0×10^6～9.0×10^7）Bq/(s・mA・MeV)。

关于感生放射性的防护，对于患者就是根据感生放射性的性质，选取适当材料进行局部防护；对于放射治疗工作人员，则推迟进入治疗室的时间，不用手直接接触可能产生感生放射物质的表面。加速器的机头应选择适当的准直材料进行屏蔽。治疗室应设有监测感生放射性的仪器。

（6）对安全操作的基本要求

① 为保证治疗质量，还应当配置便携式辐射剂量率仪、电离室、剂量仪或静电计、水箱等剂量测量仪器、扫描仪和模拟定位机等设备。

② 技术力量包括结构合理的专业人员，包括放射治疗医生、医学物理人员和操作技术人员。放射治疗的专业人员应当接受过放射卫生防护和加速器操作的正规培训，取得授权资格后才能上岗。

③ 应当制定出文字版的安全操作规范，不允许擅自去除任何一道安全联锁系统，更不可以在去除安全联锁系统的条件下开机治疗患者。开机前应当认真检验各类安全联锁系统的功能。

④ 治疗中，操作人员不可以擅自离开岗位，要密切观察患者的反应。

⑤ 治疗中，不能允许患者的陪护人滞留机房。

⑥ 治疗中，出现意外情况时立即终止照射，把患者移到照射野以外，并估算出患者是否受到了超过预选剂量值的照射。

（7）操作程序技术要点

① 治疗时间：不能少于 10 s，以防止紧急关头来不及用手动开关关闭机器。一般应恰当选择剂量率，使治疗时间不低于 20 s 为宜。

② 表头读数：在必要条件下，表示与照射剂量有关的表头读数能很容易地转换为表示治疗患者剂量有意义的单位术语，并且该术语对各种治疗模式剂量仪的变换显示都是恒定的。尽量减少不必要的数学运算环节。

③ 注意工作条件：当加速器工作在 10 MeV 以上时，要选择合适的材料用于电子束准直和患者局部防护。治疗室要设有控制检测感生放射性的装置。放射治疗工作人员适时推迟进入治疗室的时间。

④ 高能电子束治疗：有两种以上可供选择的焦皮距和散射箔，不仅要防止选错限光筒，而且要准确给出不同焦皮距限光筒的剂量刻度系数。

⑤ 质量保证：经常进行机器的校准、有用线束的输出量和百分深度量等重要技术指标的测试，保证治疗剂量的准确。

（8）对辐射剂量和参数检验的要求

① 加速器安装竣工投入运行前、运行参数及屏蔽条件等发生改变时，必须有省级监管部门认可的服务机构对有关区域进行全面防护监测和辐射安全评价。

② 对工作场所和周围环境的照射水平每年测量一次。

③ 对所有安全联锁系统每月检验一次，妥善进行维护。

④ 按照国家标准要求对加速器质量控制性能指标进行稳定性检测。

⑤ 监测结果和对参数的检验结果都要详细记录和存案。

6.2.2.2 ^{60}Co 治疗机与 γ 刀的防护

^{60}Co 是一种由天然稳定金属核素 ^{59}Co 在原子反应堆中，受中子轰击而产生的不稳定的放射性同位素。^{60}Co 衰变的最终产物是 ^{60}Ni 的稳定同位素。^{60}Co 的半衰期为 5.26 年。外照射用的 ^{60}Co 通常由 1 mm×1 mm 的柱状源集合在一个不锈钢的圆筒形源套内，源套直径一般在 2.0～2.6 cm 范围内，其长度决定整个源的总活度。^{60}Co 衰变产生的 γ 射线平均能量为 1.25 MeV，有着很好的医学应用价值。^{60}Co 治疗机曾经是我国临床放疗的主流设备，目前主要以 γ 刀的形式应用于肿瘤放疗。

20 世纪 50 年代以前，外照射所用的放射性核素源是 4～10 g 的 ^{226}Ra 源。这种源价格昂贵，且由于镭的比活度（单位质量的放射性活度）小造成源的体积大，因而大量有用射线被源自吸收，很不经济。同时，镭源在衰变过程中可产生 α、β、γ 三种射线，每一种射线的能量大小相差极大，还产生中间产物放射性氡气，这些给放射防护造成极大的困难。现国际组织已禁止镭在临床使用。1951 年，加拿大首次在高通量核反应堆中轰击出两块重量为 40 g、体积为 5 cm^3 的 ^{60}Co 源。它们的活度为 $3.7×10^{13}$ Bq（1 000 Ci），比活度是镭的 60 倍，源自吸收大大减少，从此 ^{60}Co 替代了镭，成为外照射的主要放射性核素源。我国在 20 世纪 60 年代开始生产 ^{60}Co 远距离治疗机。^{60}Co 远距离治疗机的投入使用，使肿瘤放疗的 5 年生存率提高了 1 倍。随着 MV 级医用直线加速器的发展和推广，^{60}Co 治疗机的一些应用领域被其替代。但是，由于 ^{60}Co 治疗机价格便宜，维修方便，且其产生的 γ 射线能量已具备了高能射线的特征，故现仍在国内外一些医疗机构使用。

（1）组成与工作原理

① ^{60}Co 治疗机的组成与工作原理。

^{60}Co 治疗机是由机头、机架、平衡锤、准直器、治疗床、控制台和其他附属设备组成的。机头由铅或贫化铀制作的贮源器、滑塞式或转轮式源位控制器、照射野指示灯等多种部件构成。

^{60}Co 放射源密封在很薄的不锈钢容器中，但由于其放射性活度大，不便于应用、防护和更换，因此把它再固定在一个长 60～80 cm 的钢柱中心内，源底面暴露，也有用圆形、椭圆或正方形钢柱的。

治疗机头主要是一个大的安全防护壳。一般防护材料可以用铅，也可以用钨或铀的合金。通常源容器用钨或铀合金制作，源容器周围用铅制作，外套用钢制作。

在 ^{60}Co 治疗机的治疗头上装有一个由吸收射线的材料组合起来的束流控制部件，称为准直器。它的作用是限制束流的轮廓，从而控制照射野的大小。准直器多用金属杆制成，如用二对铅或铅合金块，排列成直角，组成射线束的"窗口"，再由数对金属块排列呈梯状，调节其开闭，从而得到适当形状的照射野。

支持机头的治疗机架，主要包括主机架、旋转臂和机座及其附属电子设备等，用以调节线束方向。机架可旋转 360°，其旋转轴与治疗头中准直器旋转轴及治疗床旋转轴相交于一点，该点称为等中心点。这一类型的机械结构，便于在放射治疗中开展旋转照射和等中心照射。

平衡锤是旋转式治疗机的基本部分，是由铸铁块构成的。平衡锤分两种：一种叫遮线平衡锤，又称射束阻线器，其既能平衡机头的重量，又能屏蔽射线。遮线平衡锤可减小 ^{60}Co 治疗室防护墙的厚度，降低建房费用。另一种是摆动平衡锤，又称非遮线平衡锤，其作用为机器旋转时的平衡配重，不能屏蔽射线。

治疗床一般要求床面能承重患者，而且当射线通过时其吸收剂量小、散射少。同时，床面能垂直升降，既满足治疗需要，患者上下床方便，左右移动灵活，又可固定稳定，纵向移动也同样满足要求。

钴源的剂量率相当稳定，故它的输出量采用时间控制。机器上有两个不同的独立计时器，即一个机械的，一个电子的；一个正计时，另一个倒计时，用来控制照射剂量。

辐射安全及联锁系统作为一种安全措施，让机器必须能够在突然停电的情况下保证把钴源退回存储位置。

^{60}Co 放射源照射时的准直器、非照射时的贮存位及防护层都设计在机头内。当放射源传动装置启动后，将源从贮存位输送到照射位置，γ 射线束经准直口垂直向下射出。通过转动机头可改变射束的照射方向。机头可根据需要任意转动，转动角度在中心圆盘上指示出来。治疗床下端设置了一个吊式手动开关，用于操作者调整机头和治疗床位置，但此开关不能用来开启放射源。

现代的钴治疗机都是采用机架端上伸出一治疗臂，臂上固定一照射头的形式。机架可绕水平轴旋转，以便进行等中心治疗。机头上的光缆系统可绕垂直于机架轴的轴线旋转。这两条轴线的交点构成治疗机系统的等中心点。治疗床能绕过等中心的铅垂轴转动，以实现非共面照射。有些机器还能以通过源点的水平轴转动，以满足某些特殊的治疗需要，如避免发散的扇形束接野时的重叠。除了这些转动自由度外，系统还可以有治疗床的上下、左右、前后和光栏的开启、闭合等运动自由度。

现今使用的 ^{60}Co 治疗机增加源轴距，治疗中易于与大多数医用电子直线加速器和模拟定位机的 SAD 100 cm 衔接，同时改善 ^{60}Co 治疗机的深度剂量分布。临床上使用的 ^{60}Co 治疗机放射源活度大多在 111～259 TBq（3 000～7 000 Ci），目前已有 444 TBq（12 000 Ci）的源供使用。此外，新型 ^{60}Co 治疗机大多采用计算机技术，实现了程序控制、自动故障寻找与排除、治疗过程的屏幕显示、治疗参数的验证与记录及治疗计划的优化设计等。

② γ 刀的组成与工作原理。

γ 刀是利用 γ 射线的立体定向照射系统。立体定向照射是一种照射技术，它是利用类似神经外科立体定位的方法，对欲治疗的病变精确定位，然后利用放射线，目前主要是 γ 射线，予以多个窄束射线束三维聚束照射。按照照射时采用的不同分次模式，γ 刀又可分为立体定向放射外科（单次大剂量照射）和立体定向放射治疗（分次照射）。

γ刀可分为头部γ刀、体部γ刀，集头部γ刀和体部γ刀的功能为一体的γ刀（陀螺刀），本书仅以头部γ刀为例，介绍γ刀的组成及工作原理。立体定向照射的实施过程是获取患者的影像学资料、治疗计划设计和实施治疗的一个复杂过程。患者带有可在诊断装置（如CT、MRI等）显像的"Z"形（或"V"形）定位框架，行扫描获取影像学资料。将这些资料经网络、磁盘或光盘等传输给计划系统。计划系统完成治疗方案的设计、靶体积的定位等，然后在立体定向照射装置实施治疗。因此，立体定向照射装置主要由三部分组成，即治疗实施系统、立体定向系统和计划系统。

治疗实施系统就是γ刀装置，其实施系统由辐射单元、准直器系统、治疗床、液压系统和控制部分组成。瑞典Elekta-LEKSHELL γ刀装置使用201颗^{60}Co放射源，每个^{60}Co源活度为1.11 Bq（30 Ci），分布于头顶部北半球的不同纬度和经度上。有4组盔形准直器，201个源经准直后聚焦于一点，该点称为焦点。源到焦点的距离为39.5 cm，焦点的剂量率可达到300 cGy/min以上。在焦点平面形成直径为4 mm、8 mm、14 mm、18 mm的照射野，使用时靠人力更换。治疗时，患者戴有定位框架，进入盔形准直系统，并使靶中心与焦点同位。我国自行研制的γ刀，用30个^{60}Co源螺旋排列成6组，分布于14°～43°之间的纬度上。在经度上，每组源间隔60°，在纬度上每个源间隔1°。源的直径为2.6 mm。30个源总活度为6 000 Ci，源焦距离为39.5 cm，用旋转的方法实现多野集束照射。有4组准直器，直径分别为4 mm、8 mm、12 mm、18 mm，加工在同一准直体上，使用时自动切换不同射野大小的准直器。移动手术床与γ刀主体结构相连，由固定构架、移动床和头盔支架组成。移动床将患者送入治疗位置时，联动主体结构使防护门打开，并进行照射。治疗结束后，移动床返回原位，防护门关闭。全部γ刀工作均由控制系统计算机控制，启动后整个治疗程序联动，并由定时、计时器自动控制照射过程及机门的关闭。治疗过程中配有专用摄像系统监视患者情况，并通过双通道对讲系统与患者保持联系。

立体定向系统是在实施立体定向照射过程中，为患者建立的一个三维坐标系，以保证立体定向照射的精确。它包括影像定位框架和治疗摆位框架，治疗计划系统实际是一套计算机系统，它具有软件功能，是和特定的立体定向照射设备所匹配的。其重要任务是：a. 根据输入的带有定位标记点的CT/MRI/DSA图像，重建出包括体表轮廓在内的及病变、重要器官与组织结构的治疗部位的三维立体图像；b. 规划射野入射方向、大小、剂量权重及等中心位置，制订出优化分割病变和正常组织特别是重要器官的剂量分布的治疗方案；c. 打印输出治疗方案的细节及治疗摆位的详细数据。

（2）防护与安全

① ^{60}Co治疗机的防护与安全要求。

a. ^{60}Co治疗机放疗的放射防护与安全管理原则。

^{60}Co治疗机放疗（亦称γ射束远距治疗）的放射防护与安全管理应按照中华人民共和国卫生部《放射诊疗管理规定》的规定执行。治疗设备的放射防护与安全性能应符合GB 9706.17—2009中《医用电气设备第2部分：γ射束治疗设备安全专用要求》。γ射束远距治疗应符合放射工作实践正当性的原则，严格保证放射治疗的适应证。治疗设施

的防护设计、建造及放射治疗的实施等各个阶段都应遵守医疗照射防护最优化的原则。

γ射束远距治疗设备及工作场所的安全防护联锁系统的设计应遵循下列原则：多重性原则，对重要的、其失效可能产生人身危害的安全防护措施须有足够的冗余，至少应设有两种或两种以上的安全对策及相应的硬件设备；多样性原则，对重要的安全控制器件，应采用两个或两个以上不同原理、不同厂家的产品，以防止因同一原因使执行同一功能的措施同时失效；独立性原则，各种安全联锁措施应是相互独立的，以防止因同一原因造成两个或两个以上安全措施同时失效。

放射源的更换、倒装及退役的放射防护安全管理按相关规定要求执行。

b. γ远距治疗设备的技术要求。

γ远距治疗设备内的^{60}Co放射源应符合 GB 4075 密封放射源一般规定的要求，活度应不少于 37 TBq。γ远距治疗设备用于治疗的源皮距不得小于 600 mm。γ远距治疗设备的辐射头外表面必须清晰地、永久性地标有按 GB 18871—2002 中规定的辐射警示标识。γ远距治疗设备的载源器或快门关、出束状态转换、治疗控制台的显示装置与控制装置、治疗床的负荷及电气与机械等的安全性能应符合 GB 9706.17 中《医用电气设备第 2 部分：γ射束治疗设备安全专用要求》。

c. γ远距治疗应用的要求。

（a）γ远距治疗工作人员：γ远距治疗单位应配备放射治疗的医生、物理师和技术人员，正确合理地使用放射治疗并保证放射治疗的质量。γ远距治疗工作人员除应具备高中以上文化水平和放射治疗专业知识外，还应掌握放射防护知识，并经过培训和考核。

（b）γ远距治疗与防护的质量保证：实施γ远距治疗应建立质量保证体系，保证辐射照射的准确性及防护的最优化。实施γ远距治疗应使用符合标准的γ远距治疗设备，建设合格的治疗室，配备辐射剂量和辐射防护的测量仪器，并由有资格的人员进行质量控制检测，同时应做好患者防护。

② γ刀放疗的防护与安全要求。

a. 设备防护性能要求。

新安装的γ刀治疗设备在投入使用前，应由具备检测资质的技术机构对其剂量学参数和防护安全等性能进行验收检测，确认合格后方可启用。

使用中的γ刀治疗设备及其配套的影像设备应定期维修，设备大修或更换重要部件后应由具备检测资质的技术机构对其剂量学参数和防护安全等性能进行验收检测，确认符合标准后方可启用。

使用中的γ刀治疗设备应进行稳定性检测和状态检测，剂量学参数和防护安全等性能应符合相应标准要求。

治疗单位应保证γ刀治疗设备的正常运行，禁止在设备工作状况不稳定的情况下进行治疗。

b. 操作的防护要求。

放射治疗医师应对患者病变部位精确定位并制订治疗计划。该计划应由物理师核定照射剂量、照射时间，并经另一位放射治疗医师核对确认，方可实施治疗。

放射治疗工作人员在进入治疗室前，应首先检查操作控制台的源位显示，确认放射线束或放射源处于关闭位时，佩戴个人剂量报警仪，方可进入。

主管治疗的医师应参加患者的摆位操作，确保摆位正确。

放射治疗工作人员应严格按照质量保证方案、放射治疗操作规程规定的程序和要求实施照射等治疗操作，不得擅自修改治疗计划。

整个治疗过程中，治疗现场至少应有两名放射治疗工作人员，工作人员必须密切注视操作台上的各种显示，随时观察患者的情况，发现体位变化等紧急情况时，应立即停止照射，记录已照射时间，按照应急预案规定的程序采取相应措施。

放射治疗医师应验证治疗计划的执行情况，发现偏离计划现象时，应及时采取补救措施并向主管部门报告。

6.2.2.3　医用质子和重离子加速器的防护

放射治疗的主要目标是让射线对肿瘤的伤害最大化，对肿瘤周围的健康组织的损伤最小化，进而减少治疗的相关急性和远期副作用。相对于传统的光子治疗，质子和重离子的大多数能量都沉积在曲线的末端区域，此后的能量沉积更少，形成布拉格（Bragg）峰。费米国家加速器实验室的第一任所长罗伯特·R. 威尔逊（Robert R. Wilson）基于布拉格峰特征提出了可以将质子和重离子用于疾病的治疗。相对于传统的光子而言，质子和重离子的主要优势在于可在射程末端释放大部分能量，且束流能够与肿瘤的形状精确契合。质子束的医学应用是由威尔逊于 1946 年提出的，他基于质子具有的三个内在的物理性能：① 质子布拉格峰在射程终点处的剂量值比入口处的剂量值大 3~4 倍（即肿瘤前范围内的正常细胞只有峰值剂量的 1/4~1/3），在射程终点后的剂量几乎等于零；② 单一能量的质子流在相同的射程传递最大的剂量值，不同深度的肿瘤可用不同能量的质子来照射治疗；③ 质子在传输时，其前进轨道不会偏离直线轨迹太远，质子具有相对较小的散射与本底，使照射野边缘比较清晰分明，阴影小，能治疗距离敏感器官很近的肿瘤。

（1）质子和重离子的物理特性和生物特性

质子就是常说的氢，从理论上分析目前可以考虑用于肿瘤放射治疗的重离子主要有重氢、氦、锂、铍、硼、碳、氮、氧、氟、氖、硅、氩及氙等粒子。因为质子和上述这些重离子均有布拉格峰这一适于治疗的物理特性，而且原子系数越大其布拉格峰宽度越狭窄，峰的后沿下降越快，剂量分布越好。目前实际上用于临床治疗的重离子主要是碳粒子和处于试验阶段的氦、锂、铍等轻、重粒子。因为判断重离子应用与临床的效果除了评价其对肿瘤杀伤的效果外，还有其副作用，即对人体正常组织带来的伤害。放射治疗领域的专家认为氖元素以上的重离子具有过高的 LET 效应，对正常组织细胞会产生较大的损伤，故而不适用于肿瘤治疗。

质子射线和重离子射线在组织中的 LET 并不像普通光子那样一进入人体就开始衰减，而是与构成人体的原子相互碰撞，使射线的能量损失，这样就对肿瘤前部的正常组织损伤较小。但当质子或重离子射线到肿瘤部位时，残余的能量完全释放出来，在其末端形成一个局部的剂量区。质子和重离子具有的物理特性和生物学特性如下。

① 质子和重离子都具有布拉格峰物理特性，一般原子系数越大，其布拉格峰宽度

越狭窄，峰的后沿下降越快，剂量分布越好，LET 越大，散射越小。因此，从原理上，碳离子的后沿和横向阴影都稍好于质子，实际上两者相类似。

② 质子的相对生物效应（RBE）基本上与 X 射线和电子射线的 RBE 相同，RBE 为 1.1~1.2，只具有间接杀死肿瘤细胞（切断 DNA 单键）的功能，难以对抗阻型、乏氧型肿瘤进行有效治疗。碳离子的 RBE 为 2~3，具有直接杀死肿瘤细胞（切断 DNA 双键）的功能，还有一个较小的氧增比（ORE）。

③ 碳离子的后沿下降和横向散射都较小，肿瘤前部也受到较少剂量，LET 和单元沉积密度比质子高，具有双链破坏功能，能直接杀死癌细胞。碳离子核分裂将 ^{12}C 变成 ^{11}C 或 ^{10}C，^{11}C 或 ^{10}C 放射性同位素在衰变时，都能发出正电子，利用正电子断层扫描器（PET）就能直接探测碳离子的行程轨迹和治疗终点的位置，使实时诊断和治疗成为可能。但 ^{12}C 核的分裂现象也有缺点，即由此产生的较轻二次粒子有较长的射程，在布拉格峰后形成一个小尾巴，往往对峰值后面的正常细胞带来小伤害，也会增加一点横向散射和阴影，给治疗带来不利，在制订放疗计划系统（TPS）时先要考虑此尾巴因素。

④ 辐射生物研究中得出，癌细胞越小，照射用的离子越重越大。肿瘤经辐照后，总有一些未能被辐照死的癌细胞，此类位置称为冷点，通常称微观不均匀度。冷点可能会带来肿瘤的复发，称为后效应。碳离子治疗时会有冷点，不同医生对这些冷点产生的后效应至今有不同的说法和评估。

（2）结合质子和重离子治疗的物理和生物性能

质子和重离子治疗有如下优势：

① 质子和重离子治疗的剂量分布大大优于 X 射线和电子的剂量分布。适合治疗那些接近敏感器官但不可手术的肿瘤，或在用 X 射线和电子治疗时难以达到局部控制的肿瘤。目前有 30％用 X 射线和电子治疗的肿瘤难以达到局部控制。

② 根据已积累的临床治疗经验，质子和重离子治疗不但能提高局部控制率和生存率，还能避免产生过大的副作用而严重影响生活质量，从而用质子和重离子治疗能大大提高治疗后的生活质量。

③ 质子的生物效应与 X 射线和电子的生物效应基本相同，只有具备断开肿瘤细胞 DNA 单链的 SSB（单链断裂）功能，才能有效治疗抗阻型和乏氧型肿瘤。重离子既有非常好的剂量分布，又有很好的生物效应。重离子具有直接杀死肿瘤细胞的 DSB（双链断裂）功能，能有效地治疗其他射线包括质子也难以治疗的抗阻型、乏氧型、内嵌型、尖畸形肿瘤等。

④ 质子在物理性能上以及重离子在物理和生物性能上，确有比 X 射线和电子明显的优点，具有补充 X 射线和电子治疗不足的作用。

从医学和经济综合观点来看，各种粒子射线和治疗方法各有特定的最佳治疗范围。质子和重离子治疗也有它特定的治疗范围。质子和重离子不能代替，更不能取代其他的粒子射线，都不能成为"包打天下"的唯一治疗方法。

（3）质子和重离子工艺流程

一般情况下，质子和重离子加速器由以下三个系统组成：① 加速器系统，包括离子源、低能输运线、直线加速器/回旋加速器、中能输运线和同步加速器；② 束流传输系统，将从同步加速器中引出的离子传输到治疗室内，包括多级高能输运线（根据实际情况可以是水平输运线、垂直输运线、半垂直输运线或其他形式输运线）；③ 束流应用系统，主要是指不同治疗室内各个方向束流的配送方式、监控和支持装置等，如束流配送可以以栅扫描的方式实现，就可以控制传输到治疗室内靶处的剂量。不同的束流角度配置不同的支持装置，如水平固定束流、垂直固定束流、某一个角度固定束流。

目前，大多数质子和重离子工艺流程如下所述：由电子回旋共振离子源生成碳离子或质子，离子能量约为 8 keV/u。根据治疗要求，用一个切换磁铁对碳离子或质子进行选择，通过低能输运线将粒子输送到直线加速器。直线加速器包括两部分，先是通过射频四极场加速器（RFQ）将离子加速到大约 400 keV/u，然后通过交叉手指型漂移管直线加速器（IH-DTL）进一步加速，使离子能量达到 7 MeV/u，通过中能输运线注入同步加速器。同步加速器根据放射治疗的需要提供束流，同步加速器循环运行，每一个循环的典型工作时间为 8 s（范围为 3～30 s）。同步加速器可将质子最大能量加速到 250 MeV，碳离子的最大能量为 430 MeV/u。质子或重离子从同步环引出后通过高能束流输运线导入治疗室内进行治疗。

根据质子和重离子与人体的相互作用过程及结合临床实践，一般要求质子的能量范围为 50～270 MeV，重离子（这里指碳离子）的能量范围为 80～430 MeV。

（4）安全与防护

① 质子和重离子电离辐射源分析

质子/重离子治疗装置所产生的电离辐射源包括瞬发辐射源和残余辐射源。在粒子加速过程中，或者使用被加速粒子的时候，粒子通过同原子或原子核发生相互作用而产生瞬发辐射场。瞬发辐射场的性质与粒子的能量、种类及作用靶都有密切关系。

对质子/重粒子加速器，入射粒子的能量低于 10 MeV/u 时，只有在一些核反应阈值较低的材料上会发生核反应。因此，低能的核反应很大程度上和靶材料的核结构有关。在入射的质子或重粒子能量高于 10 MeV/u 时，开放的核反应道越来越多。能量在 10～1 000 MeV/u 的入射粒子到原子核内后与该核内的核子发生级联碰撞，交换能量，打出能量很高的级联中子，在激发核退激过程中又会释放出能量较低的蒸发中子，并伴随有 γ 射线的发射，级联中子和蒸发中子由于慢化会变成热中子。能量低于 1 GeV/u 的重离子不需要考虑介子的生成问题。加速器瞬发辐射场主要是初级的入射粒子，即质子和重离子，以及电磁级联、强子级联辐射后产生的各种次级粒子，但光子和带电粒子经过屏蔽材料时大都被吸收，只有很小一部分对屏蔽外的剂量场有贡献，所以瞬发辐射的外辐射场主要是中子辐射。瞬发辐射源与加速器运行直接有关，随加速器的停机其全部成分同时消失。

残余辐射源指感生放射性。加速器装置运行时初级粒子及所产生的次级粒子形成的瞬发辐射场，使加速器构件及周围介质，如隧道内设备冷却水、空气、屏蔽墙、土壤及地下水等活化，从而产生感生放射性，放出 β 粒子、γ 射线，构成残余辐射场。加速器停止后感生放射性依然存在，因放射性半衰期不同而不同程度地随时间的延长而衰减。在加速器停机维护期间，这些被活化的加速器器件、循环冷却水及加速器隧道内空气所放出的 β 粒子、γ 射线是主要的防护对象。

① 质子和重离子。

对于质子/重离子加速器治疗系统，在机房防护中，应考虑由质子和重离子所引发的次级粒子的防护。

② 级联中子和蒸发中子。

质子和重离子在粒子加速、束流引出、束流输运和束流准直等过程中，不可避免地将在治疗设施的部件上发生束流损失。在这个过程中，质子和重离子与物质的原子核发生级联反应，产生能量很高的中子（最高能量接近入射粒子能量）和其他级联产物。级联中子能量较高，角分布主要集中在质子和重离子入射前方。

原子核被质子和重离子轰击后处于不稳定的状态，在自行退回稳定状态的"振荡退激"过程中再次发射出蒸发中子，其能量较低，为几个兆电子伏，角分布接近各向同性，退激过程伴随发射 γ 射线。

临床应用的质子和重离子治疗系统使用的两种粒子，最低能量均大于 100 MeV，产生的次级粒子主要考虑级联中子和蒸发中子。在中子总产额中，蒸发中子约占 95%，级联中子占中子总产额的百分之几，但能量较高，其中能量大于 20 MeV 的占级联中子的 50% 以上。

③ 天空散射。

由于加速器机房顶层按主屏蔽设计，所以不考虑天空散射。

④ 散射和漏射。

屏蔽室内的次级辐射受墙、屋顶和地板的一次或多次散射，以及中子俘获产生的 γ 辐射，在迷路入口形成一定的辐射剂量。

屏蔽室内的次级辐射贯穿迷道内屏蔽墙的漏射辐射。

⑤ 感生放射性。

中子或高能 γ 射线与物质发生 (n,γ) 或 (γ,n) 反应，产生的放射性核素，主要包括以下几类产物：

a. 治疗室装置的活化：对于质子和重离子治疗系统，治疗室机头感生放射性辐射场分布不均匀，其大小与位置有很大关系。这种活化辐射的剂量场是摆位人员接受剂量的重要来源，对患者治疗是一种附加辐射。

b. 加速器结构材料活化产物。

（a）加速器隧道内空气的活化。

在质子/重离子治疗装置运行时，粒子在传输过程中由于束流损失，质子或重离子打在真空管壁或加速器器件上，从而产生次级粒子（中子和 γ 射线）。一般情况下，由于 γ 射线的总产额小，经验计算结果表明 γ 射线的总产额约为中子总产额的 1/5，且能量大于 2 MeV 的 γ 射线产额小于 1%。因此，由 γ 射线所引起的活化相比中子所致的可以忽略不计，对于隧道内空气，只考虑因中子活化而产生的气态放射性。空气中生成的主要放射性核素有 ^{11}C、^{13}N、^{15}O 和 ^{41}Ar 等。这些放射性核素主要通过放出 β 射线，衰变为稳定的核素。

（b）冷却水的活化。

在质子/重离子治疗装置运行时，粒子在传输过程中由于束流损失，质子或重离子

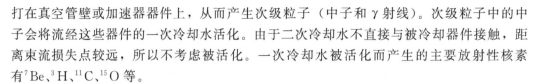

打在真空管壁或加速器器件上，从而产生次级粒子（中子和 γ 射线）。次级粒子中的中子会将流经这些器件的一次冷却水活化。由于二次冷却水不直接与被冷却器件接触，距离束流损失点较远，所以不考虑被活化。一次冷却水被活化而产生的主要放射性核素有 ^{7}Be、^{3}H、^{11}C、^{15}O 等。

（c）加速器器件的活化。

加速器器件的活化由初级粒子的直接作用及次级粒子的作用产生，主要是束流损失较大处的部件易被活化。主要被活化的部件有束流管道、偏转磁铁、束流垃圾桶等。主要的构成材料为不锈钢和铜。活化而产生的主要放射性核素有 ^{48}V、^{51}Cr、^{52}Mn、^{52m}Mn、^{54}Mn、^{56}Mn 等。

（d）屏蔽墙的活化。

重离子因束流损失而产生的次级粒子可引起屏蔽体混凝土的活化。

（e）地下水及土壤的活化。

重离子因束流损失而产生的次级粒子可引起加速器隧道及治疗室周边土壤和地下水的活化。由于混凝土和土壤的组成成分复杂多样，活化能够产生多种感生放射性核素。具体取决于加速器粒子的能量、种类、束流强度、运行模式和运行时间等。

（5）臭氧和二氧化氮。

质子和重离子因束流损失而产生的次级粒子中，光子中能量小于光核反应（γ,n）的阈能时，这些光子对空气介质辐照而产生臭氧（O_3）、二氧化氮（NO_2）等。这些气体是有害气体，需要采取一定措施如排风等使得其浓度降低到相关管理标准之下。

② 质子/重离子加速器辐射防护与管理。

质子/重离子加速器治疗设施辐射防护设计的主要目的是保证设计范围内的设备能够正当使用，限制辐射剂量，降低潜在的照射危险，优化防护措施。主要包含以下内容：确定设计目标、源项评估、屏蔽设计、安全联锁系统设计、辐射监测系统设计、设备相关的辐射防护设计及辐射防护的管理等。

辐射防护设计是项目建设过程中重要的一环，贯穿设计、安装、调试、运营，不仅需要最优的设备布置方案，还与控制、水、暖、电、消防、卫生防疫等密切相关。这里着重介绍辐射屏蔽、安全联锁、辐射监测、设备相关辐射防护及辐射安全的管理组成。另外，由于医用质子和重离子加速器出束结构的复杂性，尤其要注重安装调试过程中的辐射安全。

a. 辐射防护设计的目标是首先必须遵守相关的法律法规及设计规范，因为确定设计目标是辐射防护设计的第一步，是实施辐射防护的依据。辐射防护的设计目标值一般根据现行国家标准确定，内容包括辐射源项、剂量限值、放射性及非放射性工作区域的划分、辐射的屏蔽、辐射的监测、流出物的监测、废物的处理等多个方面。

b. 源项评估是辐射防护设计的基础。对于质子和重离子治疗，设施的源项评估主要包含中子能谱与产额、γ 能谱与产额、单位束流的吸收剂量率、材料的残余辐射场及不同工况的源项分布及强度等。源项评估前需要设定各种可能出现的工艺状况，根据不同工况进行详细的计算分析，才能保证项目通过安全评估。具体内容已述。

c. 辐射屏蔽主要体现在加速器防护墙的最优化设计上，也可以通过蒙特卡罗方法完成，后者计算起来更方便，在所建立的蒙特卡罗模型中输入相关参数即可在电脑服务器上完成计算。屏蔽设计的好坏直接影响工程项目的成本及建设周期。屏蔽设计的主要目的是将评估的辐射水平合理地降低到设计目标规定的剂量限值以下，并对建筑内的工作区域按辐射水平进行合理的分区。质子/重离子加速器屏蔽防护的要点是在辐射源与人体之间放置一种能有效吸收射线的屏蔽材料。与常规光子治疗不同，质子治疗装置产生的主要辐射场是中子场，其最有效的屏蔽材料是混凝土或（含硼）聚乙烯这类含氢丰富的材料，为了解决上述材料密度较低的问题，可通过增加厚度和密实度的方法来加强防护性能。当然，质子/重离子加速器周围环境也会对优化屏蔽结构起到重要作用，如一般情况下，质子/重离子加速器装置建在地面以下，设计中利用土壤屏蔽替换混凝土屏蔽，将加速器室和束流传输线的外墙混凝土厚度优化，可以大幅度降低建造难度和节省项目投资。

d. 安全联锁系统主要是为确保加速器运行中无关人员不会受到额外的照射而提出的，是防止人员受到辐射伤害的最后屏障。该系统可给出治疗装置所有可能工况的控制措施以确保该设施的安全，也就是为防止人员及环境受到设计目标外的照射，以及治疗系统非正常工况的出现等，包括人身安全联锁系统、门禁系统和紧急逃逸措施等。辐射工作区域的划分、工作模式的变化（如维修/出束）、加速器出入控制、所用的联锁设备及搜索路径的优化等都是保证人身安全联锁系统正常运行的重要环节。

e. 质子/重离子加速器治疗设施建设时应同步建设辐射与剂量监测系统，对个人剂量、工作场所剂量和环境剂量进行监测。该系统不仅包括治疗时照射的监测，还包括从治疗室流出的空气、水及固体垃圾的监测及制定相应的管理措施。应根据治疗装置的实际情况选用合适的监测设备，合理布置探测器。主要监测项目包括辐射种类、测量的范围、能量响应范围、设备的稳定度、抗电磁场干扰能力及系统接口等。同时，该系统对于质子/重离子治疗设施另外一个重要作用在于让建筑内外的工作人员与公众确信整个治疗装置设施及所处环境是安全的。应该在质子/重离子的相关区域布置在线监测系统，这样可以在任何时间给出剂量率及累积剂量的值，通常会以 γ 射线和中子作为监测对象。辐射监测包括请有监测资质的服务机构对工作场所的剂量监测和进入辐射场的职业工作人员的个人剂量的监测两部分。其中，个人剂量监测可以获得每一名职业人员的 γ射线和中子的累积剂量。

f. 设备相关的辐射防护设计在主屏蔽的设计以外还需要对特殊的设备进行针对性的辐射防护设计，以确保安全、降低造价、方便维护与使用。其包含的内容十分复杂，而且根据不同的工艺要求差别巨大，例如，选能器的屏蔽设计，束流穿墙管道上的束流阻挡器及中子屏蔽塞子用于不同束流线切换时对各个治疗室的防护，电缆、净水、污水、空调管道穿墙时的剂量泄漏评估及相应的防护措施，高频照射区的防护，设备材料及电缆在辐射场中的使用寿命评估，放射性废物的处置，等等。

g. 辐射安全的管理是辐射防护最为重要的一环，是集软件和硬件为一体的辐射安全防护手段。

总而言之，由于质子/重离子治疗装置的复杂性，尤其是直接与人接触的特性，对其辐射防护更具有独特的复杂性，这个过程主要体现在质子和重离子加速器治疗过程的复杂性、加速器运行过程的复杂性、生物效应的复杂性等方面，尤其是质子和重离子作为高能离子在与作用对象发生相互作用后产生的次级中子会导致二次肿瘤的发生，这就更加迫使人们在使用其过程中必须注重辐射防护的重要性，只有把辐射防护放在重要的位置，才能使得这种风险降到最低。在设置了有效和足够的屏蔽后，质子/重离子装置运行使得工作人员受电离辐射照射主要来自因加速器组成器件的活化而产生的感生放射性。特别是对加速器治疗组件进行运行维护和检修的工作人员，从辐射安全上需要严格管理和控制，以确保其受到的年累积剂量不超过剂量目标限值。辐射防护设计是需要在质子/重离子加速器项目工程设计、建设和调试全程参与的重要环节。质子/重离子治疗装置的辐射防护设计人员需要对治疗装置的工艺流程有深入的了解及一定的工程实践经验，才能够进行有效的设计，从而实现项目的安全运营。

6.2.2.4　放射治疗模拟定位设备的防护

放射治疗领域中，通过影像方法确定准确靶区，并以两维或三维方式体现出来，确定多角度体表投影，依次制订合理计划、模拟治疗的方式、方法均可称为模拟定位。模拟定位设备是模拟放射治疗设备（如医用加速器、^{60}Co治疗机）治疗的几何条件而定出照射部位的放射治疗辅助设备。现有设备从类型上分为常规X射线模拟定位设备、CT模拟定位系统、MRI模拟定位系统和PET-CT及PET-MR模拟定位系统等。从实际应用和占有率角度，这里主要介绍常规X射线模拟定位设备和CT模拟定位系统。

从放射治疗模拟定位设备的基本组成、运行参数及临床单位的日常使用来看，其辐射源项及可能造成的辐射危害程度与放射诊断中常见的X射线装置有一定程度的相似之处，但在其功能、作用方面又有显著的区别。

放射治疗模拟定位设备是介于患者和放射治疗实施设备之间的关键设备。从功能上对模拟定位设备的基本要求包括准确地模拟医用放疗设备的机械运动，通过附带的X射线影像系统准确定出肿瘤的照射部位、照射面积、肿瘤深度、等中心位置等放疗计划核心几何参数，以及机架旋转、机头旋转角度、源瘤距、源皮距、限束器张角、升床高度等机械参数，为实际治疗摆位提供基础数据，确保放射治疗的正确实施。要完成上述功能，就要求模拟定位设备的机架旋转、机头转动、限束器开闭、距离指示、照射野指示和治疗床各部分运动，都与特定放疗设备一样。除了设备结构和运行方面的要求外，由于实际放疗设备发出的X射线、γ射线、电子射线的能量都比较高，对组织密度和人体组织原子序数的分辨率均较低，不能对人体的骨、肺、肌肉等不同组成和密度的解剖部位起到较好的辨别作用，因此模拟定位设备的射线能量应该适中。再考虑到常用放射诊断X射线装置（如DR、CT等），虽然能量适中、组织分辨率好，可以较清楚地确定病变的性质和范围，但它们提供的平面信息主要是便于医生诊断疾病，不具备医用放疗设备的机械功能和几何参数。而且，由于下述原因，它用作放射治疗中肿瘤定位和射野设计的依据较为困难：① 做诊断时，患者的检查体位一般不是放射治疗所用的体位，所拍影像不能直接为肿瘤定位和计划设计之用；② 诊断X射线机的焦点至荧屏或至胶片盒的距离一般为70 cm，而治疗机的源轴距在80～100 cm之间，X射线诊断影像用于计划设计也较困难；③ 以X射线诊断片所做的治疗计划也较难进行治疗前的模拟。综上所述，加速器和普通X射线诊断设备都不能代替模拟定位机。

随着计算机技术和医学影像技术的发展，肿瘤的放射治疗进入了"精确定位、精确计划、精确治疗"的"三精"时代。三维适形放疗（3D intensity conformal radiation therapy，3DCRT）技术的兴起和发展，特别是三维适形调强放疗（intensity-modulated radiation therapy，IMRT）渐渐成为放射治疗技术的主流，大大地改善和提高了放射治疗的质量。但是，三维适形调强放疗要求高剂量区分布的形状在三维方向上与肿瘤靶区的形状高度一致，这需要有复杂而精确的放疗计划，而精确的放疗计划必须要求有精确的三维图像进行空间定位，而早期的 X 射线常规模拟机只能提供两维的信息。因此，集放射诊断、放疗计划、模拟定位和模拟治疗于一体的 CT 模拟定位系统（CT-simulation localization system）在放射治疗中的作用与地位越来越重要。近年来，国内外在这一领域也做了大量的研究工作，取得了不少进展，不少大型医疗集团都先后推出商品化的 CT 模拟定位系统。需要提及的是，与传统诊断型 CT 相比，考虑到患者定位的姿态、体位和部位，大孔径甚至超大孔径（>80 cm）CT 成为放疗 CT 模拟定位系统的主流选择。

从发展趋势上看，现已有 PET-CT 和 PET-MR 模拟定位系统投入临床使用。PET-CT 主要克服 CT 定位设备在影像学上不易区分肿瘤和邻近正常组织的缺点，患者可用同一体位进行 PET 和 CT 扫描并使两者的图像融合。PET-CT 模拟定位不仅可以得到清晰的组织解剖图像，而且可以了解肿瘤的代谢状态。PET-CT 的临床应用可以使肿瘤靶区的确定更为精确、可靠。

与 CT 相比，MR 最大的优点是对具有相似电子密度的软组织有较强的显示能力，并且能区分其特征。在这种情况下，MR 能够更好地提供靶区的轮廓，不但包括肿瘤的范围，还包括邻近的重要软组织器官。通过更准确地定位肿瘤靶区、避免危及邻近的组织器官及提高局部控制率等，适形放疗计划可提高治疗效果。因此，PET-MR 模拟定位系统可以更好地将功能显像与形态影像图像进行融合，能较真实地反映肿块内部的实际情况。放疗医生可据此给予不同的放射剂量，从而有利于实现放疗计划的个体化和精准化设计。

（1）结构组成及其工作原理

从大的功能模块方面看，无论是常规 X 射线模拟定位设备，还是大孔径 CT 模拟定位系统，都包括机械系统、X 射线管与成像设备。从 X 射线产生机制上看，常规 X 射线模拟定位设备和大孔径 CT 模拟定位系统与常规 X 射线设备和 CT 类似，均是利用经过电场加速过的电子轰击高原子序数材料靶产生的轫致辐射。

① 常规 X 射线模拟定位设备的功能和原理。

一般而言，一套完整的常规 X 射线模拟定位设备的主要部件包括主机、机架、机柜、诊断床、操作台、X 射线高频高压发生装置、X 射线球管影像增强系统、专用图像处理系统和多功能数字化工作站等。

常规 X 射线模拟定位设备在整个放射治疗计划设计过程中有着重要作用：

a. 靶区及重要器官的定位；

b. 确定靶区（或危及器官）的运动范围；

c. 治疗方案的确认；

d. 勾画射野和定位、摆位参考标记；

e. 拍射野定位片和证实片；

f. 检查射野挡块的形状及位置。

② CT 模拟定位系统的功能和原理。

CT 模拟定位系统是以计算机断层扫描为基础的模拟定位系统，该系统由一台 CT 扫描系统、一套虚拟定位及计划系统和一套三维（或四维）移动激光射野模拟系统三部分组成。三部分通过数据传输系统在线连接。其中，CT 扫描系统又根据其目的和用途分为两种，即专用型和普通型。对于专用型，其定位 CT 基本同于诊断用 CT。不同之处在于：扫描床为平面型；大孔径（≥80 cm）。对于普通型，其基本特点包括：普通螺旋 CT 孔径在 70 cm 左右；需要在 CT 床面上加装碳纤维平面床板；基本能够满足亚洲人的定位要求，某些特殊体位如蹲位、乳腺、肥胖患者、全身淋巴瘤等不能进行定位计划。

CT 模拟定位系统包含的激光标示系统，其作用是将由 CT 资料进行轮廓勾画确定的肿瘤中心对应的坐标，标示到患者的皮肤上。临床使用的激光标示系统有两种类型：安装在旋转机架上的激光灯，一套由一支安装在墙上可沿患者头脚方向运动的移动激光灯和两支固定的横向激光灯组成的系统。

就目前而言，在实际应用层面，CT 模拟定位系统主要有以下三大功能：

a. 治疗部位的 3D 图像重构；

b. 在成像方式（3D）上实现类似上述常规 X 射线模拟机的肿瘤定位；

c. 在治疗模拟上实现类似上述常规 X 射线模拟机的肿瘤定位。

（2）安全与防护

由前述原理可知，无论是常规 X 射线模拟定位设备，还是 CT 模拟定位系统，都与常见放射诊断设备如 DR、CT 等在主要出束参数（电压、电流等）上差别不大。因此，从源项、风险分析、操作防护和管理、监督要求等方面可参考本书第 5 章内容。

6.2.3　近距离治疗中需考虑的防护问题

为给肿瘤足够的放射剂量，可以采用不同途径，包括紧贴肿瘤植入一个小的放射源，这种疗法称为近距离放射治疗。由于近距离治疗，源可以进入人体空腔（腔内或管腔应用）植于肿瘤表面、放置在人体皮肤表面（浅表治疗）或通过肿瘤植入（间质治疗）。在某些情况下，唯有近距离治疗是能提供照射肿瘤的最好方法。近距离放射治疗时的放射剂量随距治疗源距离的增加迅速下降。因此，几乎与源贴近的肿瘤接受很高的剂量，但是在肿瘤周边的正常组织的剂量却降到很低的水平。近距离治疗通常延续几天，然后将源从患者身体中取出。在某些情况下，如 ^{198}Au 源已完全衰变，可容许源留在患者体内。

6.2.3.1　近距离放射治疗方法

（1）敷贴疗法

敷贴疗法是将发射 β 射线并具有一定形状且大小不一的敷贴器，紧贴于皮肤、黏膜或角膜等病变处，通过 β 射线的照射，使疾病得到缓解或根治的一种放疗方法。该疗法的适应证有局限性神经性皮炎、毛细血管瘤、局限性慢性湿疹、局限性牛皮癣、口腔黏膜或女阴白斑，眼科的角膜结膜病变，角膜移植后新生血管、胬肉、炎症、溃疡及部分肿瘤等。

（2）插植疗法

插植疗法是将特制的小棒状的密封源，插植到肿瘤组织中进行照射，以达到治疗目的的一种放疗方法。组织间治疗常用于病变范围不大和一般放射治疗不敏感的病变，如表浅的头颈部肿瘤（舌癌、唇癌、颊黏膜癌）、复发的乳腺癌和手术未能切除的肺和纵隔肿瘤等。肿瘤面积过大、病变部有严重感染和生长快的肉瘤均不宜使用。组织间插植疗法的优点是肿瘤局部剂量高而周围正常组织所受的剂量很少。

（3）腔内疗法

腔内疗法是将放射性胶体注入体腔，利用其发射的 β 射线直接对小的肿瘤组织或瘤细胞进行照射，以便控制或抑制肿瘤细胞的生长，或控制由肿瘤细胞播散引起的胸水或腹水的一种放疗方法。此疗法分为胸腔、腹腔、膀胱腔、滑膜囊腔和心包膜腔内治疗等，多为胸、腹腔内治疗。

6.2.3.2　近距离放射治疗放射源

放射源是指发射或能够发射电离放射的设备或物质。按发出射线种类，放射源通常分为 α 放射源、β 放射源、γ 放射源和能释放中子的放射源的中子源。按源体是否被容器密封起来，放射源可分为开放源、密封源。没有被容器密封起来的放射源称为开放源，也称非密封源；密闭在容器中的放射源称为密封源，这种源的容器有足够的机械强度和防护厚度，在设计规定的使用和磨损条件下，既能防止放射性物质泄漏，又能避免任何人接触到放射性物质。

（1）敷贴疗法用辐射源

敷贴疗法用辐射源应选用半衰期较长、β 射线能量较高、不伴生 γ 辐射或仅伴生低能 γ 辐射的放射性核素，常用的放射源有 ^{32}P 和 ^{90}Sr。

① ^{32}P 敷贴器：^{32}P 的物理半衰期为 14.26 d，所发射的 β 射线平均能量为 0.69 MeV，最大能量为 1.71 MeV，从组织表面到 2 mm 深处，有 82% 的射线被吸收，到 3 mm 处 90% 以上的射线被吸收。由于 ^{32}P 半衰期较长，无 γ 射线，防护上要求较低，故常应用于敷贴疗法。

② ^{90}Sr-^{90}Y 敷贴器：^{90}Sr 的物理半衰期为 28.1 a，它产生的 ^{90}Y 的 β 射线最大能量为 2.29 MeV，它在组织内的吸收情况与 ^{32}P 相似。

（2）插植疗法用辐射源

用于组织间插植疗法的辐射源形状有针状、丝状、颗粒状等。

① 永久性组织间插植疗法：用于永久性组织间插植疗法的辐射源有 ^{198}Au、^{125}I 等。

a. ^{198}Au 粒籽：是镭粒籽（治疗肿瘤用的一种小型密封源）的替换物，其 γ 射线能量为 0.412 MeV，它仅有 2.696 d 的半衰期，这样就可以永久地插入到组织中，因此称为金籽源或金种子。通常将插植用的小棒状辐射源称为种子，每个金种子中心含有放射性 ^{198}Au 的金丝，外层以铂包裹，直径为 0.88 mm，长度为 3 mm，放射性活度为 4 mCi，使用时用特制的手枪或用 17 号注射器，将种子植入到肿瘤组织中去，在治疗过程中不拔除植入的辐射源,植入时让种子尽量排列均匀,使剂量均匀分布。开始时患者发射大量辐射,但这只是在植入后的短期内,护理患者的工作人员须采取适当的辐射防护措施;但在 1 周后,植入患者体内的放射源活度由于衰变减少到不再有任何辐射危害的水平。

b. ^{125}I 粒籽:可用于永久性植入,与 ^{198}Au 相比,用于植入的 ^{125}I 的半衰期(59.7 d)是相当长的。^{125}I 的发射能量为 0.036 MeV 的低能光子,它们很容易被人体吸收,所以植入患者体内后不再存在任何辐射危害。

② 可移去的组织间插植疗法:用于可移去的组织间插植疗法,常用的辐射源有 ^{226}Ra、^{137}Cs、^{60}Co、^{182}Ta、^{192}Ir、^{252}Cf。当肿瘤经插植疗法后,肿瘤组织达到预定剂量时,拔出被植入的辐射源。可移去的组织间插植疗法以往最常用的是镭针植入,如治疗头颈部癌及舌癌等。

a. ^{226}Ra:优点是半衰期很长(1 620 a),无须计算衰变,加之使用历史悠久,对组织间的剂量计算和镭针在肿瘤组织的分布及排列都有比较成熟的经验,因而较为常用。缺点是 γ 射线能量较高,防护较难。如果镭辐射源处置不当,产生机械损坏,就有氡气体渗漏的危险。因此,使用单位须经常检验镭辐射源的贮存情况,以防氡渗漏。

b. ^{137}Cs 线源:^{137}Cs 的半衰期为 30.17 a,γ 射线的能量为 0.662 MeV,其四周的剂量分布是均等的。一般 ^{137}Cs 线源长 3.5 cm,活性部分长 2.5 cm,线源直径 0.25 cm。^{137}Cs 和 ^{60}Co 针或管与雷针或管相比优越性在于没有漏溢氡气的问题,且 γ 射线能量较低,易于防护,成本也较低。所以,^{137}Cs 源比 ^{60}Co 更易被选用,并逐步代替了 ^{226}Ra 源。

c. ^{182}Ta、^{192}Ir:也有使用金属铂包裹的 ^{182}Ta 丝和金属 ^{192}Ir 辐射源的情况,后者生产方便,价格低廉,γ 射线能量低,操作时易于防护。^{182}Ta 是医学上早期镭源的替换物之一,呈"U"形,专门用于治疗膀胱肿瘤,^{182}Ta 被 ^{192}Ir 所取代,^{192}Ir 发出的 γ 射线能量较低,易于防护,可以形成一个卷或切成适当的线段,既可制成"U"形,也可制成针状。^{192}Ir 线源与镭源不同,有韧性且能在核反应堆中产生所需要的放射性活度。因为 ^{192}Ir 的半衰期较短(74 d),每次使用同一源治疗的时间将会延长,因此必须按天计算放射性的衰变,几个月后,治疗时间会更长,而必须更换新源。

d. ^{252}Cf:^{252}Cf 的应用为组织间插植治疗提供了一种新手段。^{252}Cf 是人工制造的超铀元素之一,其 γ 射线能量为 0.043 MeV,半衰期为 2.638 年。它在衰变过程中放射出 γ 射线和中子,每克 ^{252}Cf 每秒放射 2.34×10^{12} 个中子,作为中子源的 ^{252}Cf 具有较好的放射生物学效应。虽然 ^{252}Cf 作为中子源的肿瘤组织间插植治疗已试用于临床,并已取得了一定的效果,但由于它价格昂贵,未能广泛应用。

应用组织间插植疗法应注意在插入或卸下放射源时,避免源的丢失,防止源的泄漏,修正源的活度,在 X 射线下检验源的位置。

(3) 腔内疗法用辐射源

① 放射性胶体制剂。

腔内疗法用的放射性胶体制剂所用的放射性核素主要有 ^{198}Au、^{32}P、^{90}Y、^{177}Lu 四种,前两种较为常用,^{32}P 半衰期较长,无 γ 射线,防护上要求较低,故应用更为广泛。

腔内放射性胶体治疗常用于以下情况:

a. 防止手术播散和残留病灶(肉眼不易发现)的复发,如卵巢癌和胃癌等;

　　b. 消除残留病灶，如胸、腹膜表面有广泛的米粒样转移性肿瘤，手术不易切除或大病灶切除尚遗留小病灶；

　　c. 减少或消除肿瘤引起的渗液；

　　d. 治疗膀胱乳头状瘤、关节滑膜渗液、慢性上颌窦炎、面颌部颌骨囊肿等。

　　② 腔内分支疗法使用的辐射源。

　　a. ^{137}Cs：半衰期为 30.17 年，γ 射线能量为 0.662 MeV，在防护上比 ^{60}Co 或镭的造价低，由于衰变，每 6 个月必须对源的活度进行修正。铯源的寿命大约有 10 年，绝大多数用于手工后装技术。

　　b. ^{60}Co：半衰期为 5.26 年，γ 射线能量为 1.17 MeV 和 1.33 MeV，所以防护造价高，不适于常规后装技术和手工后装技术，而适于遥控后装技术。由于半衰期比 ^{137}Cs 短，所以更换源的周期比较短。

　　c. ^{192}Ir：半衰期为 74.02 d，γ 射线能量为 0.136~1.062 MeV，其防护造价比 ^{60}Co 或镭低。由于半衰期短，故更源频繁，需要做好周密的计划。

　　低剂量率腔内疗法比早期的常规技术剂量率高约 2 倍。在高剂量率腔内疗法中使用的 Cathetron 机器治疗时间总共需要 20~25 s，辐射源在子宫阴道的组织中仅有 2~5 s。高剂量率治疗机要在专门防护室内安装。因为高剂量率治疗时间短，可减少医护人员接触照射的时间，也便于患者既接受了治疗又有时间处理其他事情。其不足之处是需要一定的治疗房间，更换辐射源时费用较高，治疗的精确度要求高，故需要专门的辐射测量仪器。

　　应用腔内疗法时应注意保持植入源数与卸下源数相等，辐射源应有多人保管，并经常检查有无泄漏，定期核对活度，对已卸下源的患者须进行 γ 射线测量，防止在患者治疗中源脱落。

6.2.3.3　后装技术

　　在插入疗法中手工插入放射源时，须把镭针或铯针的针尖刺破组织，然后用 X 射线机拍片确定源的位置，以便计算肿瘤的受照剂量。这样从源由铅容器移到手术室后插入患者肿瘤部位、X 射线拍片等过程中，尽管采取有关防护措施，但对工作人员还是有辐照危险，采用后装技术就可避免辐照危险。

　　后装技术是指预先在患者需要治疗的部位正确地放置施源器，然后采用自动或手动控制，将贮源器内的放射源输入施源器内实施治疗的技术。由于后装，不论间质治疗还是腔内治疗都是在操作室中将空的施治器放入患者体中，只有完成操作且患者回到房间后，治疗医生才将源插入空的施治器内。用这种方法在操作室、X 射线室、走廊中的人所受的剂量都能避免。同时，由于装入施治器所需要的时间比埋入施治器短得多，也减少了进行植入放射治疗的医生的剂量。在植入后，护理患者的护士所受到的剂量仍需要加以注意。

　　后装技术使用的辐射源有以下几种。

　　(1) ^{192}Ir 辐射源

　　后装技术使用的 ^{192}Ir 源呈线形，使用时首先插入指针，检查位置，把铱线源插入导缝中，在铱线源就位后，退出指针，治疗几天后取出铱线源。治疗舌肿瘤时铱线源插入舌前部的 2/3 处。治疗胸部肿瘤时用的导针不是不锈钢针，而是尼龙管，铱线源包在尼龙管内，这样就需要一个专门设计的装铱线源的装置，以便在插入前把铱线源包好。

（2）^{60}Co 辐射源

^{60}Co 后装源腔内治疗机，是专为人体腔内肿瘤患者放疗所用的，是为使医务人员在为患者进行治疗时，完全避免辐射源的照射而研制的一种新型手动式放疗设备，可用于宫颈癌、食管癌、口腔癌、鼻咽癌和直肠癌的放射治疗。辐射源活度为 4.2×10^{11} Bq，针对各种腔内肿瘤的情况，辐射源能以多种不同方式排列组合进行选择治疗。在治疗时，医护人员不直接接触辐射源，操作时间充裕，可以提高放置施用器的正确性，从而达到较好的治疗效果。

人工后装技术设计了可任意调整的塑料敷贴器和不锈钢敷贴器，如阴道敷贴器就是采用的不锈钢材质，放于一个长方形空管内，设有不同尺寸的硬塑料罩在阴道敷贴器的顶端，适用于不同子宫长度和阴道宽度。

6.2.3.4　近距离放射治疗中的患者防护

近距离放射治疗防护应重点注意放射源的照射、污染及丢失三个方面的问题。

（1）放射源的照射

① 时间：后装技术减少了辐射对人员的照射时间。在放射源准备期间，进行工作之前，拟订计划以确保放射源照射的时间最少。通知护理人员和探视人员在接近近距离治疗患者时可停留的时间。

② 距离：不准直接用手去操作放射源，要使用长柄器具如镊子。在整个工作期间，尽可能远离源，并快速完成必要的工作。

③ 屏蔽：除非源已在患者体中或正在插入患者体中，近距离治疗源应保存在屏蔽物之后。即使源已在患者体中，也需要使用防护屏对工作人员和探视者提供某种程度的防护。除了 ^{125}I 只需要几毫米厚的铅之外，为将剂量率减少到可接受的水平，其他源通常需要几厘米厚的铅才能达到防护要求。

对埋入永久性 ^{198}Au 或 ^{125}I 的患者，当距离患者 1 m 处的剂量率低于可接受水平，如剂量率在 50 Sv/h 时，可解除患者的辐射隔离或出院。

（2）放射源的污染

因为存在泄漏的危险，所有密封源都应定期进行泄漏检验，如每 6 个月 1 次。

（3）放射源的丢失

严格执行放射源库存登记制度，如定期检查实际库存品；当源取出或送还时，须检查容器中源的数量；认真填写使用源的记录表；每个贮存位置应有显示贮存情况的标牌。

6.2.3.5　腔内治疗中须考虑的问题

（1）定期检测密封源包壳的完整性

早期的腔内治疗常采用镭密封源腔内置入治疗宫颈癌。由于镭密封源包壳破损后的辐射危险性大，ICRP 建议以 ^{60}Co、^{137}Cs 或 ^{192}Ir 密封源取代镭密封源。尽管如此，仍须定期检测密封源包壳的完整性。一般认为，每 6 个月检测 1 次。

（2）腔内治疗时的辐射安全考虑

早期的腔内治疗是以手工操作法将密封源置入腔内治疗宫颈癌，操作仓促，源的置入不易达到理想位置，操作人员受照剂量较大。后装治疗技术问世后，取代了手工操作的腔内治疗方法。然而，为了减少靶外正常组织或器官受照剂量，后装治疗用的施源器形状应当满足靶区解剖学特点和治疗计划要求。靶区的准确定位应当通过直交摄影法或 X 射线 CT 照相法实现。靶区和靶区以外正常组织或器官受照剂量的计算需要在对密封源活度进行校正的基础上做出，计算结果需要验证。

腔内携带有施源器的患者需要留住在有足够屏蔽的隔离病房内，并应受到照顾。应保证其他住院患者和放射治疗工作场所的工作人员受照剂量低于国家规定的相应的年有效剂量限制。

腔内治疗用的放射源数目、类型、源置入腔内的日期和时间，源在腔内的置放时间、源被从腔内撤除的日期和时间，都要准确并详细记录、备案。腔内的源被撤除后，应及时探测并判定腔内是否有遗留的源存在。

6.2.3.6 间质治疗中须考虑的问题

间质治疗源被置入前，须对其包壳的完整性做检漏测定，对其放射性活度进行修正。对间质治疗源消毒灭菌时不能使其包壳受到腐蚀。

有的间质治疗源可能适于采用后装技术植入。无论采用哪种植入方法，都需要在手术室内操作。源植入前需要通过摄影定位法确定病变的正确位置。参加手术的外科医生应预先熟识植入治疗程序，以模拟源练习为佳；操作真源时应使用植源夹持工具，注意适当的距离防护和适当的屏蔽防护，并当心不要使密封源包壳的密封性遭到破坏。

携带暂时性植入源和永久性植入源的患者，都需要留住在有足够屏蔽的隔离病房内，并受到照顾。携带永久性植入源的患者，当其体表处外照射剂量率降低到审管部门认可的水平时才能出院。一般认为，植入 ^{198}Au 或 ^{125}I 等治疗源后，当距离患者体表 1 m 处 γ 辐射剂量率低于 50 μGy/h 时，可以解除对患者的隔离，患者可以出院。

6.2.3.7 高剂量近距离治疗中需考虑的问题

作为置入几小时或几天的腔内治疗源的替代源，是将与常规腔内治疗源活度相比高 100 倍的源通过后装治疗技术输入腔内治疗几分钟的高活度源，称为高剂量近距离治疗。常用的源是 ^{60}Co、^{137}Cs 或 ^{192}Ir。需要考虑的问题是治疗时间的准确性。要求后装治疗机上的计时器计时误差在 $\pm$0.5 s 以内；源的输入时间为治疗时间的 2%～3%，并应扣除源的输入时间；应当对这类后装设备的参数定期校验；应始终确保患者在治疗中的辐射安全。

6.2.4 靶区以外器官剂量及屏蔽防护

放射治疗对恶性肿瘤体积要求给予足够的治疗剂量，因而某些器官或组织将不可避免地出现明显的临床损伤的危险表现，这些危险表现包括确定性效应和随机性效应。确定性效应易发生在受照剂量最大的照射野内；随机性效应可以由有用射线束诱发，也可以由照射野以外的散射辐射和漏射辐射诱发。任何一个器官或组织受到足够的辐射剂量照射后，都可能出现确定性效应。对患者实施放射治疗前由放射治疗医师提出治疗方案，经物理师核定照射剂量，共同制订有效的放射治疗计划，确保靶区剂量达到预订治疗剂量，使患者治疗部位的正常组织、器官的照射剂量尽可能低，并对患者的非治疗部位采取有效的屏蔽防护措施，在进行放射治疗时应注意保护靶区外的器官。

（1）皮肤

明显可见的效应是色素改变和脱皮。当累积吸收剂量达 15～20 Gy 时，即可出现色素变化。治疗肿瘤时，即使其总剂量是在数周内以分次方式通过有限面积的皮肤照射，皮肤出现的确定性效应也是如此。用能量≤400 keV 的单束 X 射线照射肿瘤时，皮肤的吸收剂量较大，用这样低能的 X 射线以吸收剂量为 55 Gy，在 39 d 内分 30 次通过面积为 10 cm×10 cm 的皮肤照射肿瘤时，约有 50% 的概率会产生湿性脱皮效应。以兆电子伏能量级的 X 射线和 ^{60}Co γ 射线通过皮肤照射肿瘤时，因最大吸收剂量发生在皮肤以下某一深度处，所以皮肤不会发生明显损伤效应。未成年少女胸壁受到照射有可能不会引起明显可见的皮肤病变，但可能导致乳房发育不全。

（2）消化系统

口腔、咽部、食管和肛门的鳞状上皮细胞对治疗性照射的反应类似于皮肤的反应，而胃、小肠和大肠的腺体对辐射的耐受性较差。正常成人的小肠上皮细胞是机体中更新最快的细胞。新生的小肠上皮细胞是由深处的小肠隐窝干细胞分裂形成的。新生的细胞从隐窝向上移行并覆盖突出的绒毛，在为期仅有 6～7 d 的寿命终了期便脱落到肠内容物中。辐射照射小肠会导致隐窝干细胞暂时或永久性停止分裂，所以当绒毛上皮细胞脱落后因新生上皮细胞不再出现，小肠绒毛变短。绒毛变短减少了小肠内容物吸收的有效表面积，出现肠内容物通过速度加快、腹泻和吸收不良的临床综合征。一次超过 10 Gy 的照射，整个小肠会因丧失覆盖的肠上皮细胞而致死。在 70 d 内分 30 次给予高达 40～45 Gy 的剂量照射小肠，能被耐受，只伴有轻度腹泻。

（3）肝脏

常规分次照射肿瘤的累积剂量如果超过 35 Gy，发生放射性肝炎的可能性明显增加。成年患者全肝照射的"安全"剂量为每次 3 Gy，在 1.5～2 周内给予的总剂量为 21～24 Gy。当在 3.5～4 周内，每次照射 1.5～1.8 Gy 时，"安全"剂量可以增加到 30 Gy。5-氟尿嘧啶、5-氟脱氧尿嘧啶核苷或阿霉素与辐射合并应用治疗肿瘤时，不增加急性放射性肝炎的危险。

（4）造血系统

正常成人主要是由头颅、脊椎、胸骨、肋骨和骨盆的骨小梁中的红骨髓造血，儿童期长骨骨髓在造血过程中也起很大作用。一次超过 0.5～1 Gy 的全身均匀照射会引起外周血中白细胞和血小板的减少，照后约 3 周达到最低水平。尚未确切了解人类骨髓衰竭的 LD_{50} 剂量，这与剂量率有关，估计急性照射（在几分钟内给予）的剂量约为 3 Gy 的中央平面剂量，相当于体表剂量 4.5 Gy 左右（NCRP，1974）。正常造血干细胞能迁移到受过照射的骨髓中进行再增殖。以累积剂量 30 Gy 或 30 Gy 以上进行局部照射，对整个造血系统影响很小。接受 0.05～0.1 Gy 照射会导致外周血中淋巴细胞死亡。

（5）心脏

对乳腺癌、霍奇金病和肺癌患者施行放射治疗后几个月到几年，可能产生心脏的辐射损伤效应，主要表现是心包炎。这种并发症的发生率与心脏受照体积、辐射剂量和分次照射方式有关。当心脏受照体积≥60%，发生心包炎的概率达 5% 时，所需的常规分次照射总剂量为 40 Gy。照射前、照射时或照射后给予阿霉素，可降低心脏的辐射耐受性。

（6）眼睛

在 0.5～2 Gy 的单次照射下即可观察到晶状体的轻微混浊，5 Gy 或 5 Gy 以上的照射可能发生严重的进行性白内障。总剂量超过 46 Gy，在 38 d 分 27 次给予肿瘤治疗时，可能发生视网膜或结合膜的损伤（Wara 等，1979）。眼睛不应当包括在计划中的高剂量照射的靶区以内，除非有威胁生命的恶性肿瘤累及眼眶或位于其邻近处以致不能避免使眼睛受照射。

（7）神经系统

脑部每天受到 1.8 Gy 左右剂量的照射，总剂量达 45～50 Gy 时，会引起暂时性头痛、困倦、恶心和癫痫发作增加的危险，一般在几周至几个月内发生，不需要特殊治疗即可中止。这可能是由暂时性脱髓鞘作用所致。急性淋巴细胞白血病患儿的头颅接受常规分次照射，每次 1.5～2.0 Gy，累积剂量大于 20 Gy 时，会发生脑组织中小血管损伤并导致细微钙化。用这种方案治疗肿瘤时，神经功能障碍的发生率少于 1%。在 5.5 周内全脑照射 55 Gy 或在 6.5 周内脑的一部分照射 65 Gy 的剂量，受照后几个月到几年可能出现脑组织放射性坏死。胸部脊髓的放射治疗，如每周给予 5 次，1 周内照射 20 Gy，2 周内照射 30 Gy 或 5 周内照射 50 Gy 剂量，引起脊髓损伤的可能性较小。虽然周围神经被认为是辐射敏感性低组织，但也可能发生失去功能的辐射损伤效应。大多数损伤是由于射束重叠而引起的，在乳腺治疗中尤其如此。

（8）生殖系统

对于 40 岁的妇女，生殖腺一次受到约 3 Gy 剂量的照射能诱发停经和永久性绝育；同样剂量在 20 岁的女子中，只能引起暂时性闭经。睾丸单次受到 0.15 Gy 剂量照射可使精子计数降低，而产生永久性不育所需的剂量至少还要大 10 倍。

（9）肾脏

常规分次照射累积剂量超过 20～25 Gy 时，会有永久性肾功能损伤的显著危险，在最初几周内肾小球滤过和肾小管再吸收功能均减低，有细胞和管型"漏出"。晚期表现为高血压、蛋白尿和肾功能衰竭。

（10）肺

以 20 Cy 按常规分次照射 75% 的肺，能在 20% 的患者中引起放射性肺炎。致命的放射性肺炎发病率在 8 Gy 时为 3%，9.3 Gy 时为 50%，11 Gy 时为 80%；每分钟 0.5 Cy、总剂量 9.3 Gy 与每分钟 0.1 Gy、总剂量 11 Cy 所产生的效应相等（Warat 等，1981）。因此，总剂量、分次照射次数、受照肺组织的体积、化疗和辐射照射剂量率等都是预防放射性肺炎所必须考虑的因素。

（11）骨

与软组织相比，骨对低能光子有较高的吸收，使得到骨的吸收剂量比同样受照的软组织高出 1 倍以上。因而，应用邻近软组织所能耐受的剂量照射，可能发生放射性骨病，伴有无菌性骨坏死和骨折。对于 ⁶⁰Co γ 射线和兆伏能量级的 X 射线，骨和软组织的吸收剂量只相差 3％～4％，很少引起骨放射性坏死。以兆伏能量级的 X 射线按常规分次照射儿童正在生长中的骨，低到 25 Gy 的累积剂量即可抑制骨生长。只要有可能就应当避免照射未成熟的骨组织。

（12）内分泌器官

垂体功能可因辐射直接作用于腺体或间接通过下丘脑而受到抑制。超过 50 Gy 的剂量按常规分次照射下丘脑-垂体区，可能伴有下丘脑和原发性垂体机能不全。分次照射剂量 65～70 Gy 时，能使垂体机能减退的发生率超过 50％。儿童生长激素的分泌对辐射照射特别敏感。甲状腺功能减退症是用放射性碘治疗弥漫性甲状腺功能亢进症的常见并发症。在给予每克甲状腺组织 2 MBq（50 μCi）的 ^{131}I 的患者中，甲状腺功能减退症的发生率为 22％；接受超过 6.5 MBq（175 μCi）^{131}I 治疗的患者中，甲状腺功能减退症的发生率为 55％。常规分次外照射成年人颈部的肿瘤，甲状腺受到的剂量达 26～48 Gy 时可能发生甲状腺功能减退。

6.3　放射治疗的职业防护

6.3.1　职业照射的防护原则

6.3.1.1　正当性原则

在职业照射情况下，正当性原则的应用有两种不同的方法，它取决于是否可以直接控制源。

第一种方法用于引入新的活动，在这里可以对放射防护预先进行计划并对源采取必要的处理。正当性原则应用于这些情况，只有当计划的照射对受照射个人或社会能够产生的净利益可以抵消它带来的辐射危害时才可以引入。当有新信息、新技术出现时，该活动的正当性需要重新审视。

第二种方法用于主要通过改变照射途径的行动而非直接对源施加作用控制照射的情况。主要的例子是现存照射情况和应急照射情况。在这些情况下，正当性原则用于决定是否采取行动以避免进一步的照射。减小剂量的任何决定，都会带来某些不利因素，必须要由做出这种决定带来的利益大于危害来证明其是正当的。

在以上两种方法中，判断正当性的责任通常是政府或国家管理部门，以确保最广泛意义上的社会整体利益，因而不必对每个个人有益。然而，做出正当性判定的输入信息可能包括许多方面，可能是由政府部门以外的用户或其他组织或人员告知的。同样，正当性判定将经常通过公众磋商过程告知，依据之一就是相关源的大小。正当性包含很多方面，不同的组织将会参与且负有责任。在这样的背景下，放射防护考虑将作为重要决策过程的一个依据。

6.3.1.2　防护最优化原则

防护最优化原则定义为一种源相关的过程：在考虑了经济和社会因素后，遭受到照射的可能性（不一定受到的照射）、受照射人员数目及个人剂量大小均应保持在可合理达到的尽可能低的水平。

防护的最优化过程计划用于已认为具有正当性的情况。对个人剂量或危险限制的防护最优化原则是防护体系的核心。防护最优化是一个前瞻性的反复过程，旨在防止或降低未来的照射。它考虑到技术和社会经济的发展，既需要定性的判断，也需要定量的判断。最优化的过程应当系统、谨慎地构建，以保证考虑到所有相关的方面。最优化过程是意愿的构建过程，需要不断地探究是否在主要情况下已经做到了最好，是否所有可合理减小剂量的措施已经采用；还需要所有相关组织的各个层次承担相应的义务，以及提供充足的程序和资源。

6.3.1.3　剂量限值的应用原则

在一种照射类型中，职业人员的剂量限值适用于来自具有正当性实践的相关源照射的总和。对于计划照射情况下的职业照射，剂量限值表述为：在限定的 5 年内平均年有效剂量为 20 mSv（5 年内 100 mSv），且进一步的规定是任何一年的有效剂量不得超过 50 mSv。

在计划照射情况下推荐的剂量限值见表 6.3。

表 6.3　在计划照射情况下推荐的剂量限值

限值类型		职业	公众
有效剂量		连续 5 年的年平均有效剂量不超过 20 mSv（但不可做任何追溯性平均），且任何一年的有效剂量不超过 50 mSv	年有效剂量不超过 1 mSv；特殊情况下，如果连续 5 年的年平均剂量不超过 1 mSv，某一年的剂量可为 5 mSv
年当量剂量	眼晶状体	不大于 150 mSv	不大于 15 mSv
	皮肤	不大于 500 mSv	不大于 50 mSv
	手足	不大于 500 mSv	——

6.3.2　防护设施

6.3.2.1　空间、通风设施

放射治疗机房应有足够的有效使用空间，以确保放射治疗设备的临床应用需要。放射治疗机房应设置强制排风系统，进风口应设在放射治疗机房上部，排风口应设在治疗机房下部，进风口与排风口位置应对角设置，以确保室内空气充分交换，通风换气次数应不小于 4 次/h。

6.3.2.2　治疗机房屏蔽要求

① 治疗机房墙和入口门外关注点周围剂量当量率参考控制水平。使用放射治疗周工作负荷、关注点位置的使用因子和居留因子，由周剂量参考控制水平求得关注点的周围剂量当量率参考控制水平 $\dot{H}_c$，按照关注点人员居留因子的不同，分别确定关注点的最高周围剂量当量率参考控制水平 $\dot{H}_{c,\max}$，选择 $\dot{H}_c$ 和 $\dot{H}_{c,\max}$ 中较小者作为关注点的周围剂量当量率参考控制水平。

② 对移动式电子加速器治疗机房墙和入口门外 30 cm 处，当居留因子 $T \geqslant 1/2$ 时，其周围剂量当量率参考控制水平为 $\dot{H}_c \leqslant 10\ \mu Sv/h$；当 $T < 1/2$ 时，$\dot{H}_c \leqslant 20\ \mu Sv/h$。

6.3.2.3　治疗机房顶屏蔽的周围剂量当量率参考控制水平

在治疗机房上方已建、拟建二层建筑物或在治疗机房旁邻近建筑物的高度超过自辐射源点至机房顶内表面边缘所张立体角区域时，距治疗机房顶外表面 30 cm 处，或在该立体角区域内的高层建筑物中人员驻留处，周围剂量当量率参考控制水平同 6.3.2.2。除 6.3.2.2 的条件外，若存在天空反射和侧散射，并对治疗机房墙外关注点位置照射时，该项辐射和穿出机房墙透射辐射在相应处的周围剂量当量率的总和，按 6.3.2.2 确定关注点的周围剂量当量率作为参考控制水平。

6.3.2.4　治疗机房屏蔽材料

治疗机房屏蔽材料的选择应考虑其结构性能、防护性能和经济因素，符合最优化要求，新建机房一般选用普通混凝土。

6.3.2.5　安全装置和警告标志

（1）监测报警装置

含放射源的放射治疗机房内应安装固定式剂量监测报警装置，并确保其报警功能正常。工作人员进入涉放射源的放射治疗机房时应佩戴个人剂量报警仪。

（2）联锁装置

放射治疗设备都应安装门机联锁装置或设施，治疗机房应有从室内开启治疗机房门的装置，防护门应有防挤压功能。

（3）警告标志

医疗机构应当对下列放射治疗设备和场所设置醒目的警告标志。

① 放射治疗工作场所的入口处，设有电离辐射警告标志。

② 放射治疗工作场所应在控制区进出口及其他适当位置，设有电离辐射警告标志和工作状态指示灯。

（4）急停开关

① 放射治疗设备控制台上应设置急停开关，除移动加速器机房外，放射治疗机房内设置的急停开关应使机房内的人员从各个方向均能观察到且便于触发，通常应设在机房内不同方向的墙面、入口门内旁侧和控制台等处。

② 放射源后装近距离治疗工作场所，应在控制台、后装机设备表面人员易触及位置及治疗机房内墙面各设置一个急停开关。

（5）应急储存设施

① γ 源后装治疗设施应配备应急储源器。

② 中子源后装治疗设施应配备符合需要的应急储源水池。

（6）视频监控、对讲交流系统

控制室应设有在实施治疗过程中观察患者状态、治疗床和迷路区域情况的视频装置；还应设置对讲交流系统，以便操作者和患者之间进行双向交流。

6.4　公众照射的防护

对于放射治疗，公众可能受到的照射主要来自治疗室屏蔽体泄漏辐射。开展放射治疗的机构应对放射治疗所引起的公众照射实施控制，应制定和实施与公众照射控制有关的防护与安全原则和程序，并建立相应的组织机构；提供适当且足够的用于公众防护的设施、设备和服务，对有关工作人员进行防护与安全和环境保护的培训及定期再培训；按照审管部门的要求制定和实施公众照射监测大纲，并提供相应的监测设备，定期监测放射治疗室外辐射水平，以便对公众照射情况进行评价，使公众受到的平均年有效剂量满足《电离辐射防护与辐射源安全基本标准》（GB 18871—2002）的要求。

（曹兴江　陈　维）

思考题

1. 放射工作人员如何做好对放疗患者的防护？
2. ^{60}Co 的半衰期是多少？^{60}Co γ 射线的平均能量是多少？
3. 简述医用电子直线加速器运行过程中产生的辐射及其防护。
4. 质子和重离子的生物物理特性主要包括哪几个方面？
5. 质子和重离子加速器运行过程中主要产生哪些次级射线？
6. 近距离放疗的特点和技术分类有哪些？
7. 简述模拟定位设备的主要辐射危害的来源。

主要参考文献

[1] 孙新臣，陈德玉. 肿瘤放射治疗物理学 [M]. 南京：东南大学出版社，2014.

[2] 赵兰才，张丹枫. 放射防护实用手册 [M]. 济南：济南出版社，2009.

[3] 苏旭. 医用辐射危害控制与评价 [M]. 北京：中国原子能出版社，2017.

[4] 涂彧. 放射卫生学 [M]. 北京：中国原子能出版社，2014.

[5] 周菊英，涂彧. 放射治疗技术学 [M]. 北京：原子能出版社，2010.

[6] 涂彧，周菊英. 医学放射防护学 [M]. 北京：原子能出版社，2010.

[7] 周菊英，涂彧. 放射治疗技术学 [M]. 北京：原子能出版社，2010.

[8] ICRP 112 号报告《预防放射治疗新技术的事故性照射》，2009.

[9] 弋峰. 质子治疗设施的辐射防护问题研究 [J]. 南方能源建设，2017，4（2）：64-68.

第7章　核医学诊疗的防护

　　核医学（nuclear medicine）是利用核素和核技术来进行基础生命科学和基础医学研究并在临床进行疾病诊断和治疗的一门新兴综合性交叉学科，也是原子能科学技术的一个重要组成部分，是核探测技术、电子技术、计算机技术、化学、物理和生物学等现代科学技术与医学相结合的产物。它主要由两个分支组成，即临床核医学和基础核医学。基础核医学主要以核物理、核化学与核药学、标记与示踪、新型成像技术、体外分析等技术，利用核素和核射线的特性进行基础生命科学和基础医学的研究。临床核医学按功能分为诊断核医学与治疗核医学。

　　诊断核医学按是否将放射性核素或稳定性核素引入机体又分为体外诊断与体内诊断。凡是在体外使用放射性核素或稳定性核素及其标记物对机体的分泌物、排泄物、呼出气、血液、组织等样本进行定性与定量分析的方法均称为体外核医学诊断，最常见、最具有代表性的是放射免疫分析（RIA），还有放射受体分析（RBA）、稳定核素稀释分析和核素活化分析等。这些体外分析方法具有极高的灵敏度和特异性，在基础医学研究与临床中应用非常广泛。凡是将放射性核素及其标记物引入体内用于疾病诊断的方法称为体内诊断。根据诊断结果是否成像又分为显像与非显像两大类。体内非显像核医学诊断方法主要包括放射性核素功能检查、放射性（稳定）核素呼气实验、体内核素稀释分析等；放射性核素体内显像是利用放射性核素及其标记化合物对特定组织或脏器进行成像的诊断方法，是一种功能性显像。一般而言，核医学显像在肿瘤的诊断和治疗效果监测、中枢神经系统退行性病变的早期诊断、心肌病变的诊断等方面具有一定的优势，临床应用更加广泛，是目前我国临床核医学最主要的工作内容。治疗核医学主要是应用放射性核素及其标记物进行的内照射治疗，是将放射性核素引入病变的组织、器官，或者特定的病变细胞内进行局部或靶向治疗的方法。基于抗原抗体识别、受体-配体识别、核酸-核酸识别等特异性核素靶向治疗方兴未艾，放射性核素表面敷贴治疗和放射性核素粒籽植入治疗也得到广泛应用。治疗核医学的迅速发展，已成为核医学研究与应用的重要组成部分，在我国已逐步成为临床核医学的一项重要工作内容。图 7.1 概括了临床核医学的主要工作内容。

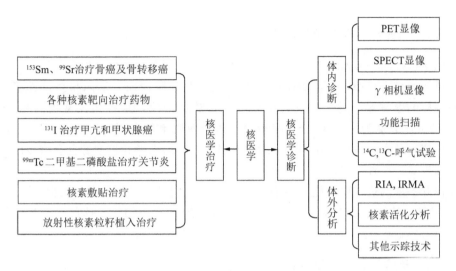

图 7.1　临床核医学分类示意图

在我国，单光子发射断层成像设备（SPECT）、正电子发射断层成像设备（PET）、X 射线计算机体层摄影装置（CT）及核磁共振成像装置（MR）融合成像技术应用发展迅速，建立在分子识别基础上的新型放射性药物的创新和开发也有较大进步，使得核医学在临床上得到了广泛应用，开展核医学诊断和治疗的医疗机构迅速增加，从事核医学的专业医务人员逐年增加，受试者人数也明显增加。特别是 PET/CT 的应用日益广泛，其使用的正电子核素标记药物，湮灭辐射产生的 511 keV 的 γ 射线，能量较高，在生产、运输、分装、注射正电子药物时，在等待和进行图像采集时，对它的外照射防护提出了更高的要求，原有配置的一些屏蔽条件不能很好地满足防护要求。因此，如何在核医学实践中对职业人员、患者和公众进行有效的防护，是我们必须面对的重要课题。

7.1　核医学诊疗中应遵循的防护原则

核医学实践是由核医学医师在核医学技师、核药物学家、辐射物理学家和护士的协助下进行的。核医学实践中的放射防护涉及三个主要人群，即核医学从业人员、核医学诊疗过程中的患者和公众。核医学放射防护的目标是确保对患者、核医学从业人员和公众的全面防护，要求防止确定性效应的发生并降低随机性效应发生的概率。但是在采用开放型放射源时，电离辐射的来源既有外照射的问题，也有进入体内的核素产生内照射的问题，所以辐射防护的手段与措施通常较复杂。

核医学实践涉及内照射和外照射，对于核医学从业人员的职业照射和公众受到的照射，放射防护仍然必须全面贯彻三项基本原则，即放射实践的正当性、放射防护与安全的最优化、个人剂量限制和剂量约束；而对于患者，既要遵循放射实践的正当性、放射防护与安全的最优化，也要满足不同诊疗类型的要求，放射性药物使用剂量一般要遵循剂量指导水平，但可以由医师根据患者的具体状况，在满足诊疗质量的前提下，有所变化。

7.1.1　核医学诊疗的预期风险

核医学诊疗活动涉及医护人员和受诊疗的患者，可能受到内照射和外照射。在核医学中，可能操作密封源，也可能操作非密封源。把^{32}P源、^{90}Sr-^{90}Y源和^{204}Tl源等封闭制成各种各样的敷贴器，对患处进行治疗，称为敷贴治疗，其中比较常用的是^{90}Sr-^{90}Y源。^{32}P源的半衰期为14.28 d，相对较短，适合使用单位自制。^{32}P只能对其附近的人员产生外照射危害。另外，服用或注射过放射性药物的患者和校准源也会对核医学的医护人员和患者产生外照射危害。

操作开放源的过程中可能存在于工作场所的放射性有害因素有：开放性放射性物质、γ、β外照射、某些表面的放射性污染物及气载放射性污染物等。这些污染物可能直接或间接对人体造成伤害。

7.1.2　核医学诊疗的正当性

开展任何一项核医学诊疗活动前，都应综合考虑实践带来的利益和为此承担的风险。为了减少核医学诊疗活动对职业人员和公众的照射，在诊疗活动开始之前，医疗机构应进行正当性判断，只有放射诊疗活动对个人或社会带来的利益超过其可能引起的辐射危害时，该诊疗活动才是正当的。已判断为正当的技术和方法，当有新信息、新技术出现时，应对其重新进行正当性判断。核医学医师应掌握相关医学影像诊疗技术的特点及其适应证，使用时应严格控制其适应证范围。执业医师在申请放射性药物诊疗前，应注意查阅患者或受检者以往检查资料，避免不必要的检查。

为了避免对胚胎、胎儿和婴儿造成意外辐射照射，应对患者或受检者是否怀孕或哺乳进行询问和评估，并有相应记录，同时将有关告知说明张贴在核医学部门入口处和给药前候诊处显著位置。

（1）诊断中的正当性要求

除有临床指征并必须使用放射性药物诊断技术外，宜尽量避免对怀孕的妇女使用诊断性放射性药物；若必须使用时，应告知患者或受检者胎儿可能存在潜在风险。

除有临床指征并必须使用放射性药物诊断技术外，应尽量避免对哺乳期妇女使用放射性药物；若必须使用时，应建议患者或受检者适当停止哺乳。

除有临床指征并必须使用放射性药物诊断技术外，通常不宜对儿童实施放射性核素显像检查；若需要对儿童进行这种检查，应相应减少放射性药物施用量，而且宜选择短半衰期的放射性核素。

（2）治疗中的正当性要求

除非是挽救生命的情况，对怀孕的妇女不应实施放射性药物的治疗，特别是含^{131}I和^{32}P的放射性药物。为挽救生命而进行放射性药物治疗时，应对胎儿接受剂量进行评估，并书面告知患者胎儿可能存在潜在风险。

除非是挽救生命的情况，宜尽量避免对哺乳期妇女进行放射性药物治疗；若必须使用时，应建议患者或受检者适当停止哺乳。

原卫生部曾于2012年下发了《卫生部办公厅关于规范健康体检应用放射检查技术

的通知》，该通知要求健康体检不得使用 PET、PET/CT、SPECT 和 SPECT/CT。

7.1.3　核医学诊疗的防护最优化

为获得人类的最大利益，在考虑了社会和经济因素的前提下，核医学实践中的放射源、受照时间、个人受照剂量均要保持在可合理做到的尽可能低的水平，此为 ALARA（as low as reasonably achievable）原则。ALARA 原则并不是要求把工作人员受到的剂量控制得越低越好，而是使受照射水平降低到可以合理做到的尽可能低的水平。在过去的几十年中，ALARA 原则的应用已显著降低了职业照射和公众照射的剂量水平。

核医学医生审查放射性药物诊疗申请时，应采用以下措施，使患者或受检者接受的剂量尽可能低。

（1）根据不同患者或受检者的身体情况选用适当的放射性药物及施用活度，特别要注意儿童与器官功能损害的患者或受检者。

（2）对非检查器官应尽量使用阻断放射性药物吸收的方法，并使其加速排除。

（3）注意采用适当的图像采集和处理方法，以最低的给予患者的剂量获得可以接受的诊断图像。

（4）充分应用已有的信息，避免一切不必要的重复照射。

（5）参考相应的核医学诊断参考水平。

除此之外，核医学医生还应对放射性药物诊疗方案及患者或受检者身份进行验证。当经过放射性药物治疗的患者或受检者出院时，核医学医生应提供书面和口头的指导，以便他们在出院后能有效地减少对家庭成员、护理人员和公众所造成的照射，特别是未成年人和孕妇。

核医学诊断与治疗过程中事实上也蕴涵着放射防护最优化的问题，其目的是减少患者或受检者受到的照射剂量，减少核医学职业人员个人受到的职业照射剂量，减少公众成员个人受到的照射剂量。

7.1.3.1　放射性核素治疗时的最优化考虑

① 确保在用非密封放射性物质治疗时，估算并记录相关器官典型的辐射吸收剂量。

② 合格的医学物理学家应负责放射性活度的测量，负责放射性核素所致内照射剂量的估算。

③ 在使用放射治疗药物之前，应有确定患者身份、施药前患者的准备和施药等有关信息的程序；要获得必需的患者信息，包括生活条件和家中的人口数量，有无小孩，是否有独立房间，工作中与他人之间的距离、工作的时间、工作场所中是否有怀孕的同事、工作场所中是否有小孩。

④ 安全给药。若以胶囊形式给予 ^{131}I 时，应借助一个小的屏蔽容器（>1 cm 厚度的铅容器）直接倒入患者口中；以口服溶剂形式给予 ^{131}I 时，应由患者从屏蔽药瓶借助吸管吸取。用过的小药瓶应用水冲洗数次，患者服药后应喝几杯水洗净口腔；静脉给药的步骤是将放射性药物放进注射瓶里，用一个静脉导管把瓶子和患者连起来，让患者躺在床上给予，直到瓶子空了为止。

⑤ 已接受 ^{131}I（碘化物）、^{32}P（磷酸盐）或 ^{89}Sr（氯化锶）治疗的男性宜采取避孕措

施 4 个月；要特别注意防止患者的呕吐物和排泄物造成的放射性污染。

⑥ 接受放射性核素治疗后的出院问题。为了限制已接受密封的或非密封的放射性核素治疗的患者家庭中的任何成员和公众成员的受照射剂量，按规定这类患者当其体内放射性物质活度降至低于特定的水平之前不得出院，如用 ^{131}I 进行体内核素治疗后，患者在出院时其体内最大放射性活度的指导水平为 400 MBq 或距离患者体表 1 m 处的周围剂量当量率不大于 25 μSv/h 方可出院。患者在出院前应该得到核医学医生给予的有关为保护他们的家庭成员以及患者可能接触到的其他人所需要采取的相关预防措施的书面和口头指示，这些指示应该指出患者应该采取预防措施的持续时间。在某些情况下，还需要采取对老人或儿童的预防措施。

⑦ 给妇女使用放射性药物前，应询问并确认其是否怀孕或哺乳；对于怀孕或可能怀孕的妇女应避免给予放射性药物进行治疗，除非她们有明显的临床指征而且又没有其他可以代替的诊疗手段；对于哺乳期的妇女，建议停止哺乳，直到乳汁中不再含有婴儿不能接受的放射性药物的活度为止；为挽救生命而进行放射性药物治疗时，若胎儿接受剂量不超过 100 mGy，可以不终止怀孕。

7.1.3.2　核医学诊断过程的最优化考虑

① 使用放射诊断药物之前，应有确定患者或受检者身份、施药前患者或受检者的准备和施药程序等有关信息的程序，确保给每例患者或受检者施用的放射性药物活度与处方量相符，并做好给药记录。

② 要确保对患者的照射剂量是达到预期诊断目标的最小剂量，即给予的放射性活度要最优化。患者得到的放射性药物所产生的吸收剂量导致的辐射危害应远远小于所获得的利益，与此同时又可以得到有用的诊断图像或理想的治疗效果。

③ 要重视审阅先前的检查信息，可以避免不必要的重复检查，使患者少受一次辐射；要遵照核医学诊断中国家规定的使用放射性药物活度的指导水平。

④ 对放射性药物要进行质量控制，对每个诊断程序，应适当考虑与该程序有关的核医学诊断参考水平。

⑤ 在给予相同放射性药物活度的情况下，要充分考虑技术因素和患者情况对放射性核素显像图像质量的影响，确保图像质量的最优化。技术因素包括选择合适的准直器、能量窗、矩阵尺度、采集时间和放大因子等；患者情况包括年龄、疾病的情况和检查显像时体位是否在移动等。

⑥ 采取措施以阻断非研究器官对放射性药物的摄取；加速体内已有放射性药物的排泄，例如使用甲状腺的阻止剂可以抑制碘在甲状腺中的富集、水合作用能促进膀胱的排泄、泻药能促进胃肠的排泄、插入导管可以排空膀胱尿液、脂肪餐可用于排空胆囊等。如此做法可以获得更好的图像，减少干扰与毒副作用。

⑦ 核医学诊断的最优化还可以通过所用设备的质量控制程序和周期性设备维护来实现。

⑧ 对于怀孕或可能怀孕的妇女应避免给予放射性药物进行诊断，除非她们有明显的临床指征而且又没有其他可以代替的诊疗手段；对于哺乳期的妇女，建议停止哺乳，直到乳汁中不再含有婴儿不能接受的活度水平的放射性药物为止。

⑨ 采用 ^{99m}Tc 及其放射性药物对孕妇进行核医学诊断时，可直接采用较少的施用药量和延长成像时间来进行优化，此时通常不需要估算胎儿受照剂量；放射性碘等放射性核素易于穿过胎盘屏障，从而引起胎儿摄入，这时应对胎儿受照剂量进行评估，以避免造成事故性照射。

⑩ 儿童应尽可能不进行核医学检查，仅当有明显的临床指征时，才可以对儿童实施放射性核素显像检查，并应根据患儿的体重、身体表面积或其他适用的准则尽可能减少放射性药物施用量，选择半衰期尽可能短的放射性核素。

⑪ 在实施诊断后，尤其是在检查后的短时间内，应鼓励患者或受检者（特别是儿童）多饮水、多排泄，以加快排出放射性药物。

7.1.4　给予核素活度的指导水平

给予患者的核素活度应低于规定的活度指导水平。按照 GB 18871—2002 的建议，成人接受常见核医学诊断时给予核素活度的指导水平见表 7.1，儿童参考水平见表 7.2。

表 7.1　成年接受常见核医学诊断时给予核素活度的指导水平

部位	检查	放射性核素	化学形态	每次检查常用的最大活度/MBq
骨	骨显像	^{99m}Tc	MDP（亚甲基二膦酸盐）和磷酸盐化合物	600
	骨断层显像	^{99m}Tc	MDP 和磷酸盐化合物	800
脑	脑显像（静态的）	^{99m}Tc	TcO_4^-	500
		^{99m}Tc	DTPA（二乙三胺五乙酸），葡萄糖酸盐和葡庚糖酸盐	500
	脑断层显像	^{99m}Tc	ECD（双半胱氨酸乙酯）	800
		^{99m}Tc	DTPA（二乙三胺五乙酸），葡萄糖酸盐和葡庚糖酸盐	800
		^{99m}Tc	HM-PAO（六甲基丙二胺肟）	500
甲状腺	甲状腺显像	^{99m}Tc	TcO_4^-	200
		^{131}I	碘化钠	20
	甲状腺癌转移灶（癌切除后）	^{131}I	碘化钠	400
	甲状旁腺显像	^{201}Tl	氯化亚铊	80
		^{99m}Tc	MIBI（甲氧基异丁基异腈）	740
心血管	心肌显像	^{99m}Tc	PYP（焦磷酸盐）	600
肾、泌尿系统	肾血流、功能显像	^{99m}Tc	DTPA（二乙三胺五乙酸）	300
		^{99m}Tc	MAG3（巯乙酰三甘肽）	300
		^{99m}Tc	EC（双半胱氨酸）	300

续表

部位	检查	放射性核素	化学形态	每次检查常用的最大活度/MBq
其他	肿瘤显像	^{99m}Tc	DMSA（二巯基丁二酸），MIBI	400
	神经外胚层肿瘤显像	^{123}I	MIBG（间碘苄基胍）	400
		^{131}I	MIBG（间碘苄基胍）	40

表 7.2　儿童受检者部分放射诊断药物施用量的参考水平

放射性药物	建议施用活度（仅考虑了体重）/（MBq/kg）	最小用量/MBq	最大用量/MBq
^{125}I-MIBG	5.2	37	370
^{99m}Tc-MDP	9.3	37	—
^{18}F-FDG 全身	3.7～5.2	37	—
^{18}F-FDG 脑	3.7	37	—
^{99m}Tc-DMSA	1.85	18.5	—
^{99m}Tc-MAG3（不要血流显像）	3.7	37	148
^{99m}Tc-MAG3（要血流显像）	5.55	37	148
^{99m}Tc-亚氨基二乙酸（IDA）	1.85	18.5	—
^{99m}Tc-MAA（有^{99m}Tc 通气检查）	2.59	14.8	—
^{99m}Tc-MAA（无^{99m}Tc 通气检查）	1.11	14.8	—
^{99m}Tc-高锝酸盐 Meckel 憩室显像	1.85	9.25	—
^{18}F-氟化钠	2.22	18.5	—

注：施用量范围低端应考虑较小的患者或受检者。施用量取值可以考虑患者或受检者的质量和 PET 扫描时间。

7.1.5　个人剂量限值与剂量约束

个人剂量限值是指，即使放射实践满足了正当性要求，放射防护与安全也达到了最优化，但仍然不能保证对每一个人提供足够的防护，因此有必要对不同类型的个人受到的正常照射加以限制，使得来自各种被批准的辐射实践的综合照射所致的个人总有效剂量及关键器官和组织的总当量剂量不超过国家标准中规定的剂量限值。

个人剂量限值是放射防护基本原则的重要组成部分。个人受到所有有关实践合并产生的照射，应当遵守剂量限值。GB 18871—2002 中规定的个人剂量限值旨在防止发生确定性效应，并将随机性效应发生概率限制在可以接受的水平，个人剂量限值不适用于医疗照射。另外，在实践中，对防护设施评价的标准应该是是否做到了最优化，而不是是否超过了个人剂量限值。

剂量约束是对源可能造成的个人受照剂量所规定的一种剂量的上界值，被用作对所考虑的源进行防护与安全最优化时的约束。对职业照射、公众照射、医疗照射均可视具体情况应用相应的剂量约束。

特别要指出的是，那些明知受照而志愿帮助（并非他们的职业）护理、支持或慰问正在接受放射性核素诊疗患者的个人，和探视已接受放射性核素治疗患者的个人，对他（她）们同样必须进行剂量限制和剂量约束。

7.2　核医学的放射防护要求

核医学诊疗活动会对人体造成内照射和外照射。内照射即进入人体内的放射性核素作为辐射源对人体的照射，外照射即人体外的放射源对人体的照射。

通常的放射性物质和射线装置会对人体进行外照射，放射性物质包括密封放射性物质和非密封放射性物质，而核医学使用的大部分为非密封放射性物质。非密封放射性物质在使用过程中与周围环境介质接触，极易于扩散，导致内照射风险。核医学工作场所的设计对职业人员和公众体内、外放射性物质的防护尤为重要。

7.2.1　核医学场所选址与布局

7.2.1.1　核医学工作场所选址

核医学工作场所的选址要选离居民区、学校等环境敏感点尽量远且人流量较少的地方。在医院内部应充分考虑周围场所的安全，尽量选择偏僻的区域，尽可能设在单独的建筑物内，与其他部门合建时可设在无人长期居住的建筑物的一层或一端，不得邻接妇产科、儿科、食堂等部门，宜有单独出入口，出口不宜设置在门诊大厅、收费处等人群稠密区域。

7.2.1.2　核医学工作场所平面布局

（1）基本原则

根据 GB 18871—2002 的要求，放射性工作场所应分为控制区和监督区。控制区即在辐射工作场所划分的一种区域，这种区域要求采取专门的防护手段和安全措施，以便在正常工作条件下控制正常照射或防止污染扩散，防止潜在照射或限制其程度。监督区即未被确定为控制区，通常不需要采取专门防护手段和安全措施但要不断检查其职业照射条件的任何区域。

核医学工作场所要采用实体边界划定控制区，严格分开放射性与非放射性工作场所，严格分开不同放射性操作或污染水平的工作场所。一般在设计临床核医学科时，需要考虑的因素包括：使工作场所的外照射水平和污染发生的概率达到尽可能小；保持影像设备工作场所内较低辐射水平以避免对影像质量的干扰；在核医学诊疗工作区域，控制区的入口和出口应设置门锁权限控制和单向门等安全措施，限制患者或受检者的随意流动，保证工作场所内的工作人员和公众免受不必要的照射；在分装和给药室的出口处应设计卫生通过间，并进行污染检测。

卫生通过间制度是防止核医学放射性污染扩散的重要防护措施。人员由清洁区进入污染区时必须经过卫生通过间，在卫生通过间内更换衣服、穿戴个人防护用品，然后进入污染区工作。离开污染区时必须经过卫生通过间，经过表面污染仪检测，有污染需要淋浴清洗去污，确认无污染后方可离开卫生通过间进入清洁区。

核医学工作场所的布局应有助于开展工作，避免无关人员通过。治疗区域和诊断区域应相对分开布置。根据使用的放射性药物的种类、形态、特性和活度，确定核医学治疗区的位置及其放射防护要求，给药室应靠近病房，尽量减少放射性药物和给药后患者或受检者通过非放射性区域。

通过设计合适的时间空间交通模式来控制辐射源（放射性药物、放射性废物、给药后患者或受检者）的活动，给药后患者或受检者与注射放射性药物前患者或受检者不交叉，给药后患者或受检者与工作人员不交叉，人员与放射性药物通道不交叉。合理设置放射性物质运输通道，便于放射性药物、放射性废物的运送和处理；便于放射性污染的清理、清洗等工作的开展。

需要注意的是，核医学工作场所开始放射防护设计的同时，就应咨询放射防护专业人员，进行职业病危害评估，以避免在建造或改造以后，无法对核医学工作场所布局进行改动，而导致无法通过监管部门的要求。

（2）核医学诊断工作场所

核医学诊断工作场所应设立相对独立的工作人员、患者或受检者、放射性药物和放射性废物通道。工作人员通道和患者通道分开，尽量不交叉不重叠，减少给药后患者对其他人员的照射。

对于单一的诊断工作场所，应设置给药前患者或受检者候诊区、放射性药物贮存室、分装给药室（可含质控室）、给药后患者或受检者候诊室（根据放射性核素防护特性分别设置）、质控（样品测量）室、控制室、机房、给药后患者或受检者卫生间和放射性废物储藏室等功能用房，以及清洁用品储存场所、员工休息室、护士站、更衣室、卫生间、去污淋浴间、抢救室或抢救功能区等辅助用房。

（3）放射性核素治疗工作场所

放射性核素治疗工作场所同样也要设立相对独立的工作人员、患者、放射性药物和放射性废物通道。工作人员通道和患者通道分开，尽量不交叉不重叠，减少给药后患者对其他人员的照射。

对于单一的治疗工作场所，应设置放射性药物贮存室、分装及药物准备室、给药室、病房（使用非密封源治疗患者）或给药后留观区、给药后患者专用卫生间、值班室和放置急救设施的区域等功能用房，以及清洁用品储存场所、员工休息室、护士站、更衣室、卫生间、去污淋浴间、抢救室或抢救功能区等辅助用房。对于综合性的核医学工作场所，部分功能用房和辅助用房可以共同使用。

^{131}I治疗是核医学最常见的放射性核素治疗，应有相对独立的场所。病房区入口应设置缓冲区，在病房内应设置患者专用厕所和淋浴间，如设置采光窗，采光窗要进行必要的防护。分装室和给药室之间药物传递应便捷，可以设置传递窗，并做好相应的防护。^{131}I分装宜采用自动分装仪，分装后可以通过机械或自动、半自动的方式传递到给药室。

对于粒子源植入治疗，应有专门的粒籽源贮存室，并且与治疗室分开。对于敷贴治疗，应设置专用治疗室，且该治疗室与诊断室、登记值班室和候诊室分开设置。

（4）药物制备工作场所

正电子药物制备场所，应按相关的药物生产管理规定，合理规划工作流程，使放射性物质的传输运送最佳化，减少对工作人员的照射。正电子药物制备工作场所至少应包括回旋加速器机房工作区、药物制备区、药物分装区及质控区等，这些区域的设置应便于放射性核素及药物的传输，并便于放射性药物从分装热室至注射室间的运送。

图 7.2 为综合性核医学工作场所的平面布局示意图（供参考）。

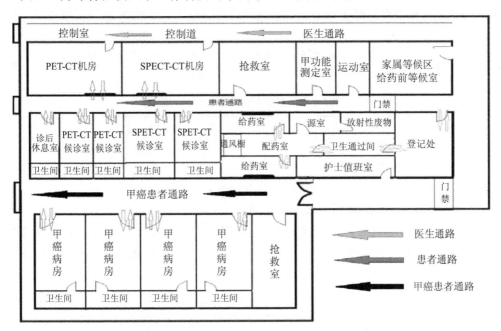

图 7.2 综合性核医学工作场所平面布局示意图

（5）工作场所分区

根据放射防护的要求与管理的需要，将核医学工作场所分为控制区、监督区。

① 控制区：任何需要或可能需要特殊防护措施或安全条件的区域被划为控制区。目的是在正常的工作条件下，控制正常照射或防止污染的扩散；并防止或限制潜在照射的程度和范围。实际工作中，把核医学科中涉及放射性核素的工作场所皆划为控制区，采用实体边界予以分隔。

控制区的出入口应设置醒目的电离辐射警告标志，设置职业照射防护与安全措施，制定控制区内的规章制度。进入控制区可通过工作制度和实体屏障（包括门锁和联锁装置）限制进出控制区。控制区一般包括使用非密封源核素的房间［放射性药物贮存室、分装及（或）药物准备室、给药室等］、扫描室、给药后候诊室、样品测量室、放射性废物储藏室、病房（使用非密封源治疗患者）、卫生通过间、保洁用品储存场所等。

② 监督区：是未被定为控制区的区域，在其中通常不需要专门的防护手段或安全措施，但需要经常对职业照射条件进行监督和评价。在监督区入口处的合适位置张贴电

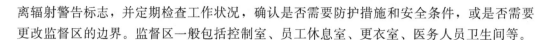

离辐射警告标志，并定期检查工作状况，确认是否需要防护措施和安全条件，或是否需要更改监督区的边界。监督区一般包括控制室、员工休息室、更衣室、医务人员卫生间等。

7.2.2 核医学工作场所分级与分类

（1）非密封源工作场所分级

核医学工作场所应按照非密封源工作场所分级规定进行分级。根据 GB 18871—2002 的规定，将非密封源工作场所按放射性核素的日等效最大操作量的大小分为甲、乙、丙三个等级，见表 7.3。日等效最大操作量等于放射性核素的实际最大日用量（Bq）与该核素毒性组别修正因子的积除以与操作方式有关的修正因子所得的商，见公式（7.1）。

$$日等效最大操作量 = \frac{放射性核素的实际最大日用量 \times 核素毒性组别修正因子}{操作性质修正因子} \qquad (7.1)$$

表 7.3　非密封放射性物质工作场所分级

级别	日等效最大操作量/Bq
甲级	$> 4 \times 10^9$
乙级	$2 \times 10^7 \sim 4 \times 10^9$
丙级	豁免活度值以上～2×10^7

在 GB 18871—2002 中，将目前已知的放射性核素按其毒性不同分为极毒核素、高毒核素、中毒核素和低毒核素四个组别，并给出了核素的毒性组别修正因子、操作方式和放射源状态的修正因子，分别见表 7.4 和表 7.5。

表 7.4　放射性核素毒性组别修正因子

核素毒性组别	毒性修正因子
极毒组	10
高毒组	1
中毒组	0.1
低毒组	0.01

表 7.5　操作方式和放射源状态的修正因子

操作方式	放射源状态			
	表面污染水平较低的固体	液体、溶液、悬浮液	表面有污染的固体	气体、蒸汽、粉末、压力很高的液体、固体
源的贮存	1 000	100	10	1
很简单的操作	100	10	1	0.1
简单操作	10	1	0.1	0.01
特别危险的操作	1	0.1	0.01	0.001

放射性核素的毒性分组如下。

极毒核素（46 个）：^{210}Po、^{223}Ra、^{224}Ra、^{226}Ra、^{228}Ra、^{228}Th、^{229}Th、^{230}Th、^{232}U、^{233}U、^{234}U、^{231}Pa、^{236}Pu、^{238}Pu、^{239}Pu 等。

高毒核素（53 个）：^{60}Co、^{90}Sr、^{106}Ru、^{144}Ce、^{210}Pb、^{213}Bi 等。

中毒核素（320 个）：^{22}Na、^{32}P、^{33}P、^{35}S（无机）、^{45}Ca、^{55}Fe、^{57}Co、^{62}Zn、^{67}Cu、^{67}Ga、^{68}Ge、^{89}Sr、^{90}Y、^{99}Mo、^{103}Pd、^{111}In、^{113}Sn、^{125}I、^{131}I、^{137}Cs、^{147}Pm、^{177}Lu、^{186}Re、^{188}Re、^{188}W、^{192}Ir、^{198}Au、^{14}C（气态）等。

低毒核素（423 个）：^{18}F、^{51}Cr、^{64}Cu、^{68}Ga、^{99}Tc、^{99m}Tc、^{113m}In、^{123}I、^{201}Tl、^{3}H、^{11}C、^{133}Xe 等。

为规范常见的放射性药品生产、使用场所日等效操作量核算中操作因子的选取，我国环境保护部下发的《关于明确核技术利用辐射安全监管有关事项的通知》明确，利用钼-锝发生器淋洗^{99m}Tc 放射性药物时，^{99}Mo 的操作视为"源的贮存"；放射性药品生产中，分装、标记等活动视为"简单操作"；医疗机构使用^{18}F、^{99m}Tc、^{125}I 粒籽源相关活动视为"很简单的操作"；使用^{131}I 核素相关活动视为"简单操作"。非密封源工作场所的分级计算示例如下。

【例 1】　某核医学工作场所开展 SPECT 显像和^{131}I 甲亢门诊治疗，SPECT 显像只使用^{99m}Tc 核素，^{99m}Tc 来源于钼-锝发生器，^{99}Mo 的最大初始活度不超过 18 500 MBq（0.5 Ci），^{131}I 的 1 d 最大用量为 1 850 MBq（50 mCi）。如何确定其工作场所的等级？

^{99}Mo 属于中毒核素，毒性组别修正因子为 0.1，操作方式为表面污染水平较低的源的贮存，修正因子为 1 000；^{99m}Tc 属于低毒核素，毒性组别修正因子为 0.01，操作方式涉及淋洗、标记、给药等很简单的操作，修正因子为 10；^{131}I 属于中毒核素，毒性组别修正因子为 0.1，操作方式涉及分装、给药等简单操作，修正因子为 1。

整个工作场所日等效最大操作量 ＝ ^{99}Mo 日等效最大操作量 ＋ ^{99m}Tc 日等效最大操作量 ＋ ^{131}I 日等效最大操作量 ＝ $1.85 \times 10^{10} \times 0.1 \div 1\,000$ Bq ＋ $0.964 \times 1.85 \times 10^{10} \times 0.01 \div 10$ Bq ＋ $1.85 \times 10^{9} \times 0.1 \div 1$ Bq ＝ 2.05×10^{8} Bq（公式中 0.964 为^{99}Mo 与^{99m}Tc 达到平衡时的活度校正系数）。

该工作场所为乙级非密封放射性物质工作场所。

【例 2】　某核医学工作场所开展 PET 显像、^{125}I 粒籽植入治疗和^{131}I 甲状腺癌治疗。PET 显像只使用外购的^{18}F-FDG，^{18}F 1 d 最大使用活度不超过 3 700 MBq（100 mCi）；^{125}I 粒籽植入治疗 1 d 最多治疗 1 个患者，1 个患者最多使用粒籽数为 50 个，1 个粒籽的活度为 25.9 MBq；甲状腺癌治疗 1 d 最多治疗 2 个患者，每个患者^{131}I 的 1 d 最大用量为 7 400 MBq（200 mCi）。如何确定其工作场所的等级？

^{18}F 属于低毒核素，毒性组别修正因子为 0.01，操作方式涉及分装、给药等很简单的操作，修正因子为 10；^{125}I 属于中毒核素，毒性组别修正因子为 0.1，操作方式涉及分装、植入等很简单的操作，修正因子为 10；^{131}I 属于中毒核素，毒性组别修正因子为 0.1，操作方式涉及分装、给药等简单操作，修正因子为 1。

整个工作场所日等效最大操作量 ＝ ^{18}F 日等效最大操作量 ＋ ^{125}I 日等效最大操作量 ＋ ^{131}I 日等效最大操作量 ＝ $3.7 \times 10^{9} \times 0.01 \div 10$ Bq ＋ $50 \times 2.59 \times 10^{7} \times 0.1 \div 10$ Bq ＋

$2 \times 7.4 \times 10^{9} \times 0.1 \div 1 \ \mathrm{Bq} = 1.48 \times 10^{9} \ \mathrm{Bq}$。

该工作场所为乙级非密封放射性物质工作场所。

（2）非密封源工作场所分类

根据《核医学放射防护要求》（GBZ 120—2020）的要求，依据计划操作最大量放射性核素的加权活度［公式（7.2）］对开放性放射性核素工作场所进行分类管理，把工作场所分成Ⅰ、Ⅱ、Ⅲ三类，见表7.6。

操作最大量放射性核素的加权活度的计算公式如下：

$$操作最大量放射性核素的加权活度 = \frac{计划的日操作最大活度 \times 核素的毒性权重因子}{操作性质修正因子} \quad (7.2)$$

表 7.6　临床核医学工作场所分类

分类	操作最大量放射性核素的加权活度/MBq
Ⅰ	＞50 000
Ⅱ	50～50 000
Ⅲ	＜50

表7.7和表7.8中给出了临床核医学常用的放射性核素的毒性权重因子和不同操作性质的修正因子。权重因子越大，毒性越大；操作越复杂，修正因子越小。

表 7.7　核医学实践中常用放射性核素的毒性权重因子

类别	放射性核素	核素毒性权重因子
A	$^{75}\mathrm{Se}$、$^{89}\mathrm{Sr}$、$^{125}\mathrm{I}$、$^{131}\mathrm{I}$	100
B	$^{11}\mathrm{C}$、$^{14}\mathrm{N}$、$^{15}\mathrm{O}$、$^{18}\mathrm{F}$、$^{51}\mathrm{Cr}$、$^{67}\mathrm{Ge}$、$^{99m}\mathrm{Tc}$、$^{111}\mathrm{In}$、$^{113m}\mathrm{In}$、$^{123}\mathrm{I}$、$^{201}\mathrm{Tl}$	1
C	$^{3}\mathrm{H}$、$^{14}\mathrm{C}$、$^{81m}\mathrm{Kr}$、$^{133}\mathrm{Xe}$	0.01

表 7.8　核医学实践过程中操作性质的修正因子

操作方式和区域	操作性质修正因子
储存	100
废物处理	10
闪烁法计数和显像	10
候诊区及诊断病床区	10
配药、分装及施给药	1
简单放射性药物制备	1
治疗病床区	1
复杂放射性药物制备	0.1

【例3】　某核医学工作场所开展 PET 显像和 $^{131}\mathrm{I}$ 甲状腺癌治疗。PET 显像只使用外购的 $^{18}\mathrm{F}$-FDG，$^{18}\mathrm{F}$ 1 d 最大使用活度不超过 3700 MBq（100 mCi），注射后候诊室最多

同时容纳 2 人候诊，每个患者注射 370 MBq（10 mCi）；甲状腺癌治疗 1 d 最多治疗 2 个患者，每个患者^{131}I 的 1 d 最大用量为 7400 MBq（200 mCi），每个患者单独 1 个病房。如何确定工作场所的分类？

给药室（涉及^{18}F 和^{131}I）：

操作最大量放射性核素的加权活度 $= \sum [(3\,700 \times 1)/1 + (2 \times 7\,400 \times 100)/1]$

$$= 1\,487\,700 \text{ MBq}$$

注射后候诊室（涉及^{18}F）：

操作最大量放射性核素的加权活度 $= (3\,700 \times 1)/10 = 370$ MBq

PET 显像室（涉及^{18}F）：

操作最大量放射性核素的加权活度 $= (3\,700 \times 1)/10 = 370$ MBq

甲状腺癌病房（涉及^{131}I）：

操作最大量放射性核素的加权活度 $= (7\,400 \times 100)/1 = 740\,000$ MBq

由上述计算结果可知，给药室和甲状腺癌病房为 I 类场所，注射后候诊室和 PET 显像室为 II 类场所。

对不同类别核医学工作场所，建筑设计的防护要求也不同，见表 7.9。应当按照要求对不同类别的工作场所进行不同程度的设计，以满足放射防护的需要。

表 7.9　不同类别核医学工作场所建筑设计的防护要求

种类	分类		
	I	II	III
结构屏蔽	需要	需要	需要
地面	与墙壁接缝无缝隙	与墙壁接缝无缝隙	易清洗
表面	易清洗	易清洗	易清洗
分装柜	需要	需要	不必需
通风	特殊的强制通风	良好通风	一般自然通风
管道	特殊的管道[①]	普通管道	普通管道
盥洗与去污	洗手盆[②]和去污设备	洗手盆[②]和去污设备	洗手盆[②]

注：1. [①]下水道宜短，大水流管道应有标记以便维修检测。
　　2. [②]洗手盆应由感应式或脚踏式等手部非接触开关控制。

7.2.3　核医学工作场所屏蔽要求

核医学工作场所监督区无需特别防护，控制区应根据使用的核素种类、能量和最大使用量，给予足够的屏蔽防护。根据《核医学放射防护》（GBZ 120—2020）的要求，在核医学控制区外人员可达处，距屏蔽体外表面 0.3 m 处的周围剂量当量率控制目标值应不大于 2.5 μSv/h，控制区内屏蔽体外表面 0.3 m 处的周围剂量当量率控制目标值应不大于 25 μSv/h，宜不大于 2.5 μSv/h；核医学工作场所的分装柜或生物安全柜，应采取一定的屏蔽防护，以保证柜体外表面 5 cm 处的周围剂量当量率控制目标值应不大于

25 μSv/h；同时在该场所及周围的公众和放射工作人员应满足个人剂量限值要求。

因此，为评价核医学工作场所屏蔽防护是否符合相关要求，需要根据工作场所的屏蔽设计、使用核素的种类、能量、最大使用量计算周围剂量当量率。屏蔽计算可采用瞬时剂量率计算方法，计算公式见公式（7.3）。

$$x = TVL \times \lg\left(\frac{A \times \Gamma}{\dot{H}p \times r^2}\right) \tag{7.3}$$

式中：

x——屏蔽墙厚度，单位是 mm；

TVL——γ射线的十分之一值层厚度，单位是 mm；

A——单个患者或受检者所用放射源的最大活度，单位是 MBq；

Γ——放射源 1 m 处的周围剂量当量率常数，单位是 μSv·m²/MBq·h；

$\dot{H}p$——屏蔽体外关注点剂量率控制值，单位是 μSv/h；

r——参考点与放射间的距离，单位是 m。

屏蔽计算中所涉及的常用放射性药物理化特性见表7.10。在核医学工作场所中，屏蔽计算时应采用可能应用放射性药物的最大活度，常用核素屏蔽材料十分之一值层厚度（TVL）见表7.11。

表 7.10　核医学常用放射性核素参数

核素名称	半衰期	衰变模式	毒性分组	α/β 最大能量/MeV	光子能量/MeV	周围剂量当量率常数（裸源）/（μSv·m²/h·MBq·）
¹¹C	20.39 min	β⁺，EC	低毒	0.96（+）	0.511	0.148
¹⁵N	10.0 min	β⁺，EC	低毒	1.19（+）	0.511	0.148
¹⁵O	2.0 min	β⁺，EC	低毒	1.72（+）	0.511	0.148
¹⁸F	109.8 min	β⁺，EC	低毒	0.63（+）	0.511	0.143
³²P	14.26 d	β⁻	中毒	1.71	—	—
⁶⁴Cu	12.7 h	β⁻，β⁺，EC	低毒	0.65（+）	0.511，1.346	0.029
⁶⁸Ga	68.3 min	β⁺，EC	低毒	1.9（+）	0.511	0.134
⁸²Rb	76 s	β⁺，EC	低毒	3.35（+）	0.511，0.776	0.159
⁸⁹Sr	50.53 d	β⁻	中毒	0.584 6	—	—
⁹⁰Y	2.67 d	β⁻	中毒	0.933 7	—	—
⁹⁹ᵐTc	6.02 h	同质异能跃迁	低毒	—	0.140	0.030 3
¹⁰³Pd	17.0 d	EC	低毒	—	—	—
¹²³I	13.2 h	EC	低毒	—	0.027，0.159，0.529	0.061

续表

核素名称	半衰期	衰变模式	毒性分组	α/β 最大能量/MeV	光子能量/MeV	周围剂量当量率常数（裸源）/（μSv·m²/h·MBq·）
^{124}I	4.18 d	β^+，EC	中毒	0.973 6	0.511, 0.603, 1.691	0.185
^{125}	59.4 d	EC	中毒	—	0.027, 0.028, 0.031, 0.036	0.016 5
^{131}I	8.02 d	β^-	中毒	0.602	0.284, 0.365, 0.637	0.059 5
^{153}Sm	46.5 h	β^-	中毒	0.265 2	0.042, 0.047, 0.103	0.072
^{177}Lu	6.73 d	β^-	中毒	0.205 8	0.208 4	—
^{223}Ra	11.44 d	α	极毒	5.871 3（α）0.427 0（β）	0.011 7, 0.083 8, 0.269 5	—

表 7.11 常用核素屏蔽材料十分之一值层厚度（TVL）

单位：mm

核素	铅/(11.3 g/cm³)	砖/(1.65 g/cm³)	混凝土/(2.35 g/cm³)
^{18}F	16.6	263	176
^{99m}Tc	1	160	110
^{131}I	11	240	170

自屏蔽回旋加速器机房的屏蔽计算方法由回旋加速器在所有工作条件下所产生中子的最大通量（取决于加速器的类型、能量、粒子类型以及使用的靶等）决定。回旋加速器屏蔽室外的剂量率可采用生产厂家提供的泄漏辐射剂量等高线，采用近似方法估算，估算公式见公式（7.4）。

$$\dot{H}_R = \left(\frac{r_0}{R}\right)^2 \cdot \left(\dot{H}_n \times 10^{-\frac{x}{TVL_n}} + \dot{H}_r \times 10^{-\frac{x}{TVL_\gamma}}\right) \tag{7.4}$$

式中：

$\dot{H}_R$——回旋加速器室外关注点剂量率，单位是 μSv/h；

r_0——参考点距靶心的距离，单位是 m；

R——屏蔽墙外关注点距靶心的距离，单位是 m；

$\dot{H}_n$——参考点 r_0 处的中子剂量率，单位是 μSv/h，查生产厂家提供的泄漏辐射剂量等高线；

x——屏蔽墙厚度，单位是 cm；

TVL_n——中子射线的二分之一减弱层厚度，单位是 cm；

$\dot{H}_r$——参考点 r_0 处的 γ 射线剂量率，单位是 $\mu Sv/h$；

TVL_γ——γ 射线的十分之一减弱层厚度，单位是 cm。

回旋加速器是利用射频电场，在直流控制磁场中加速粒籽，其可能产生中子和 γ 射线照射（表7.12）。因此，在回旋加速器机房的建造过程中，不应使用富含铁矿物质的混凝土，避免混凝土中采用重晶石或铁作为骨料。对于不带自屏蔽的回旋加速器机房，应采取特殊防护措施：在靶区周围采用"局部屏蔽"的方法，吸收中子以避免中子活化机房墙壁；机房墙壁内表面设置可更换的衬层；选择不易活化的混凝土材料；墙体中有含硼等防中子物质。

表 7.12　回旋加速器产生的辐射

加速器类型	加速粒子	射线能量/MeV	辐射种类
回旋加速器	质子	15～50	快中子
	氘核	7.5～24	热中子
	α 粒子	15～50	γ 射线

为了不影响屏蔽效果，回旋加速器机房电缆、管道等应采用"S"形或折形穿过墙壁；在地沟中水沟和电缆沟应分开。

7.2.4　表面污染控制要求

由于非密封放射性物质易于扩散，在操作过程的蒸发、挥发、溢出或洒落，以及使用与存放不当导致的泄漏等，都可以使工作场所的地面、墙面、设备、工作服、手套、人体皮肤、头发等表面受到程度不同、面积不等的放射性物质污染，这种污染即为表面污染。

为了避免和减少非密封放射性物质的污染，应根据使用放射性核素的特点、操作方式以及潜在照射的可能性和严重程度，做好工作场所表面污染监测，定期对放射性药物操作后的实验室、病房、洗涤室、给药室、工作人员进行表面污染水平自主监测，并做好记录。核医学工作场所的放射性表面污染控制水平见表7.13。

表 7.13　核医学工作场所的放射性表面污染控制水平

单位：Bq/cm^2

表面类型		α 放射性物质		β 放射性物质
		极毒性	其他	
工作台、设备、墙壁、地面	控制区[①]	4	4×10	4×10
	监督区	4×10^{-1}	4	4
工作服、手套、工作鞋	控制区监督区	4×10^{-1}	4×10^{-1}	4
手、皮肤、内衣、工作袜		4×10^{-2}	4×10^{-2}	4×10^{-1}

注：[①] 该区内的高污染子区除外。

体表污染监测的目的是：证明是否遵守了适当的剂量限值规定；探测可能转移到控制区以外的污染；在事故过量照射情况下为启动和支持适当的健康监护和治疗提供信息。核医学实践中经常发生的核素污染是皮肤污染，而且容易发生在身体的暴露部位，手是最容易受污染的部位。通常是测量 100 cm² 面积上单位面积的平均值；手部污染测量 300 cm² 面积上单位面积的平均值，以 Bq/cm² 表示测量结果。当监测结果超过规定的控制水平时，首先的行动是去除皮肤污染物，并调查污染原因。如果污染水平没有超过规定的污染控制水平，则不需要估计当量剂量。

7.2.5　工作场所空气污染

工作场所空气受污染是由非密封放射性物质核衰变时反冲核作用导致的自然扩散或挥发、蒸发扩散，以及液体搅动扩散和压力液体雾化扩散等原因造成的。此外，非固定性表面污染物在气流扰动和在机械振动等外力作用下，飞扬、悬浮成为气载污染物。气载污染物与空气中固有的凝聚核相结合后体积变大，因重力作用又降到物体表面，污染表面。于是，形成表面松散污染物与空气污染物之间的动态效应。

另外一个需要重视的原因是，如果对放射性气体废物、液体放射性废物、松散的固体放射性废物、受污染的医疗器械和器皿、含放射性核素的患者的粪便和服用放射性药物患者呼出的气体等在管理上不严格，也会造成工作场所空气污染，甚至会影响环境质量，影响公众成员的辐射安全。

工作场所空气污染可使用空气采样器对空气进行采样分析。采样器位置应该位于呼吸带内，并采集足够体积的空气，以及足够多的放射性物质。

由于空气污染造成工作人员体内放射性污染时，可以对工作人员进行体内污染测量。主要目标是：① 获得待积有效剂量，在合适的情况下也可以获得有意义照射的组织中的待积当量剂量，以说明是否遵守了管理要求和法规的要求；② 为操作控制和为防护设施的可靠性设计做出贡献；③ 在事故过量照射的情况下，为启动和支持适当的健康监护的治疗提供有价值的剂量信息。体内污染监测需要全身测量装置，把全身置于低水平测定用的屏蔽室内，采用 γ 射线探测器作全身测量，仅限于对能发射电离辐射的核素的测定，检测人体内受到放射性核素意外污染的部位并鉴别核素种类。目前我国具有这种设备的单位只有少数几家，不能开展常规的检查。但可以通过其他的方法部分替代，来监测体内的污染。如核医学出于治疗目的而操作大量 ¹³¹I 的工作人员，当怀疑有体内污染时，可以通过体外直接扫描并根据其在甲状腺的蓄积特点来判断，同时可以通过分析人员排泄物的方法调查体内污染情况。空气中存在 ¹³¹I 的工作场所，至少每个月用体外测量方法监测甲状腺 1 次。

7.2.6　辐射安全设施

7.2.6.1　通风

核医学工作场所的通风应按照表 7.9 要求进行设计，独立设置通风系统，保持核医学工作场所有良好的通风条件，合理设置工作场所的气流组织，遵循自非放射区向监督区再向控制区的流向设计，含放射性核素场所保持负压以防止放射性气体交叉污染，保证工作场所的空气质量。合成和操作放射性药物所用的通风橱应有专用的排风装置，风速应不小于 0.5 m/s。排气口应高于本建筑物屋顶并安装专用过滤装置，排出空气浓度应达到环境主管部门的要求。核素治疗病房区应有独立的通风系统，通风管道应有过滤装置，并定期更换，更换的过滤装置按放射性固体废物处理。

7.2.6.2　状态指示灯和警告标志

核医学工作场所控制区的出入口都应设置电离辐射警告标志，无关人员不得随意出入。核医学工作场所内的放射性废弃物运输或药物运输应配备有足够屏蔽的储存、转运等容器，容器表面应设置电离辐射标志。核医学工作场所内供收集废物的污物桶应具有外放射层和电离辐射警告标志，并在注射室、注射后候诊室等位置放置污物桶。

为了方便患者或受检者就医，以及避免患者或受检者交叉照射，应该在工作场所地面或其他显著位置设置清晰明了的导向标识或导向提示。

另外，为了提示患者或受检者不要随意进入检查室，SPECT（SPECT/CT）、PET（PET/CT、PET/MR）等扫描室外防护门上方应设置工作状态指示灯，防护门关闭时，工作状态指示灯应亮起。

7.2.6.3　观察对讲

核医学工作场所应配备监控设施，方便观察患者或受检者情况，以给予及时应对。例如，注射前候诊室、注射后候诊室、患者通道、扫描室、核素治疗病房等工作场所应配备监视设施或观察窗。在扫描室、注射后候诊室、核素治疗病房还应设置双向对讲装置，方便医护人员通过视频及对讲与患者或受检者沟通。

对于放射性药物制备工作场所，回旋加速器机房内还应装备应急对外通信设施。

7.2.6.4　急停开关

紧急停止开关是保障患者或受检者生命安全的重要手段。普通核医学工作场所中无需配备急停开关，但在放射性药物生产工作场所中，回旋加速器机房应设置门机联锁装置，在机房门打开时，回旋加速器停止工作。机房内应设置紧急停机开关和紧急开门按键，发生意外时，机房内的人员可以及时停止回旋加速器，并可以打开机房门。

7.2.6.5　剂量监测

为了解工作场所内的剂量率，保护工作人员的安全和身体健康，回旋加速器机房内、药物制备室应安装固定式剂量率报警仪，放射性核素治疗病房区域内应配备测量患者体内活度的设备或可测量周围剂量当量率的仪器，并配备瞬时剂量率显示系统，可以实时观察剂量率水平。

7.2.7　操作中的放射防护要求

无论是从技术方面考虑还是从经济方面考虑，在操作非密封放射性物质过程中期望完全彻底地包容放射源是不现实的。因此，在实际工作中要采取一系列辅助性防护措施加以补充，包括穿戴个人防护用品、遵守操作规则等。

7.2.7.1　个人防护用品、辅助用品及去污用品

操作非密封放射性物质时，应穿好工作服和工作鞋，佩戴口罩和手套，穿戴个人防护用品，佩戴个人剂量计。核医学工作场所应根据工作内容，为工作人员配备合适的个

人防护用品，具体配置见表 7.14，其数量应满足开展工作需要。对陪检者应至少配备铅橡胶衣。当使用的 ^{99m}Tc 活度大于 800 MBq 时，个人防护用品的铅当量应不小于 0.5 mmPb。对操作 ^{68}Ga、^{18}F 等正电子放射性药物和 ^{131}I 的场所，应考虑其他的防护措施，如穿戴放射性污染防护服、熟练掌握操作技能、缩短工作时间、使用注射器防护套和先留置注射器留置针等。

表 7.14　个人防护用品

场所类型	工作人员		患者或受检者
	必备	选备	
普通核医学和 SPECT 场所	铅橡胶衣、铅橡胶围裙和放射性污染防护服、铅橡胶围脖	铅橡胶帽、铅玻璃眼镜	—
正电子放射性药物和 ^{131}I 的场所	放射性污染防护服	—	—
敷贴治疗	宜使用远距离操作工具	有机玻璃眼镜或面罩	厚度不小于 3 mm 的橡皮泥或橡胶板等
粒籽源植入	铅橡胶衣、铅玻璃眼镜、铅橡胶围裙或三角裤	铅橡胶手套、铅橡胶围脖、0.25 mm 铅当量防护的三角裤或三角巾	植入部位对应的体表进行适当的辐射屏蔽

应急及去污用品主要包括下列物品：一次性防水手套、气溶胶防护口罩、安全眼镜、防水工作服、胶鞋、去污剂和（或）喷雾（至少为加入清洗洗涤剂和硫代硫酸钠的水）、小刷子、一次性毛巾或吸水纸、毡头标记笔（水溶性油墨）、不同大小的塑料袋、酒精湿巾、电离辐射警告标志、胶带、标签、不透水的塑料布、一次性镊子。

根据工作内容及实际需要，合理选择使用移动铅屏风、注射器屏蔽套、带有屏蔽的容器、托盘、长柄镊子、分装柜或生物安全柜、屏蔽运输容器/放射性废物桶等辅助用品。

当医护人员必须进入到核素治疗专用病房对患者进行救治时，应穿戴个人防污染用品。粒籽植入治疗工作人员操作前要穿戴好防护用品，防护衣厚度不应小于 0.25 mmPb 铅当量。对性腺敏感器官，可考虑穿含 0.5 mmPb 铅当量防护的三角裤或三角巾。敷贴治疗中，医务人员应采取有效的个人防护措施，如佩戴有机玻璃眼镜或面罩，尽量使用远距离操作工具。

7.2.7.2　放射性药物操作中的放射防护要求

① 工作人员在操作非密封放射性物质前，应做充分准备，如检查仪器是否正常，通风是否良好，个人防护用品是否齐全，佩戴好个人年剂量计。

② 对于难度较大的操作，要预先用非放射性物质做空白实验（冷实验），练习成熟后，再开始操作。对于危险性操作，必许有两人以上在场，不得 1 个人单独操作。

③ 放射性药物应放置在专门贮存室，并放置在带有屏蔽的贮存容器或保险箱内。放射性物质的放置应合理有序、易于取放，每次取放的放射性物质应只限于需用的部分。在取放放射性物质时，不应污染容器。放射性物质贮存室应定期进行放射防护监测，无关人员不应入内。所有放射性物质不再使用时，应立即送回原地安全储存。

④ 贮存的放射性物质应及时登记建档，登记内容包括生产单位、到货日期、核素种类、理化性质、活度和容器表面放射性污染擦拭试验结果等。

⑤ 操作放射性药物时，应有专门场所，如临床诊疗需要在非专门场所给药时则需采取适当的防护措施。放射性药物使用前应适当屏蔽。装有放射性药物的给药注射器，应有适当屏蔽。操作放射性药物时，应根据实际情况，熟练操作技能、缩短工作时间并正确使用个人防护用品。

⑥ 操作放射性碘化物等挥发性或放射性气体应在通风柜内进行。通风柜保持良好通风，并按操作情况必要时进行气体或气溶胶放射性浓度的监测；操作放射性碘化物等挥发性或放射性气体的工作人员宜使用过滤式口罩。

⑦ 控制区内不得进食、饮水、吸烟、化妆，也不应进行无关工作及存放无关物品。从控制区取出物品应进行表面污染检测，以杜绝超过规定的表面污染控制限值水平的物品被带出控制区。

⑧ 操作放射性核素的工作人员，在离开放射性工作场所前应洗手和进行表面污染检测，如其污染水平超过限值，应采取相应去污措施。

⑨ 为体外放射免疫分析目的而使用含 ^3H、^{14}C、^{125}I 等核素的放射免疫分析试剂盒可在一般化学实验室进行。

⑩ 当发生放射性物质溢出、散漏事故时，应根据单位制定的放射事故处置应急预案，使用个人防护用品、辅助用品及去污用品，及时控制、消除放射性污染；当人员皮肤、伤口被污染时，应迅速去污并给予医学处理。

7.2.8　放射性废物管理要求

所有操作非密封放射性物质的单位和个人都应从源头控制、减少放射性废物的产生，防止污染扩散。分类收储废物，采取有效方法尽可能进行减容或再利用，努力实现废物最小化。做好废物产生、处理、处置（包括排放）的记录，建档保存。

核医学工作场所应建立放射性废液处理系统，确保产生的废液得到妥善处理。放射性废液衰变池应合理布局，池底和池壁应坚固、耐酸碱腐蚀和无渗透性，并有防泄漏措施。住院治疗患者或受检者需使用专用厕所，专用厕所应具备使患者或受检者排泄物迅速全部冲入放射性废液衰变池的条件。不得将放射性废液排入普通下水道，不允许利用生活污水下水系统洗涤被放射性污染的物品，不允许用渗井排放废液。废液应妥善地收集在密闭的容器内。盛装废液的容器，除了其材质应不易吸附放射性物质外，还应采取适当措施保证在容器万一破损时其中的废液仍能收集处理。遇有强外照射时，废液收集地点应有外照射防护措施。经过处理的废液在向环境排放前，应先送往监测槽逐槽分析，符合排放标准后方可排放。

核医学工作场所应当建立固体废物库，确保储存的废物可回收。在注射室、注射后候诊室、给药室等位置放置污物桶。污物桶内应放置专用塑料袋直接收纳废物，装满后的废物袋应密封，不破漏，及时转送存储室，放入专用容器中存储。废物袋、废物桶及其他存放废物的容器应安全可靠，并在显著位置标有废物类型、核素种类、存放日期等说明。每袋废物的表面剂量率应不超过 0.1 mSv/h，质量不超过 20 kg，外表面的污染控制水平：$\beta < 0.4$ Bq/cm^2。

核医学工作场所应有良好的通风系统，设置净化过滤装置，应经常检查其净化过滤装置的有效性。凡预计会产生大量放射性废气或气溶胶而可能污染环境的一次性操作，亦应采取有效的防护与安全措施和监测手段。

7.2.9　质量保证要求

7.2.9.1　医疗照射质量保证大纲

医疗照射质量保证大纲至少应包括以下内容。

① 对新或维修过的显像器件和辐照装置，使用前应测量其相关的物理参数，并且以后对其进行定期测量。

② 患者或受检者诊断或治疗中使用的相关的物理参数和临床方法。

③ 书面记录和操作的规范化程序（例如患者或受检者的病史和体征、诊断摘要、适应证和禁忌证等）。

④ 确认使用的放射性药物及其使用程序与执业医师开具的处方相一致的验证程序。

⑤ 剂量测定和监测仪器的校准或检定及工作条件的验证程序。

⑥ 对已制定的质量保证大纲进行定期审查并及时更新。

7.2.9.2　管理制度和操作流程

管理制度和操作流程至少应包括以下内容。

① 疗申请及处方程序（包括患者或受检者的病史和体征、诊断摘要、调查的适合性和禁忌证等内容）。

② 放射药物使用程序（包括可靠的施药程序及药物施用量质控、患者或受检者信息及身份识别等内容）。

③ 临床工作程序（包括放射性药物制备及转运、临床环境、患者或受检者的运送和准备、设备性能、采购规程和废物处理等内容）。

④ 技术培训及经验收集程序（包括所有相关人员的培训和经验收集等内容）。

⑤ 数据分析和处理程序（包括处理规程、设备性能、数据完整性等内容）。

⑥ 放射性药品台账制度，记录全部购入的药品，每次领取的数量及领取人签字等信息。

7.2.10　患者或受检者防护

7.2.10.1 患者或受检者剂量估算

（1）核医学患者或受检者接受剂量的估算

服用放射药物患者或受检者接受剂量按如下方法计算。

① 核医学诊疗中，用放射性活度施用量（A）与单位施用量的患者或受检者不同器

官所接受的吸收剂量（d_T）的乘积来估算患者或受检者不同器官的剂量（D_T），见公式（7.5）。

$$D_T = A \times d_T \tag{7.5}$$

式中：

D_T——患者或受检者 T 器官所受的吸收剂量，单位是 mGy；

A——放射性活度施用量，单位是 MBq；

d_T——单位施用量下患者或受检者 T 器官所接受的吸收剂量，单位是 mGy/MBq。

② 在核医学患者或受检者剂量估算中，用有效剂量对全身接受剂量进行综合评价，有效剂量 E 用公式（7.6）进行计算。

$$E = A \times d_E \tag{7.6}$$

式中：

E——有效剂量，单位是 mSv；

A——放射性活度施用量，单位是 MBq；

d_E——单位施用量引起的患者或受检者的有效剂量，单位是 mSv/MBq。

注：患者或受检者的 d_T 和 d_E 的值可以查询国际放射防护委员会（ICRP）第 53 号、80 号、106 号和 128 号出版物。

（2）核医学中胎儿接受剂量的估算

服用放射药物的怀孕母亲所致的胎儿的有效剂量，E_F 用公式（7.7）估算。

$$E_F = A \times d_F \tag{7.7}$$

式中：

E_F——胎儿的有效剂量，单位是 mSv；

A——放射性活度施用量，单位是 MBq；

d_F——怀孕母亲服每 1 MBq 放射性药物致使胎儿的有效剂量值，单位是 mSv/MBq。

当估算的胎儿剂量超过 100 mSv 时，应建议患者或受检者终止怀孕或避免怀孕。

（3）诊断中患者受照剂量

UNSCEAR 依据每位医生服务的公众人口数将医疗保健水平划分为 4 级。① Ⅰ级保健水平：每 1 000 人中有 1 名医生；② Ⅱ级保健水平：每 1 000～3 000 人中有 1 名医生；③ Ⅲ级保健水平：每 3 000～10 000 人中有 1 名医生；④ Ⅳ级保健水平：超过 10 000 人中有 1 名医生。医疗保健水平国家的排序随着其经济的发展和技术的进步，会有动态变化。

1991—1996 年的 5 年间，不同保健水平国家和地区患者接受骨扫描、肺灌注显像和甲状腺扫描的百分比和患者的年龄、性别构成见表 7.15。1991—1996 年的 5 年间，不同国家和地区在骨、心肌、肺灌注、甲状腺扫描等各项常规核医学检查中致患者的有效剂量见表 7.16。

引用不同核素分别对脑肿瘤、甲状旁腺、心肌血流、脑血流、心肌和骨显像致患者的有效剂量及子宫受到的剂量见表 7.17。

表 7.15　1991—1996 年不同保健水平国家或地区接受各种核医学检查人员的年龄性别构成

单位:%

保健水平级别	骨扫描					肺灌注显像					甲状腺扫描					所有检查				
	≤15岁	16~40岁	>40岁	男	女	≤15岁	16~40岁	>40岁	男	女	≤15岁	16~40岁	>40岁	男	女	≤15岁	16~40岁	>40岁	男	女
Ⅰ级	5	15	80	48	52	2	13	85	49	51	2	40	58	18	82	5	12	83	47	53
Ⅱ级	9	27	64	46	54	5	31	64	48	52	8	61	31	22	78	8	28	64	45	55
Ⅲ级	0	98	2	30	70	90	—	—	—	—	10	82	8	32	68	—	—	—	—	—
Ⅳ级	5	26	69	37	63	0	67	33	33	67	6	72	22	18	82	7	70	23	31	69

表 7.16　1991—1996 年 8 个国家和地区每项常规核医学检查所致患者的有效剂量

单位：Gy

国家或地区	骨	心肌	肺灌注	肺通气	甲状腺扫描	甲状腺代谢	肾	肝/脾	脑
美国	4.4	10.4	—	4.8	2.0	—	4.8	—	—
加拿大	4.3	11.8	1.5	1.0	1.7	—	1.3	1.7	6.9
德国	3.5	17	1.1	—	0.6	—	0.7	2.3	6.6
罗马尼亚	3.4	—	1.4	—	1.1	31.2	1.6	1.4	2.0
新西兰	4.3	7.6	1.6	0.4	2.0	—	2.0	1.8	4.8
瑞典	3.5	20	1.1	0.2	2.4	6.0	0.7	—	8.4
伊朗	6.5	6.9	2.5	—	1.4	14.6	3.3	1.9	5.9
加纳	2.85	—	—	—	1.0	—	0.4	0.62	5.4

表 7.17　PET 显像中患者受到的有效剂量

核素	使用范围	活度/MBq	有效剂量/mSv	子宫剂量/mGy
^{11}C	脑肿瘤显像	400	2	1
^{11}C	甲状旁腺显像	400	2	1
^{13}N	心肌血流显像	550	2	1
^{15}O	脑血流显像	2 000	2	1
^{15}O	心肌血流显像	2 000	2	1
^{18}F	肿瘤显像	400	10	7
^{18}F	心肌显像	400	10	7
^{18}F	骨显像	250	7	5

引用不同核素对成人及不同年龄（体重）儿童核医学显像所致典型的有效剂量见表 7.18。表 7.18 中数据显示，同等活度的核素致儿童的有效剂量，从总体上看，比致成人的有效剂量大，因此尽量避免对儿童实施核医学诊断检查的建议是适宜的。

表 7.18   核医学显像典型的有效剂量

放射性药物	用量/MBq	成人剂量/mSv	不同年龄（体重）儿童剂量[①]/mSv			
			15 岁（55 kg）	10 岁（33 kg）	5 岁（18 kg）	1 岁（10 kg）
^{99m}Tc-MAG3	100	0.7	0.8	0.7	0.6	0.6
^{99m}Tc-MAG3	100	0.6	0.7	0.7	0.5	0.5
^{99m}Tc-DTPA	300	1.6	1.8	2.1	1.8	2.2
^{99m}Tc-DTPA	300	1.4	1.6	1.9	1.8	2.0
^{99m}Tc-DTPA	80	0.7	0.7	0.8	0.8	0.8
^{99m}Tc-pertechnetate	80	1.0	1.2	1.3	1.4	1.4
^{99m}Tc-IDA	150	2.3	2.4	2.9	3.0	3.7
^{99m}Tc-HMPAO	500	4.7	5.0	5.9	5.7	6.5
^{99m}Tc-leukocytes	800	5.3	6.0	6.6	6.7	7.6
^{99m}Tc-phosphates	600	3.6	3.7	4.1	4.2	4.9
^{99m}Tc-MIBI	400	3.3	4.0	4.4	4.8	5.4
^{99m}Tc-chloride	80	20	30	129	95	86
^{99m}Tc-碘（50%甲状腺代谢）	20	7.2	10.2	12.1	16.3	18.8
^{99m}Tc-碘（total thyroid block）	20	0.2	0.3	0.3	0.3	0.3
^{99m}Tc-MIBG（no impurity）	400	5.6	6.5	9.1	8.8	10.1
^{99m}Tc-枸橼酸	150	15	18.9	22.8	23.1	27.9

注：① 放射性活度体重因子由成人至 1 岁（10 kg）依次为 1.0、0.9、0.69、0.44、0.27。

综上所述，鉴于不同国家或地区核医学诊断性检查的应用范围和核药物的应用数量有明显差别，所以依据所获得的有限数据分析全球范围内核医学诊断检查情况的不确定度较大。从总体上看，与 X 射线诊断检查相比，核医学诊断检查是很有限的，这可以从以下数据中得到核实：接受核医学诊断检查的人数只是接受 X 射线诊断检查人数的 2%。再从集体剂量方面来看，核医学诊断检查的集体剂量仅占 X 射线诊断检查集体剂量的 6%。但是，若从单次检查的平均剂量看，核医学单次检查的平均剂量为 4.6 mSv，比 X 射线单次诊断检查的平均剂量（1.2 mSv）大。

7.2.10.2   出院管理

（1）陪检家属或探访者

患者或受检者家属或探访者与接受核医学诊疗的患者或受检者接触，应控制其接受的剂量。

① 孕妇及 3 岁以下的儿童应尽量避免接触接受核医学诊疗的患者或受检者。

② 3～10 岁儿童每次接触的剂量不应超过 1 mSv。

③ 10 岁以上人员每次接触的剂量不应超过 3 mSv。

（2）出院患者活度要求

为确保放射治疗患者出院后，不至于使接触患者的家庭成员及公众超过相关的剂量约束或剂量限值，放射治疗患者出院时体内放射性活度应符合表 7.19 的要求。

表 7.19　放射治疗患者出院时体内放射性活度的要求

放射性核素	主要放射/keV			半衰期/d	患者出院时体内放射性活度要求/MBq
	β_{max}	β_{ave}	γ 及 X 射线		
^{111}In	245	—	204	2.804 7	≤470
^{131}I	606	—	364	8.020 7	≤400
^{153}Sm	881	224	103	1.93	≤5 200
^{186}Re	1 070	349	137	3.8	≤5 700
^{188}Re	2 120	—	155	0.7	≤5 800
^{198}Au	1 372	—	411	2.696	≤690
^{201}Tl	167	—	61	3.038	≤3 100

（3）出院患者辐射防护书面指导内容

对甲亢和甲状腺癌患者出院时的辐射防护书面指导至少应包括以下内容：

① 与同事和亲属的接触应符合表 7.20 的限制。

② 甲亢和甲状腺癌出院患者出门旅行应符合表 7.21 的限制。

当出院时患者体内的 ^{131}I 放射性活度为 400 MBq 时，参加 2 d 以上的跟团旅游会给其他人员带去超过国家公众年剂量限值的照射，为此这类患者的出行时间及旅游方式应符合表 7.21 的要求。

表 7.20　甲亢和甲状腺癌患者出院后与同事和亲属接触的相关限制

施用量/MBq	治疗类型	不上班时间/d	与伴侣不同床时间/d	限制与<2 岁儿童接触的时间/d	限制与2～5 岁儿童接触的时间/d	限制与>5 岁儿童接触的时间/d
200	甲亢	0	15	15	11	5
400	甲亢	3	20	21	16	11
600	甲亢	6	24	24	20	14
800	甲亢	8	26	27	22	16
1 850	甲状腺癌	3	16	16	13	10
3 700	甲状腺癌	7	20	20	17	13
5 550	甲状腺癌	10	22	22	19	16
7 400	甲状腺癌	12	23	24	21	17

表 7.21　甲亢和甲状腺癌出院患者出门旅行的相关限制

离出院的时间/d	离患者 1 m 处的周围剂量当量率近似值/(μSv/h)	自由行旅游	参团旅游
8	≤11.5	可以，但与同伴保持距离＞1 m	建议不参加
16	≤5.7	可以，但与同伴保持距离＞1 m	参加 3 d 以内的短期旅游，但与同伴保持距离＞1 m
24	≤2.8	可以	可以，但与同伴保持距离＞1 m
32	≤1.4	可以	可以

注：8 d 前建议不参与任何形式旅游。

7.3　公众防护的基本要求

核医学实践对于公众受到的照射，放射防护仍然要全面贯彻三项基本原则，即放射实践的正当性、放射防护与安全的最优化、个人剂量限值。

首先，只有核医学诊疗活动对个人或社会所带来的利益或好处能够弥补实践造成的辐射危害时，这一实践才是正当的。这里的辐射危害即包括对公众造成的健康危害。其次，最优化的目的也是要减少公众成员个人受到的照射剂量。最后，GB 18871—2002 对公众照射的个人剂量限值也作出了规定，公众中有关关键人群组的成员年有效剂量不应超过 1 mSv，对患者的慰问者在患者诊断或治疗期间所受的剂量不应超过 5 mSv，探视食入放射性物质的患者的儿童所受的剂量不应超过 1 mSv。

核医学医护人员应向受检者及其家属介绍核医学诊疗后的注意事项，减少受检者对其家属和其他公众的剂量贡献。大多数诊断用的放射性药物其有效半衰期都比较短，所以家属或陪护人员受到的辐射照射剂量通常比较小，但也要与患者保持一定的距离。对于核素治疗的患者，其陪护人员如需长时间陪护应与患者保持一定的距离；探视者应穿戴个人防护用品，限定接触或接近患者的时间；医生应向患者进行出院告知，出院后患者在短期内禁止长时间接触孕妇、婴幼儿，应单卧室休息，日常活动时应尽可能远离家属，或者适当穿戴防护用品。患者应避免到人群密集区域长时间逗留。

7.4　核医学常见污染事故的处理

7.4.1　放射性污染事件

某核医学科在给一位 56 岁女患者进行甲状腺吸碘率测定时，突发本底增高，后经反复测定本底仍居高不下，怀疑为放射性污染所致。进一步追查发现甲功室内做肾图用的注射桌曾给骨转移癌治疗的患者注射过 ^{153}Sm，将注射桌搬至甲功仪探头处，桌面位置测量结果高达 9 651 cpm，为本底的 10 倍以上，将污染的注射桌搬出甲功室后重新测定，本底恢复正常，证实在给患者注射 ^{153}Sm 时发生了放射性污染。

事件的起因是在进行放射性药物操作过程中，没有严格执行操作规程，发生了放射性污染，操作后没有进行表面污染监测。

尽管本事件没有造成事故，但通过这一事件仍然有可吸取的教训。在核医学科的日常工作中，放射性物质的洒落污染在所难免，但对大剂量的治疗用量必须格外小心，要严格按操作规程进行，尽量避免污染事故的发生，操作台面应有防止污染用的塑料覆面，在操作放射性核素和药物后应进行表面污染监测；在核医学工作中，遇有意外情况要仔细分析，认真查找，争取在最短的时间内将故障排除，以避免一切不必要的污染及实验干扰。

通常情况下，当有大剂量的放射性物质溢出时，核医学科的所有工作人员需要立即采取如下行动。

① 立即通知辐射防护负责人，并由其直接监督清除。

② 与溢出事件无关的人员立刻离开这一地区。

③ 用吸收垫覆盖溢出区以阻止污染的扩散。

④ 当离开现场时，与溢出事件有关的人员都应进行污染检测。

⑤ 如果衣服被污染，应脱下并放进有放射性标志的塑料袋里。

⑥ 如果皮肤被污染，应立刻清洗污染区域；如果眼睛被污染，应用大量清水冲洗。

7.4.2　不符合正当性

哺乳期患者被给予 180 MBq ^{131}I 用于全身扫描，医生和核医学技术人员在给药前均未核实患者是否在哺乳期。当患者进行全身扫描时，显示两侧乳房对 ^{131}I 有不寻常的高摄取，才发现错误。事故导致患者的婴儿甲状腺受到了 300 Gy 的剂量照射以及全身受到 0.17 Gy 剂量的照射。为了确保生长发育，婴儿将需要终生给予人工甲状腺激素的替代治疗。

事故的原因是医务人员和技术人员的疏忽，没有按标准的问题列表进行患者情况的询问和核对，直接导致不适合做核医学检查的哺乳期患者被给予 ^{131}I。

教训和应对措施是对所有的患者均要进行一般情况的询问和核对，特别是生育年龄的妇女，应当注意其是否怀孕或处于哺乳期，应当建立标准的问题列表，并且有书面核对。医务人员应当时刻有警惕事故发生的意识；医院或核医学科有应对人员紧张时的措施以确保规定程序的到位。

7.4.3　给药错误

患者 A 准备进行骨扫描，其处方剂量为 740 MBq ^{99m}Tc，注射 ^{99m}Tc 后在候诊室等待扫描。此时被安排给予 ^{131}I 治疗的患者 B 也来了，咨询完后坐在候诊室等待。技师制备了 ^{131}I，叫患者 B 而患者 A 应答了，技师解释了治疗过程，交代接下来的计划安排并给患者 A 服了药。患者 A 后来质问这一过程才发现，他与接受 ^{131}I 治疗的患者 B 弄错了。医护人员立刻将该错误通知了患者 A，于是洗胃，追回了约 1/3 的活度。患者 A 被给予高氯酸盐和复方碘溶液以阻断甲状腺的更多摄取。错误的给药导致患者 A 的甲状腺吸收剂量约为 8.2 Gy。

该事件起始是一个患者对另一患者名字的应答，关键原因是医院没有遵循确认患者身份的规定。

该事件的教训和应对措施是要有明确的患者识别程序，如患者的照片等，并且在错误患者应答的特殊情况下，这种识别程序仍然有效。

7.4.4　放射源丢失

2008 年 5 月 30 日上午，某医院报告其门诊部 ^{131}I 室活度计校验源（Ⅴ类源 ^{137}Cs，出厂活度 $2.88×10^6$ Bq）丢失。市环保局立即通报市公安局，并与当地县环保局和公安局立即赶赴现场开展调查，调查组对事故现场进行了勘查，对医院相关场所进行了搜寻、查找，未发现丢失的放射源。经调查，该院 ^{131}I 室工作人员较长时间未使用该校验源，一直将其储存于高活室内。医院对丢失时间、可能去向等情况不能提供有效调查线索，致使公安部门不能进一步侦查、追缴丢失的放射源。市环保局根据有关法律法规的规定对其处以五万元罚款，并进行了通报。

事故原因：医院安全防护管理制度与措施落实不到位，未按规定报告放射源闲置及安全状况；工作人员辐射安全观念薄弱，对长期未使用的校验源不定期检查，保管人员失职，放射源处于无人管理状态。

经验反馈：应加强对放射源使用单位负责人及相关工作人员的防护安全培训；对放射源的使用与保管应建立落实"定人""定点"责任制，安全责任到人，专人负责，并定期盘查、核实，落实放射源安全状况报告等制度。

7.4.5　核医学科正电子药物制备人员剂量超标

黑龙江省辐射环境监督站在监督检查中发现，哈尔滨医科大学附属肿瘤医院 PET/CT 中心 1 名药剂师 2010 年一季度个人累积剂量当量为 234.19 mSv，二季度为 48.20 mSv，四季度为 191.08 mSv；1 名物理师 2010 年四季度个人累积剂量当量为 68.62 mSv。经调查，药剂师一季度合成 ^{11}C 药物时，合成器排风发生故障，排风扇反转，导致放射性气体富集，在故障没有排除的情况下仍继续工作 3～4 天；二季度个人剂量超标的原因是患者多，工作时间长；四季度合成 ^{18}F 药物时，药物输出管线两次出现断裂，在没有采取任何防护措施的情况下违反操作规程进行人工收集、过滤和分装药物，累计操作时间约 3 h。物理师四季度个人累积剂量超标是由于滤膜先后多次出现堵塞、破裂，物理师违反操作规程徒手换滤膜，累计操作时间约 1 h。事故发生后，省环保厅对该单位进行了 5 万元处罚并责令限期整改。

事故原因：直接原因是合成器排风故障，药物输出管线断裂，滤膜堵塞，设备带病运行，且工作人员违反操作规程，设备故障时，在未采取任何防护措施情况下人工收集、过滤和分装药物，徒手换滤膜。但是，该事故产生的根本原因是该单位生产设备及辐射安全设施未定期进行检查维护，发生故障后仍然带病运行；工作人员辐射安全意识淡薄，违反操作规程。深层次原因是该单位的辐射安全文化不良，管理制度的落实不到位。

经验反馈：医院应建立健全辐射安全设施维修维护制度和操作规程并严格落实，确保设备运行正常；在发现安全防护设备故障时，应及时报告和检修，重大维修后应进行相关辐射防护检测；核技术利用单位应加强安全防护培训教育，增强工作人员辐射安全意识，培育良好的核安全文化。

（范向勇　王　进）

思考题

1. 如何理解核医学诊疗的正当性判断？
2. 核医学工作场所布局的设计原则有哪些？
3. 工作人员在核医学诊疗过程中应采取哪些防护措施？
4. 如何防治核医学工作场所的放射性空气污染？
5. 核医学放射诊疗活动中如何对公众进行放射防护？

 主要参考文献

［1］李少林 . 核医学与放射防护［M］. 北京：人民卫生出版社，2003.

［2］范我，强亦忠 . 核药学教程［M］. 哈尔滨：哈尔滨工程大学出版社，2005.

［3］郑钧正，电离辐射医学应用的防护与安全［M］. 北京：原子能出版社，2009.

［4］涂彧，放射卫生学［M］. 北京：原子能出版社，2014.

［5］SGOUROS G. Alpha-particles for targeted therapy ［J］. Advanced Drug Delivery Reviews. 2008，60，1402−1406.

［6］MULFORD D A，SCHEINBERG D A，JURCIC J G. The promise of targeted a-particle therapy. The Journal of Nuclear Medicine，2005，46（suppl 1）：199s−204s.

第8章　电离辐射工业应用的安全与防护

8.1　概　述

原子的发现和核能的开发利用，给人类发展带来了新的动力，极大地增强了人类认识世界和改造世界的能力。随着经济的飞速发展和人民群众生活水平的不断提高，电离辐射技术应用在工业、医疗、农业、地质等领域，尤其在工业方面的应用更是日益广泛。目前，电离辐射技术在工业方面的应用主要有以下几个方面：辐照加工生产高级聚合物与化工产品；食品、农产品辐照检疫处理用来消毒保鲜，防止虫害；射线工业探伤广泛应用于机械冶金、石化、化工等领域，是无损检测材料、零件、部件和构件质量的基本方法之一；核仪表是在非接触条件下获取受检对象内部信息的一种现代检测技术，亦可以将某种粒子注入材料，其应用最为广泛；油气田放射源测井用来确定物质在井管内或地层孔隙间的运动状态及其分布规律等。

8.1.1　工业电离辐射设备分类

工业电离辐射设备根据用途可分为工业辐照装置、工业射线探伤系统、核仪表、放射性测井及非密封放射性物质场所等。

工业辐照装置根据辐射源种类可分为工业 γ 辐照装置和工业电子加速器辐照装置。工业射线探伤系统可分为工业 X 射线探伤机、工业探伤加速器、工业 γ 射线探伤机及中子源探伤机等。核仪表按照用途可分为核子密度计、核子密度/水分测量仪、测厚仪、核子秤、料位计、离子注入机、X 射线荧光分析仪、X 射线衍射仪及电离型仪表等。放射性测井根据所使用的放射源种类分为密封源放射性测井和放射性同位素示踪测井。辐射型集装货物及车辆检查系统可以按照辐射源类型分为 X 射线检查系统、γ 射线检查系统及中子检查系统等。

8.1.2　工业电离辐射设备的辐射防护原则及方法

工业电离辐射设备的辐射防护也应当遵循实践的正当性、防护与安全最优化和个人剂量限值等原则。剂量限值不应超过《电离辐射防护与辐射源安全基本标准》（GB 18871—2002）中所规定的相应剂量限值。

电离辐射防护一般分为内、外照射防护两部分。外照射防护中，除控制放射源外，主要从时间、距离和屏蔽三个方面进行。内照射防护主要有围封隔离、除污保洁和个人防护三个环节。

8.2　工业辐照装置的安全与防护

工业辐照，又称辐照加工，是指利用电离辐射与物质相互作用产生的物理效应、化学效应和生物效应对物质和材料进行加工处理的一种技术。工业辐照的辐射源可分为 γ 辐射源（包括 ^{60}Co 和 ^{137}Cs 等）和加速器（电子束和 X 射线）。工业辐照主要用于医疗用品消毒灭菌；提高农作物产量、食品质量，贮存食物；得到优质的化工产品、新材料，材料改性；处理工业"三废"；等等。

8.2.1　工业辐照装置安全防护设计基本原则

工业辐照装置的安全防护设计应遵循以下基本原则。

① 纵深防御原则。针对给定的安全目标，运用多种防护措施，使得即便其中一种防护措施失效，仍能达到该安全目标，这种多种防护措施，称为纵深防护。例如，对辐照室通道入口处进行多种控制措施；对辐照器提供多种控制系统；在已有安全防护的基础上附加高度可靠的安全措施；借助安全防护系统自动启动或人员手动对辐照器进行补充控制；为控制时间发生和事故发展提供备用设备和备用程序等。

② 冗余防护原则。采用比完成某一给定安全防护功能所需物项最大数目还要多的物项进行防护，称为冗余防护或备份防护。冗余防护可以使对安全起作用的设施和系统的可靠性得以保证。例如，给某具有特定防护功能的设备配置 4 个联锁装置，若其中任何 2 个联锁装置起作用就能起到联锁的目的，而其余的 2 个联锁装置就是冗余防护。冗余防护原则容许系统中某部分的功能失效，但不会因此而致整个安全防护系统失效。

③ 多样性防护原则。采用多样性防护能增加防护系统的可靠性。多样性防护原则不同于冗余系统，是将不同类型的防护属性融合到一个系统中完成相同的防护功能。应当分析可能发生故障的部位和原因，认真研究应采用多样性防护的部位。

④ 独立性防护原则。采用安全防护功能隔离和实体分离的方法来实现该防护设施在总体安全系统中的独立性。例如，冗余系统或冗余部件之间保持独立性；正常运行的安全系统与用于减轻事故后果的设备之间保持独立性，不能因事故导致用于减轻事故后果所设系统的功能发生故障或失去作用；对安全防护起重要作用的物质与非安全重要性物质之间保持独立性。

⑤ 安全分析原则。对源的设计、运行中涉及人员防护与源安全的各个方面进行分析，称为安全分析。最好采用概率安全分析法对安全系统的每一部位依次进行研究，阐明每种事件的起因和出现概率，以及每种事件导致的可能后果，并做出安全报告。

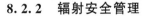

8.2.2　辐射安全管理

8.2.2.1　用人单位、辐射防护负责人、合格专家的职责

用人单位对辐照装置的辐射安全负有全部责任，应制定辐射防护与安全大纲，指定辐射防护负责人，配备或聘用合格专家。用人单位应设置辐射防护与安全机构，并指定辐射防护负责人，且赋予其相应权利。当运行需要和辐射安全之间存在潜在冲突时，优先考虑辐射安全的需要。

辐射防护负责人职责包括：向所有操作人员、维修人员和其他相关的人员提供操作说明书，进行培训，考核并确认他们已经掌握、遵守这些操作说明；控制区入口通道的管理；保证辐射工作人员受照剂量满足要求；安排辐射监测仪器的检定；检查加速器开机运行记录及其设备的维修记录；制定辐射安全检测方案并组织实施；监督个人剂量计的分发和回收，评价剂量监测结果；组织并实施定期安全检查程序；出现辐射安全问题及时上报；制定应急预案，安排周期性演练，确保其适宜性和有效性；编写辐照装置安全和防护状况的年度评估报告。

合格专家由用人单位聘请，负责就辐射安全有关范围内的审管问题提出建议，不承担应属于业主的责任。合格专家可以在辐射防护的最优化，剂量测量和辐射监测，超剂量照射事件的调查，人员培训，辐射安全评价和应急预案，新建、改建、扩建的辐照装置计划，质量管理，紧急事故处理等方面提出建议。

8.2.2.2　操作人员与运行维修人员的职责

操作人员必须是具有专业技术资格的人员，负责辐照装置在使用和运行过程中的安全。须具备以下技能：受过理论培训，对所从事工作的电离辐射特性具有必要的知识；熟悉设备结构性能并对处理事故的应急措施有比较透彻的了解；了解并掌握国家有关部门颁布的有关规定和装置的操作规程；能够操作和运用计算机及其软件系统。

运行维修人员应是经国家监管部门授权单位培训，取得培训合格证的人员；加速器装置变更或升级后，应及时参加再培训；必须熟悉加速器辐照装置的基本原理、结构、性能和安全特性，熟悉加速器装置正常运行的操作规程和保养知识，了解管理和监督机构的管理条例并掌握辐射防护的原则和实际操作能力；须参加加速器装置制造商的培训，掌握加速器装置的维修规程；必须了解主机室、辐照室周围地区的辐射水平，必须熟悉本装置的安全设施；须熟悉所用的放射性监测仪表及管理部门对个人剂量监测的要求；必须具备操作加速器和相关设备的能力，并具有运行日志记录或维护记录的能力，了解应急联络渠道和方式。

8.2.2.3　运行规程

开机要求：对各系统进行巡检，确认各系统正常且相关参数在规定范围内；对辐射控制区进行人工安全巡检，确认无人滞留及设备安全，确认安全联锁系统就位且运行正常；按操作规程启动加速器装置；按工艺要求，设定参数并运行。

关机要求：按操作规程关闭系统；对电子加速器必要时应持续保持真空系统、设备控制系统处于所需状态；紧急情况下，应采取急停措施直至电子加速器切断电源；停机后，须延时关闭冷却系统和排风系统。

运行记录：每个运行人员在值班时，应按照规定完成运行日志的记录。日志应详细记录辐照装置的重要活动事项，一般包括下列内容：设备运行参数，异常、故障信息及排除方法，辐照产品的情况，由于警示、异常、故障等原因而引起的质量风险。

8.2.2.4　防护监测

（1）个人剂量监测

辐照工作的运行人员、实验人员和检修人员等都应佩戴相应的个人剂量计，如袖珍式剂量计、胶片佩章、热释光剂量计、荧光玻璃剂量计等。在检修强感生放射性部件时还应佩戴局部剂量计。在常规监测中每月或每季度对人员剂量计读数一次。在事故情况下应模拟事故的真实情况，及时确定个人剂量。对受到事先计划的特殊照射人员，工作结束后应立即对个人剂量计进行读数。当怀疑或确定吸入或摄入放射性核素时（例如接触过被氚污染的元件或操作过易于剥落的加速器感生放射性部件后），还需要进行内照射个人剂量的监测，例如尿样分析或全身计数。

（2）区域监测

辐照加工装置设施竣工后的调试阶段和运行至最大的辐射发射率状态，必须在辐射防护人员的参加下进行。对有关区域进行全面的辐射水平测量，包括以下内容。

① 开机时所有居留区或屏蔽处的辐射水平。

② 开机时产生的气载放射性水平。

③ 天空反散射水平。靠近屏蔽墙外侧的辐射水平可能较低，但由于天空反散射的影响，距屏蔽墙一定距离处辐射水平可能较高，因此天空反散射的测量应从屏蔽墙外侧开始到足够远的距离。

④ 感生放射性水平。停机后辐照室或加速器厅、靶室和沿束流线其他区域内的感生放射性水平，特别是感生放射性可能很强的那些部件或装置。

⑤ 如果加速器运行参数、屏蔽状况或区域的居留情况发生的变化有可能影响到辐射安全时必须复测辐射场，必要时应采取措施，保证在新条件下仍能满足辐射防护的要求。在进行了辐射调查后，应对加速器的辐射防护状况做出安全评价，对已发现的不安全因素应根据具体情况采取不同的措施（辐照装置可参考执行）。

监督区：在这些区域内连续工作时，人员一年接受的有效剂量当量有可能超过职业放射性工作人员年有效剂量当量限值的 1/10。对这些区域应加强辐射监测。

控制区：在这些区域内连续工作时，人员一年接受的有效剂量当量有可能超过职业放射性工作人员年有效剂量当量限值的 3/10。对这些区域除应加强辐射监测外，还应在其入口处或边界上设置辐射危险标志。

加速器运行期间，凡安装有遥控监测系统的区域应连续记录其辐射水平，当超过预定的阈值时，该系统应发出音响和（或）灯光警告信号并对其他区域应进行必要的辐射巡测。

加速器停机后，人员进入加速器厅或靶厅时应配合做好辐射监测。

（3）表面污染监测（可转换 X 射线的加速器）

储存和使用瓶靶的地方，以及行人可能经过的区域，必须定期进行表面污染的监测。应对由于活化材料的剥落等原因可能引起表面污染的区域的设备、墙壁和地面等的污染水平进行定期监测，人员操作放射性物质后应对其体表、衣物进行表面污染监测。当物体的表面污染水平超过了相应的限值时，应采取保护措施或及时去污，防止污染蔓延。臭氧和氮氧化物的检测同 ^{60}Co 辐照装置。

（4）液态流出物的监测

加速器上的液态流出物主要是循环冷却水和附属的放化实验室中的放射性废水，它们通常贮存在贮水池或废水罐中，在排放前首先对水的放射性总活度进行监测。当活度比较高时，还应对其中的核素进行分析并对放射性微粒进行过滤或集中处理，保证排出水的放射性浓度和排放量不超过国家或地方有关规定的限值。

8.2.2.5 健康管理

对准备从事加速器工作的人员，须进行放射工作人员健康监护（岗前体检），合格者才能参加该工作。对已从事加速器工作的人员，应定期进行健康监护，建立健康档案并根据其健康状况判断其是否适合该项工作。对接受过应急照射或事故照射的人员，须进行应急体检、医学随访检查等措施。

建立放射工作人员健康监护档案，除妥善保存加速器原辐射防护设计档案外，还应保存下列资料：健康监护个案报告及汇总报告，个人剂量计的记录（长期保存），放射防护培训学习记录，辐射事故情况报告及其处理意见，辐射防护评价报告和定期监测结果，辐射测量仪器的检修和刻度记录，辐射联锁线路的检修和改动情况的记录等。

8.2.3 γ辐照装置的安全与防护

8.2.3.1 γ辐照装置的组成

工业 γ 辐照装置具有专业化、大型化、高度机械自动化、高运行率、高能量利用率、标准化、系列化等特点。其主要由辐射源、源架、升降系统及辐照产品输送系统组成。

（1）常用的放射源及分类

目前辐照装置采用最多的放射源是 ^{60}Co（图 8.1），其次是 ^{137}Cs，它们具有较强的穿透能力；具有较长的半衰期，可避免频繁地更换和补充放射源，从而保证辐照装置具有较高的时间利用率，同时也使剂量场较稳定，便于控制工艺参数；具有较高的比活度，能使源架结构较紧凑，获得较高的射线能量利用率；生产和运输费用较低。^{60}Co 的 γ 射线能量较高，穿透力较强，自吸收小，有较高的比活度，熔点高，不易溶解于水，因此应用最为广泛。表 8.1 为 γ 辐射源特征表。

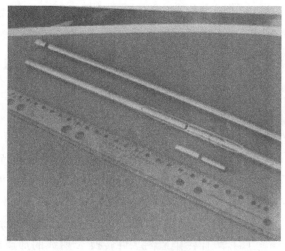

图 8.1 ^{60}Co 放射源

表 8.1　γ 辐射源特征表

放射源	射线种类	能量/MeV	半衰期/a	比活度/(pBq/kg)	自吸收/%	每千瓦所需放射性活度/pBq
^{60}Co	γ	1.17，1.33	5.27	11.1~4.44	10	2.48
^{137}Cs	γ	0.66	30.2	0.89	30~50	11.1

　　工业辐照所用的放射源属于 I 类放射源，应该引起特别重视。放射源在辐照室内的贮存方式有干式和湿式两种。干式贮源是在辐照室设置干式贮源井或贮源铅容器，由于换源不方便及安全问题目前已极少采用。湿法贮源是在辐照室内设一个深井水，让放射源在非照射状态下降入盛有去离子水的水井底部的安全位置，当工作时再将其升到地面工作位置。在检修辐照装置贮源井和容器时，必须首先移走放射源，为此可设计各种形式的检修用贮源室。如湿法贮源井下的副井，就是在水井下设置的小防护井。也可以将放射源转移到专门的容器内。另外，还可有特殊的倒源室，以满足运输容器与源架之间的倒源。

　　（2）源架

　　源架是为装载和排布放射源棒以形成特定辐射场的专用设备，一般采用不锈钢材料制造。对源架的基本要求是：放射源能安全可靠地装载在源架上，放射源的装卸方便、易行，保证放射源不受机械损伤，提出水面后能迅速排空积水，尽量提高射线能量利用率，为了保护源架的安全设有防止辐照物碰撞源架的保护装置。放射源在使用时装在不同结构的源架中，可组成点源、线源、筒状源、单板源或双板源等。因此，源架分为线源、筒状源（花篮状源）、单板源和双板源等。源架因辐照装置的规模、用途或辐照工艺的不同而采用不同的结构和尺寸。常用的源架有以下几种类型：①"线源"源架，单根棒状放射源或排列成一条直线的多根放射源，垂直装载在源架的中心位置形成"线源"。线源仅用于装源量较小的辐照装置。②"筒状源"源架，若干条线状放射源等距离垂直装载在以源架中心线为轴线的圆柱面上，形成"筒状源"（亦称"花篮式"源）。筒状源的装源量一般比线源大，但通常也只用于装源 1.11×10^{16} Bq（300 kCi）以下的辐照装置。③"单板源"源架，将若干放射源棒按垂直或水平方向有序地装载在一个平板式结构的源架上，形成"板状源"。单板源的容量可以很大，用于装源 1.11×10^{16} Bq（300 kCi）以上的辐照装置。④"双板源"源架，装置中同时使用以一定间距平行放置的两块板源，称为"双板源"。双板源也用于装源 1.11×10^{16} Bq（300 kCi）以上的辐照装置。小型、研究用辐照装置要求吸收剂量准确并要有较好的剂量均匀度和重复性，因此均采用点源、线源及筒状源。中型或生产型 γ 辐照装置的放射源组装均采用板源形式，有单板源和双板源，可根据各自的特点选择。单板源可以获得较高的射线利用率和生产能力，并使剂量场分布均匀。双板源的结构和源架升降装置较复杂，源的射线利用率和生产能力较单板源低，产品吸收剂量的均匀度较差。放射源的倒装通常采用专用长杆工具。长杆工具是用于贮源井内进行装源、倒源时水下操作的长臂手动工具。一般包括长杆夹钳、长杆钩和长杆水下照明灯等。

（3）源升降系统

源升降系统是牵引源架使之在井下贮存位置和井上工作位置之间做升降运动或在贮存位置及工作位置保持停留的机械设备。源升降系统有的位于辐照室的顶部，提升钢丝绳穿过预埋于辐照室顶部的不锈钢管，通过滑轮导向与操作系统相连，完成升降源架的工作；也有的位于辐照室旁的设备间内，提升钢丝绳穿过预埋于辐照室墙体的不锈钢管，同样也是借助于滑轮组与操作系统相连。源升降系统有以下功能：源架的升降运动和在贮存位置、工作位置的定位，源架位置指示，驱动系统的过力矩保护，断电自动降源，源架紧急迫降，建立以升降源为中心的安全联锁。为保证升降源时安全可靠，从机械、气动、液压元件的设计及电气控制上都考虑了必要的安全措施，它的操纵控制均在控制室按程序自动进行。按驱动方式源升降机有电动、液压和气动三种类型。目前采用气动及液压驱动较多。

（4）辐照产品输送系统

大型工业化商用装置生产量大、效率高，辐照物的输送采用机械化自动设备。辐照产品输送系统由以下三部分组成。

① 过源机械系统。在辐照室内运载产品围绕源架运行或停留，使之接受辐照的传输机械系统。通常采用辊道输送系统、气动单轨悬挂输送系统及积放式悬挂链输送系统等。

② 迷道输送系统。在操作大厅与辐照室之间，经过迷道运载产品的输送机械系统。通常采用电动辊道输送系统、气动单轨悬挂输送系统及积放式悬挂链输送系统等。

③ 装卸料操作机械。在操作大厅的装卸料段，将未变辐照产品装入辐照箱和将已变辐照产品从辐照箱中卸出的机械设备。通常采用倾斜式装卸机、升降式装卸机或堆码式装卸机等。

辐照物输送系统大致有以下几类：气动传输系统、积放式悬挂输送机传输系统及组合式传输系统。

8.2.3.2　γ辐照装置的辐射工作场所影响因素及布局分区

γ辐照装置主要影响因素：辐射照射，辐射产生的有害气体，火灾、地震等灾害。在γ辐照装置的屏蔽防护设计中，应考虑以下因素：辐照装置中辐射源的额定装载活度、源架类型、源升降机类型。

γ辐照装置工作场所布局应根据相应地区和区域的人员驻留情况，合理布局辐照装置工作场所所在位置、辐照室和其周边辐照装置控制室、附属设备室、辐照装置等相关工作用室。

γ辐照装置工作场所分控制区和监督区。辐照室和迷道为控制区，辐照货物装卸区域、辐照室屋顶、控制室、通风间、设备间、水处理间等直接与辐照室和迷道相邻的区域为监督区。

8.2.3.3　γ辐照装置的屏蔽设施设计

屏蔽设计的内容及要求如下。

① 屏蔽设计包括辐照室和迷路，贮源水池和将辐照用放射源移入安全贮源位置（如副井）的屏蔽设施，穿过辐照室壁或迷路的通风、源架传送钢丝绳、电器、水暖等

管线孔的杂散辐射及局部辅助屏蔽设施。

② 建筑屏蔽（包括辐照室、贮源水池、副井等）所考虑的辐射包括由辐射源发出的并透射到建筑物外的辐射，辐照室迷路和管线孔的散射辐射，穿过辐照室顶的辐射，相关的天空散射辐射和侧散射辐射。辐照室顶上方常常须考虑设计用于吊装放射源容器的可移式顶塞、通风机房、放射源架传动机械设备等，有时兼用作辐照装置机修间。对这种辐照室顶二层建筑，建议以剂量率 2.5 μSv/h 为约束目标。当辐照室顶无二层建筑时，也应考虑偶然到达辐照室顶的维修人员可能受到的照射，其对辐照室顶屏蔽的要求一般需要严于穿过辐射室顶的辐射相关的天空散射和侧散射辐射对辐照室外一定距离的人员的防护要求。

③ 屏蔽设计限值。对监督区，在距屏蔽体的可达界面 30 cm 处，由穿透辐射所产生的平均剂量率应不大于 2.5×10^{-3} mSv/h。在屏蔽体的任何 100 cm^2 表面积上的平均剂量率允许达到 2×10^{-2} mSv/h，但在距屏蔽体的可达界面 1 cm 处且与该界面平行的 1 m^2 面积上平均剂量率不得超过 2.5×10^{-3} mSv/h。对非限制区，屏蔽设计要保证该区内和附近公众个人受照年剂量不超过 0.1 mSv/h。屏蔽设计采用的剂量率控制值应在满足上述规定的基础上做进一步优化分析。

④ 水池工程要求：水池规格，水池结构的完整性和安全性。按照相关要求，水池底板和池壁应由混凝土做结构和屏蔽，底板及池壁的厚度应满足屏蔽的要求，其结构强度应保证在设计基准地震和载有源的运输容器的载荷下不裂、不渗透。建立低水位报警和过低水位自动补水设施。建立水处理系统和冷却系统，以满足水池贮源水的水质要求的实现与保持。要注意水屏蔽和在水池维修、换源时将放射源移至安全区（如副井）的屏蔽的安全性。水池盖要防止物品和人员落入水中。

⑤ 放射源架传动系统工程要求。

a. 根据源架升降机类型，考虑源架牵引钢丝绳是直接绕驱动轴传送还是由滑轮组带动，以及后者的滑轮组数及动滑轮的移动范围。

b. 传动系统设置的安全功能：分析源架的升降运动和源架在贮存位置、工作位置的可靠定位；源架位置指示醒目；源架到达设定的升源位置或降源位置后，防止驱动设备继续工作的过力矩保护，辐照装置供电系统断电时源架应能自动降至贮源水池底部的贮源位置；只有具备系列的安全联锁条件后，才能启动驱动设备提升源架。

c. 降源架过程中，源架被意外卡阻不能降至水池底部贮源位置时，探查卡阻的安全设施并发出警报。

d. 对源架追降设施，应分析其追降工作模式，仅当确定其能排解放射源不能降至贮源水池底部的故障时才可以启用追降设施。应分析探查造成故障的故障点状况的设施与手段。

⑥ 辐照物堆码与输送系统工程要求。

a. 静态辐照装置（新建辐照装置不可采用）的要求包括：辐照物品的辐照装箱单元的可靠性及装箱单元在源架保护装置周围的堆码方式，距源架保护装置的最小距离。

b. 动态辐照装置的要求包括机械传送系统类型及货物传送模式（GB 17568），传送系统的荷载能力；辐照箱及防止传送的辐照箱跌翻，防止辐照箱内装货物滑出、震出辐照箱外及延伸到辐照箱外的安全防护机构；输送系统意外受阻滞时的报警和自动降源联锁。

8.2.3.4 γ辐照装置的防护安全系统

γ辐照装置的安全防护系统包括屏蔽防护系统、控制系统、剂量系统、安全联锁系统等。

（1）屏蔽防护系统

γ辐照装置的屏蔽系统主要由辐照室屏蔽系统、迷道和放射源屏蔽系统组成。屏蔽γ射线常用的材料是混凝土或铅，也可用铸铁和钢。设计、建造辐照室屏蔽系统是为了保证在最大设计装源量时，屏蔽体外表面的剂量水平满足辐射工作人员及公众个人年有效剂量值的要求。一般使用具有相当厚度的混凝土做屏蔽墙，其厚度与射线能量及装源量有关。

辐照室屏蔽体是辐照装置建筑的主体部分，它的内部空间是辐照产品接受照射的场所。小型装置多为圆形结构，大型装置则为矩形结构。屏蔽的设计应保证辐照室的完整性和安全性。对于辐射屏蔽薄弱的部位（如排风和穿墙孔道等），应有防止漏束的补偿措施，辐照室屋顶厚度设计应同时考虑贯穿辐射和天空散射；屏蔽体的空间大小视需要而定，在设计最大装源量的前提下，屏蔽体外表面剂量率不应超过 $2.5~\mu Sv/h$。设计屏蔽系统时考虑了散射射线可能产生的危害，如辐照室屋顶的屏蔽层厚度足以使贯穿该屏蔽层的射线通过大气散射返回到地面的剂量率低于一定值，又如辐照室的迷道设计考虑了射线在迷道中至少 3 次以上散射的影响。屏蔽体上的任何裂缝或空洞，都能使本来合适的屏蔽造成漏束，因此必须保证施工质量。

为了有效地减少辐照室出入口处的辐射水平，一般采用迷宫式曲折通道进出辐照室，称为迷道。在设计最大装源量的前提下，迷道口处的剂量率应不超过 $2.5~\mu Sv/h$。

贮源水井位于辐照室内，放射源在非工作状态下贮存在水底，由足够深的水层屏蔽射线，保证人进入辐照室（在井上）是安全的。确保在最大设计装源能力时，水井上方进行任何操作，其水表面的剂量率均低于放射性工作人员年剂量限值。贮源水井的深度和大小，是由装源量及源架的尺寸决定的。水井的设计应保证辐射屏蔽的完整性和安全性。井内设备和井覆面应选用耐腐蚀性好的不锈钢材料，并保证好的密封性能和一定的承重能力；水井底部不应有贯穿件（如管道、管塞）。通过水井壁的任何贯穿件都应低于正常水位不少于 30 cm。要求水井绝对不能渗漏，钢筋混凝土作为井体必须是防水的。放射源一定要贮存在辐照室内的水井或铅容器中，工作时提升至水井或铅容器上方，对产品进行辐照。对于采用湿法贮源的装置通常在辐照室内设有贮源水井，用一定厚度的水层屏蔽射线。在贮源水井上方进行任何操作时必须有辐射防护人员在现场监测其水表面泄漏射线所致瞬时剂量率，以确保操作人员安全。为了检修的需要，有时在贮源井的底部设计一个副井，当需要抽干贮源井中的水时，须先将钴源转移至副井内。副井的设计按偶尔需要短时检修考虑，副井上方地面处的剂量当量应不超过 1 mSv（检修剂量），一般用铅作为副井盖的材料。副井侧面的混凝土屏蔽墙较薄，防护不够，为了防止射线穿透副井侧壁而在副井上方造成过大剂量，一般在侧壁附加铸铁，铸铁密度不

小于 7.0 g/cm^3。为保证贮源井底面 20 cm 高处的剂量率不超过检修剂量，如果副井紧靠贮源井侧壁，铸铁块的厚度可相应减薄。计算副井井盖和侧壁的防护厚度时，均考虑副井中水的屏蔽作用。所以，把源装入副井中时一定要保证副井内充满水。另外，副井内源的排列要遵守下列原则：在副井中有两个贮源架，新源应尽量排在下层；新源排列应均匀分布，不得集中在一起。

(2) 控制系统

目前在我国辐照装置中有两种控制方式。一种是常规的自动程序控制系统，另一种是用可编程控制器自动控制。对于处理单一产品的专用装置或小型简单的试验装置，采用常规程序控制较多。随着技术工艺的进步，目前国内外商用 γ 辐照装置都采用可编程控制器进行自动控制。控制室只要求一般防尘，保持室温，无其他特殊环境要求。控制系统主要任务是保证在辐照过程中按工艺要求完成各种工况下生产过程中的控制，并确保操作人员的人身安全。控制系统不仅包括对各个系统如放射源升降系统、产品输送系统、安全联锁系统、辐照室门、通风系统及水处理系统等进行远距离自动程序控制，还包括信号系统、语音报警系统、监控系统和数据管理系统等。

① 放射源升降的控制。为了确保运行人员免受强 γ 源的意外照射，装置中的一切安全设施都是通过控制系统与源的升降联锁的，只有所有安全条件都得到满足才能升源。主要安全条件如下：(a) 升源前操作人员必须进入辐照室内检查有无人员逗留，并顺序按动"无人"检查按钮，否则升源操作无效。(b) 只有顺序按动"无人"检查按钮后，安装在迷道内的防人光电装置才能投入工作。防人光电装置出现故障将无法升源。在运行过程中光电装置失灵或人员经过光电装置控制区时会发出声光信号并立即降源。(c) 人员出入口门的开关必须与源的升降联锁，只有当源在安全位时才能将门打开；人员通道门未锁闭，源不能被提升；升源后如此门被打开，源应自动降至安全位。人员通道门的内侧还应设有紧急开门按钮。(d) 控制台上的升源开关钥匙和辐照室的进出口门钥匙连在一起，只有在降源的位置上才能被取出，也只有用这把钥匙才能打开进入辐照室的门。(e) 辐照室内外要设红绿信号灯、警示牌和音响信号。(f) 辐照室内设拉线开关，拉线开关被触碰则升源不能进行或立即降源。(g) 剂量仪表投入工作。(h) 进排风系统投入工作。(i) 源架升降驱动系统工作正常。(j) 选择好输送系统的运行方式。(k) 源必须处于井底贮存位置。(l) 贮源井水位正常。当具备以上条件后才能操作升源按钮升源，其中任意一个条件不具备，源不能被升起。

在升源过程中或源升至工作位置后，除正常操作降源按钮外，下列任意一个条件出现时控制系统都能立即自动降源：(a) 进出口门防人光电装置动作或失灵；(b) 辐照室的拉线开关动作；(c) 操作间紧急降源按钮动作；(d) 人员通道门口门开；(e) 源架驱动系统不正常；(f) 输送系统出现故障；(g) 贮源井水下降 300 mm 以上；(h) 烟雾报警器报警；(i) 停电时间超过 10 s。

② 产品输送系统的控制。按工艺过程的要求，远距离控制产品输送系统的启动停止运行速度、辐照时间和输出输入的产品箱数量及各个工序之间的安全联锁等。如有气动系统，还须有气压站的控制和气动执行机构的控制。

③ 辐照室门的控制。辐照室一般都设有产品的进出口，大型辐照装置还设有供人

员进出的专门通道。没有产品输送系统的辐照装置，照室门必须与源的升降联锁。此门一旦被打开，源便自动降至井底安全位置。安装有输送系统的装置通常在迷道内设有防人光电装置。当悬挂输送机的载货小车运行到门前时，门自动打开。小车进门后则自动关闭。设有人员出入口门的装置，门的开关必须与源的升降联锁。只有源在安全位时，才能将门打开；人员通道门未锁闭时，源不能被提升；升源后如此门被打开，源自动降至安全位。人员进出口门有两种控制方式，即钥匙开关控制和门内侧就地按钮控制。

④ 进排风机的远距离控制。辐照装置一般安装有 1 台进风机和 2 台排风机。在进排风机房内设有就地控制箱，在控制台上设有进排风机的启停按钮和运行信号，还设有排风机的阀开、阀关信号。辐照正常运行的情况下，进风机及至少 1 台排风机在工作，另外 1 台备用。降源后 2 台排风机强制启动，运行 5 min 后自动停止。当烟雾报警时，进排风机自动停止运行。

⑤ 信号系统和智能语音报警系统。辐照装置控制台一般设置有三种信号：指示及联锁信号、警告信号、事故信号。指示及联锁信号的信号灯为绿色和黄色，其作用是指示控制对象的位置和工作状态及联锁是否满足条件。警告信号灯为红色，其作用是发出警告信号后要求操作人员尽快采取措施防止事故扩大。事故信号灯为红色，当发出事故信号时设备自动停止运行，源自动降至贮存位置，以确保运行设备和人员的安全。目前，有些辐照装置在控制系统设计中采用了智能语音报警系统。辐照室内外装有扬声器，能根据运行情况或发生的故障，用语音方式警示人们现在正在进行的操作或出现的故障。

⑥ 数据管理和监控系统。辐照装置的现代化管理非常重要。装置中应设置数据管理系统。它包括生产运行的数据管理、事故数据管理、设备检修数据管理及个人剂量档案管理等。

（3）剂量系统

剂量系统的主要任务是辐射安全剂量监测、辐照室内剂量场的测定和辐照产品吸收剂量的测量。

① 辐射安全剂量监测。（a）辐照室内及工作场所的辐射剂量监测。辐照室内及周围的工作场所可选择固定式多道射线监测仪，作为升源监测报警和周围区域的常规监测。该仪器的探头安装在辐照室的迷道和有关的工作场所，显示仪表安装在控制台上，作为工作场所和附近公众环境的辐射剂量监测。（b）工作人员的个人剂量监测。工作人员的日常个人剂量监测分为两个部分，一个是个人剂量报警仪作为进出照室的安全剂量监测仪表，另一个是选择个人佩戴的剂量计作为日常工作人员累积剂量的监测。（c）贮源井水和源运输容器放射性污染的监测。贮源井水和源运输容器放射性表面污染，一般选择 FT-603 井型闪烁探头配套的定标器和铅室作为监测仪表。

② 辐照室内剂量场的测定。γ 辐照装置启用前必须进行剂量场的测定工作，以掌握装源后场内的剂量分布情况。测量工作包括放射源工作位置的重复性、辐照场的剂量分布、不同堆积密度的产品在各个工位处的剂量率和剂量不均匀度，以及它们的准确性和重复性。一般要进行动态和静态测量以适应不同的辐照方式。补充新源或间隔一定时间后都要按上述方法再进行测量。

③ 辐照产品吸收剂量的测量。辐照装置启用前应该按照要求测定"启用剂量"，其主要目的是比较实际测定的剂量与设计的计算值，并调整辐照物在辐照室的停留时间，以使实际的吸收剂量能达到要求；另一个目的是测定各辐照产品箱中的最低和最高吸收剂量点，求出实际的不均匀系数，以验证设计中计算的不均匀系数是否正确。辐照装置启用后要测定"运行剂量"。对每一种辐照产品都要进行这种测定。运行剂量值与启用剂量之差在误差范围之内时，可认为运行参数选择正常；反之，则须调整工艺参数，也就是产品在辐照室停留的时间。

辐射加工吸收剂量的测量方法。从原则上说，只要受照射物质中所引起的效应与吸收的辐射能量具有确定的关系，这个效应就可用来测定辐射剂量。这样的效应包括电离、发热、发光（激发）等物理变化，氧化还原、裂解、聚合、交联、变色、黏度变化等的化学变化。根据性能精确程度，使用仪器可分为标准剂量计和工作剂量计。

（4）安全联锁系统

γ 辐照装置必须设有功能齐全、性能可靠的安全联锁系统，以对出入口、源操作系统、传输系统等进行有效的监控和连锁。在安全联锁系统中，有些是属于设施正常运行所必需的；有些是给出警告指示，以引起对不正常的但并不是事故状态的注意；还有一些是故障指示，警告运行人员，系统已有严重问题存在，同时必须执行预先规定的程序，如将放射源返回屏蔽位置、防止人员进入辐照室等。安全联锁系统主要是物理器件、机械或电器设施，并依赖自动控制系统的联锁设计实现的。因此，安全联锁系统设施和器件在设计时应满足下列准则。

① 系统的设施和器件应很好地组合，具有联锁保护功能，使其在一个系统中出现故障时，第二个或第三个系统能可靠地提供所要求的保护。

② 每一个系统都应有足够的冗余度和形式的多样化，以减少故障的概率，也就是使每个主要部件要有双重性，并由不同类型的备用件组成，以减少发生多重事故的概率。

③ 各个系统和部件必须是独立的，使之不会因出现任一故障而引起其他系统的毁坏。

④ 安全联锁系统应始终能可靠地工作，使之不使用专用工具则难以干预。即使有了故障，系统要仍然处于安全状态。

下面列出辐照装置应安装的主要安全联锁系统。

① 源升降装置。辐照室人员通道门和货物通道门应由同一把独立钥匙或多个串在一起的钥匙进行控制，这一把或一串钥匙还应与一台有效的便携式辐射检测报警仪相连，如从控制台上取出钥匙，放射源则自动降到安全位置。只有获得资格且经运营单位授权的运行人员才能使用该钥匙。

② 在辐照室所有门口醒目的地点设灯光音响信号装置，用于对辐照室外人员的警示。

③ 在辐照室内应设置无人检查按钮，并与控制台联锁，升源前操作人员应进入辐照室内巡视检查，无人检查按钮设置位置应避免巡视检查盲区。

④ 在辐照室内设紧急降源（一般为拉线开关）和开门按钮，紧急降源（一般为拉

线开关）按钮应覆盖整个辐照室和迷道区域。

⑤ 在控制台上应安装紧急停止按钮，该按钮可在任何时刻终止辐照装置的运行并将放射源降至安全位。

⑥ 设置人员通道门与源升降系统联锁。如果门未关闭，不能升源；当源架在非安全位时，打不开人员通道门，如果强行打开人员通道门，则自动降源；当停电时，按正常操作程序打不开人员通道门。

⑦ 设置门安全链与源升降系统联锁。安全链安装在辐照室人员通道门内，是有人在辐照室维修时，用来将源升降结构液压系统断路的装置，以使维修工作能在不受因人员疏忽而提升源的危险威胁下完成。也就是说，为了确保安全，必须在切断动力源，放射源不能被提起的状态下进行维修工作。

⑧ 设置固定式辐射水平监测仪。分别在辐照室的迷道、货物出口处及水处理装置设置探头，并与控制系统联锁。分别设定剂量报警阈值。当辐照室迷道的探头探测到的辐射水平超过阈值时，人员通道门打不开；当货物出口处探头探测到的辐射水平超过阈值时，自动停止货物输送系统，同时降源，并发出声光报警；当水处理的探头探测到的辐射水平超过阈值时，自动停止水处理系统，同时降源，并发出声光报警。

⑨ 在货物进出口处设置安全门（或设置辐照容器堵门功能），与辐照容器输送配合开闭防止人员进入，并与控制系统联锁。当源架在非安全位及停电时，按照正常操作程序无法开门或无法移动辐照容器。

⑩ 在人员通道入口内及货物出入口内设置防人光电装置，并与控制系统联锁。当源架在非安全位时，如触发光电报警，则自动降源；当源架在安全位时，如光电开关未投入，则无法升源。

⑪ 在辐照室人员入口处应设校验源，如 0.37 MBq 的 ^{137}Cs 源，操作人员进入辐照室之前应用校验源检查剂量仪表是否正常。

⑫ 设置停电自动降源系统，避免因停电导致各监控仪表失灵而引发人员受照事故。

⑬ 设置源架迫降系统，以便在升降源发生某种故障时，使源架得以解脱。

⑭ 设置贮源井水位监测报警与补水系统，避免因贮源井水位下降引起辐照室内辐射剂量水平上升。当出现超低水位报警时，按正常操作程序打不开人员通道门。

⑮ 辐照室应设置通风系统，并与控制系统联锁。通风系统故障时，自动降源或无法升源。

⑯ 辐照室应设置烟雾报警装置并与控制系统联锁。有烟雾报警时，自动停止通风，自动降源，货物传输系统停止运行。

⑰ 辐照室各可拆式屏蔽塞应与控制系统联锁，以便在装、卸源过程中屏蔽塞被卸下的情况下，自动降源或无法升源。

⑱ 源架应设有护罩或防撞杆，并与辐照室构筑物牢固连接，其强度和结构应能有效防止由货物倒塌、货物冒出、货箱倾斜、吊具脱钩等意外情况致使护罩或防撞杆变形或倾斜而卡阻源架。对于动态辐照装置，货物输送系统过源段应设有导向定位机构，并在入口设置防碰撞报警装置，该装置应与货物输送系统和源架的升降系统联锁。辐照箱锁的结构应具有防止意外启动的功能，并设置开门检测装置。源升降滑轮系统应设有防

止钢丝绳脱槽的设施。

⑲ 应设移动电视监控系统并自带照明功能，保证辐射状态下能清楚监视辐照室内和源架情况，并具有图像储存功能。

⑳ 辐照室内应设喷洒装置。喷洒装置在屏蔽体内的管道应采用不锈钢材料，在屏蔽体外采取双阀门人工控制方式，应预留与消防车的接口。

（5）通风系统

通风系统根据设计装源量和辐照室空间大小确定排风量。应设置两台排风机，以保证当放射源降至井内贮存位置 5 min 后，辐照室内的臭氧浓度和 NO_2 浓度（NO、N_2O、NO_2 等各种氮氧化物均换算为 NO_2 的浓度）的限值满足规定的限值，即臭氧最高容许浓度不超过 0.3 mg/m^3，NO_2 的时间加权平均容许浓度不超过 5 mg/m^3。装源量大于 37 pBq（10^6 Ci）的湿法贮源 γ 辐照装置，当放射源持续存放在贮源井内不工作时，应定期启动通风系统换气，以防止辐照室内贮源井水因电离辐解产生的氢气积累至爆炸限值。设计单位应根据装源活度和辐照室的尺寸等具体参数计算出启动通风系统的时间间隔及每次通风的最小时间，并在设计文件中明确说明。

（6）贮源水井及水处理系统

现在绝大多数 γ 辐照装置采用水井贮存放射源，用水作为放射源屏蔽介质。水井基础用防水混凝土建造，内衬不锈钢覆面。为了避免水中的杂质腐蚀放射源，贮源井水要使用去离子水或蒸馏水。装置中一般应设有水处理系统，井水须循环处理，能不断地去除水中杂质。正常的井水损失主要是由水的蒸发引起的。井水水位和井水补水装置是由控制台操纵的。当水井水位下降到正常水位线的低液位线时，液位计向控制室报警，控制台发出补水指令进行自动或人工补水。此外，对于装源量超过 37 pBq 的 γ 辐射装置还应设置冷却水系统，以减少井水的蒸发。

此外，辐照装置在运行中，特别是在发生事故时，为了能直接观察到辐照室内的情况，可以设置电视观察系统或不锈钢反光镜观察系统。工业化的大型辐照装置在辐照产品运行和管理方面还设有产品的条形码识别和网络化管理系统。

8.2.4　电子加速器辐照装置的安全与防护

8.2.4.1　电子加速器辐照装置的组成及分类

加速器根据加速粒子的种类可分为电子加速器、轻离子加速器、重离子加速器及微粒子团加速器。电子加速器是一种使用人工方法使电子在真空中受磁场力作用、电场力加速而达到高能量的电磁装置。除少数大型高端的电子加速器作为科学研究工具外，目前大量中小型电子加速器都是应用型加速器。其中，工业辐照电子加速器是指主要用于辐照各种材料、参与化学反应和进行灭菌消毒等工业生产过程的电子加速器装置。与 ^{60}Co 辐射源相比，工业辐照电子加速器功率大，一般为几千瓦到几百千瓦，产生的剂量率比 ^{60}Co 辐射源高 3~4 个数量级，而且方向集中，能量利用率高，生产效率高，适合大规模的辐照加工产业。但电子束的穿透能力低，应用亦有一定的局限性。工业辐照电子加速器的其他重要优点是安全性比较好和辐射防护比较容易。

电子加速器根据加速电场和粒子轨道的形态可分为直流高压型加速器（图8.2）和高频谐振型加速器两大类。直流高压型加速器包括主要用于工业应用的大功率电子加速器、高压倍压加速器、高频倍压加速器、绝缘芯倍压加速器、脉冲倍压加速器和低能电子帘加速器等。

任何加速器都是由以下部分组成的：粒子源、加速系统、电源系统、真空系统、冷却系统、粒子输出系统、束下装置和控制系统。

① 粒子源。粒子源顾名思义就是产生粒子的机构。粒子被加速后，才能用来进行各种各样的应用。加速器只能直接加速带电的粒子，所以粒子必须是电子、质子或带电

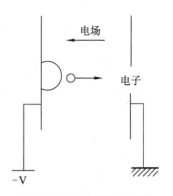

图 8.2　直流高压型加速器的加速原理

荷的正负离子。目前，工业应用的加速器绝大部分是电子加速器。电子加速器的原理非常简单，就像电视机显像管的电子枪一样，一个热灯丝用来产生电子，一个初级电场使电子束流产生一定的流向，一组电子聚焦系统使其按照要求产生可以调节束流的出射角和束流截面。

典型的粒子源为 60 kV 热发射电子枪。电子枪主要包括电子枪枪体、60 kV 直流高压电源、灯丝、栅控电源、脉冲发生器及相关真空系统等。

② 加速系统。加速管由连接法兰、电极和绝缘管组成（图8.3）。

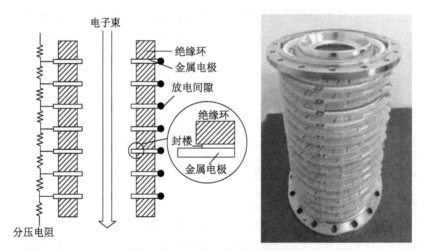

图 8.3　加速管的结构示意图及实物照片

③ 真空系统。加速器正常工作需要一定的真空度，如果真空度达不到要求，带电粒子会与剩余气体分子碰撞发生严重散射，引起束流和能量大量流失，甚至导致加速器不能正常工作，因此稳定、合适的真空度对加速器非常重要。能量越高的加速器所要求的真空度越高。用于辐照加工的加速器，一般对真空度的要求为 1×10^{-5} Pa。加速器开机时，一般先启动机械真空泵，达到一定水平时还要启动分子泵或粒子泵使之达到较高真空。

图 8.4 为真空机组主要组件的一种组合方式，其中机械泵一般为油封滑板式结构。极限真空度为 10^{-3} mmHg，分子泵真空度可达 10^{-7} mmHg，粒子泵真空度为 10^{-9} mmHg。

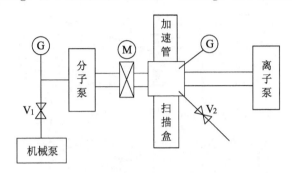

M—插板阀；G—真空规管；V_1—电磁阀；V_2—放气阀。

图 8.4　真空机组示意图

分子泵是一种机械式真空泵，通过高速旋转的多级涡轮转子叶片和静止涡轮叶片的组合进行抽气，在分子流区域内对被抽气体产生很高的压缩比，从而获得所需要的真空性能（图 8.5）。溅射粒子泵又称潘宁泵，它是靠潘宁放电维持抽气的一种无油清洁超高真空泵，是目前抽惰性气体较好的真空获得设备。

④ 高压系统。高压系统是电子辐照加速器最复杂的部件，因为在很大程度上它决定加速器的尺寸、有效作用系数和辐照的成本。辐照加速器可采用直流和交流电压发生器，以及包括毫微秒脉冲发生器在内的各种脉冲发生器。若直流加速电压低于 300 kV，则一般利用最简单的整流器和倍增电路，而要获得更高的加速电压则必须采用不同类型的级联发生器。绝大多数高压型电子辐照加速器采用直流电压高压发生器。

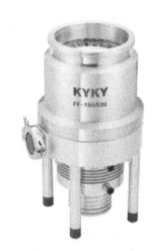

图 8.5　分子泵实物图

⑤ 电子束流引出系统。在加速器内被加速的电子，必须引出才能实现对产品的辐照，因此必须有一套束流引出系统，一般包括聚焦磁铁、扫描磁铁、真空盒、钛窗及冷却系统。

常用的引出装置结构为三角形金属盒，称作扫描盒，电子束流入口和扫描电磁铁安置在三角形的顶部，引出窗膜则在它的底部。引出装置的窗膜空气不能通过，但电子束流可以自由穿过。窗膜装在扫描盒底部的出口处起两种作用：一是将真空和大气隔离开，因此窗膜要有足够的机械强度承受两侧的气压差；二是保证电子束流能自由地穿过窗膜照射大气中的受照物质。

⑥ 束下装置。电子束流从钛窗射出后，辐照被加工的产品，所加工的产品必须有一套全自动的设备来传输，这套系统称为束下装置。

高频高压型加速器的真空系统与束流引出系统如图 8.6 所示。

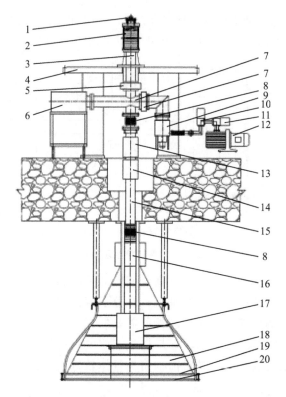

1—电子枪；2—加速管；3—加速管支架；4—钢筒底座；5—插板阀；6—溅射离子泵；7—四通；8—波纹管；9—分子泵；10—电磁真空截止阀；11—电磁真空带充气阀；12—机械泵；13—聚焦线圈；14—导向线圈；15—漂移管；16—芯管及扫描磁铁；17—气动箱；18—扫描盒；19—钛箔；20—束流挡板。

图 8.6 高频高压型加速器的真空系统与束流引出系统

⑦ 冷却系统。辐照电子加速器的很多环节都会提升自身温度，因此需要用水或气流冷却。

⑧ 绝缘气体介质。高压发生器的外形尺寸和稳定性取决于它使用的电绝缘介质。为提高高压发生器的耐压程度，将它置于充满气体的钢筒内。这些气体一定要使用干燥的绝缘气体，水汽含量不能超过 1.5×10^{-5}。

另外，加速器还有控制系统和联锁系统等。

8.2.4.2 工业辐照电子加速器的防护与安全

（1）加速器装置工作场所的分区

① 控制区。在辐射工作场所划分的一种区域，在这种区域内要求或可能要求采取专门的防护手段和安全措施，以便在正常工作条件下控制正常照射或防止污染扩展，防止潜在照射或限制其程度。对于电子加速器辐照装置，控制区在主机室和辐照室及其出入口以内的区域，包括主机室、辐照室及其迷道等。因此，须在主机室、辐照室的入口处设置明显的辐射警示标识，运用行政管理程序和实体屏障（包括门锁和联锁装置）限制进出控制区。

② 监督区。未被确定为控制区、通常不需要采取专门防护手段和安全措施，但要

不断检查其职业照射条件的任何区域。如设备控制室、货物上下线操作区域、水冷机房等未被划入控制区的电子加速器辐照装置辅助设施区和其他需要经常对职业照射条件进行监督和评价的区域，此区内也应设置辐射警示标识。

（2）加速器辐照室结构

除了一些低能（一般能量小于 1 MeV）加速器采用自屏蔽装置外，大部分工业辐照用加速器都需要专用的辐照室，用来保证辐照室外工作人员的安全。图 8.7 为电子加速器辐射车间示意图。

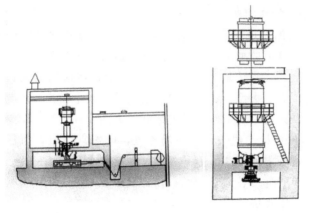

图 8.7　电子加速器辐照车间示意图（左侧为单层机房，右侧为双层机房）

① 双层结构。辐照室外墙为屏蔽墙，内部分上、下两层。上层安装加速器主体部分，下层安装束流引出装置和束下系统。它的优点是维护操作方便，可按上、下层不同的辐射剂量分别设计防护墙，降低辐照室总造价；另外，辐照中产生的大量臭氧、氮氧化物和其他有害气体，可以限制在较小的空间里，便于集中排放和监控。双层结构主要用在电线、电缆、热缩管线等连续生产的大型加速器中。被加工的材料通过迷道由机械装置送入辐照室，并在自动的绞盘机上反复通过电子束流窗口，其中必须有反转装置，使材料的各面都能得到较均匀的辐照剂量，最后被牵引出辐照室外。

② 平面结构。卧式安装的加速器、加工液体的加速器、加速器作为一个大的生产流水线的组成部分及一些小功率加速器多采用单层辐照室。其建筑结构简单，造价低廉，对于要求不高的固体物辐照，使用平面迷道，轨道小车自动运行；对于辐照灭菌、食品保鲜等，也可采用平面滚道输送。在轮胎加工车间，加速器被屏蔽在专门的辐照室内，其出入口有完全自动化的屏蔽门，进出胎胚时加速器停止出束，当门闭合、胎胚到达加工位时，加速器出束对其进行加工。

③ 自屏蔽加速器。小功率低能加速器也可采用自屏蔽设计，即在加速器制造时，自身带有屏蔽壳，屏蔽壳可采用铅或复合材料。自屏蔽加速器的屏蔽应该包括束下系统，因为自屏蔽加速器要求可以安装在普通的厂房内，周边有人员活动，所以自屏蔽的效果是在不增加附加防护的情况下，周围暴露剂量符合国家标准。

（3）辐照室的屏蔽设计

辐照加速器电子出射范围小，易屏蔽，但在运动中受到加速器部件、作为辐照对象的电缆及阻挡板和地板等材料的阻挡后，产生很强的韧致辐射。韧致辐射的最大能量为最大可能的电子能量，一般的辐照用加速器，只要能量不高于 10 MeV，不会产生光核反应和感生放射性。因此，轫致辐射（X 射线）是加速器的主要辐射防护对象。

① 设计依据。根据加速器的最大能量、束流、功率及辐射加工对象，束流下各材料一般选用 Z 值较高的材料。辐照室屏蔽墙外表面的剂量限值需要满足《γ 辐照装置的辐射防护与安全规范》（GB 10252—2009）及《γ 辐照装置设计建造和使用规范》（GB 17568—2019）中规定的约束值。

② 屏蔽计算见本书第 3 章。

③ 屏蔽中的某些特殊问题。

a. 孔道。加速器的通风管道、水管、电缆管道、辐照材料的传输管道等可能穿越屏蔽墙，设计时这些管道的取向应尽可能避开束流方向或辐射发射率峰值方向。为了防止辐射经管道的泄漏，管道应取"S"形或"U"形，在地沟的入口或出口应有一定厚度的屏蔽盖板。为了搬运大型设备，有时需要在屏蔽墙上留出足够大的孔洞，这些孔洞的位置要尽可能避开束流方向或辐射发射率峰值方向。

b. 迷宫。迷宫的设计与建筑物的布局有关，但迷宫口位置应尽可能避开来自靶上的直接辐射，或避开辐射发射率峰值的方向，并且在满足使用的条件下，迷宫的截面尽可能小。有时为了节省建筑费用、空间，或补偿由于通道造成的屏蔽墙总体减弱效果的降低，在迷宫口设置附加屏蔽。

c. 防护门。防护门的厚度应和相邻的屏蔽墙具有同等的屏蔽效果。门和墙之间应有足够的搭接，以减小散射辐射的泄漏，通常门的两侧和顶部，门和墙的搭接至少为缝隙的 10 倍。为了减小通过门底部的辐射反射，应采用其他密闭缝隙的方法。常用的防护门有水门、混凝土门、铁门或铁板与铅板组合门。

另外，还需要注意加速器辐照室臭氧的产生和排放。

④ 加速器的安全设施。

加速器辐照装置必须安装以下安全装置和设施：辐照室入口门上的辐射警示标识和辐照室工作状态指示灯，控制台上的钥匙与便携式辐射监测仪串在一起，辐射监测仪与防护门联锁，防护门与控制台总电源或装置高压联锁，辐照室出入口门与控制台总电源或装置高压联锁，迷道内光电显示与控制台总电源或装置高压联锁，升高压前要求人员撤离辐照室的警铃及灯光信号，误留辐照室内人员的其他应急措施，紧急停机按钮，其他异常情况的发现与紧急措施，工业电视，消防灭火器材，辐照物传输系统停输联锁等。

⑤ 安全运行。

凡加速器的运行人员，工作前必须接受辐射防护基本知识的训练，掌握本机器辐射安全系统（包括辐射测量仪表）的使用方法，并经考核合格后才能参与正式运行。

开机要求：加速粒子的种类、加速电压与预定值一致，控制台上的数字显示装置能正常工作，联锁和警告系统能正常工作，加速器厅、辐照室不得有人；加速器厅、辐照室的所有防护门都已关闭。

加速器运行期间注意事项：值班运行员必须保管好开关钥匙；加速器停运期间必须锁好；加速器的开机和停机必须用控制台上的控制开关操作，除紧急情况外，不得用切断联锁的办法停机；用切断联锁紧急开关的办法停机时，切断部位必须经人工复位后，方能在控制台上用本控开关重新启动加速器；没有特殊理由，不得旁路联锁系统。

⑥ 检修。

加速器检修前须由辐射安全员进行辐射测量，并根据具体情况提出检修中应采取的辐射防护措施，按安全规定进行检修；检修加速器的真空泵时必须有合适的工作地面，采取相应的个人防护措施和通风措施，严格控制污染及其蔓延；检修后，应对参加检修人员的体表和衣服、检修工具及地面等进行表面污染监测。

⑦ 通风。

加速器停机后，在人员进入有气载放射性的区域前，应先对该区域进行适当通风，使其浓度低于国家规定的辐射气体浓度。

⑧ 应急程序和可靠性检验。

根据加速器的实际情况，应制订出处理可能发生的重大事故（或失误）时所需的应急程序，包括人员的撤离、个人剂量的确定、医学追踪及环境评价等；必须对辐射安全系统进行定期检查或维修，时间间隔不得超过 6 个月，并做好检查记录。

8.3 射线探伤的安全与防护

利用电离辐射探测非透明材料及装置的缺陷或揭示其内部结构的无损检测（NDT）法，属于工业射线照相法，俗称工业射线探伤。应用于工业射线探伤的射线检测原理是：被检工件由于成分、密度、厚度等不同，对射线产生不同的吸收和散射。采用适当的探测器接收射线照射被检工件后所形成的透射射线强度分布图像，对被检工件的质量、尺寸、特性等做出判断。射线探伤是无损检测材料、零件、部件和构件质量的基本方法之一，是焊缝检测中最常用的检测方法。在对铸造、焊接和其他一些不可拆卸的连接器件进行检查时，射线探伤在所采用的无损检查手段和方法中占 80％以上。随着我国经济的发展，射线探伤的应用日趋广泛，从业人员不断增加。对射线探伤的防护已成为我国辐射安全防护领域中的一个重要课题。在射线探伤中所使用的辐射主要源于 X 射线机、密封放射源和带电粒子加速器。结合工业中常用的射线探伤，本节将重点介绍 X 射线机和密封放射源的射线探伤的辐射安全防护问题。

8.3.1 γ 射线探伤装置类型及特点

γ 射线探伤装置由探伤机机体（源容器）、控制缆、输源管、源辫位置指示系统和源辫等部分组成，如图 8.8 所示。探伤机机体主要由贫铀屏蔽体、金属外壳、手柄、安全锁、前后连接器等部件组成，具体结构根据型号的不同有所差异。γ 射线探伤装置有 DLTS-B 型、SENTINEL880 型、YG-192B 型及 SEN-TINEL660 型等。

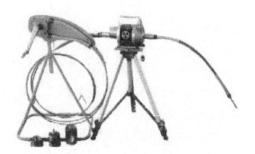

图 8.8 γ 射线探伤装置

（1）按源容器的可移动性分类

按源容器的可移动性，γ射线探伤机可分为 P、M 和 F 三类（《γ射线探伤机》GB/T 14058—2023）。

P 类：便携式 γ 探伤机，源容器便于人工搬运且质量不超过 50 kg。

M 类：移动式 γ 探伤机，源容器借助适当的工具容易移动。

F 类：固定式 γ 探伤机，源容器是固定安装的或只能在某一特定区域内有限制地移动。

（2）按结构分类

按结构分类，γ射线探伤机主要有"S"通道型 γ 射线探伤机、直通道型 γ 射线探伤机。

（3）按放射源的核素分类

按放射源的核素分类，γ 射线探伤设备可分为 ^{192}Ir γ 射线探伤机、^{75}Se γ 射线探伤机、^{60}Co γ 射线探伤机等。

γ 射线探伤装置的优点为：

① 穿透能力强，探测厚度大。对钢工件而言，400 kV 的 X 射线机的最大穿透厚度仅为 100 mm 左右，而 ^{60}Co γ 射线探伤机最大穿透厚度可达 200 mm。

② 体积小，质量轻，不用水、电，特别适用于野外作业检测。

③ 效率高，对环缝和球罐可进行周向曝光和全景曝光。与 X 射线机相比，效率大大提高。

④ 可以连续运行，且不受温度、压力、磁场等外界条件影响。

⑤ 设备故障低，无易损部件。

⑥ 与同等穿透力的 X 射线机相比，价格相对较低。

γ 射线探伤装置的缺点为：

① γ 射线源都有一定的半衰期，有些半衰期较短的放射源，如 ^{192}Ir 更换频繁，长期使用不方便。

② 辐射能量固定，无法根据试件厚度进行能量调节，当穿透厚度与能量不适配时，灵敏度下降较严重。

③ γ 射线源的活度随时间减弱，无法进行调节。当源的活度较小时，曝光时间过长，使工作效率降低。

④ 固有不清晰度比 X 射线大，对于同样材料的工件及照射条件，其灵敏度低于 X 射线机。

8.3.2　X 射线探伤设备类型及特点

我国较普遍应用的 X 射线探伤机有上海、丹东产的 1505 型、2005 型、2505 型、2515 型、3005 型、3010 型，太原产的 XXQ 型，西安产的 XGQ 型气绝缘和 XG 型油绝缘系列工业 X 射线探伤机等。

X 射线机按照结构通常分为便携式 X 射线机、移动式 X 射线机、固定式 X 射线机；也可以按其他方式分类，例如，按照所加工作电压的形式可分为恒压 X 射线机和脉冲 X

射线机，按照加在 X 射线管上的电压脉冲频率可分为恒频 X 射线机和变频 X 射线机，按照所用的 X 射线管结构材料又可分为玻璃管 X 射线机和陶瓷管 X 射线机，按照 X 射线管的辐射角可分为定向 X 射线机和周向 X 射线机，按照 X 射线管焦点尺寸可分为微焦点 X 射线机、小焦点 X 射线机和常规焦点 X 射线机等。目前，X 射线机多按照结构进行分类。按照 X 射线管的辐射角，其可分为定向 X 射线机和周向 X 射线机。

便携式 X 射线探伤机采用组合式射线发生器，其 X 射线管、高压电源、冷却系统共同安装在一个机壳中，也简单地称为射线发生器，射线发生器中充满绝缘介质（图 8.9）。整机由两个单元构成，即控制系统和射线发生器，它们之间由低压电缆连接。采用充气绝缘的便携式 X 射线机的体积小、重量轻，便于携带，利于现场进行射线照相检测。便携式 X 射线探伤机的管电压一般不超过 320 kV，管电流经常固定为 5 mA，连续工作时间一般为 5 min。

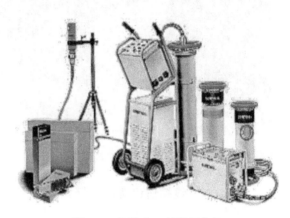

图 8.9　便携式 X 射线探伤机

移动式 X 射线机具有多个分立的组成部分，它们共同安装在一个可移动的小车上，可以方便地移动到现场、车间，进行 X 射线探伤。冷却系统为良好的水循环冷却系统。X 射线管采用金属陶瓷 X 射线管，管电压不高于 160 kV（或 150 kV），射线发生器通常是 X 射线管，它与高压电源之间采用一根长达 15 m 左右的高压电缆连接，以便于现场的防护和操作。

固定式 X 射线机采用结构完善、功能强的分立射线发生器、高压电源、冷却系统和控制系统，射线发生器与高压电源之间采用高压电缆连接，高压电缆的长度一般为 2 m。这类 X 射线机体积和重量都比较大，不便移动，因此固定安装在 X 射线机房内（图 8.10）。这类 X 射线机已形成 150 kV 和 250 kV（225 kV），320 kV 和 450 kV（420 kV）等系列，其管电流可用到 30 mA 甚至更大的值，系统完善，工作效率高，它是实验室优先选用的 X 射线机。

探伤用 X 射线机主要由源组件、源容器、属源管、驱动机构和附件组成。爬行器是一类特殊用途的射线机，主要用于管道的探伤检测，特别是海岸管线及离岸管线的探伤检测。我国丹东奥龙仪器有限公司生产的 PCD 系列管道爬行器，采用差速成器驱动及设备减震器，能保证车体在管道内平稳运行，解决了跑偏、翻车等的难题。在工业射线探伤中产生更高能量射线一般采用加速器，原理是利用电磁场加速带电粒子，从而获取高能 X 射线。工业射线探伤的加速器主要有电子感应加速器、电子直线加速器、电子回旋加速器等。

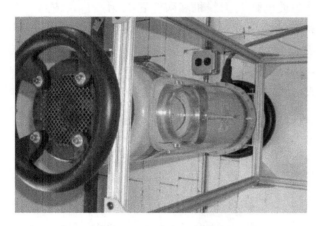

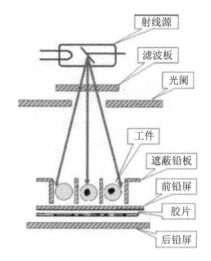

图 8.10　固定式 X 射线机　　　　图 8.11　X 射线探伤机示意图

8.3.3　射线探伤设备的选择

从材质与壁厚的角度来看，选择的放射性同位素应具有最好的辐射参数（其中第一个参数是能量）。如果在一定的厚度范围内许多不同的辐射源都可采用的话，就应当考虑不同辐射源的优缺点。较厚的壁应该用较高能量的辐射源照射，以便在其另一面达到可测量的剂量率。较高的能量具有较高的剂量常数（单位活度的放射源在单位距离处产生的剂量率），因此较经济的曝光时间也意味着要用较高的能量，这与由于反差对射线照片的质量要求恰恰相违背。就一定的材料而论，如果研究测试的样品厚度是某同位素辐射衰减半值层的 2～4 倍，就可以认为该同位素是最佳的。对钢来说，可推荐的厚度范围是：^{192}Ir 为 16～65 mm，^{137}Cs 为 20～90 mm，^{60}Co 为 40～150 mm。其中，^{192}Ir 的 γ 射线能量低，容易屏蔽，目前应用得最多。样品的厚度小于 16 mm 时，无论是 X 射线还是 γ 辐射（^{170}Tm、^{144}Ce、^{155}Eu、^{169}Yb 等）都可以使用。壁厚超过 150 mm 时，大部分要用加速器（回旋加速器、直线加速器）进行检测。若壁厚小于最佳值，射线照片的质量容易变坏；若壁厚大于最佳值，曝光时间要大大延长。

8.3.4　γ 射线探伤机基本结构和安全防护

8.3.4.1　γ 射线探伤机基本结构

（1）源容器

当 γ 射线探伤机采用贫化铀作为屏蔽材料时，其外表面应包覆足够厚度的低原子序数的非放射性材料，以减弱和吸收贫化铀发射的 β 辐射；其源通道也应内衬足够厚度的非放射性材料。

（2）安全锁

安全锁用于锁住或开启源容器的带钥匙的机械装置。探伤装置必须设置安全锁，并配置专用钥匙。安全锁应符合以下要求：

① 源辫返回到源容器后，该锁方能锁死。

② 安全锁锁死时，源辫应不能移动。

③ 安全锁打开后，源辫方能移离源容器。

④ 钥匙不在锁上时，安全锁仍能锁死。

⑤ 只有专用钥匙打开安全锁后，才能进行自动安全装置的一系列操作，使射线束从源容器或照射头射出。

⑥ 安全锁应能承受逐渐施加的 400 N 的作用力且仍能起作用（GBT 14058—2008）。

（3）联锁装置

探伤装置应设有安全联锁装置。

① 安装或拆卸驱动装置时，源辫应不能移离源容器；

② 非工作状态时，源辫应锁闭在源容器内；

③ 工作状态时，驱动装置应保持与容器连接，随时可将源辫摇回源容器内。

（4）源托、输源管、控制部件

① 源托：用于固定或乘载源的装置。

② 输源管：用于源容器与曝光头之间对源组件导向的软管。《γ射线探伤机》（GB/T 14058—2008）中规定，输源管由直径相同的 2～3 根软管组成，其中 1 根为快换管、1 根为曝光管（在工作中同时使用曝光管和快换管）。

③ 控制部件：γ射线探伤装置控制部件由手摇曲柄、控制导管、驱动缆（软轴）和驱动齿轮等组成。手摇曲柄与齿轮组件的外伸轴相连，驱动控制缆上的阳接头用来与源辫的阴接头相连，控制部件传输软管快装接头用来与机体输入端连接，当摇动手摇曲柄时即可送出或收回放射源。

（5）源辫

放射源的源辫是用来输送放射源的机构，源辫是由不锈钢绳或钨合金制作而成的。通过驱动装置与源连接后，有手动或自动传输装置，通过输源管螺旋通道将放射源输送到顶端。图 8.12 为直通道^{192}Ir Ⅱ型源辫，图 8.13 为"S"形通道^{192}Ir 源辫。

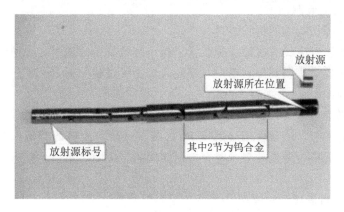

图 8.12　直通道^{192}Ir Ⅱ型源辫

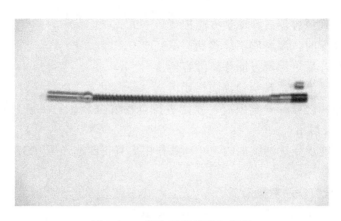

图 8.13 "S"**形通道**^{192}Ir **源辫**

（6）源辫位置指示器系统

探伤装置应具有源辫位置指示器系统，该指示器系统应具有如下功能。

① 用不同灯光颜色分别显示源辫在源容器的内或外。

② 用数字显示源辫离开源容器的距离。

③ 用声音提示源辫已离开源容器。

（7）标志和标识

在探伤装置的放射源容器表面固定金属铭牌，铭牌上应铭刻下列内容。

① 符合《电离辐射防护与辐射源安全基本标准》（GB 18871—2002）中的电离辐射警示标识。

② 探伤装置生产厂名称。

③ 产品名称。

④ 出厂编号。

⑤ 出厂日期。

⑥ 放射源核素名称。

⑦ 设计的最大装源活度。

（8）自动式探伤装置的保护装置

自动式探伤装置应具有故障保护装置。探伤装置发生故障时，保护装置能自动关闭屏蔽闸或自动使放射源回到源容器内，避免人员受到过量照射。

（9）放射源编码卡

放射源编码卡是记录核素名称、出厂活度、出厂日期、源外形尺寸、生产单位和国家编码等信息的卡片，通常使用金属或 PVC 磁卡材质。放射源编码卡与探伤装置应可靠连接，且便于更换。更换放射源时，放射源编码卡应随之更换，确保与容器内的放射源一一对应。

8.3.4.2 γ射线探伤机安全防护

（1）原则

确定防护层时必须考虑有用辐射束的方向，如辐射束的方向没有限制，所有方向的防护层按防止有用辐射的防护层进行确定；如有用辐射束仅出于有限的方向，则除有限方向的防护层按防止有用线束辐射的防护层确定外，其余所有方向的防护层按防止泄漏辐射的防护层进行确定。由不同的评比材料构成的多层防护，其总衰减度是各个防护层的衰减度之乘积。

人员操作室必须与探伤室分开，操作室的辐射水平限值一般为 2.5 μGy/h。为更好地降低工作人员受照水平，使人员入口处的辐射水平更低，在不影响工件出入的情况下，人员出入通道可采用迷道形式，若设置观察窗，观察窗应具有与屏蔽墙相等的防护效果。固定式大型探伤室的门有两种：一种是探伤物品进出大门，其防护厚度与同侧墙壁的铅当量相等；另一种为探伤工作人员进出门，多与控制室相连，通常在该门进入探伤室之处，设 L 形或 Z 形迷道墙。防护门可采用铁板夹铅板或复合防护板制造。对其设计与安装要尽量缩小门与墙体之间的缝隙，一般不大于 1 cm。门与门洞墙体的搭接重叠，至少要小门至少 10 cm，大门至少 20 cm，使门对门洞的覆盖较严密，防止泄漏射线量过大。

（2）安全装置

探伤室门口要有醒目的辐射警示标识、灯光和音响信号，安装门机联锁装置和安全报警装置；机房内适当位置安装固定式剂量仪。γ 射线探伤机的控制台应具有工作信号、源位置显示、联锁装置和紧急终止照射开关，并保证终止照射后放射源能自动回到安全状态。源处在探伤状态时，应保证探伤室内没有人，外面的人员进不去。机房内适当位置安装固定式剂量仪，探头应设在探伤室内。源在探伤状态时，工作人员进口处应有红灯显示。辐射水平仪表与入口的门要联锁，即室内辐射水平升高时门开不了，人进不去。防护门应设门机联锁装置，以防误照事故的发生。

（3）现场探伤的防护

① 需要进行现场探伤时，时间以晚上为宜。

② 进行探伤作业前，必须先将工作场所划分为控制区和监督区。控制区边界外空气比释动能率应低于 15 μGy/h，在其边界必须悬挂清晰可见的"禁止进入放射性工作场所"警示标识。未经许可人员不得进入该范围。可采用绳索、链条和类似的方法或安排监督人员实施人工管理。

根据放射源的 γ 射线向各个方向辐射时的不同情况，三类不同情况有不同的控制区距离。a. 辐射没有任何衰减时要求的控制区距离；b. 有用线束方向，经检测对象屏蔽后要求的控制区距离；c. 有用线束方向以外，经源容器或其他屏蔽物屏蔽后要求的控制区距离。各类型距离的计算见本书第 3 章。

控制区外为监督区。监督区允许有关人员在此区活动，培训人员或探访者也可进入该区域。其边界剂量应不大于 2.5 μGy/h，边界处应有警示标识，公众不得进入该区域。

③ 进行探伤作业时，应充分考虑 γ 射线探伤机和被检物体的距离、照射方向、时间和屏蔽条件，以保证作业人员的受照剂量低于年剂量限值，并做到可合理达到的尽量低的水平。

④ 所有 γ 射线探伤作业应当在剂量仪器监督下进行，以便能了解工作地点的 γ 射线的辐照量的情况和防护设备的有效性。

⑤ γ 射线探伤人员必须经过辐射安全防护训练，掌握安全防护知识，正确使用 γ 射线探伤机，操作时必须严格遵守各项操作规程和注意事项。

⑥ 工作人员应佩戴个人剂量仪，辐射场所应定期进行辐射监测，并适时地监测 γ 射线探伤机的表面剂量。

⑦ γ 射线探伤机应定期检查，发现机件失灵，必须及时修理，确保安全。

8.3.5　X射线探伤机基本结构和安全防护

8.3.5.1　X 射线探伤机基本结构要求

（1）X 射线管头组装体

① 移动式或固定式的 X 射线装置管头组装体应能固定在任何需要的位置上加以锁紧。

② 管头应有限束装置。

③ 管头窗中孔径不得大于额定最大有用线束射出所需尺寸。

④ X 射线管头必须具有如下标志：制造厂名称或商标，型号及顺序编号，X 射线管的额定管电压、额定管电流，焦点的位置，出厂日期。

（2）X 射线管头组装体漏射线空气比释动能率

X 射线装置在额定工作条件下，距 X 射线管焦点 1 m 处的漏射线空气比释动能率应符合表 8.2 的要求。

表 8.2　X 射线球管漏射线空气比释动能率控制值

管电压/kV	漏射线空气比释动能率/（mGy/h）
＜150	＜1
150～200	＜2.5
＞200	＜5

（3）控制台

① 控制台必须设有 X 射线管电压及其通或断状态的显示，以及管电压、管电流和照射时间选取和设定值显示装置。

② 应设置有高压接通时的外部报警或指示装置。

③ 控制台或 X 射线管头组装体上应设置探伤室联锁接口，并设有钥匙开关。

（4）连接电缆

移动式 X 射线装置、控制器与 X 射线管头或高压发生器的连接电缆不得短于 20 m。

（5）产品说明书

产品说明书应注明 X 射线装置的型号、规格、主要技术指标及防护性能。

8.3.5.2　X 射线探伤机的辐射安全与防护要求

（1）工业 X 射线探伤防护

① 材料选择。了解探伤机的最大能量、束流、功率及辐射加工对象。束流下一般选 Z 值高的材料如铅作为轫致靶。辐照室屏蔽墙外表面的剂量限值需要满足《辐照装置设计建

造和使用规范》和《辐照装置的辐射防护与安全标准》中规定的约束值。

工业 X 射线常用的屏蔽材料是铅板和混凝土墙，或者是钡水泥（添加有硫酸钡也称重晶石粉末的水泥）墙。屏蔽材料的厚度估算通常利用半值层（半价层）的概念。在 X 射线检测中利用的是宽束 X 射线，表 8.3 给出了强衰减、宽束 X 射线在铅和混凝土中的近似半价层厚度 $T_{1/2}$ 和 $1/10$ 价层厚度 $T_{1/10}$ 参数。

表 8.3　强衰减、宽束 X 射线的近似半价层厚度 $T_{1/2}$ 和 $1/10$ 价层厚度 $T_{1/10}$ 参数

峰值电压/kV	$T_{1/2}$/cm		$T_{1/10}$/cm	
	铅	混凝土	铅	混凝土
50	0.006	0.43	0.017	1.5
70	0.017	0.84	0.052	2.8
75	0.017	0.84	—	—
100	0.027	1.6	0.088	6.3
125	0.028	2.0	0.093	6.6
150	0.030	2.24	0.099	7.4
200	0.052	2.5	0.17	8.4
250	0.088	2.8	0.29	9.4
300	0.147	3.1	0.48	10.9
400	0.250	3.3	0.83	10.9
500	0.360	3.6	1.19	11.7
1 000 (1 MV)	0.790	4.4	2.6	14.7
2 000 (2 MV)	1.25	6.4	—	—

注：由于铅板的纯净度、混凝土的配方及组织结构上必然存在的差异，表中给出的近似半价层厚度只能作为参考值，在实际应用中必须考虑增加保险量。

② 探伤室的防护要求。探伤室应选在厂区的一角，面积应根据工作需要设定，设置必须考虑周围的放射安全，探伤室必须与控制室分开；探伤室的屏蔽设计应充分考虑有用射线束照射的方向和范围、装置的工作负荷及室外情况；探伤室一般采用砖或混凝土为墙壁材料，有用线束投照方向的墙壁按主屏蔽要求设计，其余方向按漏射线及散射射线屏蔽要求设计。

③ 现场探伤。X 射线现场探伤和 γ 射线现场探伤要求一致（见本书 8.3.4.2）。

8.4　核子计使用的安全与防护

8.4.1　核子计类型及工作原理

核子计即核仪表，它由一个带屏蔽的可发射射线的放射源和一个辐射探测器组成，

射线束穿过物质或与需要分析的物质相互作用，为连续分析或过程控制提供实时数据。核子计在工业中应用十分广泛，主要用于过程控制和产品质量控制。核子计用的源是密封性放射源，形状特殊。密封源锁在源室内，源室是一个密封的屏蔽容器。γ 源的源室是由铅材料制作的，该源室有一个初级射线束准直孔，可引导初级射线束直接入射到受监测的物体上。核子计种类繁多，用途广泛，可用于医疗、航空、放射性测井和工业部门在线计量和控制工作，其中包括测量物质密度、厚度、料位、成分等。

使用 X 射线工作的仪器仪表与安装有密封放射源的仪器仪表有许多相似之处，只是关键部件为发射 X 射线的器件。通电时才产生辐射，强度也不会随时间衰减，工作起来较为方便。使用 X 射线的仪器仪表（设备）主要运用于实验室材料分析系统、车站码头行李包检查系统、工业集装箱检查系统等。

核子计根据不同的分类方式（原则）可以分为以下两种类型。

① 按照基本原理和作用方式分为强度测量仪表、能谱分析仪表、数字图像处理仪表及其他型。

a. 强度测量仪表包括核子密度计、核子测厚仪、核子料位计、核子水分计、核子秤等。

b. 能谱分析仪表包括 X 射线荧光分析仪、在线活化分析仪等。

c. 数字图像处理仪表主要用于无损检测，常用的主要是各种探伤设备等。

d. 其他类型的仪表主要利用辐射所产生的电离效应实现检测，如放射性同位素火灾报警装置、放射性避雷针、静电消除器等。

② 按照与物质发生相互作用分为透射式仪表、散射式仪表、电离式仪表、同位素 X 荧光式仪表等。

常见的核仪表有以下几种。

（1）核子秤

核子秤是利用放射性同位素放射出来的射线通过被测物质时，局部被吸收或散射的作用来实现称量的。核子秤是针对工业应用中经常遇到的问题，即需要测量在传送系统中运送的物料而开发的产品，把放射源和射线接收器分别放在传送带的两侧，根据射线穿过传送带上物料的计数率，便可以连续称出输送物料的重量。物料尺寸愈规则、均匀，则称重准确度愈高。其使用的放射源一般是 ^{60}Co 和 ^{137}Cs，其基本结构及使用系统如图 8.14 所示。

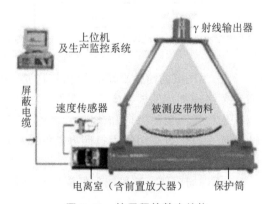

图 8.14　核子秤的基本结构

（2）核子料位计

核子料位计，也称放射性物位计或放射性料位计，是利用 γ 射线穿透各种物质时受到不同程度的衰减的原理而制成的。根据容器内物料的装料多少不同，对射线吸收程度的不同，确定容器中的物料如液体、颗粒和碎屑的高度等。它可以安装在被测量的各种形状如球、罐、料仓、溜槽、管道等容器的外部，用来检测和控制该容器内储存的液体、浆体、固体物料的位置。这是非接触式和非进入式的测量方法，不受被测物料的压力、温度、密度、黏度等参数变化的影响，可以测量高温、高压、易燃、易爆、有毒和腐蚀性的物料。在石油工业中，可以检测密闭容器内石油产品的水平面；在钢铁工业中，可以测量连续铸锭机结晶槽中的钢水线，还可以测量炉内焦炭的装填程度；在水泥工业中，可以用来测量料面的高度和控制立窑装料的多少；在饮料生产中，可以通过测量液面高度从而控制灌装量；在航空航天业中，可以用来测量飞机或火箭的固体或液体燃料的消耗程度；等等。核子料位计的基本结构如图 8.15 所示。

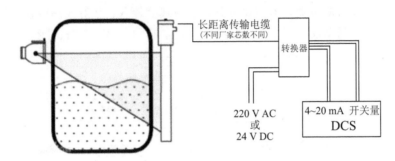

图 8.15　核子料位计的基本结构

核子料位计的作用是对物料位置高度进行测量，主要采用 γ 射线源，常见的源有 ^{60}Co 和 ^{137}Cs，活度一般在 40 MBq～4 GBq（约 1～100 mCi）。对堆积密度小的物料（如泡沫塑料）或少量物料（如管中牙膏）的测量，用探测器 β 射线源。典型的 β 射线源为 Sr，活度范围为 40～400 MBq（约 1～10 mCi）。对氢含量高的物质（如石油产品）的料位指示可采用中子源。这类中子源多为 ^{241}Am-Be 中子源，活度在 1～10 GBq。

（3）密度计

根据物质对 γ 射线的吸收或散射是密度的函数，可以应用 γ 射线源设计出多种形式的放射性同位素密度计（图 8.16）。测量密度时，^{137}Cs 源发出 γ 射线进入被测材料，穿过被测材料的 γ 射线被装在仪器内的探测器（G-M 计数管）接收并给出计数。然后微处理机将计数进行数据处理，得到被测材料的密度。如果材料的密度较低，穿过材料的射线就较强，

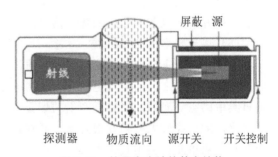

图 8.16　核子密度计的基本结构

探测器在单位时间内的计数就较高。反之，如果材料的密度较高，高密度材料对 γ 射线的屏蔽较强，探测器在单位时间内的计数就较低。应用散射法和低能源，可以提高密度测量的精确度。放射性同位素密度计在化学、橡胶、塑料、造纸、水泥和水文学方面广泛地用来测量和控制各种浆液的密度及河水中泥沙的含量。同时，可以通过测定密度而间接测定出双组分料液的浓度，以及其中某种成分的含量、两种物料的配比等。

（4）测厚仪

放射性同位素测厚仪是带有电离辐射源并利用其电离辐射对被测材料的厚度或单位面积质量进行非破坏性测量的装置。只有在被测材料的有效原子序数和密度不变的情况下，输出信号才能直接反映几何厚度。放射性测厚仪按辐射方式可分为穿透式（透射式）和反散射式两种。其基本原理是利用放射性同位素放射出的射线射到被测物质时，局部被吸收或散射的作用而制成的（图 8.17）。射线强度与吸收物质的厚度之间存在一定的关系。测厚仪具有检测灵敏度高、测量准确、响应时间短、操作简单、使用期长、安全可靠等特点，可以自动检测出连续生产过程中的金属板、薄膜、纸张和镀层的厚度。根据使用的放射源种类，测厚仪可分为 β 射线测厚仪、γ 射线测厚仪、韧致辐射测厚仪、X 射线荧光测厚仪，其常用的放射性同位素有 ^{14}C、^{85}Kr、^{90}Sr、^{106}Ru、^{60}Co 等。

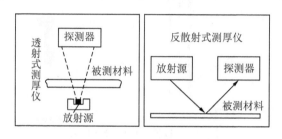

图 8.17   测厚仪原理示意图

（5）液位计

液位计广泛地用于工业生产过程中对物料的密度、厚度、液位及两相液体的界面高度进行在线连续监测，并可参与生产过程的自动控制。特别适用于高温、高压、深冷、真空、旋转、密封容器内易燃、易爆、强腐蚀、黏稠体、剧毒、易结晶等恶劣条件下的在线监测。仪表由放射源、探测器和智能化主机组成。探测器将接收到的射线转换为电脉冲信号，此信号经放大、整形以后送入微计算机进行处理。最后将测量结果进行显示、打印并转换成各种相应的输出信号进行越限报警参与自调实现自动控制。

（6）离子感烟火灾探测器

离子感烟火灾探测器是含放射性物质消费品中的一项重要产品。离子型探测器使用辐射源使两电极之间的空气电离，一旦两电极上出现少量电位差的影响，就能允许电流通过其中的空气间隙。当燃烧产生的烟雾进入空气间时使其电阻增加或减小，引起电流的变化，随后经放大并触发报警器。通常在一个探测器中使用两个性能匹配的密封放射源及其电离单元，利用其失衡来触发报警。

离子型探测器早期使用 ^{226}Ra 作为放射源，目前大都采用 ^{241}Am 放射源。每个离子感烟火灾探测器中的 ^{241}Am 核素用量由 1 kBq 至 40 kBq 不等。国产用于固定式烟雾报警器中的 ^{241}Am 放射性活度小于豁免水平。在距离子感烟火灾探测器的任何可达表面 0.1 m 处的剂量当量率不得超过 1 μSv/h，表面 α 放射性污染不超过 0.08 Bq/cm^2，β 放射性污染不超过 0.8 Bq/cm^2，正常使用情况下是安全的。离子感烟火灾探测器的制造、装配和拆洗工作属于放射工作。作业场所应配备外照射剂量监测和表面污染的监测仪器。含放射源的半成品和成品应尽可能实行少量、分批、勤周转的原则。对于长期闲置、废弃的离子感烟火灾探测器应送有资质的单位或供货单位妥善处理。

（7）测井

测井是地球物理测井的简称，是在钻孔中进行地球物理测量、研究井中各种物理场的变化，进而达到研究基础地质、寻找矿产的目的的一门学科。放射性测井又称核测井，是以地层和井内介质的核物理性质为基础的地球物理测量方法。放射性测井时，用探测器在井中连续测量由天然放射性核素发射的或由人工激发产生的辐射，以计数率或标准化单位记录射线强度随深度的变化，也可直接转换成测井分析所需的地球物理参数，以更直观的形式进行记录。这类测井方法可在裸眼井和套管井中测定岩性、进行地层评价、观察油田开发动态和研究油井的工程质量等。

放射性测井方法可分为探测 γ 射线的 γ 测井法、探测中子的中子测井法及放射性示踪测井法三大类。γ 测井法包括自然 γ 测井、自然 γ 能谱测井、密度测井等，中子测井包括中子测井和中子-γ 测井等。

放射性测井的特点：a. 裸眼井、套管井内均可进行测井；b. 在油基泥浆、高矿化度泥浆及干井中均可测井；c. 放射性测井是碳酸岩剖面和水化学沉积剖面不可缺少的测井方法；d. 测速慢，成本高。

（8）中子水分计

在工农业生产和科研部门经常会遇到要测定物料水分（含水率）的问题，利用中子方法测定水分的仪器称作中子水分计。中子水分计由中子源、探测器和相应的计数装置所组成。种类较多，有固定式、手提式、移动式和取样式。固定式中子水分计主要用于工农业自动化生产的过程控制中，也可以用于定点连续检测的场合；手提式中子水分计主要用于野外或生产现场的连续检测；移动式中子水分计多用于野外测量水分，特点是仪表安装在交通运输工具上；取样式中子水分计主要用于实验室检测工作。按测量方式有插入型、表面型、透射型和散射型。另外，中子水分计还可用于石油勘探，常采用 ^{252}Cf 作为中子源，不但可以勘探石油，还可以进行海底探矿。

（9）核子湿度密度仪

核子湿度密度仪用于快速、准确地测量各种土、沥青、混凝土等建筑材料密度和含水量，还可测量铁路路基和公路路基的湿密度。其内装有两个放射源：一个是 ^{137}Cs 放射源，活度为 370 MBq，用于测量密度；另一个是 Am-Be 中子源，活度为 1.85 GBq，用于测量水分。放射源装在辐射源金属杆底部，位置随测量深度而改变；中子源安装在机壳底部，位置不变。核子湿度密度仪经常用于沥青路面测量，以确定混合料的压实率。一般是在铺路面时，跟在铺路车后面进行测量，压路机每走一次，就在路面进行一次测量，直到把沥青材料压实到设计要求的程度。

（10）静电消除器

放射性同位素制造的静电消除器安放在易产生静电的地方。由于静电消除器放射出的射线能使介质电离，这样就在静电的表面与消除器之间形成通路，使积累的静电泄漏和中和，从而完成静电消除工作。静电消除器多采用 β 放射源 ^{147}Pm、^{90}Sr、^{90}Y、^{204}Tl 等放射性同位素产生静电消除器。在装有静电消除器的区域，工作人员不会受到有影响的辐射照射，但是在维修时，工作人员在短时间内会受到一定程度的照射。因此，维修、安装、保管静电消除器的人员要佩戴个人剂量计，并定期监测和建立个人剂量档案。

（11）气象色谱仪

使用电子捕获检测器的气象色谱仪以电离原理为基础，只对含有负性元素的组分产生响应，因此这种检测器适于分析含有卤素、硫、磷、氮、氧等元素的物质。

（12）X线荧光分析仪

X线荧光分析仪根据测量得到的特征X射线的能量信息可判断元素的种类，根据谱峰强度可以分析出各元素的含量。因此，可对待测物质进行定性定量分析。X线荧光分析仪用的低能光子源的活度一般为 $10^7 \sim 10^9$ Bq，需要密封在源壳内。源窗材料常为铍、铝和不锈钢。不同材料和不同厚度的源窗都会对射出的光子的强度和角分布产生明显的影响。目前，利用放射性同位素源激发的X线荧光分析仪有金含量分析仪（^{241}Am）、煤炭硫含量分析仪（^{109}Cd）等。图8.18为X线荧光分析仪。

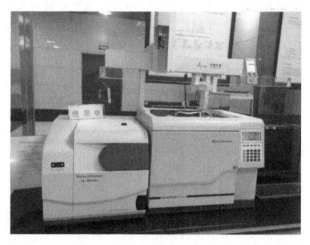

图 8.18　X线荧光分析仪

（13）X射线衍射仪

X射线衍射仪利用X射线在晶体、非晶体中的衍射与散射效应，进行物相的定性定量分析、结构类型和不完整性分析、宏观应力或微观应力的测定、晶粒大小测定、结晶度测定等，以获得分析对象的粉末X射线衍射图谱。X射线衍射仪广泛应用于无机物、部分有机物、高分子物质、药物、矿物等样品的分析。图8.19为X射线衍射仪。

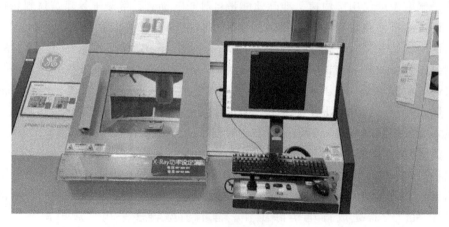

图 8.19　X射线衍射仪

（14）X 射线电路板检查机

X 射线电路板检查机（X 射线照相术）利用物质对 X 射线透过吸收能力的差别来分析物质中的异物形态。X 射线电路板检查机的工作原理如下：利用 X 射线的透射原理，X 射线发生器发射出 X 射线穿透电路板后，在接收装置上形成影像，通过放大后在显示屏上形成的影像可以判断电路板的内部情况。电子电路板上的一些阵列器件，大多数缺陷（如焊锡不足、润湿不好、电源和接地不良等）只能通过 X 射线技术找出来，因为器件上的缺陷是隐蔽的，使得光学检测技术和针床检测技术无能为力。X 射线电路板检查机还可以找到印刷电路板的各种故障，如多层 PCB 板层错位焊点脱落、导线断裂等。图 8.20 所示为 X 射线电路板检查机。

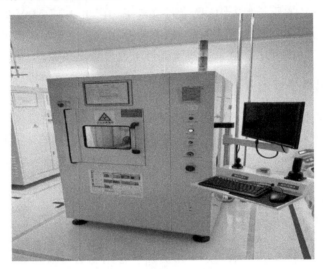

图 8.20　X 射线电路板检查机

（15）X 射线行李包检查系统

X 射线行李包检查系统主要应用在机场、车站、海关等地，是利用电离辐射对行李包进行安全检查的装置。X 射线行李包检查系统的工作原理如下：行李包进入 X 射线检查通道，将阻挡包裹检测传感器（光障），检测信号被送往系统控制单元，产生 X 射线触发信号，触发 X 射线源发射 X 射线束。一束经过准直器的非常薄的扇形 X 射线束穿过输送带上的被检物品，X 射线被被检物品吸收，最后轰击安装在通道内的探测器。探测器把 X 射线转变为电信号，这些很弱的电信号被放大，并送到信号处理机箱做进一步处理。当检查被检物时，非常薄的扇形 X 射线束一线一线地扫过被检物，相当于对被检物进行切片。图像采集系统收集并存储扫描线的图像信息，从而得到了被检物的整个图像信息。

（16）集装箱检查系统

集装箱检查系统是机场、火车站检查行李包的大型 X 射线成像装置。集装箱检查系统检查的是一个庞然大物，需要提高 X 射线或 γ 射线的能量以提高其穿透本领，增加探测器线阵的长度以覆盖集装箱的高度，同时还要增加探测器的厚度以增加其对高能 X 光的探测效率。集装箱检查系统按照辐射源可分为加速器检查系统、放射性核素源检查系统、X射线机检查系统，按照检查方式可分为固定式检查系统、移动式检查系统。迄今为止，世界上加速电压最高的X射线管是450 kV，只能用于较小的集装箱检查。大多数集装箱检查系统用能量更高的电子直线加速器或^{60}Co γ放射源作为射线源。加速器集装箱检查系统和放射源集装箱检查系统各有优缺点。加速器集装箱检查系统的优点是：射线源是开关式的，加速器不通电就没有射线，可根据实际需要选用不同能量的加速器。如果集装箱中货物较重，有些部位的面密度超过1.8 kg/cm^2，^{60}Co的γ射线穿不透，就要用能量较高的加速器。面密度指的是每平方厘米的射线束穿过的物体的质量。加速器集装箱检查系统的缺点是：价格比较贵，运行维护需要较高的费用与技术。对于集装箱中毒品、炸药的检查，X射线或射线的成像检查装置是无效的。可以用质子加速器加速的1.75 MeV的质子轰击^{13}C稳定同位素靶，产生9.17 MeV的高能γ射线。这种高能射线穿透力很强，而且刚好是^{14}N核的共振能级，集装箱中若有炸药，就有大量的^{14}N，γ射线被其大量吸收，在计算机荧光屏上就显示出图像。

8.4.2　常见核子计的安全防护

核仪器仪表根据辐射源项可分为含密封源仪器仪表和X射线仪器仪表。含密封源仪器仪表使用的放射源发射γ射线是持续不间断的；而X射线仪器仪表使用的X射线管发射的X射线是断续的，开机时有X射线辐射，关机时则没有。两种仪器仪表的安全防护与监测均不同。

8.4.2.1　含密封源仪器仪表的安全防护

（1）各种源的防护

① α放射源的防护。常用的α放射源的活度一般较低，在空气中射程小于6 cm，穿不透皮肤表层，故没有外照射危险。当源的活度很强时，伴随有其他辐射如X射线和γ射线、自发裂变及（a,n）反应产生的中子等，有时不能忽略对光子和中子的屏蔽防护。有的α源还可能含有微量杂质，能产生很强的β和γ辐射，值得引起注意。用作a活度测量和a能谱分析的电镀源活性区表面往往没有覆盖层。因为α放射性核素衰变时，具有群体反冲现象，而且有的核素表现特别明显，必须特别注意使用这种源时造成的污染。

② β放射源的防护。β粒子的穿透能力比同样能量的α粒子的强约100倍，能量超过70 keV的粒子即可穿透皮肤表层。常用β放射源，除个别核素外粒子的能量一般大于70 keV，因此应考虑外照射的防护。放射性核素衰变时，常伴有γ辐射或其他形式的光子，只有少数核素（如^{3}H、^{14}C、^{32}P、^{35}S、^{45}Ca、^{90}Sr、^{90}Y等）例外。β粒子穿过周围物质时产生轫致辐射，其穿透能力比β粒子强得多，因此应用β放射源时不能忽视对光子的防护，即使是纯辐射体，也要注意减少轫致辐射的影响。

对β辐射应注意的事项：在源的附近，β剂量率比γ剂量率高很多，如^{198}Au源附近的β剂量率约比γ剂量率高5倍；贫铀表面的β剂量率比γ剂量率高出约100倍。必须重视对剂量率的监测，注意选用对β辐射灵敏的测量仪器，探测器的壁或窗能让β粒子通过，当电离室的窗厚为30 mg/cm^{2}时，对最大能量为1 MeV的辐射粒子，剂量率会减少30%；最大能量为0.4 MeV时，辐射粒子的剂量率将减少到20%～25%。

屏蔽 β 粒子应选用低原子序数的材料，以减少轫致辐射，外面再用高原子序数的材料屏蔽轫致辐射和其他光子。常用塑料、有机玻璃、铝板等轻质材料屏蔽 β 粒子。辐射源辐射 β 粒子能量越低，密封窗厚度越薄，常小于 10 mg/cm²，有的只有 30 μg/cm²。在使用过程中要特别注意保护防止源窗被磨损腐蚀、震裂或划破。应定期检查源的周围有无放射性污染，防止污染转移。源要严加保管，贮存源的容器应能防轫致辐射。废源不能随便扔掉，不能丢失，应按规定使用和处理。

③ γ 放射源的防护。γ 射线的贯穿能力很强，其辐射照射范围往往超出工作场所之外，形成对环境的污染，γ 辐射源主要应防止外照射。屏蔽强 γ 射线时要特别注意对散射和漏束的防护，常见工程中应注意如下事项：a. 缝隙、孔洞、管道、气窗、电缆及拉门的地沟等薄弱部位都可能产生散射泄漏，在两种不同的搭接处最容易忽略。b. 辐射场的房顶的防护，若顶板的厚度不够或者没有屋顶，会因"天空散射"使房外邻近地区的辐射水平升高。带檐的房顶会造成檐下采光窗及通风孔洞漏辐射线的散射。c. 防护容器和屏蔽设施的建造必须注意质量，不能留有孔洞、蜂窝和裂缝，并且在选材时要考虑火灾或高温时防止熔化流失等，使用贫铀作防护材料时要防护其衰变子体发射的 β 辐射。d. 防护容器和屏蔽设施投入使用前，应全面检查其防护效果。不符合设计要求时，应采取补救措施或者降低使用标准。

④ 中子源的防护。中子的贯穿能力很强，使用中子源应着重对外照射的防护，许多防护措施与使用 γ 辐射源的措施相似，但所用的防护材料不完全相同。中子放射源几乎都是发射快中子，设计屏蔽层时必须用含氢较多的物质（如水、石蜡、聚乙烯等）将快中子慢化，然后用吸收截面大的物质将其吸收。最合适的吸收物质是锂和硼，它们不但对慢中子吸收截面大，而且俘获中子后放出的 γ 射线少，几乎可以忽略。镉和铟对慢中子吸收截面也很大，会产生较强的辐射。常用硼与石蜡（或聚乙烯）均匀混合作为中子屏蔽材料，也可用水或石蜡单独屏蔽。混凝土内含有相当数量的氢，它对中子和 γ 射线都有较好的防护能力，是工程中常用的材料。某些中子源具有较强的 γ 射线，如 Ra-Be 源和光中子源所产生的 γ 辐射剂量率比同一计算点的中子当量剂量率高几十至几百倍，必须同时考虑其 γ 射线的屏蔽。无论从改善屏蔽性能，还是从减少屏蔽的重量考虑，均应将重材料布置在内层，将含氢材料布置在外层，因此要先考虑 γ 射线的屏蔽，后考虑中子的屏蔽。一般能将该类中子源的 γ 辐射水平降到规定的限值以下的水或混凝土厚度常可满足对中子的屏蔽防护要求，如达不到对中子的屏蔽防护要求，应根据计算在外层附加聚乙烯等材料。中子在混凝土地面和厚墙上的散射非常严重，因此设计屏蔽时要特别注意对"迷道"穿墙管道和电缆地沟等薄弱部位的防护，而且为了防止空气散射对环境的影响，屋顶（或顶盖）要有足够的厚度。常用中子源的 α 放射性活度一般大于 37 GBq（1 Ci），几乎都是极毒核素，因此要十分注意防止活性物质泄漏。由于 α 射线的穿透性弱，射程短，同时密封型放射源包壳密封防护性好，所以一般不考虑对 α 射线外照射的防护。

（2）含密封源仪器仪表的管理要求和技术措施

含密封源仪器仪表使用的放射源一般都密封得很牢固，充分考虑了不同用途时对温度、外压力、冲击力、震动的要求，在预期的使用及可以设想的故障中，其密封性不致被破坏。含密封源仪器仪表使用的放射源活度远远小于大型辐照装置的源强，它们一般都在 $10^7 \sim 10^{10}$ Bq 水平，其特点是数量大、应用范围广、流动性强、接触人员多、工作场所和条件千变万化，从辐射安全防护的角度来看，安全防护易被忽视。工作人员的防护意识较差，容易发生丢源事故，或造成射线泄漏污染和人员受射线误照事件。使用含密封源仪器仪表的辐射安全防护问题，从本质上来说与大型密封放射源并无区别，但由于含密封源仪器仪表流动性大，屏蔽材料不可能很厚，因此其安全防护的管理要求和技术措施同样值得重视。

管理要求：① 密封源操作和管理人员上岗前必须接受有关辐射安全防护的职业培训，掌握一定的安全防护知识和技能，并经考核合格。② 制定科学适用的含密封源仪器仪表操作规程和安全防护规定等规章制度，并严格执行。③ 操作人员应根据密封源的数量、类型和活度，按安全防护最优化原则，充分考虑时间、距离、屏蔽设施等因素，采取各种有效的安全防护措施，使用相应的工具和屏蔽设施，使受照剂量控制在可合理达到的尽量低的水平。④ 对可能发生的密封源事故应有预防和应急救援措施。⑤ 密封源更换容器时，应有专业防护人员负责现场操作，并要做剂量监测。⑥ 密封源装置野外作业时，在有用线束投照方向应划定一定范围的控制区。⑦ 至少每年进行一次设备防护性能及安全设施检验，使用含密封源仪器仪表的工作人员不能自行拆卸含密封源仪器仪表的源与探测器系统，防止损坏放射源而造成泄漏污染。如发现污染或泄漏必须立即采取措施，详细记录检验结果，妥善保管归档。⑧ 维修、安装、保管含密封源仪器仪表的人员要佩戴个人剂量计，并定期监测和建立个人剂量档案。定期进行从业人员健康体检和建立健康档案。

技术措施：① 控制放射源的质和量。② 采用时间、距离、屏蔽防护。③ 必须具有能够防止密封源脱落并保护密封源免遭损坏的机械结构和保护措施，如源套。④ 含密封源仪器仪表具有源套时，在源套外表面必须具有遮光器及遮光器开关状态的明显标志。

（3）含密封源仪器仪表的泄漏射线控制量

依据《含密封源仪表的放射卫生防护要求》（GBZ 125—2009），含密封源仪表使用场所和相应的泄漏射线控制量见表 8.4。

表 8.4　检测仪表外围辐射的剂量控制要求

检测仪表使用场所	不同距离的周围剂量当量率 $\dot{H}$ 控制值/(μSv/h)	
	5 cm	1 m
对人员的活动范围不限制	$\dot{H} < 2.5$	$\dot{H} < 0.25$
在距离源容器外表面 1 m 区域内很少有人停留	$2.5 \leqslant \dot{H} < 25$	$0.25 \leqslant \dot{H} < 2.5$
在距离源容器外表面 3 m 区域内不能有人进入，或放射工作场所设立了监督区	$25 \leqslant \dot{H} < 250$	$2.5 \leqslant \dot{H} < 25$
只能待在特定的放射工作场所使用，并按照控制区和监督区分区管理	$250 \leqslant \dot{H} < 1\ 000$	$25 \leqslant \dot{H} < 100$

（4）含密封源仪器仪表的贮存和运输

贮存：① 使用单位应有密封源的账目，设立领存登记状态核查、定期清点钥匙管理等防护措施。② 根据密封源类型、数量及总活度分别设计安全可靠的储源室储源柜、储源箱等相应的专用储源设备。③ 储源室应符合防护屏蔽设计要求，确保周围环境安全，储源室应有专人管理。④ 有些储源室应建造储源坑。根据存放密封源的最大设计容量确定储源坑的防护设施，储源坑应保持干燥。⑤ 储源室应设置醒目的辐射警示标识，严禁无关人员进入。储源室应有足够的使用面积，便于密封源存取，并保持良好的通风和照明。⑥ 储源室及储源柜、箱等均应有防火、防水、防爆、防腐蚀与防盗等安全措施。⑦ 无使用价值或不继续使用的退役密封源应退回厂家或送交有资质的单位收储。

运输：① 密封源及其容器的运输应遵守《放射性物质安全运输规程》（GB 11806—2019）② 密封源运输车辆不得混装易燃、易爆等危险品。③ 密封源运输车辆应具备防止密封源丢失、颠覆散落或被盗等安全措施。④ 密封源到货后，应进行行李包装箱表面污染辐射水平及剂量率监测，核对检测结果与供货单位提供的产品合格证书是否相符。⑤ 装载密封 γ 放射源的运输容器应设有能证明确实未被开启的"铅封"之类的标志物。⑥ 常规运输条件下，在交通工具外表面任意一点辐射的空气比释动能率不得超过 2 mGy/h，在距其表面 2 m 处的任意一点不得超过 0.1 mGy/h。

8.4.2.2 固定式放射性仪器仪表的安全防护

固定式放射性仪器仪表包括料位计、液位计、厚度计、密度计、灰分测量仪、静电消除器等。这些放射性仪器仪表使用范围广，涉及部门多。这里以水泥厂机立窑料封管的料位计为例，介绍其防护原则。水泥厂机立窑用料位计由放射源（在铅罐内）、探头和主机三部分组成。放射源的种类和活度有 ^{60}Co，$2 \times 10^8 \sim 7 \times 10^8$ Bq（5～20 mCi）；^{137}Cs，$7.0 \times 10^6 \sim 3.7 \times 10^9$ Bq（0.2～100 mCi）。铅罐是带有旋转塞的起防护作用的源容器，旋转塞的上半部有一准直孔（圆形或长方形），铅容器与旋转塞的接触面上有一凹室，内贮放射源。使用时，铅罐和探头放在机立窑料封管的两侧。射线穿过料封管被探头接收，探头根据接收到的 γ 射线量，将信号反馈到控制室的主机上，当显示"满料"时，主机启动电振动筛，成熟的水泥卸料。水泥料位下降到某一高度，主机显示"空料"，同时停止振动筛，卸料停止。正常运转情况下，只需人员值班巡视。安装调试好后，无须接触放射源。安全防护原则：固定式放射性仪器仪表大多是放射源和探头固定在欲检测对象上，控制系统在远离放射源的控制室，工作人员只需在控制室观察，一般不直接接触放射源。

防护需要做到以下几个方面。

① 综合考虑选择仪器仪表。选择放射性仪器仪表时，在满足工作需要的情况下尽可能选择灵敏度高、使用放射源活度比较小、毒性较低的仪器仪表。

② 妥善保管放射源。放射源要指定专人保管，有明细账；放射源储藏处（仓库里）和放射源使用安放处，要有明显的放射性标志，并加锁固定好，必要时还应划出安全区；含放射源的容器应牢固安装在工作场所，严防失窃；源运输时外包装要符合铁路和交通部门的规定；料封管安装的放射源如不用，应旋转铅塞，阻止 γ 射线射出，并锁

好，存放入库；活度小且不能使用的放射源，不得随意存放或埋入地下，应与当地环保部门联系，统一处理，亦可与生产厂家联系退回；放射源转让、转移须向环保部门申请报批与备案。

③ 操作时应做到下列要求：不要在源罐附近逗留；运输、安装和拆卸源罐时，必须先旋转铅塞，保证准直孔不射出 γ 射线，并尽可能采用长柄工具搬运；判断源罐准直孔有无 γ 射线出来，要用仪器探测，并注意操作者自身的体位，不要直接将身体暴露在源射线束内；N 探头和准直孔对位操作时一定要用探头去试，不要用眼睛直接去看准直孔；旋转铅室时，身体应在侧方，避免准直孔出来的射线的照射；定期测量放射工作人员操作位的照射量率。

8.4.2.3　测井仪的安全防护

放射性测井是利用放射源所释放出的 γ 和中子射线的特性来进行相关的探测。表 8.5 为常用放射源在放射性测井中的典型应用。

表 8.5　放射性测井中应用的放射源

放射源	半衰期	射线类型
^{241}Am-Be	432.2 a	中子
^{210}Po-Be	138.4 d	中子
^{252}Cf	2.6 a	中子
^{137}Cs	30.2 a	β/γ
^{59}Fe	45 d	γ
^{131}Ba	11.6 d	γ

（1）密封放射源测井的辐射防护安全要求

① 放射源及贮源库辐射防护安全要求。

放射源应符合国家相关标准（GB 4075—2009）中的要求，确保密封性能可靠。放射源的外壳应标有放射源编号与放射源核素（包括中子源靶核素）的名称或符号。另有放射源的说明资料，其内容至少包括放射源编号、核素名称、活度、辐射类型、理化特性、所用射线的辐射输出量率（或注量率）及其测量日期、表面沾污与泄漏的检验结果和检验日期等。

放射源贮存库（源库）应为独立建筑物，四周应设围墙，围墙内不得有人员居住、办公或放置易燃、易爆等其他危险物品。源库应在明显位置设有辐射警示标识。源库内应设置凹入地面 150 cm 以下、上口高出地面 10～15 cm。用以贮存放射源及其源罐的贮源坑，其上盖有适当材料与厚度的防护盖。所有测井用放射源及废源须放在贮源坑内保存，经常使用的放射源应一源一坑。贮源坑防护盖表面空气比释动能率应小于 25 μGy/h。源库外空气比释动能率应小于 2.5 μGy/h。贮存大于 185 GBq（5 Ci）的中子源和大于 18.5 GBq（0.5 Ci）的 γ 源的源库，应有机械提升与传送设备。源库内应照明和通风应良好，并有足够的使用面积，以便于存放与领取放射源。源库的放射源出入口应有剂量监测装置，并能给出警示信号，以提示出入库的源罐中是否具有放射源。源库必须建立放射源出入库管理制度，由专人保管，双人双锁，建立台账、登记，用仪表检测并记录，定期盘点。

贮存或载运放射源的罐（桶）（以下简称源罐）应便于搬运。放射源的取出、放入，必须能锁定；源罐的外表面要有源罐编号、核素名称和活度的标签，并按照国家相关规定印有鲜明的辐射警示标识和使用单位的名称。测井用源罐载源时的空气比释动能率不得大于表 8.6 的控制值。

表 8.6　源罐表面空气比释动能率控制值

放射源	活度/ GBq（Ci）	空气比释动能率/(mGy/h)	
		5 cm	1 m
^{241}Am-Be	＞200（5）	2	0.1
	≤200（5）	1	0.05
^{137}Cf	＞20（0.5）	2	0.1
	≤20（0.5）	1	0.05

② 放射源操作辐射防护安全要求。

进行放射源操作时应充分考虑放射源活度、操作距离、操作时间和防护屏蔽等因素，采取最优化的防护措施，以保证操作人员所受剂量控制在可以合理做到的尽可能低的水平。不得徒手操作放射源。无机械化操作时，根据源的不同活度，应使用符合下列要求的工具：大于等于 185 GBq（5 Ci）的中子源和大于等于 20 GBq（0.5 Ci）的 γ 源，操作工具柄长不小于 100 cm；小于 200 GBq 的中子源和小于 20 GBq 的 γ 源，操作工具柄长不小于 50 cm。放射性测井仪器置于井下的部分（井下仪器）因其中装有放射源，应使用柄长不小于 50 cm 的工具擦洗。井下仪器进出井口时，应使用柄长不小于 100 cm 的工具扶持。进行换放射源外壳、弹簧、密封圈或盘根等特殊操作时，应有专用操作工具和防护屏蔽等设备，防护屏蔽靠人体一侧的空气比释动能率应小于 1 mGy/h。室外操作放射源时，须在空气比释动能率为 2.5 μGy/h 处的边界上设置警示标识（或采取警告措施），防止无关人员进入边界以内的操作区域。

（2）放射性同位素示踪的辐射防护安全要求

① 示踪剂配制实验室要求。

开放型同位素实验室一般选择气象条件好、地势稍高、地形宽阔、地下水位低、土质渗透性小的地方，要求周围人口稀少，有便利的运输条件，足够的供电、供水能力。在最后确定地址前还必须得到有关管理部门的批准。油田示踪测井用放射性同位素实验室属于乙级工作场所。实验室应按照操作放射性水平，放射性污染的危险程度，依次分为清洁区（包括办公室、休息室等）、低活性区（包括仪器维修室、放射性测量室、更衣室、淋浴室及辐射剂量监测室等）和高活性区（包括开瓶分装室、储源库与废物储存设施等）三个区域来布局。气流方向应设计成从低活性区至高活性区。在实验室的门上应设有辐射警示标识。

实验室内部的地面、墙壁、门窗及内部设备的结构力求简单，表面应光滑、无缝隙。地面应铺设可更换易去污的材料，并设地漏接一般下水系统。高出地面2 m以下的墙面应粉刷耐酸碱的油漆。有良好的通风与照明，供水系统采用脚踏或臂肘式开关。储源库应与开瓶分装室相连接或相邻，并有单独的出入口。墙壁、门窗的材料与结构要具有防盗与防火的作用。必须配备必要的监测仪器和专职监测人员进行剂量监测，发现沾污必须马上处理。

② 示踪剂的配制分装与剂量监测。

放射性同位素示踪剂的配制和分装应在手套箱内进行。手套箱实际上是限制放射性物质扩散沾污的小室，利用装在这种箱上的手套来进行操作。手套箱的一侧设有一个小室叫前室或耳箱，与箱内有隔离门相通，是专门用于传递物件的。制作手套箱的材料应视辐射类型和辐射能量而定，用得较多的是不锈钢，其内壁光滑便于清洗。对于伴有低能X射线和γ射线的操作，手套箱应有铸铁或铅等做的屏蔽层（用不锈钢做衬里），窥视窗一般选用铅玻璃。为了防止手套箱内含有放射性物质的气体外溢，手套箱应该是严密的，并与箱外保持一定的负压（10～20 mm水柱），操作时应经常检查箱内负压的大小。操作人员借助手套箱上的手套接触放射性物质，所以手套极易污染。手套性能一般为气透性小、柔软，有韧性，耐酸、碱。

根据测井的具体情况，有时放射性同位素示踪剂需要在野外分装。如果工作人员在井场徒手操作，不仅会受到较大剂量的内、外照射，由于工作中的洒漏等原因还会沾污环境，所以应采用固定在车上的"同位素分装器"来分装。分装之前应做好允分的准备工作，穿戴符合要求的工作服、帽子、口罩等个人防护用品，佩戴好个人剂量计。熟悉操作程序，核对放射性示踪剂的名称、活度、出厂日期、总量、分装量。检查设备是否正常，通风是否良好，然后按前述方法进行分装。工作场所要经常用湿法清扫。装释放器的工具、清扫用的工具均不得与非放射区的混用。

一般情况下，对实验室的辐射水平、设备、地面、墙壁表面的放射性沾污水平，每月进行一次全面监测。清洗释放器的水池、地面要反复冲洗，尽量使其剂量的测量值接近本底。严禁将拖鞋、工作服等用品带回家，以免造成家庭沾污。

③ 放射性同位素示踪剂的包装与运输。

放射性测井施工单位涉及两种情况的运输问题：一是将从机场、码头、车站或生产厂家将订购的放射性同位素示踪剂等运回本单位，二是将分装好的示踪剂等由本单位运往井场。这两种运输都涉及屏蔽防护，因为示踪测井中使用的示踪剂大多是γ射线。由于这些放射源体积不大，都可以看成点源。放射性物质的包装必须符合国家规定的安全标准，这是减少运输事故的重要措施之一。

示踪剂的运输必须使用专车，不允许无关人员搭乘，也不允许与食品、衣服等其他物品同车装运。油田外部运输应持有当地公安部门的危险品押运证，运输的示踪剂容器要加锁，尽量与驾驶室保持一定距离，并贴有辐射警示标识。容器必须牢固稳妥地摆放在车上，不致因震动、颠簸、拐弯、刹车而倾倒或滚出（外容器最好与车厢固定）。运输路线应尽量避开人口稠密地区，中途停车一定要停在安全的地方并指派专人看管。

测井用示踪剂上井前由测井队的护源员持测井通知单到实验室领取。示踪剂要当场逐项验收清楚，项目包括名称、数量、容器，并与保管人员双方签字登记。将领取的示踪剂放在专门运送放射性示踪剂车上的铁皮箱内，加锁。途中由护源员押运。施工完毕返回后，将释放器直接放置污水处理间的清洗池内，然后与保管员办理归还手续。释放器清洗后应对释放器、清洗池、污水间进行剂量和表面污染监测，如监测结果高于规定，应反复清洗，直至合格。

④ 放射性同位素示踪现场作业的辐射安全。

放射性同位素示踪注水剖面测井施工，属非密封型放射性同位素施工作业的范畴。由于野外测井作业时间长、接触人员多、涉及范围广，做好现场测井施工过程中的安全防护工作是同位素示踪注水剖面测井安全防护工作的一个重要环节。根据放射性同位素示踪注水剖面测井施工的不同阶段，现场的安全防护工作主要包括测井施工前准备工作、测井施工中和施工完毕后的安全防护。

a. 准备工作中的安全防护。

测井施工前准备工作中的安全防护包括示踪剂从配制室领取、运送，施工前的临时存放等内容。测井施工队到达测井现场后，应在以施工井口为轴心的周围 15～20 m 范围内划定施工区。施工区四周设置"放射性危险"标志旗（或标志灯），并设专人看管。测井设备的摆放：测井仪器车和测井电缆绞车应摆放在井口的上风向位置，运输放射性示踪剂的源车应摆放在测井施工区内远离井口的下风向位置。

测井施工所用放射性同位素示踪剂从配制室拉运到测井施工现场后，源车在指定地点停放。待现场井口各项准备工作完成后，方可将盛装示踪剂的容器从源车上搬到井口。示踪剂注入井内之后，盛装示踪剂的容器应立即放回源车内锁好。整个测井施工过程中，示踪剂的存放由护源员负责看管，现场的沾污情况由专人监测。

参加施工的全体人员，除了应当清楚知道施工井的井况、条件及施工要求外，还应熟知对施工人员和施工现场的安全防护要求及注意事项。施工前要由负责安全防护的工作人员检测施工区内的天然 γ 本底。

b. 测井施工中的安全防护。

放射性同位素示踪注水剖面测井施工时，示踪剂注入井内的方式主要有两种：一种是井口注入式，即将示踪剂通过专用的注入装置，靠地面注水系统将示踪剂注入井中；另一种是使用示踪剂井下释放器，将示踪剂携带到井内预定深度后进行定点释放。从注水剖面测井施工的安全防护出发，应用井下释放方式较好。严格禁止使用从井口倒入和在注水站配水间向井内倒入示踪剂的施工方法。使用示踪剂注入装置向井内注入示踪剂时，施工人员要做到以下几点：负责示踪剂注入的人员，要根据施工所用示踪剂的放射性活度、毒性等级，按防护规定穿戴劳动保护用品，如铅围裙、铅眼镜、放射性防护手套、口罩等。尽量减少示踪剂放射的 γ 射线和放射性挥发性气体（放射性气溶胶）对人体内外造成的照射伤害；仔细检查示踪剂注入装置及所用管线是否畅通无阻，有无破损之处；检查井口各注水闸门，防喷管连接油及防喷器是否完好，以保证各部位无泄漏。防止示踪剂在注入过程中泄漏到地面造成污染；示踪剂注入人员在将示踪剂从注入容器倒入注入装置时，要站在上风向位置。示踪剂容器的瓶口距离注入装置的倒入口越近越好，以免因风力影响造成放射性示踪剂沾污人体或地面；示踪剂倒入注入装置后，按操作规程将示踪剂注入井内。用后的示踪剂容器应放回源车的铅罐中锁好，防止丢失。

井下释放法采用井下释放器将示踪剂携带到井内预定深度进行定点释放，是一种较好的注入示踪剂方式。施工时，施工人员除穿戴劳保用品外，还应做到以下几点：先按照井下释放器安装操作规程，迅速将释放器与下井仪器串联接好，再下入井内；若井下释放器未能在井下正常释放，应更换井下释放器进行重新注入施工。不允许在现场对存在故障的释放器打开维修；施工完毕后，应将所用井下释放器用源车拉运回配制室。不允许用其他车辆拉运。

c. 测井施工完毕后的安全防护。

测井施工完毕后，施工人员应检测施工作业区内的放射性沾污情况，并做出评价。若检测有剂量超标，应及时处理并通知有关单位，推迟下一步施工作业；检测井下仪器、井下释放器或示踪剂注入装置。若检测出沾污超标，应将其送回同位素实验室的沾污处理系统中清洗处理，处理合格后才可进行维修和投入下次使用。参加施工的人员穿戴的劳保防护用品，经检测合格后，放入专用衣柜中，检测不合格的劳保用品必须经清洗去污后方可再用；施工中用过的手套等沾污的废弃物品不能随意在施工现场丢弃，应由专人收集并交放射性废物处理部门处理；仔细清点测井施工所用施工装置、仪器和工具，特别要重点清查示踪剂容器和井下释放器。回厂后按规定交还并履行交接登记手续；施工完毕后，收回施工现场设置的放射性危险标志，并妥善保管；参加同位素示踪测井施工人员回厂经淋浴后，换无沾污的服装，并经人体表面沾污检测合格后方可离厂。放射性同位素示踪注水剖面测井施工队伍在现场作业时，应配备专用餐车。就餐前应用流动水清洗手和脸部，以防止放射性物质从口部进入体内。对测井施工中出现的施工现场沾污或示踪剂丢失等放射性事故，要组织人员保护现场并按照国家的有关规定进行事故处理。

d. 废液废物的贮存和处理。

放射性同位素示踪过程中产生的废液废物的贮存和处理，是辐射安全监管部门十分关注的问题，应按相关规定执行。

8.4.2.4   中子湿度计

中子湿度计有流动式和固定式。流动式中子湿度计的操作程序是：先打开探头和校正器的联锁，用长柄工具取出探头，插入测试的材料中，即可进行测试。测完一个测试点即用长柄工具将探头插入下一个测试点。固定式中子湿度计是把探头长期固定在生产线的一定位置上连续不断地或定期地测试水分，作为自动化控制装置的一部分。使用中子湿度计必须按照辐射实践正当化、安全防护最优化和个人剂量限值三原则，并充分利用时间、距离和屏蔽外照射防护三要素做好射线防护工作。

首先，管好中子源。保证带有中子源的探头安全、完好，由专人保管，有明细账目。在搬运时，一定要把探头锁在校正器内。操作时必须注意防护，使用长柄工具。然后，注意对固定位置使用的中子湿度计探头进行固定，加小锁以防放射源丢失。最后，对中子源表面、人员操作岗位和放射源贮藏处射线照射量率进行监测。

8.4.2.5   核湿密度计的安全防护

核湿密度计由主机、聚乙烯标准块、刮板钻杆和钻杆拔出器组成。主机内有两个放射源：一个是 ^{241}Am-Be 中子源，另一个是 ^{137}Cs γ 源。源装在可插入地表的活动杆下端。

　　核湿密度计的操作比较简单，只要将运输箱运至现场，取出已调试好的仪器，放在欲测试点上，打开放射源杆和小锁就可测试。当测地层深部 30 cm 深的情况时，须先在地面测试点挖一深孔。核湿密度计的辐射安全防护，除了贯彻辐射实践正当化、安全防护最优化和个人剂量限值三原则，充分利用时间、距离和屏蔽防护三要素外，还应注意以下几点：① 管好放射源，特别是从仪器上拆下的放射源杆，要妥善保管在安全和防护效果好的贮源器内，防止丢失。② 使用仪器时注意防护。源杆对孔时，尽量离源远一些。保养仪器，清理放射源下面的空隙时，注意自身位置，应站在仪器左右侧方，并使用长柄工具，不得用手进行清理。③ 运输仪器时采用大车，可加大运输者与仪器之间的距离，减少所受剂量。

8.4.2.6　X 射线仪器仪表的安全防护

　　X 射线仪器仪表有 X 射线衍射仪、X 射线荧光分析仪、X 射线电路板检查机等，这里统称为 X 射线仪器仪表。X 射线仪器仪表可分为闭束型和敞束型两类。闭束型仪器仪表在结构上具有能防止人体的任何部分进入有用线束区域的特征；敞束型仪器仪表在结构上不完全符合闭束型仪器仪表特征，操作人员的某部分身体有可能意外地进入有用线束区域。这类仪器仪表的突出优点是，开机时才有有用线束出来，关机时对环境和人员无害。

　　(1) 管理要求

　　X 射线仪器仪表安全防护的管理应符合以下要求：① X 射线仪器仪表操作和管理人员上岗前必须接受有关安全防护的职业培训，掌握一定的安全防护知识和技能，并经考核合格。② 制定科学适用的 X 射线仪器仪表操作规程和安全防护规定等规章制度并严格执行。③ 生产和使用 X 射线仪器仪表必须合理装配受照射部件，尽可能减少散射线。④ X 射线仪器仪表操作人员应按安全防护最优化原则，充分考虑时间距离、屏蔽设施等因素，采取各种有效的安全防护措施，使受照剂量控制在可合理达到的尽量低的水平。操作仪器仪表时，应特别注意防止手、头等局部受照，采取佩戴防护眼镜等防护措施。⑤ 仪器仪表工作时，一切不使用的射线束出口必须关闭严密，对正在受到射线照射的部件须有适当的屏蔽。⑥ 拆卸、安装源套和其他受照射部件时，必须关闭遮光器并切断射线管的高压。不得在 X 射线管裸露的条件下调试分析仪。⑦ 校准、调试分析仪的有用线束，须以较低电压、较低电流操作，避开强射线束，并采取局部屏蔽防护措施。⑧ 对可能发生的 X 射线超剂量照射事故应有预防和应急救援措施。⑨ 应至少每年进行一次设备防护性能及安全设施检验，如发现有射线泄漏污染必须立即采取措施，详细记录检验结果，妥善保管归档。⑩ 操作人员要佩戴个人剂量计，并定期监测和建立个人剂量档案。定期进行从业人员健康体检并建立健康档案。

　　(2) 技术措施

　　X 射线仪器仪表的安全防护应符合下列技术措施要求：① 在 X 射线管处于最高管电压、最大功率条件下，距 X 射线管套外表面 5 cm 的任何位置，射线的空气比释动能率不得超过《低能射线装置放射防护标准》（GBZ 115—2023）中的规定值，即 25 μGy/h。② 在人体可能到达的距闭束型分析仪一切外表面（包括高压电源、分析仪外壳等）5 cm 的位置，距敞束型分析仪的防护罩、遮光器外表面 5 cm 的任何位置，射线的空气比释动能率均不得超过 2.5 μGy/h。③ 带有 X 射线管的闭束型仪器仪表源套和所有的受照射部件必须安装在仪器仪表的封闭的机壳内部。正常操作时，人体的任何部位都不能进入机壳内部。闭束型仪器仪表的机壳必须具有联锁装置，一旦打开机壳，即刻自动切断 X 射线管的高压电源或关闭有用线束的出口。④ 带有 X 射线管的敞束型仪器仪表出现管高压超过额定值 1～3 kV，管电流超过额定值 1～3 mA 或超过设定功率时，能自动切断 X 射线管的高压。⑤ 带有 X 射线管的敞束型仪器仪表必须有"专用锁-总电源/联锁"，只有使用专用钥匙打开专用锁之后才能接通总电源。⑥ 带有 X 射线管的敞束型仪器仪表应当配备"防护罩-高压"或"防护罩-遮光器/联锁"。分析仪正常工作时，防护罩处于联锁状态，只有严密关闭其可以平移的防护窗，才能射出有用线束；当分析仪正在工作时，一旦拉开防护窗，即刻切断高压或关闭遮光器，中断有用线束。仅当调试、校准分析仪时，可以切断防护罩的联锁。⑦ 带有 X 射线管的敞束型仪器仪表的控制台必须包括 X 射线管高压电源开关、指示灯、高压调节器及读出器，X 射线管电流调节器和读出器，遮光器的控制开关和指示灯。⑧ 带有 X 射线管的敞束型仪器仪表在所列位置必须安装红色警告信号灯并与相应的开关联动。⑨ 带有 X 射线管的敞束型仪器仪表在分析仪的专用锁和总电源开关、X 射线管高压电源开关、X 射线管防护套附近必须具有牢固的警告，带有 X 射线管的敞束型仪器仪表警示标识除具有 GB 18871—2002 中规定的辐射警示标识外，还要有其他警示说明。

8.4.3　核子计的事件应急处理

核子料位计、核子秤、核子测厚仪、核子湿密度计等核子仪，广泛应用于化工、建筑、交通等领域，也是发生辐射事故最多的应用领域。核子仪应用的特点是应用面广、分散、数量多、容易拆卸、可移动，多含 Ⅳ 类或 Ⅴ 类放射源，操作和维护均比较简单，日常使用时一般不会发生人员受照或放射性污染的辐射事故，但管理松懈或安全意识薄弱容易发生丢失或被盗事故，引发事故的原因主要有以下几方面。

① 安全保卫措施不到位导致放射源丢失、被盗。

② 闲置、废弃放射源未及时送贮，看管不力。

③ 放射源无专人负责保管。

④ 无证使用放射源，脱离安全监管。

⑤ 工作人员缺乏辐射安全防护知识，违反操作规程。

当发生放射源丢失或人员超剂量辐射事故时，最先发现事故的岗位人员应立即向值班室和本车间领导汇报，车间主任立即向公司生产部、设备部、放射源安全管理领导小组发出预警信息。生产部、设备部、放射源安全管理领导小组接到预警信息后，应及时核实现场状况，并将结果汇报公司领导，公司应急领导小组组长应立即向全厂范围发出预警信息。

应急措施如下。

① 如现场放射源丢失或被盗，应立即向公安部门报案，同时向相关环保、安全部门汇报情况，配合公安部门调查，全力追回丢失或被盗的放射源。

② 如放射源脱出，要将源迅速转移至容器内。

③ 应急领导小组接到事故报警后，应立即通知各救援队伍赶赴事故现场，按专业分工开展救援工作，必要时向政府主管部门和上级公司汇报情况，请求支援。

④ 在应急领导小组未到达现场时，当班调度应组成临时指挥部，对现场进行初期应急处理，并及时上报现场情况，待应急领导小组人员到场后进行交接。

⑤ 生产部门到达事故现场后，应根据事故情况，做出是否局部或全部停线的决定。若须紧急停线，则按紧急停线程序做处理。

⑥ 应急领导小组到达现场后，视情况对现场安排进行警戒，同时协调各部门，配合外机构对事故进行有效控制、处理。

⑦ 当事故得到控制后，立即成立专门调查小组开展事故调查及处理善后工作。

符合下列条件之一即满足应急终止条件：辐射污染源的泄漏或释放已降至规定限值以内；辐射事件所造成的危害已经被彻底消除，无继发可能；辐射事件现场的各种专业应急处置行动已无继续的必要。

根据辐射事故处理情况，由应急领导小组批准宣布终止应急状态，并撰写应急处置工作的详细书面报告，应急响应结束。辐射应急事故应急终止后，各部门（车间）执行下列行动：汇总所有应急日志、记录、产生过程，形成书面信息；根据有关部门下发的整改通知，进行整改；根据实践经验，修改现有应急预案和程序；应急终止后，及时向有关部门提交总结报告。

8.5　辐照装置倒装源及源退役

8.5.1　γ 辐照装置的倒装源

由于现代大型辐照装置基本实行了货物自动传输系统，所有人员均在控制区以外，在正常情况下，潜在照射的危害较小。倒装源操作时的潜在照射是构成辐照工作人员受照剂量的主要因素，为此必须十分关注倒装源的安全。倒装源是一项危险、复杂的工作，倒装源计划必须事先得到环保部门的批准。方案一旦确定，应该严格按照预定的方案进行。在实施过程中，应严格采取分区控制和挂牌上岗制度，从而有效控制操作人员的受照剂量。操作过程由保卫人员值勤，杜绝闲杂人员出入。另外，倒装源前的准备工作非常重要。

8.5.1.1　准备工作

（1）组织保证

为了使倒装源工作能安全顺利地进行，应成立由倒装源单位和卫生、公安、环保等部门组成的倒装源领导小组，下设现场联络组、保卫组、安全防护组、操作组和剂量组。联络组负责向主管部门递交申请报告，办理放射源准运手续、运输引导、接待等工作。保卫组负责放射源运输过程中的引导、现场警戒、安全保卫等工作。安全防护组负责调查倒装源前的环境辐射水平、体检、个人剂量计发放，倒装源过程中的剂量跟踪监测、安全指导、应急处理，倒装源后的环境辐射水平调查及储源井水的采样工作、医学对比检查和个人剂量报告等工作。操作组应明确分工，由专人负责源罐的卸车、冲洗、装车、起吊等，由专人负责按指定位置装卸源，由专人负责照明灯具。剂量组负责确定加源方案、加源后的剂量测定，包括剂量重现性试验及安装鉴定工作等。每组各负其责，确保现场工作有条不紊。

（2）准备和检查

对于每次倒装源操作，至少提前 2 个月进行准备工作。这些工作包括申请许可、辐射水平调查、源活度确定、源井检测、净化（或动态更换）安全装置的试验、人员的分工和培训、吊车载荷试验、照明、医疗准备、运源车的线路确认等。在实际操作前 10 d 内，至少要进行两次演练，包括应急预案的演练。

（3）操作培训的预演

参与倒装源的工作人员需要经过培训，持证上岗。除需要对他们经常进行理论和防护知识的培训外，还需要有不少于两次的模拟源操作技能的培训。员工熟练程度的提高，可以大大缩短操作源罐的时间。合理分组，可以减少个人的剂量负担。在安全深水中（基本保持本底水平）进行源棒操作，井水的洁净度和适用的操作工具对降低辐射受照水平起到了重要的作用。

8.5.1.2　倒装源过程控制

（1）运输容器的测量

当内含放射源的容器抵达辐照装置后，对运输容器应做辐射测量。

① 外照射测量：应先于污染测量，运营单位应检验运输容器的照射率不超过规定的管理要求。测量应包括运输容器表面及距离表面 1 m 处的测量及运输车辆的测量。

② 外部松散污染测量：运营单位应对源运输容器的外表实行污染测量，包括用一系列的擦拭实验来评价存在的松散污染。

③ 内部松散污染测量：密封源在装入运输容器前要进行泄漏检验。通过测量运输容器内的松散污染，运营单位应检查源的完整性，即在运输过程中是否被破坏。这个测量程序应该由装运容器的供应商提供。流体（气流、液流）通过装运容器内室，经过过滤器过滤掉颗粒物，然后测量过滤器上的放射性污染。如果发现照射率或放射性污染超过管理限值，包括运输文件规定或供应商设定的值，就要采取行动保护工作人员和公众免受危害。现场的情形应立刻通知辐射防护负责人。按规定运输的发货商及有关监管部门也应被通知。在源的装卸完成前，应对造成照射率和/或污染升高的原因进行调查并在装源程序进行前采取纠正行动。装源完成后将空的运输容器返回时，除了在容器内部擦拭样品的内污染测量之外，应完成上述同样的测量代替上文提到的检验程序。如果辐照装置使用的密封源要返回生产商，除了内部松散污染测量外，还应采取与接收放射源同样的测量方式。

（2）辐照装置放射源的装卸

运输容器可以通过不同的路径（如通过屋顶沿迷路或通过墙壁）被引入辐照装置中，这取决于辐照装置的类型。对于湿法贮源辐照装置，运输容器应放置在水池的底部充分排水，并使用长手柄工具操作水下的源。在装卸源的过程中，使用巡测仪监测周围的辐射水平。对于干法贮源辐照装置，使用远程工具来操作源。源的操作仅仅由被许可的人员在辐射防护负责人在现场的情况下完成。

（3）个人剂量控制

为了取得更真实的操作剂量，所有在现场工作的人员都应佩戴个人剂量计，同时佩戴个人剂量报警仪。操作人员要穿专用的防滑胶鞋，井上作业时须系安全带，工作服内不能携带任何与源操作无关的物品进入辐照室内。在监测工作场所剂量时，要确保有两台以上经过国家计量单位检定的辐照剂量报警仪，剂量报警阈值的设置应根据具体情况而定；此外，有专门的剂量监控人员按时记录数据，这些数据检测位置应包括操作人员操作位、以源为中心的四周、辐照室内日常监控布点及操作工具的杆头。在水中操作源棒时，每一次源棒移位，主要是上升时操作手旁都要有仪器（不大于 1 m）监视。尤其是在排布源架最上一排源棒时，不熟练的操作员有时会将源棒提得过高，安全监控人员应及时给予提示。

8.5.1.3　源罐操作程序

（1）准备要求

起重机械：起吊工具的安全载荷必须大于运输源罐，无论是运输车辆装卸源罐的汽车吊，还是辐照室进源间的行吊，考虑到安全系数，其标称起吊负荷应留有余量，以确保安全。按照环保部门的要求，所有在场人员都必须佩戴个人剂量计。从汽车上装卸源罐时四周必须设有警戒线，而进辐照室后应有专门的门卫控制人员的进入，必须进入辐照室工作的人员事先要登记和发放进入许可证。工作之前一定要明确各现场人员的工作职责，政府相关管理部门授权安排各工作的负责人，尤其是负责现场指挥操作机械的钥匙和在错误操作时按停止机械的人员。

（2）卸载程序

① 卸载源罐之前要监测储源井水和井底沉淀物的各项指标及水的透明度，发现涉及操作安全和人员安全的问题停止操作。

② 确认源架在安全的位置上，去掉进源间水泥屏蔽塞。如果必要，接软管用水冲洗源罐，去除表面泥土、灰尘。

③ 卸下源罐顶部中央的排气孔螺栓。

④ 卸下用来固定源罐在底座上的螺栓。

⑤ 拧松 8 枚用以固定源罐盖子的螺栓。切忌完全卸下，松动间隙不大于 3 mm。

⑥ 用一根长绳索连接运输源罐的盖子，缓慢地起吊直到它被移动，但要确保不能将源罐吊起，下面塞子要保持原位。

⑦ 将两根起吊源罐的绳索正确连接在相对应的两个源罐的起吊环上，中间用长一些的绳索连在源罐的屏蔽塞上，连接源罐的绳索挂在起重吊钩上。

⑧ 缓慢地将源罐吊入水池，直到源罐的上端在水平面上大约 15 cm 处停止。

⑨ 保留源罐盖子上相对的 2 个螺栓不动，卸下其他 6 个螺栓，并确保留下的 2 个螺栓能用手拧动。

⑩ 如果有必要，再接一根控制罐体旋转的绳子。源罐一旦入水，蒸汽和热水会从排气孔喷出，人员应站在远处。

⑪ 将源罐降至水池底，注意要和源架或其他设备保持安全距离。从吊钩上卸下源

罐吊索，将其牢固地拴在水池的护栏上。

⑫ 用水下套筒工具，卸下屏蔽塞的最后两个螺栓，直到它们完全脱离。

⑬ 缓慢吊起源罐盖子，使源笼出现。注意：当从水池中向上吊起任何物体时，必须保证有经过校准的辐射监测仪表在现场监视，以防任何放射性物质被意外带出水面。

⑭ 使用花篮工具，将装源花篮从罐腔中吊出，并放置在离源罐较远的水池底部。

⑮ 重新装上源罐盖子。

⑯ 重新将源罐吊索挂在起重吊钩上，将源罐缓慢吊出水池，当罐体底部的排水孔离开水面时停止，让罐体内的水充分排出。根据安全原则，任何从水井中吊起的物体都被视为有放射性沾染。

⑰ 当空源罐被吊到运输底座上时，将两根较短的源罐吊索从吊钩上卸下，较长的绳索依然保留在屏蔽塞上，吊起屏蔽塞，使源罐内腔露出，用缠绕在棒上的布彻底地擦拭内腔和屏蔽塞内表面做放射性沾染的常规擦拭试验。

⑱ 从水池中取出所有的工具和设备时，都要小心地用仪器监视整个过程，每件工具、每样设备要一个一个地取，并扫描其是否有放射性沾染。取出后用吸水能力强的材料将它们一一擦拭干净。

⑲ 当工具和设备都擦干后，将擦拭材料马上放入可封口的塑料袋，贴上标签，注明擦拭的日期、辐照装置序列号、被擦拭的工具和设备名称。

⑳ 移交所有运输源罐的文件。

㉑ 将源罐安放在运输底座上，用 4 个螺母紧固。

㉒ 从源罐上去掉所有的起吊设备或物体。

㉓ 将源罐盖子用螺栓完全紧固。

㉔ 将六角排水孔螺帽和两个排气孔螺栓安装到原来的位置。

㉕ 将缝隙屏蔽和金属防热罩恢复原位。

（3）对可疑的放射性高水平的处理程序

① 不要试图清除可疑的放射性沾染。

② 人员撤离可疑高放射区域，以防放射性污染的扩散，设置禁止进入的警示标识。

③ 监测所有在场的操作人员是否被放射物质沾染。

④ 通知装置的辐射安全部门。

8.5.2　γ 辐照装置源退役

对放射源的管理按照《放射性同位素和射线装置安全和防护条例》进行。根据《γ辐照装置的辐射防护与安全规范》（GB 10252—2009）中的规定，γ 辐照装置的使用寿命为 40 年。若达到寿期但业主要求延期的，必须向监管部门提交延期使用的安全评估报告和其他支持性资料，经评审批准后方可延期使用。γ 辐照装置退役，须向环保、卫生、公安等主管部门申请，提出退役计划和措施，得到批准后方可实施此项计划。在相关部门的监督下做好放射源的转移和回收、设备及水井的去污工作，经测定达到安全水平后方可进行封存或拆迁，并记录存档。

8.5.3　γ 探伤源退役

根据《工业操作放射防护标准》（GBZ 132—2022）中的要求，退役或不用的放射源按照事先达成的协议还给设备制造商或其他经授权的废物管理单位进一步处置，并有详细的记录归档保存。

8.5.4　核子计及其源退役

根据《含密封源仪表的放射卫生防护要求》（GBZ 125—2009），退役的密封源应按照放射性危险物品严格管理，退回生产厂家或转送退役源保管部门，并有永久档案。

（李清华　王　进）

思考题

1. 核子仪表使用、操作过程中的安全和防护要求有哪些？
2. 现场测井作业的辐射防护管理要求有哪些？
3. γ 辐射探伤中导致放射源对人员造成意外伤害的途径有哪些？
4. γ 辐照装置工作场所如何分区？
5. 加速器装置运行和维护人员的基本要求和培训内容是什么？

主要参考文献

[1] 何仕均. 电离辐射工业应用的防护与安全 [M]. 北京：原子能出版社，2009.

[2] 肖铮. 工业电离辐射防护与安全 [M]. 兰州：兰州大学出版社，2011.

[3] 谢景欣，朱宝立. 职业卫生工程学 [M]. 南京：江苏科学技术出版社，2014.

第9章 放射防护管理

当放射防护的硬件设施满足要求后，为了进一步预防和控制其职业危害，建立相应的放射防护管理的规章制度、采取严格的组织措施并使之得到贯彻执行是非常有必要的。近年来，随着核与辐射技术的快速发展，我国放射工作人员数量逐年增加，放射工作人员的职业健康问题备受关注。2013—2017年，我国诊断了职业性放射性疾病106例，其中以放射性肿瘤、外照射慢性放射病和放射性白内障居多，给患者本人及其家庭带来了重创，同时给用人单位和社会带来了经济负担。江苏省医用X射线诊断工作者肿瘤队列进行了长达40年的5次随访调查，对整个队列1950—2011年期间的调查随访结果分析得出，江苏省医用X射线诊断工作者恶性肿瘤发病风险显著高于对照组医务人员，实体癌和全部恶性肿瘤的相对危险度（RR）分别为1.31和1.33。

加强行业健康管理，掌握职业性放射性疾病特点和诊断鉴定，制定科学有效的放射防护管理制度，从源头上控制职业危害因素，减少或杜绝职业性放射性疾病的发生，对保障放射工作人员的职业健康至关重要。《中华人民共和国职业病防治法》《放射性同位素与射线装置安全和防护条例》《建设项目职业卫生"三同时"监督管理暂行办法》《用人单位职业健康监护监督管理办法》《放射工作人员职业健康管理办法》《工作场所职业卫生监督管理规定》等法规和部门规章对放射防护管理提出了相关要求。

9.1 基本要求

放射防护管理包括：放射防护管理组织机构及职责，放射防护管理制度及操作规程，放射防护监测制度，放射工作人员的职业健康监护，放射工作人员个人剂量监测，放射工作人员放射防护知识培训，职业病防治计划和实施方案等内容。

9.1.1 放射防护管理机构及职责

放射源和射线装置的使用单位应成立放射防护管理机构，负责本单位的辐射安全与防护工作的管理、监督和技术指导及日常事务的管理。放射防护管理机构应建立健全各项规章制度，定期组织召开例会，加强对本单位的放射源和射线装置的定期检查，以保证放射工作人员的身体健康。其主要职责包括但不限于以下内容。

① 负责核与辐射安全管理法律法规的制定及组织实施和监督检查。

② 负责对核设施和辐射源进行现场监督检查。

③ 负责组织伴有辐射项目的排污申报登记、放射源登记管理和辐射源废源转移工作。

④ 协助有关主管部门对伴有辐射的项目"三同时"执行情况进行检查验收。

⑤ 负责组织核与辐射事故的调查处理和应急响应工作。

⑥ 负责核与辐射安全管理相关政策法律法规的宣传工作。

⑦ 负责组织核与辐射安全管理专业技术培训工作。

9.1.2　放射防护规章制度

放射源和射线装置的使用单位应建立健全辐射防护规章制度。规章制度应根据国家现行有效的法律法规进行修订。主要的规章制度应包括但不限于以下内容。

① 辐射防护制度。

② 辐射监测制度。

③ 个人剂量监测及管理制度。

④ 放射工作人员职业健康监护和管理制度。

⑤ 放射防护知识培训制度。

⑥ 辐射源和射线装置操作规程。

⑦ 辐射源和射线装置及其防护设施检修、维修制度等。

⑧ 职业病危害警示与告知制度。

⑨ 放射防护用品管理。

⑩ 建设项目职业卫生"三同时"管理制度。

⑪ 放射事故处置与报告制度。

⑫ 职业病防治宣传教育培训制度。

⑬ 职业病危害项目申报制度。

9.1.3　个人剂量监测管理

放射源和射线装置的使用单位应委托有资质的职业卫生技术服务机构对本单位从事放射性作业的工作人员定期进行个人剂量监测，建立个人剂量档案，并妥善保存。个人剂量监测和管理主要包括以下内容。

① 放射工作单位应当按照国家有关法律、法规、标准、规范的要求，安排本单位的放射工作人员接受个人剂量监测，并遵守下列规定：外照射个人剂量监测周期一般为 1 个月，最长不应超过 3 个月；内照射个人剂量监测周期按照有关标准执行；建立并终生保存个人剂量监测档案；允许放射工作人员查阅、复印本人的个人剂量监测档案。

② 个人剂量监测档案应当包括：常规监测的方法和结果等相关资料，应急或者事故中受到照射的剂量和调查报告等相关资料。

③ 放射工作人员进入放射工作场所，应当遵守下列规定：正确佩戴个人剂量计；操作结束离开非密封放射性物质工作场所时，按要求进行个人体表、衣物及防护用品的放射性表面污染监测，发现污染要及时处理，做好记录并存档；进入辐照装置、工业探伤、放射治疗等强辐射工作场所时，除佩戴常规个人剂量计外，还应当携带报警式剂量计。

④ 个人剂量监测工作应当由具备资质的个人剂量监测技术服务机构承担。

9.1.4 职业健康管理

放射源和射线装置的使用单位应委托有资质的医疗机构对本单位从事放射性作业的工作人员定期进行职业健康检查，建立个人职业健康档案，并妥善保存。职业健康管理主要包括以下内容。

① 放射工作人员上岗前，应当进行上岗前的职业健康检查，符合放射工作人员健康标准的，方可参加相应的放射工作。放射工作单位不得安排未经职业健康检查或者不符合放射工作人员职业健康标准的人员从事放射工作。

② 放射工作单位应当组织上岗后的放射工作人员定期进行职业健康检查，两次检查的间隔时间不应超过2年，必要时可增加临时性检查。

③ 放射工作人员脱离放射工作岗位时，放射工作单位应当对其进行离岗前的职业健康检查。

④ 对参加应急处理或者受到事故照射的放射工作人员，放射工作单位应当及时组织健康检查。检查或者医疗救治，按照国家有关标准进行医学随访观察。

⑤ 放射工作人员职业健康检查应当由省级卫生行政部门批准的医疗机构承担。

⑥ 职业健康检查机构发现有可能因放射性因素导致健康损害的工作人员，应当通知放射工作单位，并及时告知放射工作人员本人。放射工作单位应当在收到职业健康检查报告的7 d内，如实告知放射工作人员。放射工作单位对职业健康检查中发现不宜继续从事放射工作的人员，应当及时调离放射工作岗位，并妥善安置；对需要复查和医学随访观察的放射工作人员，应当及时予以安排。

⑦ 放射工作单位不得安排怀孕的妇女参与应急处理和有可能造成职业性内照射的工作。哺乳期妇女在其哺乳期间应避免接受职业性内照射。

⑧ 放射工作单位应当为放射工作人员建立并终生保存职业健康监护档案。职业健康监护档案应包括以下内容：职业史、既往病史和职业照射接触史，历次职业健康检查结果及评价处理意见，职业性放射性疾病诊疗、医学随访观察等健康资料。

⑨ 放射工作人员有权查阅、复印本人的职业健康监护档案。放射工作单位应当如实、无偿为放射工作人员提供其职业健康监护档案。

⑩ 除国家统一规定的休假外，放射工作人员每年可以享受保健休假2~4周。享受寒、暑假的放射工作人员不再享受保健休假。从事放射工作满20年的在岗放射工作人员，可以由所在单位利用休假时间安排健康疗养。

9.1.5 放射工作人员培训管理

从事放射性作业的人员上岗前应进行放射防护知识培训，以便工作人员熟悉所从事工作存在的主要职业危害及其防护措施。放射工作人员培训管理主要包括以下内容。

① 放射工作人员上岗前应当接受放射防护和有关法律知识培训，考核合格方可参加相应的工作。培训时间不少于4 d。

② 放射工作单位应当定期组织本单位的放射工作人员接受放射防护和有关法律知识培训。放射工作人员两次培训的时间间隔不超过2年，每次培训时间不少于2 d。

③ 放射工作单位应当建立并按照规定的期限妥善保存培训档案。培训档案应当包括每次培训的课程名称、培训时间、考试或考核成绩等资料。

④ 放射防护及有关法律知识培训应当由符合省级卫生行政部门规定条件的单位承担，培训单位可会同放射工作单位共同制订培训计划，并按照培训计划和有关规范或标准实施和考核。

9.2　职业性放射性疾病

职业性放射性疾病是指劳动者在职业活动中所患的放射性疾病。放射性疾病是病因明确、病种多样的一类疾病，是电离辐射所致不同类型和不同程度的损伤或疾病的总称。此类疾病是在 19 世纪末，人类开始利用 X 射线、铀和镭之后出现，并被人们逐步认知的。随着原子能事业的发展和放射性同位素的广泛应用，人们受到电离辐射照射的机会日益增加，因此有关电离辐射对人体危害的研究也日益受到重视。放射工作人员受到的职业照射多为慢性低剂量照射，只有在防护条件差的情况下，受照剂量达到或超过一定水平时，才有可能引起局部或全身慢性放射性损伤。

9.2.1　放射性疾病分类

放射性疾病的分类方法较多，按射线的作用方式和来源可分为外照射放射病和内照射放射病，按受照剂量的大小、作用时间的长短和发病的急缓可分为急性放射病、亚急性放射病和慢性放射病，按受照范围的大小和部位的不同可分为全身性放射损伤和局部放射损伤，按是否伴有其他致病因素所致的损伤可分为单纯放射损伤和放射性复合伤，按辐射效应出现的早晚可分为早期效应和晚期效应，按发病与职业的关系可分为职业性放射性疾病和非职业性放射性疾病。

（1）电离辐射所致的全身性疾病

电离辐射所致的全身性疾病包括外照射急性放射病、外照射亚急性放射病、外照射慢性放射病、内照射放射病。

（2）电离辐射所致的器官和组织损伤

① 皮肤损伤：急性放射性皮肤损伤、慢性放射性皮肤损伤。

② 甲状腺损伤：放射性甲状腺炎、放射性甲状腺功能减退症、放射性甲状腺良性结节。

③ 晶状体损伤：放射性白内障。

④ 肺损伤：急、慢性放射性肺炎。

⑤ 骨损伤：放射性骨损伤。

⑥ 性腺损伤：放射性性腺损伤。

⑦ 其他器官组织损伤：放射性脑脊髓损伤、放射性口腔炎、放射性肠炎、放射性膀胱炎等。

（3）电离辐射诱发的恶性肿瘤

根据 GB/T 18201—2000 和 GBZ 97—2017，放射性肿瘤包括白血病（除慢性淋巴细胞白血病）、骨肿瘤、甲状腺癌、肺癌、乳腺癌、皮肤癌、其他恶性肿瘤（包括肝和胆道恶性肿瘤）。

（4）放射复合伤

放射复合伤包括放烧复合伤、放冲复合伤等。

9.2.2　法定职业性放射性疾病目录

《中华人民共和国职业病防治法》所称的法定职业病是指企业、事业单位和个体经济组织等用人单位的劳动者在职业活动中，因接触粉尘、放射性物质和其他有毒、有害因素而引起的疾病。法定职业病要求包括劳动者、职业活动中接触职业危害因素、疾病与所接触职业危害因素构成因果关系、疾病属国家公布的职业病范围。

根据原国家卫健委、国家安全监管总局、人力资源社会保障部和全国总工会 2013 年 12 月 23 日颁布的《职业病分类和目录》，现行法定职业病分为 10 大类，132 个名单（表 9.1）。

表 9.1　职业病分类

一、职业性尘肺病及其他呼吸系统疾病	1. 尘肺病	13 种
	2. 其他呼吸系统疾病	6 种
二、职业性皮肤病		9 种
三、职业性眼病		3 种［化学性眼部灼伤、电光性眼炎、白内障（含放射性白内障、三硝基甲苯白内障）］
四、职业性耳鼻喉口腔疾病		4 种
五、职业性化学中毒		60 种
六、物理因素所致职业病		7 种
七、职业性放射性疾病		11 种
八、职业性传染病		5 种
九、职业性肿瘤		11 种
十、其他职业病		3 种

国家法定的放射性职业病如下。

① 外照射急性放射病。

② 外照射亚急性放射病。

③ 外照射慢性放射病。

④ 内照射放射病。

⑤ 放射性皮肤疾病。

⑥ 放射性肿瘤（含矿工高氡暴露所致肺癌）。

⑦ 放射性骨损伤。

⑧ 放射性甲状腺疾病。

⑨ 放射性性腺疾病。

⑩ 放射复合伤。

⑪ 根据《职业性放射性疾病诊断标准（总则）》可以诊断的其他放射性损伤。

⑫ 铀及其化合物中毒。

⑬ 放射性白内障。

9.2.3　常见的职业性放射性疾病危害因素行业

常见的职业性放射性疾病危害因素行业如下。

① 核燃料循环：铀矿开采、铀矿水冶、铀的浓缩和转化、燃料制造、反应堆运行、燃料后处理、核燃料循环研究。

② 医学应用：诊断放射学、牙科放射学、核医学、放射治疗、介入放射学等。

③ 工业应用：工业辐照、工业探伤、发光涂料工业、放射性同位素生产、测井、加速器运行等。

④ 天然源：民用航空、煤矿开采、其他矿藏开采、石油和天然气工业、矿物和矿石处理等。

⑤ 其他：教育、兽医学、科学研究等。

9.2.4　常见的几种职业性放射性疾病

放射性疾病的特点：放射性疾病大部分属于确定性效应，如各种类型的慢性放射病、晶状体混浊、非癌性皮肤损伤、生育障碍、造血功能减退等，其损伤的严重程度和发病概率都随受照剂量的增加而增加，且存在剂量阈值；另一部分属于随机性效应，如辐射致癌，各类白血病都属于随机性效应，其发生概率与受照剂量大小有关，但其发病严重程度与受照剂量无关，一般认为不存在剂量阈值。

确定性效应是指严重程度与剂量有关的效应，这种效应存在阈剂量，是接受了较大剂量的照射而引起的严重的损伤。当细胞群体中受损伤细胞达一定份额时，出现病理改变和临床上可察觉的体征及化验指标的变化，概率很快变为 100%，表现为结构与功能的改变。各器官和组织的病变特征为炎症变化、出血、坏死等破坏性改变及后期出现代偿性修复。当照射剂量很小时，产生这种损害的概率几乎为零。一般来说，超过阈剂量越大，确定性效应的发生概率越高，且严重程度越重。

9.2.4.1　职业性外照射急性放射病

职业性外照射急性放射病指放射工作人员在职业活动中受到一次或短时间（数日）内分次大剂量电离辐射外照射引起的全身性疾病。

（1）分类

病情分型根据其临床特点和基本病理改变分为以下 3 种类型。骨髓型急性放射病，全身照射剂量 1～10 Gy；肠型急性放射病，全身照射剂量＞10 Gy；脑型急性放射病，全身照射剂量＞50 Gy。

① 骨髓型急性放射病。

骨髓型急性放射病的严重程度为：轻度、中度、重度、极重度。剂量分别为：1～2 Gy、2～4 Gy、4～6 Gy、6～10 Gy。病程分为：初期、假愈期、极期、恢复期。

a. 初期开始于受照后数小时至 1～2 d，一般可持续 3～5 d，主要表现为神经系统机能和胃肠功能的紊乱。淋巴组织对射线非常敏感，照后淋巴组织迅速破坏，外周血淋巴细胞数迅速减少。

b. 假愈期发生在受照后 5～20 d，初期症状缓解，外周血白细胞总数降至 $2.0 \times 10^9 / L$ 左右，开始出现脱发、皮肤及黏膜散在出血。出现体温升高和菌血症表明假愈期结束，进入极期。

c. 极期是急性放射病临床表现最为严重的时期，是患者存活的关键，主要有以下表现。

（a）造血功能障碍。骨髓型急性放射病的主要特征，也是出血、感染的基础。外周血检查可见，白细胞总数、淋巴细胞数下降，血小板、红细胞、血红蛋白降低。白细胞出现固缩、核溶解、核分叶过多，胞浆中出现毒性颗粒、空泡等。患者精神及一般情况较差。

（b）严重感染。由于造血功能衰竭，皮肤黏膜屏障功能破坏，易产生感染并发症。早期以口腔革兰阳性球菌为主，晚期以革兰阴性杆菌为主。

（c）明显出血。急性放射病出血大致可分为 2 个阶段：初期出血与微循环障碍、微血管损伤有关；假愈期出血主要与血小板功能改变、微血管损伤和血液凝固状态有关。

（d）极期出血。出血范围广泛，几乎累及每一个器官，如肺出血、肾上腺出血、心肌出血和脑出血等。另外，出血可加重造血障碍，促进感染，造成全身代谢障碍，从而加重病情。

（e）胃肠道损伤。由于胃肠上皮细胞出血、坏死、脱落、绒毛裸露，大量液体渗漏，肠内细菌和毒素入血，患者出现恶心、呕吐、腹泻、便血、菌血症。

（f）物质代谢紊乱。由于胃肠道症状严重，如呕吐、腹泻、电解质紊乱，患者出现脱水、低钾、酸中毒、血清总蛋白含量降低等。

d. 一般在受照后 35 d 进入恢复期，此期骨髓内出现恢复较早的红系造血细胞；骨髓内淋巴细胞含量逐渐下降，幼稚或成熟的单核样细胞逐渐增多。粒系造血恢复较红系晚几天。随着造血的恢复，临床症状逐渐消失，出血停止，体温逐渐正常。

② 肠型急性放射病。

肠型急性放射病以胃肠道损伤为基本病变，以频繁呕吐、严重腹泻及水电解质代谢紊乱为主要临床表现，是具有初期、假愈期和极期三个阶段病程的严重急性放射病。受照射剂量范围为 10～50 Gy。

③ 脑型急性放射病。

脑型急性放射病以脑组织损伤为基本病理改变，以意识障碍、定向力丧失、共济失调、肌张力增强、角弓反张、抽搐和震颤等中枢神经系统症状为主要临床表现，是具有初期和极期两个阶段病程的急性放射病。受照射剂量大于 50 Gy。

（2）处理原则

根据病情需要及各期不同特点，初期有针对性地对症治疗，尽早使用辐射损伤防治药物，采用中西医综合救治措施；极期努力控制病情进展，积极预防和治疗极期并发症，纠正代谢紊乱，维持体内环境相对稳定；恢复期以营养支持治疗为主，逐渐增加体能训练。必要时辅予心理帮助（GBZ/T 262—2014）。

① 骨髓型急性放射病的处理原则（GBZ104—2017）。

轻度：简易保护性隔离，住院严密观察，一般不需要特殊治疗，可采取对症处理，防止感染，加强营养，注意休息。

中度和重度：尽早住院治疗，根据病情采取不同的保护性隔离措施，并针对各期不同临床表现，制订相应的治疗方案。

初期：镇静、脱敏、止吐、调节神经功能、改善微循环障碍，尽早使用造血生长因子及辐射损伤防治药物，预防感染。

假愈期：有指征地预防性使用抗生素，选择针对杆菌兼顾球菌的广谱抗菌和抗病毒药物，预防出血，保护造血功能。必要时可输注经 20 Gy γ 射线照射的新鲜全血或血小板悬液。

极期：根据细菌学检查结果或对感染源的预测，积极采取有效的抗感染措施，包括抗真菌和抗病毒的预防措施。消毒隔离措施要严密，根据需要和可能使用层流洁净病室。控制出血，减轻造血损伤，输注经 20 Gy γ 射线照射的新鲜全血或血小板悬液。纠正水电解质紊乱。注意防治肺水肿。

恢复期：加强营养支持治疗，逐渐增加体能训练，促进机体恢复。

极重度：可参考重度的治疗原则。但需要尽早采取抗感染、抗出血等措施。及早入住层流洁净病室和使用造血生长因子。注意纠正水电解质紊乱，留置深静脉导管持续输液，积极缓解胃肠和神经系统症状，注意防治肠套叠。在大剂量应用广谱抗生素的同时，要注意真菌和病毒感染的防治。一般对受照射剂量 7～12 Gy 的患者，有人类白细胞抗原相合的供者时，可考虑同种造血干细胞移植，注意移植物抗宿主病的防治。

② 肠型急性放射病的处理原则。

根据病情及早采取积极的综合对症支持治疗等措施。

对轻度肠型放射病患者，尽早实施无菌隔离，纠正水、电解质及酸碱平衡失调，改善微循环障碍和植物神经系统功能紊乱，限制食物摄入，保护胃肠屏障功能，积极抗感染、抗出血，有条件时及早进行造血干细胞移植。

对重度肠型放射病患者，采取积极综合对症支持治疗措施，减轻患者痛苦。

③ 脑型急性放射病的治疗原则。

采取综合对症支持治疗措施，减轻患者痛苦。可采用镇静剂制止惊厥，快速给予脱水剂保护大脑，抗休克，使用肾上腺糖皮质激素等综合对症治疗。

急性放射病的主要救治措施见表 9.2。

表 9.2　急性放射病的主要救治措施

急性放射病严重程度	骨髓型				肠型、脑型
	轻度	中度	重度	极重度	
医学处理	住院观察	住院，综合对症治疗			
		无菌环境，肠道灭菌			
		使用 rhG-CSF 或 rhTPO			
		使用广谱抗生素（从假愈期末开始使用），必要时采取抗真菌、抗病毒措施			
		输入血液成分（输注前须经 20 Gy γ 射线照射），必要时用血小板、红细胞			
		—	肠外营养（受照射后第 1 周）。矫正物质代谢紊乱，解毒（必要时）		
			输注丙种球蛋白。预防弥漫性血管内凝血（受照射后第 2 周）		
			—	造血干细胞移植	积极综合对症治疗，减轻患者痛苦

注：rhG-CSF 为重组人粒细胞集落刺激因子；rhTPO 为重组人血小板生成素。

9.2.4.2　职业性外照射慢性放射病

职业性外照射慢性放射病是放射工作人员在较长时间内连续或间断受到较高年剂量的外照射，达到一定累积剂量后引起的以造血组织损伤为主并伴有其他系统改变的全身性疾病。

症状体征为，接触射线前体检合格，接触数年后出现明显的乏力、易疲劳、睡眠障碍、肌肉酸痛等神经衰弱症状或出血倾向。

（1）辅助检查

① 血细胞分析：接触射线前血细胞检测结果在正常值范围，接触射线一定时间后，经多次动态检测显示白细胞计数持续减少，以粒细胞的数量减少为主，可有血小板计数减少。血细胞分析结果按照 WS/T 405 执行。

② 骨髓检查：骨髓增生活跃或增生低下。骨髓改变主要包括髓系细胞成熟的延迟，有时伴有网状细胞和浆细胞的增生。

③ 可伴有免疫、性腺、甲状腺、神经、心血管及消化系统的功能障碍。

④ 外周血淋巴细胞染色体畸变分析可见到染色体畸变率增高。

（2）处理原则

Ⅰ度：脱离射线，对症治疗，加强营养，每年复诊，根据健康状况可参加非放射性工作。恢复后继续观察 1 年，临床确认治愈则不再按职业性外照射慢性放射病Ⅰ度诊断（按照 GBZ 98—2020 执行）。

Ⅱ度：脱离射线，对症治疗，定期随访，每年复诊，根据恢复情况可安排合适的非放射性工作（按照 GBZ 98—2020 执行）。

9.2.4.3　放射性白内障

放射性白内障是由 X 射线、γ 射线、中子及高能 β 射线等电离辐射所致的晶状体混浊。

（1）分期

Ⅰ期：晶状体后极部后囊皮质内有细点状混浊，可排列成较稀疏、较薄的近似环状，可伴有空泡（图 9.1）。

Ⅱ期：晶状体后极部后囊下皮质内呈现盘状混浊且伴有空泡。严重者在盘状混浊的周围出现不规则的条纹状混浊并向赤道部延伸。盘状混浊也可向皮质深层扩展。与此同时，前极部前囊下皮质内也可出现细点状混浊及空泡，视力可能减退（图 9.2）。

Ⅲ期：晶状体后极部后囊下皮质内呈蜂窝状混浊，后极部较致密，向赤道部逐渐稀薄，伴有空泡，可有彩虹点，前囊下皮质内混浊加重，有不同程度的视力障碍（图 9.3）。

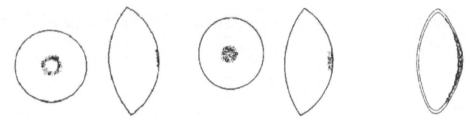

图 9.1　Ⅰ期放射性白内障图示　图 9.2　Ⅱ期放射性白内障图示　图 9.3　Ⅲ期放射性白内障图示

（2）处理原则

对明确诊断为职业性放射性白内障者，宜脱离放射工作岗位，定期检查，一般每年复查 1 次晶状体。

晶状体混浊致视功能障碍且影响正常生活或工作者，可施行白内障摘除及人工晶体植入术。

9.2.4.4　放射性肿瘤

放射性肿瘤指接受电离辐射，并且经过一定潜伏期后发生与所受照射具有一定程度病因学联系的恶性肿瘤。

9.2.4.5　放射性皮肤损伤

放射性皮肤损伤包括急性、慢性放射性皮肤损伤和放射性皮肤癌。急性放射性皮肤损伤是身体局部受到一次或短时间（数日）内多次大剂量外照射所引起的急性放射性皮炎及放射性皮肤溃疡。

慢性放射性皮肤损伤是局部皮肤长期受到超剂量限值照射，累积剂量一般大于15 Gy，数年后引起的慢性放射性皮炎及皮肤溃疡，亦可由急性放射性皮肤损伤迁延为慢性放射性皮肤炎或溃疡。

（1）临床表现

皮肤损伤的分度均有其典型的临床表现，因射线种类、射线能量、吸收剂量、剂量率、受照部位、受照面积和全身情况等而异。可依据表 9.3、表 9.4，特别是临床症状明显期的皮肤表现，并参考局部吸收剂量值做出损伤深度的分度诊断。弱贯穿辐射造成皮肤损伤的参考剂量阈值为 2 Gy。放射性皮肤损伤的分度诊断主要根据受照史、吸收剂量和逐渐显示出来的皮肤表现。

表 9.3　慢性放射性皮肤损伤的分度诊断标准

分度	临床表现（必备条件）	参考剂量（急性迁延）/Gy	参考剂量（慢性累积）/Gy
I	皮肤色素沉着或脱落、粗糙，指甲灰暗或纵嵴、色条甲	≥5	≥15
II	皮肤角化过度、皲裂或萎缩变薄，毛细血管扩张，指甲增厚变形	≥10	≥30
III	坏死溃疡、角质突起、指端角化融合、肌腱挛缩、关节变形、功能障碍（具备其中 1 项）	≥20	≥45

表 9.4　急性放射性皮肤损伤的分度诊断标准

分度	初期反应期	临床症状明显期	参考剂量/Gy
I	毛囊丘疹	暂时脱毛	≥3
II	红斑 2 周	脱毛、红斑 6 周	≥5
III	红斑、烧灼感 1 周	红斑、水泡、坏死、溃疡 3 周 2 次	≥10

（2）处理原则

放射性皮肤癌的处理应该遵照早期预防、早期发现、早期治疗的原则，具体如下：① 已确定为由电离辐射引起的皮肤组织损伤的患者，应脱离放射线工作。② 对受到电离辐射引起的皮肤损害区域涂抹防护油膏，避免皮肤皲裂、破溃。③ 受电离辐射损害部位的皮肤出现不易愈合的溃疡或明显肿物增生时尽早手术切除。④ 对慢性放射性皮肤损害患者应定期进行医学随访。⑤ 对发生在皮肤受电离辐射损害部位长期不愈的溃疡或角化增生应做病理检查。一旦病理确诊发生癌变，应明确分期，尽早采用手术治疗。⑥ 对于已经证实存在淋巴结转移或远处转移时，需要手术与药物综合治疗，有条件时可联合免疫调节剂治疗。

9.3　放射工作人员的职业健康管理

9.3.1　职业健康监护的法律依据

20 世纪 50 年代，我国首次在法规中规定防治放射损伤。1957 年，卫生部首次把放射性疾病列为职业病管理。1960 年，国务院批准发布了《放射性工作卫生防护暂行规定》，成为我国第一部放射工作防护方面的管理规定。

《中华人民共和国职业病防治法》《放射性同位素与射线装置安全和防护条例》《放射工作人员职业健康管理办法》《职业健康监护管理办法》《核设施放射卫生防护管理规定》《放射诊疗管理规定》《放射工作人员职业健康管理办法》《电离辐射防护与辐射源

安全基本标准》等法律、法规和部门规章、标准是指导放射工作人员的职业健康监护工作的主要法律依据。

本章根据《中华人民共和国职业病防治法》（以下简称《职业病防治法》）及其相关法规和部门规章，着重于阐述职业健康监护中用人单位和承担职业健康检查的医疗机构的法律责任及劳动者的职业卫生保护权利。维护劳动者及职业病人的健康权益是《职业病防治法》的精髓；规范用人单位、劳动者在职业病防治方面的权利和义务是法律的重要内容。特别是针对目前一些用人单位漠视劳动者的健康权益的现象，《职业病防治法》依据宪法规定公民享有生命健康权，明确劳动者依法享有职业卫生保护的权利，并具体细化为劳动者所享有的七项权利。在职业卫生领域，健康相关权益是指劳动者与职业健康有关的合法权益，主要指《职业病防治法》赋予劳动者的获得职业卫生保护的权利及其相关权利。

9.3.1.1　《职业病防治法》有关规定

第十八条　建设项目的职业病防护设施所需费用应当纳入建设项目工程预算，并与主体工程同时设计，同时施工，同时投入生产和使用。

建设项目的职业病防护设施设计应当符合国家职业卫生标准和卫生要求；其中，医疗机构放射性职业病危害严重的建设项目的防护设施设计，应当经卫生行政部门审查同意后，方可施工。

建设项目在竣工验收前，建设单位应当进行职业病危害控制效果评价。

医疗机构可能产生放射性职业病危害的建设项目竣工验收时，其放射性职业病防护设施经卫生行政部门验收合格后，方可投入使用；其他建设项目的职业病防护设施应当由建设单位负责依法组织验收，验收合格后，方可投入生产和使用。卫生行政部门应当加强对建设单位组织的验收活动和验收结果的监督核查。

第十九条　国家对从事放射性、高毒、高危粉尘等作业实行特殊管理。具体管理办法由国务院制定。

第二十九条　向用人单位提供可能产生职业病危害的化学品、放射性同位素和含有放射性物质的材料的，应当提供中文说明书。说明书应当载明产品特性、主要成分、存在的有害因素、可能产生的危害后果、安全使用注意事项、职业病防护以及应急救治措施等内容。产品包装应当有醒目的警示标识和中文警示说明。贮存上述材料的场所应当在规定的部位设置危险物品标识或者放射性警示标识。

国内首次使用或者首次进口与职业病危害有关的化学材料，使用单位或者进口单位按照国家规定经国务院有关部门批准后，应当向国务院卫生行政部门报送该化学材料的毒性鉴定以及经有关部门登记注册或者批准进口的文件等资料。

进口放射性同位素、射线装置和含有放射性物质的物品的，按照国家有关规定办理。

9.3.1.2　《放射性同位素与射线装置安全和防护条例》有关规定

第二十九条　生产、销售、使用放射性同位素和射线装置的单位，应当严格按照国家关于个人剂量监测和健康管理的规定，对直接从事生产、销售、使用活动的工作人员进行个人剂量监测和职业健康检查，建立个人剂量档案和职业健康监护档案。

第四十五条　发生辐射事故的单位应当立即将可能受到辐射危害的人员送至当地卫生主管部门指定的医院或者有条件救治辐射伤患者的医院，进行检查和治疗，或者请求医院立即派人赶赴事故场，采取救治措施。

第六十六条　劳动者在职业活动中接触放射性同位素和射线装置造成的职业病的防治，依照《中华人民共和国职业病防治法》和国务院有关规定执行。

9.3.1.3　《放射工作人员职业健康管理办法》有关规定

第四条　放射工作单位应当采取有效措施，使本单位的放射工作人员职业健康的管理符合本办法和有关标准及规范的要求。

第十八条　放射工作人员上岗前，应当进行上岗前的职业健康检查，符合放射工作人员健康标准的，方可参加相应的放射工作。放射工作单位不得安排未经职业健康检查或者不符合放射工作人员职业健康标准的人员从事放射工作。

第十九条　放射工作单位应当组织上岗后的放射工作人员定期进行职业健康检查，两次检查的时间间隔不应超过2年，必要时可增加临时性检查。

第二十条　放射工作人员脱离放射工作岗位时，放射工作单位应当对其进行离岗前的职业健康检查。

第二十一条　对参加应急处理或受到事故照射的放射工作人员，放射工作单位应当及时组织健康检查或医疗救治，按照国家有关标准进行医学随访观察。

第二十五条　放射工作单位应当在收到职业健康检查报告的7 d内，如实告知放射工作人员，并将检查结论记录在《放射工作人员证》中。放射工作单位对职业健康检查发现不宜继续从事放射工作的人员，应及时调离放射工作岗位，并妥善安置；对需要复查和医学观察的放射工作人员，应当及时予以安排。

第二十六条　放射工作单位不得安排怀孕的妇女参与应急处理和有可能造成职业性内照射的工作。哺乳期妇女在其哺乳期间应避免接受职业性内照射。

第二十七条　放射工作单位应当为放射工作人员建立并终生保存职业健康监护档案。

第二十八条　放射工作人员有权查阅、复印本人的职业健康监护档案。放射工作单位应当如实、无偿提供。

第二十九条　放射工作人员职业健康检查、职业性放射性疾病的诊断、鉴定、医疗救治和医学随访观察的费用，由其所在单位承担。

第三十七条　放射工作单位违反本办法，有下列行为之一的，按照《职业病防治法》第六十三条处罚。

第三十八条　放射工作单位违反本办法，未按照规定组织职业健康检查、未建立职业健康监护档案或者未将检查结果如实告知劳动者的，按照《职业病防治法》第六十四条处罚。

第四十条　放射工作单位违反本办法，有下列行为之一的，按照《职业病防治法》第六十五条处罚。

第四十一条　放射工作单位违反本办法，有下列行为之一的，按照《职业病防治法》第六十八条处罚。

（一）安排未经职业健康检查的劳动者从事放射工作的；

（二）安排未满 18 周岁的人员从事放射工作的；

（三）安排怀孕的妇女参加应急处理或有可能造成内照射的工作的，或者安排哺乳期的妇女接受职业性内照射的；

（四）安排不符合职业健康标准要求的人员从事放射工作的。

9.3.1.4　《核设施放射卫生防护管理规定》有关规定

第二十五条　营运单位应定期组织放射工作人员进行健康检查，检查的项目应根据受照类型、程序和健康情况确定。甲类工作条件下的工作人员每年检查一次，乙丙类工作条件下的工作人员每两年检查一次。

第二十六条　对受到超限值照射的人员，营运单位应按国务院卫生行政部门和核设施主管部门的有关规定进行医学处理和随访观察。

第二十七条　核设施放射工作人员的常规医学监督、超限值照射人员的医学处理及职业性放射病的诊断治疗由国务院卫生行政部门授权的医疗机构按有关规定进行。

9.3.1.5　《放射诊疗管理规定》有关规定

第十九条　医疗机构应当配备专（兼）职的管理人员，负责放射诊疗工作的质量保证和安全防护，其职责包括组织本机构放射诊疗工作人员接受专业技术、放射防护知识及有关规定的培训和健康检查。

第二十三条　医疗机构应当按照有关规定和标准，对放射诊疗工作人员进行上岗前、在岗期间和离岗时的健康检查，定期进行专业及防护知识培训，并分别建立个人剂量、职业健康管理和教育培训档案。

第四十一条　医疗机构违反本规定，未按照规定对放射诊疗工作人员进行个人剂量监测、健康检查、建立个人剂量和健康档案的，或发生放射事件并造成人员健康严重损害的，或发生放射事件未立即采取应急救援和控制措施或者未按照规定及时报告的，由县级以上卫生行政部门给予警告，责令限期改正；并可处一万元以下的罚款。

9.3.1.6　《放射工作人员职业健康管理办法》有关规定

第二十二条　从事放射工作人员职业健康检查的医疗机构（以下简称职业健康检查机构）应当经省级卫生行政部门批准。

第二十三条　职业健康检查机构应当自体检工作结束之日起 1 个月内，将职业健康检查报告送达放射工作单位。职业健康检查机构出具的职业健康检查报告应当客观、真实，并对职业健康检查报告负责。

第二十四条　职业健康检查机构发现有可能来自放射性因素导致健康损害的，应当通知放射工作单位，并及时告知放射工作人员本人。

职业健康检查机构发现疑似职业性放射性疾病患者应当通知放射工作人员及其所在放射工作单位，并按规定向放射工作单位所在地卫生行政部门报告。

第四十二条　技术服务机构未取得资质擅自从事个人剂量监测技术服务的，或者医疗机构未经批准擅自从事放射工作人员职业健康检查的，按照《职业病防治法》第七十二条处罚。

第四十三条　开展个人剂量监测的职业卫生技术服务机构和承担放射工作人员职业

健康检查的医疗机构违反本办法，有下列行为之一的，按照《职业病防治法》第七十三条处罚：

（一）超出资质范围从事个人剂量监测技术服务的，或者超出批准范围从事放射工作人员职业健康检查的；

（二）未按《职业病防治法》和本办法规定履行法定职责的；

（三）出具虚假证明文件的。

9.3.1.7　《电离辐射防护与辐射源安全基本标准》有关规定

GB 18871—2002规定，注册者、许可证持有者和用人单位应按照有关法规的规定，安排适当的健康监护，承担职业健康检查的医疗机构的法律责任。

9.3.2　放射工作人员的从业条件

根据现行国家标准GBZ 98—2020，放射工作人员应具备在正常、异常或紧急情况下，都能准确无误地履行其职责的健康条件。健康要求包括神志清晰、精神状态良好、无认知功能障碍、语言表达和书写能力未见异常；内科、外科和皮肤科检查未见明显异常，不影响正常工作；裸眼视力或矫正视力不低于4.9，无红绿色盲；耳语或秒表测试无听力障碍；甲状腺功能未见明显异常；外周血淋巴细胞染色体畸变率和微核率在正常参考值范围内；造血功能未见明显异常；白细胞和血小板不低于参考区间下限值，血细胞分析（静脉血仪器检测）参考结果见表9.5。

表9.5　放射工作人员血细胞分析参考区间

性别	血红蛋白/(g/L)	红细胞数/(10^{12}/L)	白细胞总数/(10^9/L)	血小板数/(10^9/L)
男	120～175	4.0～5.8	4.0～9.5	100～350
女	110～150	3.5～5.1	4.0～9.5	100～350

注：高原地区应参照当地参考区间。

严重的视听障碍患者，严重和反复发作的疾病（会使患者丧失部分工作能力，如严重造血系统疾病、恶性肿瘤、慢性心肺疾患会导致心肺功能明显下降、未能控制的癫痫和暴露部位的严重皮肤疾病等）未完全康复的放射性疾病患者，均不应从事放射工作。

9.3.3　放射工作人员的防护知识培训

为加强辐射防护和辐射源的安全使用提供基本知识和技能并培养正确的态度。任何受到职业电离辐射照射的人或在工作期间可能受到照射的人均应接受辐射防护和辐射源的安全使用的充分培训。通过对受训人员进行放射防护与安全培训达到以下目标：了解本岗位工作中的放射防护与安全问题和潜在危险，并对其树立正确的态度；了解有关放射防护法规和标准的主要内容及与本岗位有关的安全规程；了解与掌握减少受照剂量的原理和方法，以及有关防护器具、衣具的正确使用方法；促进工作人员提高技术熟练程度，避免一切不必要的照射；了解与掌握在操作中避免或减少事故的发生或减轻事故后果的原理和方法，懂得有关事故应急的必需对策。

放射防护与安全培训应根据培训对象的具体情况及工作性质采取相应方式，培训时间要求上岗前一般为 4 d，在岗不少于 2 d。课堂教学可以基础知识为主，较系统地讲授共同性内容；也可以某方面专题为内容举办培训班。在医学放射工作人员的防护培训中，应强调受检者与患者的防护，医疗照射的正当性判断和最优化分析须列为防护培训的重要内容；X 射线诊断、核医学和放射治疗的质量保证，应列入相应医学放射工作人员的防护培训课程；接触医用非密封源的工作人员的防护培训内容须包括内照射防护和放射性废物处理知识。

GBZ/T 149—2015 中给出的可供选择的医学放射工作人员放射防护培训内容如下：原子核结构和放射性衰变，电离辐射的特点及其与物质的相互作用，电离辐射量与单位，天然与人工电离辐射源，放射生物效应，放射性物质的摄入、代谢与促排，放射防护的目的和任务，放射防护标准，放射防护法规，职业照射与工作人员防护，医疗照射的质量保证与患者防护，外照射的防护，内照射的防护，安全操作技术，放射防护设施和辅助防护用品，个人剂量监测，场所与环境防护监测，放射事故及其处理，放射损伤防治，放射性废物处理，物体表面放射性污染的清除，放射工作人员的健康管理。防护培训内容和深度应根据培训对象、工作性质和条件确定。

医用 X 射线诊断工作人员的专题培训课程应包括下列内容：医用 X 射线诊断设备工作原理，X 射线诊断技术的发展，X 射线诊断设备的防护性能及其监测方法，医用 X 射线诊断放射卫生防护标准及有关防护管理法规，附加防护设备与辅助防护用品，工作人员的防护，受检者的防护，X 射线诊断的质量保证，特殊类型 X 射线检查的防护，事故预防及处理。

操作医用非密封源工作人员专题培训课程包括下列内容：放射性药物，放射性核素发生器，放射性物质的开瓶与分装，放射性物质的运输和保存，放射性废物处理，内照射防护，外照射防护，工作人员和受检者的防护，防护监测，内照射剂量估算，核医学的质量保证，防护设备和防护用品，有关防护标准与防护管理法规，污染的预防和清除，事故预防及处理。

放射治疗工作人员的放射防护专题培训课程包括下列内容：放射治疗源，放射治疗设备工作原理，放射治疗设备的防护性能及其监测方法，放射治疗的物理基础和放射生物学基础，肿瘤放疗定位技术，肿瘤放射治疗剂量，放射治疗的质量保证，有关防护标准与防护管理法规，工作人员的防护，受检者的防护，事故预防及处理。

9.3.4　个人剂量监测与管理

个人剂量监测是指利用工作人员个人佩戴剂量计所进行的测量，或是测量在其体表、体内或排泄物中放射性核素的种类和活度及对这些测量结果的解释。监测目的首先是为得到有效剂量的评价，需要时获得受到有意义照射的组织中当量剂量的评价，以说明符合管理要求和法规的要求；其次是为控制操作和设施的设计提供信息；最后是在事故过量照射的情况下为启动和支持适当的健康监护和治疗提供有价值的信息。

个人剂量监测包括外照射个人监测、内照射个人监测和皮肤污染的个人监测。外照射监测可通过工作人员胸前佩戴的个人剂量计或报警式个人剂量仪来实现；内照射监测可通过全身计数器体外测量或通过生物样品分析来估算；体表和衣服表面污染可用 α、 β表面污染仪进行测量，也可用个人剂量计来监测。

只接受外照射的人员，在左胸前暴露部位佩戴一枚个人剂量计；可能受较大剂量照射的部位也应佩戴个人剂量计；在几种照射都不能忽略的复合照射场中，工作人员应佩戴多种辐射组合式个人剂量计；在中子剂量有可能超过 X 或 γ 射线剂量的 10% 的 γ 射线和中子混合场中，工作人员应佩戴能测 γ 或 X 射线和中子剂量的组合式个人剂量计；在均匀照射场中，工作人员应在身体主要器官相应的体表部位佩戴个人剂量计，或对照射场进行特殊监测；应急照射人员应佩戴直读式或报警式个人剂量计；空气污染监测时，取样器应放在距地面 1.5 m（立位工作时）或 1 m（坐位工作时）的位置；内照射监测时，一般可收集排泄物进行分析。有条件的单位可用体外直接测量法监测 γ 放射性核素；外照射个人剂量计的测读周期一般为 1 个月，但最长不得超过 3 个月；在常规情况下监测表面污染时，测量 α 射线污染的探头离污染表面的距离不得超过 0.5 cm，测量 β 污染的探头离污染表面的距离以 2.5～5.0 cm 为宜，且探头移动速度应与使用仪器的要求一致。局部皮肤表面污染监测时，应取大约 100 cm² 面积上的测量均值作为剂量评价的依据。

个人剂量监测管理要求：从事放射防护工作的机构和单位设立专门人员做好个人剂量监测管理工作；接受监测的放射工作人员必须按照现行标准正确规范佩戴个人剂量计，按时更换剂量计；各监测机构应对所有受监测的人员建立个人剂量档案，各地放射防护机构和放射单位应根据监测机构的监测结果报告建立个人剂量档案，并终生妥善保存。放射工作人员调动时，其在本单位的个人剂量档案应随其人事调动而转往调入单位；当放射工作人员的年受照剂量小于 5 mSv 时，只需要记录个人监测的剂量结果。当放射工作人员的年受照剂量达到或超过 5 mSv 时，除应记录个人监测结果外，还应进一步进行调查。当放射工作人员的年受照剂量大于年限值 20 mSv 时，除应记录个人监测结果外，还应估算人员主要受照器官或组织的当量剂量；必要时，尚需估算人员的有效剂量，以进行安全评价，并查明原因，改进防护措施。

9.3.5　放射工作人员职业健康监护

根据《中华人民共和国职业病防治法》《放射工作人员职业健康管理办法》《职业健康监护管理办法》，放射工作人员的职业健康检查包括上岗前、在岗期间、离岗时和应急（或事故）照射的健康检查。放射工作单位不得安排未经职业健康检查或者不符合放射工作人员职业健康标准的人员从事放射工作。放射工作人员的职业健康标准应当按照《放射工作人员健康标准》（GBZ 98—2020）执行，核电厂操纵员的职业健康标准还应执行《核电厂操纵员的健康标准和医学监督规定》（GBZ/T 164—2004）中的特殊要求。

职业健康检查机构应具备以下条件：① 持有"医疗机构执业许可证"，涉及放射检查项目的还应当持有"放射诊疗许可证"；② 具有相应的职业健康检查场所、候检场所和检验室，建筑总面积不少于 400 m²，每个独立的检验室使用面积不少于 6 m²；③ 具有与备案开展的职业健康检查类别和项目相适应的执业医师、护士等医疗卫生技术人员；④ 至少具有 1 名取得职业病诊断资格的执业医师；⑤ 具有与备案开展的职业健康检查类别和项目相适应的仪器、设备，具有相应职业卫生生物监测能力；⑥ 开展外出职业健康检查，应当具有相应的职业健康检查仪器、设备、专用车辆等条件；⑦ 建立职业健康检查质量管理制度；⑧ 具有与职业健康检查信息报告相应的条件。

主检医师应具备以下条件：① 具有执业医师资格证；② 具有中级以上专业技术职务任职资格；③ 具有职业病诊断资格；④ 从事职业健康检查相关工作三年以上，熟悉职业卫生和职业病诊断相关标准。主检医师负责确定职业健康检查项目和周期，对职业健康检查过程进行质量控制，审核职业健康检查报告。对于怀孕、可能怀孕及哺乳期的女性放射工作人员，已经或可能受到明显超过个人剂量限值照射的放射工作人员，可能对自己受到辐射照射的情况感到忧虑的放射工作人员和由于其他原因而要求咨询的放射工作人员应提供职业健康咨询。

职业健康检查项目的确定应遵循考虑放射因素名称、职业照射种类（表 9.6），并包含辐射敏感器官等原则，满足国家法律法规的最低要求和健康检查的一般要求，根据需要，主检医师可以向用人单位建议增加部分选检项目和其他检查项目。《放射工作人员职业健康管理办法》第四十五条规定，放射工作人员职业健康检查项目及职业健康检查表由卫生部制定。放射工作人员职业健康检查项目见《放射工作人员职业健康管理办法》中的附件 2 或《放射工作人员健康标准》（GBZ 98—2020）中的附录 A。

表 9.6　职业照射种类代码

照射源	职业分类及其代码			
核燃料循环	铀矿开采 1A	铀矿水冶 1B	铀的浓缩和转化 1C	燃料制造 1D
	反应堆运行 1E	燃料后处理 1F	核燃料循环研究 1G	
医学应用	诊断放射学 2A	牙科放射学 2B	核医学 2C	其他 3G
	放射治疗 2D	介入放射学 2E	其他 2F	
工业应用	工业辐照 3A	工业探伤 3B	发光涂料工业 3C	
	放射性同位素生产 3D	测井 3E	加速器运行 3F	
天然源	民用航空 4A	煤矿开采 4B	其他矿藏开采 4C	
	石油和天然气工业 4D	矿物和矿石处理 4E	其他 4F	
其他	教育 4A	兽医学 5B	科学研究 5C	其他 5D

上岗前健康检查必检项目包括医学史、职业史调查，内科、皮肤科常规检查，眼科检查（色觉、视力、晶状体裂隙灯、玻璃体、眼底检查），血常规和白细胞分类，尿常规检查，肝功能、肾功能检查，外周血淋巴细胞染色体畸变分析，胸部 X 线检查，心电图，腹部 B 超。选检项目包括耳鼻喉科、视野（如核电厂放射工作人员）、心理测试（核电厂操纵员和高级操纵员），甲状腺功能，肺功能（放射性矿山工作人员，接受内照射、需要穿戴呼吸防护装置的人员）。

上岗前医学检查的目的不仅是根据《放射工作人员健康标准》（GBZ 98—2020）淘汰不宜从事放射工作的人员，而且是从业人员接触放射线前的本底资料，可为就业后定期检查、过量照射等提供对比和参考。此类检查应着重于评价工作人员的健康状况及其对预期从事的任务的适任性，并确定哪些工作人员需要在工作过程中采取特殊防护措施。因此，上岗前检查必须全面、系统、准确。

在岗期间检查必检项目包括医学史、职业史调查，内科、外科、皮肤科常规检查，眼科检查（色觉、视力、晶状体裂隙灯、玻璃体、眼底检查），血常规和白细胞分类，尿常规检查，肝功能、肾功能检查，外周血淋巴细胞微核试验，胸部 X 线检查。选检项目包括心电图，腹部 B 超、甲状腺功能，血清睾丸酮，外周血淋巴细胞染色体畸变分析，痰细胞学检查和（或）肺功能检查（放射性矿山工作人员，接受内照射、需要穿戴呼吸防护装置的人员），使用全身计数器进行体内放射性核素滞留量的检测（从事非密封源操作的人员）。

在岗期间定期复查的目的是判断放射工作人员对其工作的适任性和继续适任性，发现就业后可能出现的某些可能与辐射有关的效应及其他疾病。

离岗前检查必检项目包括医学史、职业史调查，内科、皮肤科常规检查，眼科检查（色觉、视力、晶状体裂隙灯、玻璃体、眼底检查），血常规和白细胞分类，尿常规检查，肝功能、肾功能检查，外周血淋巴细胞染色体畸变分析，胸部 X 线检查，心电图，腹部 B 超。选检项目包括耳鼻喉科、视野（核电厂放射工作人员），心理测试（核电厂操纵员和高级操纵员），甲状腺功能，肺功能（放射性矿山工作人员，接受内照射、需要穿戴呼吸防护装置的人员），使用全身计数器进行体内放射性核素滞留量的检测（从事非密封源操作的人员）。

离岗前健康检查的主要目的是了解工作人员离开工作岗位前的健康状况，以分清健康损害的责任，其健康检查的结论是职业健康损害的医学证据，有助于明确健康损害的责任，保障工作人员的健康权益，减少社会负担。

应急/事故照射必检项目包括应急/事故照射史、医学史、职业史调查，详细的内科、外科、眼科、皮肤科、神经科检查，血常规和白细胞分类（连续取样），尿常规检查，外周血淋巴细胞染色体畸变分析，外周血淋巴细胞微核试验，胸部 X 线检查（在留取细胞遗传学检查所需血样后），心电图。选检项目包括根据受照和损伤的具体情况，参照 GB/T 18199、GBZ 215、GBZ 112、GBZ 104、GBZ 96、GBZ 113、GBZ 106 中的有关标准，进行必要的检查和医学处理。

《职业病防治法》第三十四条规定，发生或者可能发生急性职业病危害事故时，用人单位应当立即采取应急救援和控制措施，并及时报告所在地卫生行政部门和有关部门。卫生行政部门接到报告后，应当及时会同有关部门组织调查处理，必要时可以采取临时控制措施。对遭受或者可能遭受急性职业病危害的劳动者，用人单位应当及时组织救治、进行健康检查和医学观察，所需费用由用人单位承担。《放射工作人员职业健康管理办法》第二十一条规定，对参加应急处理或受到事故照射的放射工作人员，放射工作单位应当及时组织健康检查或医疗救治，按照国家有关标准进行医学随访观察。

事故或应急照射的医学记录应尽可能完整，详细记录应急照射的经过、防护情况、机体反应、详尽的体格检查，在在岗期间定期检查项目的基础上，可结合个人剂量监测或生物、物理剂量估算和临床表现等具体情况，参照相关的放射性疾病诊断标准，可适当增加必要的有针对性的检查项目。所记载的剂量应标明是事故照射或应急照射所致，并及时报告审管部门。如果过量照射将来可能导致确定性效应，在征得工作人员许可后应将有关情况充分告知其初级保健医生。职业健康监护技术服务机构应参与事故调查以评价医学响应的质量和效能。在法律允许和征得工作人员书面同意的情况下，为预防进一步事故的发生可以发布有关医学信息。

对于上岗前检查及在岗期间定期检查的处理意见，负责医师应明确给出受检者从事放射工作的适任性意见或建议复查的必要项目或诊疗建议。负责医师应根据对检查结果的综合分析和《放射工作人员健康标准》（GBZ 98—2020）提出对受检者放射工作的适任性意见。

上岗前放射工作的适任性意见可提出：① 可以从事放射工作；② 在一定限制条件下可从事放射工作（如不可从事须采取呼吸防护措施的放射工作，不可从事涉及非密封源操作的放射工作）；③ 不宜从事放射工作。

上岗后放射工作的适任性意见可提出：① 可继续原放射工作；② 在一定限制条件下可从事放射工作（如不可从事须采取呼吸防护措施的放射工作，不可从事涉及非密封源操作的放射工作）；③ 暂时脱离放射工作；④ 不宜再做放射工作而调整做其他非放射工作。

对于暂时脱离放射工作的人员，经复查符合放射工作人员健康要求，主检医师应提出可返回原放射岗位。依据离岗时职业健康检查，由主检医师对受检者提出下列之一的意见：① 可以离岗；② 转相关医疗机构进一步检查。

放射工作单位应为放射工作人员建立并终生保存职业健康监护档案。放射工作人员职业健康监护档案应有专人负责管理，妥善保存；应采取有效措施维护放射工作人员的职业健康隐私权和保密权。放射工作人员有权查阅、复印本人的职业健康监护档案。放射工作单位应如实、无偿提供，并在所提供复印件上盖章。

9.4 职业性放射性疾病的诊断与鉴定

9.4.1 诊断与鉴定的依据和要求

职业性放射性疾病诊断和鉴定的主要依据是《职业病防治法》及与之相配套的法律规章《职业病诊断与鉴定管理办法》，还有国家现行有关放射性疾病的诊断标准。国家卫健委负责全国范围内职业病诊断与鉴定的监督管理工作，县级以上地方卫生健康主管部门依据职责负责本行政区域内职业病诊断与鉴定的监督管理工作。

省、自治区、直辖市卫生健康主管部门（以下简称省级卫生健康主管部门）应当结合本行政区域职业病防治工作实际和医疗卫生服务体系规划，充分利用现有医疗卫生资源，实现职业病诊断机构区域覆盖。

用人单位应当依法履行职业病诊断、鉴定的相关义务。

① 及时安排职业病患者、疑似职业病患者进行诊治。

② 如实提供职业病诊断、鉴定所需的资料。

③ 承担职业病诊断、鉴定的费用和疑似职业病患者在诊断、医学观察期间的费用。

④ 报告职业病和疑似职业病。

⑤ 履行《职业病防治法》规定的其他相关义务。

医疗卫生机构开展职业病诊断工作应当具备下列条件。

① 持有《医疗机构执业许可证》。

② 具有相应的诊疗科目及与备案开展的诊断项目相适应的职业病诊断医师及相关医疗卫生技术人员。

③ 具有与备案开展的诊断项目相适应的场所和仪器、设备。

④ 具有健全的职业病诊断质量管理制度。

设区所在的市没有医疗卫生机构备案开展的职业病诊断机构，省级卫生健康主管部门应当根据职业病诊断工作的需要，指定符合上述条件的医疗卫生机构承担职业病诊断工作。

职业病诊断机构的职责如下。

① 在备案的诊断项目范围内开展职业病诊断。

② 及时向所在地卫生健康主管部门报告职业病。

③ 按照卫生健康主管部门要求报告职业病诊断工作情况。

④ 承担《职业病防治法》中规定的其他职责。

从事职业病诊断的医师应当具备下列条件，并取得省级卫生健康主管部门颁发的职业病诊断资格证书。

① 具有医师执业证书。

② 具有中级以上卫生专业技术职务任职资格。

③ 熟悉职业病防治法律法规和职业病诊断标准。

④ 从事职业病诊断、鉴定相关工作三年以上。

⑤ 按规定参加职业病诊断医师相应专业的培训，并考核合格。

9.4.2 职业性放射性疾病的诊断

9.4.2.1 诊断申请

劳动者可以在用人单位所在地、本人户籍所在地或者经常居住地的职业病诊断机构进行职业病诊断。劳动者依法要求进行职业病诊断的，职业病诊断机构不得拒绝劳动者进行职业病诊断的要求，并告知劳动者职业病诊断的程序和所需材料。劳动者应当填写"职业病诊断就诊登记表"，并提供本人掌握的职业病诊断有关资料。

职业病诊断需要如下资料。

① 劳动者职业史和职业病危害因素接触史（包括在岗时间、工种、岗位、接触的职业病危害因素名称等）。

② 劳动者职业健康检查结果。

③ 工作场所职业病危害因素检测结果。

④ 个人剂量监测档案等资料。

用人单位应当在接到通知后的十日内如实提供有关资料。用人单位未在规定时间内提供职业病诊断所需要资料的，职业病诊断机构可以依法提请卫生健康主管部门督促用人单位提供。劳动者对用人单位提供的工作场所职业病危害因素检测结果等资料有异议，或者因劳动者的用人单位解散、破产，无用人单位提供上述资料的，职业病诊断机构应当依法提请用人单位所在地卫生健康主管部门进行调查。卫生健康主管部门应当自接到申请之日起三十日内对存在异议的资料或者工作场所职业病危害因素情况做出判定。

9.4.2.2　诊断受理

职业病诊断机构对劳动者提供的资料审核后，应对符合诊断要求的申请予以受理。对于不能提供从事职业性放射性工作的相关资料或经过健康检查未发现与辐射损伤相关异常的申请，职业病诊断机构可以不予受理。

9.4.2.3　诊断要求

职业病诊断机构在诊断职业性放射性疾病时应组织三名（含）以上取得职业性放射性疾病诊断资格的执业医师集体诊断，必要时应有辐射剂量评价人员参加。对职业性放射性疾病诊断有意见分歧的，应当按多数人的意见诊断；对不同意见应当如实记录。职业病诊断机构在职业病诊断过程中应当严格执行职业病诊断的相关规定，按照职业病目录和职业病诊断标准进行诊断。

9.4.2.4　诊断依据

① 采集职业受照史、过量照射情况的资料、职业健康检查结果、个人剂量监测资料。

② 可作为受照者生物剂量计的结果，如淋巴细胞染色体畸变率、微核率、血液学的检查结果等，据此推算的生物剂量数据，以及受照者生物样品分析结果。

③ 详细的临床表现、实验室检查结果和与辐射作用有关的特殊实验室检查结果。

④ 需要排除其他可能的原因或疾病，并列出排除的依据。

9.4.2.5　诊断原则

职业性放射性疾病的诊断应遵循综合诊断原则，依据受照史、照射途径、射线种类、照射部位、照射范围和受照剂量，结合临床表现、实验室检查结果，按照相关标准综合分析，排除其他致病因素和疾病，做出诊断。

① 必须有职业照射或应急照射的受照史。

② 受照剂量数据必须来自其佩戴的个人剂量计及个人和工作场所剂量监测档案。必要时可参考可靠的剂量重建资料。其累积受照剂量须接近或达到各职业性放射性疾病诊断标准中给出的剂量阈值，特别是属于确定性效应的放射性疾病。

③ 必须依据受照剂量（含剂量率）、临床表现、实验室检查结果，参考既往健康情况，并排除其他因素的影响，全面综合分析后方能做出诊断。

④ 职业性放射性疾病的诊断必须依据其相应的诊断标准。

⑤ 对不能确诊的疑似职业性放射性疾病患者，可以经必要的医学检查或者住院观察后，再做出诊断。

⑥ 没有证据否定所受职业照射与患者临床表现之间的必然联系的，在排除其他致病因素后，应当诊断为职业性放射性疾病。

9.4.2.6　诊断档案

职业性放射性疾病诊断机构应当建立职业性放射性疾病诊断档案并永久保存，档案内容应当包括：① 职业性放射性疾病诊断证明书；② 职业性放射性疾病诊断过程记录，包括参加诊断的人员、时间、地点、讨论内容及诊断结论；③ 用人单位和劳动者提供的诊断用所有资料；④ 临床检查与实验室检验等结果报告单；⑤ 现场调查笔录及分析评价报告。

9.4.2.7　复查

确诊为职业性放射性疾病的患者，用人单位应当按照职业性放射性疾病诊断证明书上注明的复查时间安排复查。

9.4.3　职业性放射性疾病的鉴定

当事人对职业病诊断机构做出的职业病诊断有异议的，可以在接到职业病诊断证明书之日起三十日内，向做出诊断的职业病诊断机构所在地设区所在的市级卫生健康主管部门申请鉴定。职业病诊断争议由设区所在的市级以上地方卫生健康主管部门根据当事人的申请组织职业病诊断鉴定委员会进行鉴定。

职业病鉴定实行两级鉴定制，设区所在的市级职业病诊断鉴定委员会负责职业病诊断争议的首次鉴定。当事人对设区所在的市级职业病鉴定结论不服的，可以在接到诊断鉴定书之日起十五日内，向原鉴定组织所在地省级卫生健康主管部门申请再鉴定，省级鉴定为最终鉴定。职业病诊断机构不能作为职业病鉴定办事机构。

职业病鉴定办事机构的职责如下。

① 接受当事人申请。

② 组织当事人或者接受当事人委托抽取职业病诊断鉴定专家。

③ 组织职业病诊断鉴定会议，负责会议记录、职业病诊断鉴定相关文书的收发及其他事务性工作。

④ 建立并管理职业病诊断鉴定档案。

⑤ 报告职业病诊断鉴定相关信息。

⑥ 承担卫生健康主管部门委托的有关职业病诊断鉴定的工作。

参加职业病诊断鉴定的专家应当具备下列条件。

① 具有良好的业务素质和职业道德。

② 具有相关专业的高级专业技术职务任职资格。

③ 熟悉职业病防治法律法规和职业病诊断标准。

④ 身体健康，能够胜任职业病诊断鉴定工作。

经当事人同意，职业病鉴定办事机构可以根据鉴定需要聘请本省、自治区、直辖市以外的相关专业专家作为鉴定委员会成员，并赋予其表决权。鉴定委员会人数为五人以上单数，其中相关专业职业病诊断医师应当为本次鉴定专家人数的半数以上。疑难病例应当增加鉴定委员会人数，充分听取意见。鉴定委员会设主任委员一名，由鉴定委员会成员推举产生。职业病诊断鉴定会议由鉴定委员会主任委员主持。

参加职业病诊断鉴定的专家有下列情形之一的，应当回避。

① 是职业病诊断鉴定当事人或者当事人近亲属的。

② 已参加当事人职业病诊断或者首次鉴定的。

③ 与职业病诊断鉴定当事人有利害关系的。

④ 与职业病诊断鉴定当事人有其他关系，可能影响鉴定公正的。

当事人申请职业病诊断鉴定时，应当提供以下资料。

① 职业病诊断鉴定申请书。

② 职业病诊断证明书。

③ 申请省级鉴定的还应当提交市级职业病诊断鉴定书。

职业病鉴定办事机构应当自收到申请资料之日起五个工作日内完成资料审核，对资料齐全的发给受理通知书；资料不全的，应当当场或者在五个工作日内一次性告知当事人补充。资料补充齐全的，应当受理申请并组织鉴定。

职业病鉴定办事机构收到当事人鉴定申请之后，根据需要可以向原职业病诊断机构或者组织首次鉴定的办事机构调阅有关的诊断、鉴定资料。原职业病诊断机构或者组织首次鉴定的办事机构应当在接到通知之日起十日内提交。

职业病鉴定办事机构应当在受理鉴定申请之日起四十日内组织鉴定、形成鉴定结论，并出具职业病诊断鉴定书。

职业病诊断鉴定应当遵循客观、公正的原则，鉴定委员会进行职业病诊断鉴定时，可以邀请有关单位人员旁听职业病诊断鉴定会议。所有参与职业病诊断鉴定的人员应当依法保护当事人的个人隐私、商业秘密。

鉴定结论应当经鉴定委员会半数以上成员通过。

（陈　维　高　禄）

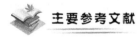

思考题

1. 职业健康管理的内容和要求分别是什么？

2. 个人剂量监测管理要求的主要内容是什么？

3. 职业性外照射急性放射病的分型和处理原则分别是什么？

4. 职业性放射性疾病诊断档案应包括哪些内容？

5. 简述职业性放射性疾病的分类。

主要参考文献

［1］李小亮，苏垠平，雷淑洁，等 . 2013—2017 年我国职业性放射性疾病诊断情况分析［J］. 中华放射医学与防护杂志，2018，38（10）：779-783.

［2］王福如，余宁乐，刘宇飞 . 江苏省医用 X 射线工作者 1950—2011 年间恶性肿瘤发生风险研究［J］. 中华放射医学与防护杂志，2015，35（6）：449-454.

［3］胡爱英，徐辉，孙全富 . 我国职业外照射个人监测与健康监护［J］. 中华放射医学与防护杂志，2007，27（2）：212-214.

第 10 章 核与辐射事故卫生应急

　　核事故是指大型核设施（如核燃料生产厂、核反应堆、核电厂、核动力舰船及核燃料后处理厂等）发生的意外事件，可能造成厂内人员受到放射损伤和放射性污染，严重时，放射性物质泄漏到厂外，会污染周围环境和对公众健康造成危害。辐射事故是指放射源丢失、被盗、失控，或者放射性同位素和射线装置失控，导致人员受到意外的异常照射或环境受到污染。

　　我国从 20 世纪 50 年代开始发展核工业，迄今已经成为一个名副其实的核大国，长期保持良好的核安全记录，以核电厂为代表的核电安全运营指标居世界前列，核技术利用安全水平不断提升，核材料、放射性物质管控有力，公众健康和环境安全得到充分的保障。据不完全统计，截至 2020 年 4 月，我国已有 15 个核电厂，47 个商运机组，15 个在建机组。为提升核与辐射事故应急能力，我国成立了国家核事故应急协调委员会，建立了国家、省和核设施营运单位三级核应急组织管理体系，组织协调核事故和辐射事故卫生应急国际救援工作，建立健全辐射事故应急管理体系和事故响应与处置机制，建设覆盖全国的应急监测调度平台，督导各省、自治区、直辖市全覆盖开展辐射事故应急实战演练，快速响应、妥善处置各类辐射事故。

10.1　核与辐射事故概述

　　辐射是把"双刃剑"，自 1895 年 11 月伦琴发现 X 射线之后，经过科技的不断发展，辐射技术的应用愈加广泛，人们在充分享受辐射带来的技术变革的同时，也经历着辐射事故带来的种种危害。温茨凯尔反应堆事故、三哩岛核事故、苏联切尔诺贝利核事故、日本福岛核泄漏事故、戈亚尼亚辐射事故、5·7 南京放射源丢失事件等一系列核与辐射事故，对人类身心健康和环境安全带来极大的危害。

10.1.1　国内外核辐射事故简介

　　核辐射事故类型诸多，发生的原因、特点及后果等也各不相同。以下对国内外曾发生过的几起典型核辐射事故进行简要介绍。

　　（1）温茨凯尔反应堆事故

　　1957 年 10 月 10 日，英国的温茨凯尔（Windscale）核反应堆发生事故。这是一座军用石墨气冷堆，事故原因是人员误操作使堆芯的 150 根工艺管熔化，反应堆石墨起火，大火燃烧 3 d，向环境释放了大量 ^{131}I、^{133}Xe、^{106}Ru、^{137}Cs 等放射性核素。放射性核素随大气烟羽从事故点向周围地区扩散至欧洲大陆。据估算，事故现场附近居民的最大照射剂量为 10 mGy，反应堆周围 50 km 范围内短时间 γ 辐射水平达 50 μGy/h，不同放射性核素通过各种内外照射途径所致的集体有效剂量负担约为 1.3×10^3 人·Sv。事故过程中，人员受照的总剂量，约 50% 来自放射性碘对甲状腺的照射，40% 来自沉积于地面的放射性核素的外照射，10% 来自除碘以外的其他放射性核素的内照射。所幸的是，此次事故虽造成较大经济损失，但使公众受到的照射剂量很小，因而对事故现场周围居民的健康危害不太大。

1983 年，英国环境保护组织要求英国辐射防护局公布因此次核事故可能造成的远期效应，由此促使公众对英国的其他核设施的安全及辐射更加关注。在不得已的情况下，当局公布，约 260 人可能因此次核事故诱发甲状腺癌，有 33 人可能死于与此次核事故有关的癌症或发生遗传性疾病导致子女死亡。

（2）三哩岛核事故

1979 年 3 月 28 日凌晨，美国宾夕法尼亚州的三哩岛核电站第 2 号反应堆以 98% 的功率运行，4 时左右二回路除盐装置阀门发生故障，主给水泵和汽轮机停运，此时备用泵应按照预设的程序启动，但是由于辅助给水系统中隔离阀在此前的例行检修中没有按规定打开，导致辅助给水系统没有动作，致使冷却水未能按程序进入二回路内，热量在反应堆中持续聚集，堆芯无法冷却，压力上升，超过额定值后，反应堆安全控制棒自动落入堆芯，反应堆停止运行。当反应堆内压力下降至正常时，电磁泄压阀由于故障未能自动回座，一回路水继续进入泄压箱，导致堆芯失水。事故发生后 2 min 左右，反应堆堆芯制冷系统自动向堆内注入高硼水，此时指示系统给出"满水"信号，操作人员误认为堆内有水，错误地关闭了紧急制冷系统的高压注入泵。在一回路水外泄又得不到补充的情况下，堆内水量逐渐减少，堆芯外露，堆芯 90% 的燃料棒包壳破损，47% 的核燃料融毁并发生泄漏，大量放射性物质进入一回路冷却水，随之流入泄压箱。事故发生后 15 min，泄压箱安全隔膜破裂，大量高温一回路水流到安全壳地面上，其中部分污水通过污水泵流入辅助厂房，造成放射性气体和气溶胶向环境释放。

此次事故释放出的放射性核素主要是放射性惰性气体 ^{88}Kr、^{133}Xe、^{135}Xe、^{131}I、^{90}Sr、^{137}Cs 等。尽管释放出的放射性总量比温茨凯尔反应堆事故大，但周围人群受照剂量却较小。核电站周围 80 km 范围内的 200 多万居民，集体剂量负担为 16～35 人·Gy，个人平均剂量约为 15 μGy，外照射个人最大剂量约为 0.85 mGy，上述剂量均小于天然本底辐射水平的 1%。放射性污染情况的调查也证明了这一点。在 152 个空气样品中，仅 8 个样品测出微量放射性碘；牛奶、土壤、河水等样品中同样未测出异常放射性元素。事故处理过程中，有 261 名核电站工作人员受到大于 1 mSv 的全身照射；255 名外来支援人员中，只有 23 人受照剂量大于 1 mSv。

此次核事故造成较大的经济损失，据估计，仅清理现场的费用就达 10 亿美元。同时，事故引起了公众，尤其是核电站周围居民的心理恐慌。调查显示，最苦恼的人是居住在核电站附近又有学龄前儿童的母亲。事故后，来自英国、法国、德国、日本、意大利等国的专家和美国科学家组成的联合调查组进行远期效应调查，结论认为，此次核事故可能诱发的癌症远期死亡率接近于零。然而，这一事故所带来的社会心理影响极其深远。当时的美国总统卡特访问事故现场后，宣布了"美国不会再建设核电站"的决定，直至 31 年后时任总统奥巴马为缓解美国缺电问题才重启核电站计划。

（3）苏联切尔诺贝利核事故

切尔诺贝利核事故是一次发生在苏联治理下乌克兰境内普里皮亚季城的核反应堆事故。此次事故的主要原因是核电站设计上的缺陷和人为因素。

切尔诺贝利核电站已建成 4 座反应堆机组，还有 2 座待建。事故发生于 4 号机组，该机组的核反应堆于 1983 年 12 月投入运行。按计划，该反应堆应于 1986 年 4 月 26 日停堆检修，并借此机会测试反应堆的涡轮发电机能力，目的在于检验在失去场外供电的情况下是否仍有充足的电力供应给反应堆的安全系统，遗憾的是，整个试验未严格按安全规定进行。4 月 25 日凌晨 1 时，操作人员开始降低功率，原定降至 700 MW，但反应堆操作人员对能量输出降低过快，实际降至 30 MW。为尽早结束试验，工作人员将安全棒大部分抽出，留下不到 10 根，而按规定，不得少于 15 根。1 时 23 分左右，过反应性已到了要求立即停堆的水平，但运行人员未停堆，反而关闭了事故紧急调节阀等安全保护系统，并且开始实际试车试验。由于安全保护系统关闭，反应堆的不稳定状态没有在控制板上显示出来。当反应堆功率开始迅速上升时，操作人员才试图将所有控制棒插入堆芯紧急停堆，但控制棒因受阻而未能及时插入堆芯底部，致使堆芯失水熔毁，核燃料因热量聚集过多而炸成碎块，反应堆顶部移位并被破坏，冷却剂管道爆裂并将屋顶炸开一个洞，堆中所有管道破裂，反应堆厂房倒塌，使堆芯进一步被破坏，火势达十层楼高，热气团将堆芯中的大量放射性物质抛向 1 200 m 空中，进入大气扩散并污染更广的区域。

据估计，此次事故释放出的放射性物质总量约 12×10^{18} Bq，相当于反应堆内已燃烧过的核燃料总量的 3%～4%，释放出的放射性核素成分复杂，但对环境和人员有危害的主要是碘和铯。由于持续 10 多天的释放及气象变化等因素，放射性物质随烟羽弥散至欧洲，并有全球性沉降。此次事故后，整个北半球都测出了放射性沉降物，使较多的人受到电离辐射的超剂量异常照射。据不完全统计，此次核事故撤离人员中，约 10% 的人员受照剂量超过 50 mSv，约 5% 的人员受照剂量超过 100 mSv。事故后（1986—1987 年）参加应急处理的人员，平均受照剂量约 100 mSv，其中 10% 的应急人员约为 250 mSv，有的甚至达到 500 mSv。核电站工作人员和参加灭火及事故后立即投入去污的应急人员中出现了严重的急性辐射确定性效应。死亡的大部分是消防员和救护员，因为他们并不知道环境中有辐射危险。对事故所致的远期辐射效应研究表明，甲状腺癌的发生率增加，尤其在儿童中更明显。事故发生后，切尔诺贝利核电站所在的普里皮亚季城被废弃。

切尔诺贝利核事故被认为是历史上最严重的核电站事故，也是首例被国际核事件分级表评为 7 级特大事故。此事故对政治、经济、社会、环境及人体健康均造成了很大的影响和不良后果，其整个事故处理过程对后续相关事件提供了参考。

（4）日本福岛核泄漏事故

日本福岛核电站是 2011 年前世界最大的核电站，由福岛一站、福岛二站组成，共 10 台机组（一站 6 台，二站 4 台），均为沸水堆。

2011 年 3 月 11 日，日本以岩手县、宫城县和福岛县为中心的东北部海域发生了里氏 9.0 级的大地震并引发大规模海啸。地震发生时，位于福岛县太平洋海滨的福岛第一核电站共有 3 座核反应堆（1 号、2 号和 3 号核反应堆）在进行发电运转，4 号核反应堆在进行分解检查，5 号和 6 号核反应堆在进行定期检查，后 3 座核反应堆处于停机状态。地震发生的瞬间，1 号、2 号和 3 号核反应堆自动升起控制棒，进入停机程序。但同时，从核电站外公共电网向福岛核电站输电的输电线因地震的摇晃而发生相互接触，引起短路并断线，核电站的变电所及断路器等设备发生故障，输电线路铁塔倾倒。这些问题使福岛核电站失去了外部电源的支持。虽然反应堆内裂变反应已停止，但堆芯大量的反应热，以及由于裂变反应所产生的放射性同位素在进行衰变时所产生的衰变热，聚集在刚刚完成停止裂变反应的反应堆中，需要及时排出。在失去外部供电的情况下，福岛核电站紧急启动了柴油发电机用来维持冷却用电。可是，在地震发生 50 min 以后，福岛核电站受到了高达 14～15 m 海啸的袭击。柴油发电机因为设置在地下室，被海水浸泡因故障而停机，而核电站的电气设备、水泵、燃料罐及紧急用蓄电池等设备都损坏或被海水冲走，导致福岛核电站处于全站断电状态，致使循环水泵停止运转，无法向反应堆内部和核燃料储存池供水冷却。核反应堆堆芯的冷却用水因被核燃料加热沸腾，水位不断下降。最后，核燃料露出水面开始熔化，核燃料产生的高温促使其包覆材料——锆合金开始与水发生反应，生成氢气。冷却水沸腾所产生的水蒸气和锆水反应所产生的氢气与氧气使反应堆内压力急剧升高。3 月 12 日 1 号核反应堆，3 月 14 日 3 号核反应堆，3 月 15 日 2 号核反应堆，泄漏到反应堆外壳之外的氢气发生爆炸，炸毁了反应堆厂房，反应堆内的核燃料发生熔毁，大量的核物质通过大气和地下水泄漏到自然环境中。同时，从 3 号核反应堆释放出的氢气，通过管道进入 4 号核反应堆的厂房，并在那里引起新的氢气爆炸，使 4 号核反应堆中存放废核燃料棒的废核燃料储存池受到损坏。

　　福岛核事故导致大量放射性物质泄漏，核电站周围检测到的放射性物质包括[131]I 和[137]Cs。据监测，福岛第一核电站排水口附近海域的放射性碘浓度已达到法定限值的 3 355 倍。因福岛核电站爆炸而泄漏的放射性物质乘北风向日本各地扩散开，并随着大气洋流向东漂移至北美和欧洲，我国沿海地区也测到低浓度放射性碘沉降。福岛核事故后，估算的公众所受平均剂量最高的区域在 20 km 撤离区及计划撤离区范围内。对福岛核事故后估算公众在撤离前及撤离中所受有效剂量当量平均＜10 mSv，约为 2011 年 3 月 12 日早期撤离人群所受有效剂量水平的一半；估算的甲状腺相应平均吸收剂量约达 30 mGy；估计 1 岁婴儿所受有效剂量约为成人的两倍，而其甲状腺所受剂量估计达 70 mGy 左右，其中一半是食物放射性摄入所致。该起事故救援过程中有 3 名作业人员受到严重核辐射，而其对人体健康和环境，尤其是对海洋的污染还有待观察。

　　2011 年 4 月 12 日，日本原子能安全保安院根据国际核事件分级表将福岛核事故定为最高级 7 级。历史上只有苏联的切尔诺贝利核电站发生过 7 级核事故。福岛核事故对世界的冲击很大。首先，福岛核事故发生时，有着充分的媒体报道，丰富的网络信息使核电站现场所发生的一切都同时传递到每个人的眼前，这种“现场感、身临其境感”令人受冲击。其次，引起福岛核事故的主要原因——日本大地震及随后发生的海啸，吸引了全世界的目光，故在那之后的核事故更引起人们的关心。福岛核事故后，全球各地又再一次掀起反对核电的浪潮。2021 年 4 月 13 日，福岛核事故 10 年后，日本政府正式决定向海洋排放福岛第一核电站放射性污水，这种不负责任的行为再度引起包括日本国内民众在内的国际社会的强烈不满和广泛担忧。

（5）戈亚尼亚辐射事故

1987 年 9 月，巴西戈亚尼亚某私人放射治疗研究机构将一台装有 57 TBq ^{137}Cs 的远距离治疗机废弃，但未将机器内部的放射源取出，也未通知主管部门，后被两名清洁工将源组件从机器的辐射头上拆下来，并卖给了废品收购站。废金属商将容器打开，造成源盒破裂，使粉末状的放射性物质散落出来，由于其颜色鲜艳，现场许多围观者纷纷将其装入衣袋、放在床下，甚至涂抹在身上。几天后，这些人开始出现恶心、呕吐等胃肠道症状。当一位患者带着源碎片到医院看病时，恰有一位医学物理专家参加皮肤损伤会诊，由此怀疑是电离辐射导致的皮肤损伤。经过对患者的跟踪测量，最后追溯到已经极度扩散的 ^{137}Cs 放射源。该事故最终导致 14 人受到过度照射，4 人 4 周内死亡；约 112 000 人接受监测，249 人发现受到污染；数百间房屋受到监测，85 间发现被污染。整个去污活动产生 5 000 m³ 放射性废物，1999 年这些容器移至面积共为 1.6 km² 的两处永久性放射性废物库，形成两个小丘，覆土造林。该区域划为环境保护区，并定期进行放射生态学监测，这块土地需要 300 年后才可以再次利用，社会影响之大，以致在戈亚尼亚的一个建有废物处置库的边远乡村，人们把象征放射性的三叶符号做成了村旗。该事故在确定为严重放射性事故后，种种流言开始传播。许多人出现恐惧、焦虑和心理紧张，纷纷要求进行身体检查，确定是否受放射性污染并给予证明，以作为参与正常社交活动的凭证。此外，社会歧视问题在巴西这起事故中表现得很突出。戈亚尼亚市居民在事故发生后较长一段时间内，仍然受到来自各方面的歧视。新闻媒体的渲染加重了公众对此次事故的关注，人群中出现了"射线恐怖"。其他地区的旅店拒绝戈亚尼亚市居民入住，有些航空公司的飞行员拒绝驾驶有该地区居民乘坐的飞机，挂有该地区牌照的汽车在其他地区遭到石块的袭击。戈亚尼亚辐射事故被认定为 20 世纪"世界十大恐怖核事故"之一。

（6）5·7 南京放射源丢失事件

2014 年 5 月 7 日，江苏省南京市化工园区发生了一起放射源丢失事件。5 月 7 日凌晨 3 时，天津某探伤公司的 2 名工作人员在对位于南京化学工业园区的中石化第五建设有限公司管道车间工件进行探伤时，因操作人员在放射源操作和保管过程中违反相关规定，在现场丢失一枚探伤用 9.6×10¹¹ Bq（26 Ci）的 ^{192}Ir 放射源。5 月 8 日傍晚，探伤公司确认丢源，随即自行查找，未果。5 月 9 日凌晨，探伤公司向环保部门报告。5 月 7 日早晨 7 时左右，丢失的放射源被工厂工人用右手捡起，装入工作服右侧口袋。放射源在其口袋内留约 3.25 h，其间捡源人和其妻子多次更换该放射源存放位置，后经公安、环保和卫生部门共同努力，于 5 月 10 日上午在其家附近草丛中定位该放射源，并妥善收贮。该起事件造成捡源人急性放射病和局部放射损伤，受照后第 169 d 行"右大腿外侧放射性损伤扩创术＋股动脉探查＋背阔肌肌皮瓣、肩胛肌肌皮瓣组合移植＋背部取皮植皮术"，后进行康复性治疗。该事件受照者于 2020 年 12 月 20 日死亡。事件期间，1 181 人接受辐射损伤检查，133 人接受染色体畸变率及外周血微核检查，检查结果全部正常。事件发生后，当地政府开展了网络、电视、现场走访等多种形式的宣传和心理疏导，国家和省放射卫生专家在现场对近距离接触人员和有关人员 200 多人次开展辐射防护知识普及教育，讲解辐射对健康的影响等相关知识。通过与周围居民的沟通与交流，消除了他们对环境、食品及饮用水是否会存在放射性污染的顾虑，避免了群众不必要的心理恐慌，减轻了群众的焦虑情绪。

10.1.2　核与辐射事故的分类及特点

（1）核与辐射事故的分类

按照不同领域，一般将核与辐射事故分为核事故、辐射事故和核恐怖袭击三种类型。

① 核事故是指大型核设施发生的事故或意外事件，这些事故可能造成核设施场内人员受到辐射损伤或放射性污染，严重的会导致放射性物质泄漏到场外，对公众和环境造成严重影响。

② 辐射事故是指由辐射源丢失、失控或射线装置误操作等原因导致人员受到损伤或环境受到影响的事故。

③ 核恐怖袭击是指通过威慑使用或实际使用能释放放射性物质的装置，或通过威慑袭击或实际袭击核设施引起放射性物质的释放，导致显著的人群心理和社会影响或一定数量的人员伤亡，从而破坏国家安全、民众生活、社会安定与经济发展的恐怖事件。

（2）核与辐射事故的特点

核与辐射事故发生后一般影响范围广、造成危害大，容易引起公众的恐惧和社会的不安。由于射线导致放射性损伤因素的存在，核与辐射事故具有以下主要特点。

① 造成危害的差异大。由于核设施、辐射源和辐照装置的广泛应用，涉及的辐射源项也千差万别，造成核与辐射事故对于人群的健康危害、影响范围、事件后果存在很大的差异性。② 发展迅速且难以控制。由于电离辐射和放射性物质的扩散受到自然环境，如气流、洋流等非人为因素的影响，一些核与辐射事故对人群的影响往往发展非常迅速且难以控制。③ 伤情复杂。由于电离辐射来源和照射途径的多样性，核与辐射事故造成的伤害往往相较于其他事故复杂，危害表现也不尽相同。此外，伤员除可能受到过量外照射、体内放射性核素污染、伤口放射性核素污染及体表放射性核素污染外，还存在烧伤、冲击波伤、中毒等复合伤等情况。④ 应急处理难度大。由于核与辐射事故的危害差异较大，伤情比较复杂，为事故的应对处理带来很大难度。⑤ 影响范围广、涉及人数多、作用时间长，对环境的污染期长且不可逆。⑥ 事故会对公众造成严重的心理影响。由于核与辐射事故危害具有长期性和不确定性，且危害产生时不易发觉，产生的损伤效应多较为严重，因而极易产生心理恐慌和社会不稳定，严重干扰和破坏社会生活秩序。⑦ 需要的救援力量大，且需要具备专业技术的队伍。核与辐射事故的救援和善后处理往往需要投入较大力量，调动各方人力物力，甚至需要国家范围或国际的合作。处置过程中，除了医务人员外，还需要保健物理、辐射防护等领域专家一起监测，估算剂量，判断伤情，应急处理专业性强，持续时间长。

10.1.3　核与辐射事故的分级

（1）国际核事故（事件）分级

核与辐射事故十分复杂，为便于核工业界、媒体及公众相互之间对核事件的信息沟通，国际原子能机构（International Atomic Energy Agency，IAEA）和联合国经济合作与发展组织核能机构（Organization for Economic Co-operation and Development，OECD）核能局（NEA）共同组织核能专家编制了国际核事件分级表（INES），通过该分级表，制定了衡量事故严重程度的统一标准，能够便于核材料运营方、媒体和公众之间取得共同的理解。INES于1991年投入使用，最新版本的INES手册是2008年7月修改的，已经在全世界60多个国家获得使用。我国的民用核事件定级工作与国际接轨，因此也使用INES。

INES广泛应用于核电厂、民用核工业相关的所有设施、放射性材料运输及放射性材料有关的事件等。需要指出的是，INES不对工业事故及与核无关的事件进行分级。INES的基本结构如图10.1所示。

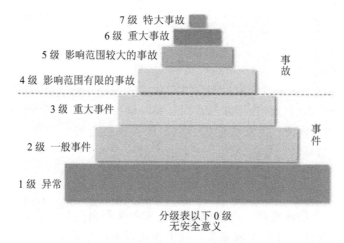

图10.1　INES的基本结构

INES将核事故（事件）分为七级，较高的级别（4～7级）被定义为事故（accident），较低的级别（1～3级）被定义为事件（incident）；无安全意义的事件被归类为INES以下的0级，定义为偏离。与核安全无关的事件被定义为分级表以外。

典型核事故：1979年三哩岛核事故属于5级具有厂外风险的事故，1986年苏联切尔诺贝利核事故和2011年日本福岛核泄漏事故均属于7级特大事故。

INES的一般描述见表10.1。

表 10.1　INES 的一般描述

级别	说明		准则	实例
偏离	0 级	偏差	安全上无重要意义	2008 年斯洛文尼亚科斯克核电站事件
事件	1 级	异常	超出规定运行范围的异常情况，可能由设备故障、人为差错或规程有问题引起	2009 年法国诺尔省葛雷夫兰核电站事件、2010 年中国大亚湾核电站事件
	2 级	一般事件	安全措施明显失效，但仍具有足够纵深的防御，仍能处理进一步发生的问题 导致工作人员所受剂量超过规定年剂量限值的事件和/或在核设施设计未预计的区域内存在明显的放射性，并要求纠正行动的事件	法国卡达哈希核电站事件
	3 级	重大事件	放射性向外释放超过规定限值，使用照射最多的厂外人员受到十分之几毫希沃特量级剂量的照射。无需厂外保护性措施 导致工作人员受到足以产生急性健康影响剂量的厂内事件和/或污染扩散的事件 安全系统再发生一点问题就会变成事故状态的事件，或者如果出现某些始发事件，安全系统已不能阻止事故发生的状况	1989 年西班牙范德略斯核电厂事件、1955—1979 年英国塞拉菲尔德核电站事件、2011 年日本福岛第二核电站事件（其中 1、2 和 4 号机组均发生不同程度的核事件）
事故	4 级	没有明显厂外风险的事故	放射性向外释放，使受照射最多的厂外个人受到几毫希沃特量级剂量的照射。由于这种释放，除当地可能需要采取食品管制行动外，一般不需要厂外保护性行动 核装置明显损坏。这类事故可能造成重大厂内修复困难的核装置损坏。例如，动力堆的局部堆芯熔化和非反应堆设施的可比拟的事件 一个或多个工作人员受到很可能发生早期死亡的过量照射	1973 年英国温茨凯尔后处理装置事故、1980 年法国圣洛朗核电厂事故、1983 年阿根廷布宜诺斯艾利斯临界装置事故、1993 年俄罗斯托木斯克核事故、1999 年日本东海村 JCO 临界事故、2006 年比利时弗勒吕核事故
	5 级	具有厂外风险的事故	放射性物质向外释放（数量上，等效放射性超过 $10^{14} \sim 10^{15}$ Bq^{131}I）。这种释放可能导致需要部分执行应急计划的防护措施，以降低健康影响的可能性 核装置严重损坏，这可能涉及动力堆的堆芯大部分严重损坏，重大临界事故或引起在核设施内大量放射性释放的重大火灾或爆炸事件	1952 年加拿大恰克河核事故、1957 年英国温思乔火灾（温茨凯尔反应堆事故）、1979 年三哩岛核事故、1987 年戈亚尼亚辐射事故

续表

级别		说明	准则	实例
事故	6级	重大事故	放射性物质向外释放（数量上等效放射性超过 $10^{15}\sim10^{16}$ Bq ^{131}I）。这种释放可能导致需要全面执行地方应急计划的防护措施，以限制严重的健康影响	1957年苏联基斯迪姆（现属俄罗斯）后处理装置事故（克什特姆核事故）
	7级	特大事故	大型核装置（如动力堆堆芯）的大部分放射性物质向外释放，典型的应包括长寿命和短寿命的放射性裂变产物的混合物（数量上等效放射性超过 10^{16} Bq ^{131}I）。这种释放可能有急性健康影响，在大范围地区（可能涉及1个以上国家）有慢性健康影响，有长期的环境后果	1986年苏联切尔诺贝利（现属乌克兰）核事故、2011年日本福岛核泄漏事故

（2）我国辐射事故分级

我国对辐射事故也有分级。根据《放射性同位素与射线装置安全和防护条例》（国务院令第449号）规定，辐射事故应急处理还应根据辐射事故的性质、严重程度、可控性和影响范围等因素，由重到轻分为特别重大辐射事故、重大辐射事故、较大辐射事故和一般辐射事故四个等级。其中，特别重大辐射事故是指Ⅰ类、Ⅱ类放射源丢失、被盗、失控造成大范围严重辐射污染后果，或者造成3人以上急性死亡的事故。重大辐射事故是指Ⅰ类、Ⅱ类放射源丢失、被盗、失控，或者造成2人以下急性死亡或者10人以上急性重度放射病、局部器官残疾的事故。2014年，5·7南京放射源丢失事件即属于重大辐射事故。较大辐射事故是指Ⅲ类放射源丢失、被盗、失控，或者造成9人以下急性重度放射病、局部器官残疾的事故。一般辐射事故是指Ⅳ类、Ⅴ类放射源丢失、被盗、失控，或者造成人员超年剂量限值照射的事故。

10.2　核与辐射事故损伤

10.2.1　生理伤害

核与辐射事故对人群的生理伤害受辐射源性质、照射途径、照射剂量等多种因素影响，差异很大。电离辐射作用于人体的初期影响多集中出现于造血免疫系统，表现为：① 以出血为代表的电离辐射出血综合征，其原因主要为凝血功能障碍、血管通透性增加、血小板数量和质量改变。② 免疫功能下降，其原因为免疫系统对电离辐射十分敏感，极易在接受电离辐射后功能受损。此外，核与辐射事故后的伤害也有可能涉及烧伤、冲击伤等因素造成放烧复合伤、放冲复合伤等复合伤害。

根据致损伤的危害来源，核与辐射事故造成的主要损伤为放射损伤，可分为单纯放射损伤和放射复合伤。由辐射一种致伤因素引起的损伤，称为单纯放射损伤；由辐射和非辐射（如创伤、烧伤、冲击伤等）致伤因素引起的损伤称为放射复合伤。放射损伤的常见类型如图 10.2 所示。

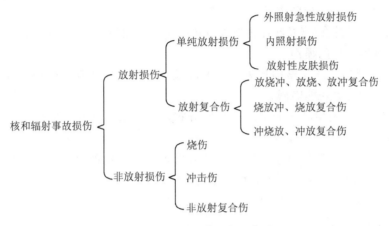

图 10.2 放射损伤的常见类型

（1）外照射急性放射损伤

核与辐射事故引起的外照射损伤多以外照射急性放射病为主。外照射急性放射病是指人体一次或短时间（数日）内受到大剂量照射引起的全身性疾病。当机体受到大于 1 Gy 的均匀或比较均匀的全身照射即可引起急性放射损伤可。

根据受照剂量、病程特点和严重程度，外照射急性放射损伤可分成以下 3 种类型。

① 骨髓型：照射剂量 1～10 Gy，以骨髓造血组织损伤为基本病变，以白细胞数减少、感染、出血等为主要临床表现。根据照射剂量大小，病情轻重又分为四度，即轻度、中度、重度和极重度。

② 肠型：照射剂量 10～50 Gy，以胃肠道损伤为基本病理改变，以频繁呕吐、严重腹泻及水电解质代谢紊乱为主要临床表现。

③ 脑型：照射剂量＞50 Gy，以脑组织损伤为基本病理改变，以意识障碍、定向力丧失、共济失调、肌张力增强、角弓反张、抽搐和震颤等中枢神经系统症状为主要临床表现。

（2）内照射损伤

放射性核素一次或较短时间（数日）内进入人体，或在相当长的时间内，放射性核素多次、大量进入人体，体外直接测量（全身计数器）器官、组织或间接测量（由尿、粪、空气和其他环境样品分析推算）证实，放射性核素摄入量达到或超过阈值摄入量。

内照射引起的全身性疾病，包括内照射所致的全身性损伤和该放射性核素沉积器官的局部损伤。放射性核素进入人体的途径包括呼吸道、消化道、皮肤黏膜和伤口等。

临床表现上，内照射放射病初期反应症状不明显或延迟，恶心、呕吐和腹泻仍为其主要临床表现。但放射性核素以吸入途径入体时，一般无腹泻出现。呕吐出现时间和严重程度与放射性核素摄入量密切相关。

选择性分布的放射性核素引起的内照射放射病呈现造血功能障碍等急性或亚急性外照射放射病相似的全身性表现，还伴有以靶器官和/或源器官的损害为特征性临床表现。

源器官和靶器官的损害因放射性核素种类、廓清速率和入体途径而异。

① 吸入 M（中速）和 S（慢速）类放射性核素多出现放射性肺炎的症状。食入 M 和 S 类放射性核素多出现肠道损伤的症状。

② 稀土类放射性核素及在体内形成胶体的核素（如钍），易诱发网状内皮系统（如肝、脾和肾等器官）的损伤。

③ 镭和锶是碱土族元素的代表，均匀沉积于骨骼，导致骨质疏松、骨坏死、病理性骨折、贫血和骨髓功能障碍。

④ 放射性碘具有甲状腺的高度选择性分布，可引起甲状腺功能低下、甲状腺炎等甲状腺病变。

⑤ 吸入钚、镅、锔等锕系放射性核素可出现肺部损伤的症状。核素吸收入血，则主要沉积于骨表面，引起骨质改变和造血功能障碍。

⑥ 放射性锌主要聚集于胰腺，易引起胰腺损伤。

（3）放射性皮肤损伤

电离辐射对皮肤直接作用引起的损伤称为放射性皮肤损伤。放射性皮肤损伤的伤情受射线的种类和能量、照射剂量、剂量率和间隔时间、受照面积、个体生物因素、环境理化因素等影响。放射性皮肤损伤按临床经过主要分为两大类，即急性放射性皮肤损伤和慢性放射性皮肤损伤。

① 急性放射性皮肤损伤：身体局部受到一次或短时间（数日）内多次大剂量（X、γ 及 β 射线等）外照射所引起的急性放射性皮炎及放射性皮肤溃疡。根据病变发展可分为四度：Ⅰ度损伤（脱毛，受照剂量≥3 Gy）、Ⅱ度损伤（红斑，受照剂量≥5 Gy）、Ⅲ度损伤（水泡，受照剂量≥10 Gy）、Ⅳ度损伤（坏死、溃疡，受照剂量≥20 Gy）。

② 慢性放射性皮肤损伤：由急性放射性皮肤损伤迁延而来或由小剂量射线长期照射（职业性或医源性）后引起的慢性放射性皮炎及慢性放射性皮肤溃疡。累积受照剂量（或分割照射剂量）大于 15 Gy，由急性损伤迁延而来的剂量大于 5 Gy。根据病变发展可分为三度损伤。

（4）放射复合伤

放射复合伤是指同时存在放射损伤和非放射损伤，常见的有放烧复合伤和放冲复合伤。放射复合伤的伤情的临床表现为胃肠功能紊乱、造血障碍、感染和出血，病变程度主要取决于受照剂量，可分为轻度（＞1 Gy）、中度（＞2 G）、重度（＞3 Gy）和极重度（＞4 Gy）放射复合伤。

① 放烧复合伤：指人体同时或相继发生放射损伤为主的复合烧伤。受照剂量超过 1 Gy，烧伤多为皮肤烧伤，也可以同时发生呼吸道烧伤及眼烧伤。伤情可分为轻度、中度、重度及极重度四级。

② 放冲复合伤：指人体同时或相继发生的放射损伤为主的复合冲击伤的一类复合伤。伤情分为轻度、中度、重度及极重度四级，病程一般可经休克期、局部感染期、极期和恢复期四个时期。

10.2.2　心理伤害

（1）核与辐射事故对公众的心理影响

相对于生理伤害，核与辐射事故对公众的心理影响受到事故应对者的逐步重视。核与辐射事故具有一般灾害的共性，又有自身的特点，事故与电离辐射相联系，而电离辐射"看不见，摸不着"，促成人们对于核事故的疑虑、担心、恐惧，这种潜在的恐核思维，通过各种途径在社会上广为流传，表现出一种公众群体心理应激反应，甚至"谈核色变"。具体表现为：① 大部分人员紧张、忧虑、抑郁、神经衰弱及植物神经系统的功能紊乱等表现；② 个人恐惧效应具有强烈的"社会传染性"和"大众模仿性"，使得个体的心理恐惧很快演变成为群体的心理恐惧，破坏正常生产和生活秩序。

造成上述核与辐射事故后的公众群体心理应激反应的原因有以下几点：① 涉核话题的敏感与复杂。核科学技术专业性极强，公众对其知之其少，对核与辐射的一些知识往往来源于辐射事故的媒体报道或者一些影视作品的夸张渲染，这极易导致认识上的偏差。② 信息披露的不确定性。核与辐射事故发生后往往受到新闻媒体的极大关注，若政府部门、业务单位、媒体或个人等多种来源的相关信息发布不统一甚至相互矛盾，极易发生群体性的心理应激反应。③ 电离辐射的自身特点。由于电离辐射具有无色、无味的特点，核与辐射事故释放的放射性核素又可能污染大气、水源、土壤、植物、食品等，特别是大量放射性物质释放的情况下，影响范围可能较为广泛，其检测手段又往往比较专业，这些都会导致公众对事件后果的盲目猜测，引起心理异常。

（2）核与辐射事故后公众心理反应与后果

核与辐射事故后由于公众关注较大，再加上上述原因，极易造成公众的"集体无意识"，表现为拒绝逻辑思维，倾向形象思维，在外界刺激、暗示和相互感染鼓励下，触发心理应激反应。国外几次重大核事故后的公众心理影响及其后果研究证实：核事故对人群的社会心理影响很大，引发社会恐慌后，可严重干扰和破坏社会生活秩序。具体表现为：① 紧张、忧虑，引发个体反应。例如切尔诺贝利核电站事故后，据 IAEA 组织的研究，由于社会心理影响，大部分人员有应急焦虑、精神紊乱、抑郁、神经衰弱及植物神经系统的功能紊乱等表现。由此可见，即使辐射事故并没有构成可能带来的实际危害的确定性效应，但由于放射性物质难以清除和辐射效应持久，加之公众对危害了解甚少，加剧了人们事故后的疑虑和恐惧心理。② 造成公众心理恐慌，破坏正常的生产和生活秩序。日本福岛核事故后，我国境内出现的"抢盐"风潮，正是这种现象的典型表现。由于谣言的误传导致公众的盲目跟风，事故发生后，个体在感到恐惧之后往往会将这种恐惧无意识地向周围的人扩散，形成连锁反应，个体的恐惧也就发展为群体的恐惧，群体的恐惧心理反过来又加重个体的恐惧。恐惧效应这种强烈的"社会传染性"和"大众模仿性"使得个体的心理恐惧很快成为群体的心理恐惧，破坏正常生产和生活秩序。另一个例子是三哩岛核事故后的公众反应。1979 年三哩岛核事故后，释放出的放射性物质对人群健康效应其微，但心理效应影响的人群却相当大，自发逃离者达 14 万，促使 7 万多人的反核势力进军华盛顿，事故后的骚动牵涉大部分居民，许多工作和计划因此停顿，为当时的社会经济生活带来严重的影响。③ 引发社会动荡，甚至政权更替。

核辐射事故，尤其是重大核事故的救援和善后处理往往需要投入巨大力量，调动各方人力物力，十分考验政府的执政能力和综合国力。事故处理不及时、隐瞒或者不够公开透明，都会引起民众不满，激发抗议甚至反政府情绪。

10.3 核与辐射事故卫生应急管理与响应

10.3.1 核应急组织体系

《中华人民共和国突发事件应对法》、《中华人民共和国放射性污染防治法》、《核电厂核事故应急管理条例》、《放射性物品运输安全管理条例》、《国家突发公共事件总体应急预案》和相关国际公约、《国家核应急预案》明确了我国核应急工作的组织体系。我国核应急工作实行三级管理，即国家核应急组织、省（区、市）核应急组织及核设施营运单位核应急组织。

（1）国家核应急组织

国家核事故应急协调委员会负责研究制订核事故应急准备和救援方面的政策措施，统一组织协调全国核事故应急准备和救援工作。国家核应急协调委由国防科工委牵头，外交部、发展改革委、公安部、民政部、财政部、交通部、信息产业部、卫生健康委、生态环境部、安全监管局、港澳办、新闻办、气象局、海洋局和原总参谋部、原总后勤部等部门参加。国家核事故应急协调委员会的日常工作由国防科工委国家核事故应急办公室承担。

国家核应急协调委设立专家委员会和联络员组，分别为国家核应急工作重大决策和重要规划及核事故应对工作提供咨询和建议、承担国家核应急协调委交办的事项。

（2）省（自治区、直辖市）核应急组织

省级人民政府根据有关规定和工作需要成立省（自治区、直辖市）核应急委员会（简称省核应急委），由有关职能部门、相关市县、核设施营运单位的负责同志组成，负责本行政区域核事故应急准备与应急处置工作，统一指挥本行政区域核事故场外应急响应行动。未成立核应急委的省级人民政府指定相关部门负责本行政区域核事故应急准备与应急处置工作，或由省级人民政府直接领导、组织、协调本行政区域场外核应急工作。

省核应急委设立专家组，提供决策咨询，设立省核事故应急办公室（以下称省核应急办），承担省核应急委的日常工作。

（3）核设施营运单位核应急组织

核设施营运单位核应急指挥部负责组织场内核应急准备与应急处置工作，统一指挥本单位的核应急响应行动，配合和协助做好场外核应急准备与响应工作，及时提出进入场外应急状态和采取场外应急防护措施的建议。

10.3.2　辐射事故应急管理体系

依据《放射性同位素与射线装置安全与防护条例》，国务院生态环境主管部门对全国放射性同位素、射线装置的安全和防护工作实施统一的监督管理，包括了辐射事故的应急处置。国务院、公安、卫生等部门按照职责分工和本条例的规定，对有关放射性同位素、射线装置的安全和防护工作实施监督管理。

依据《江苏省辐射事故应急预案》，省生态环境厅负责重特大辐射事故应对的指导协调和辐射事故应急的日常监督管理工作。当发生特别重大、重大辐射事故，或涉及跨区市、超出事发地设区市政府处置能力的较大辐射事故时，省政府成立省辐射事故应急指挥部，统一指挥协调辐射事故应急响应行动。指挥长由分管副省长担任，副指挥长由省政府分管副秘书长和省生态环境厅厅长担任，成员由省生态环境厅、省委宣传部、省公安厅、省财政厅、省卫生健康委等部门负责同志组成。省辐射事故应急指挥部设立舆情信息组、现场协调组（含专家咨询组）、现场监测组、现场处置组、安全保卫组、医疗卫生组。

10.3.3　核与辐射事故卫生应急组织体系及职责

（1）核与辐射事故的卫生应急组织体系

各级地方卫生行政部门在本级人民政府领导下，负责组织、协调本行政区域内核与辐射事故的卫生应急工作（图 10.3）。

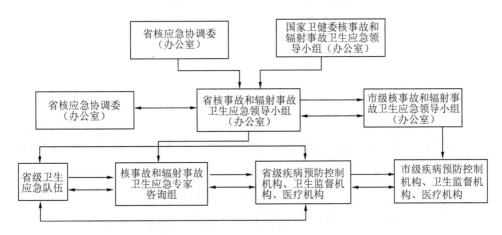

图 10.3　核事故和辐射事故卫生应急组织体系（以省级为例）

（2）核与辐射事故卫生应急组织的主要职责

组织协调核应急医疗救护、辐射防护和应急照射控制、稳定碘片的储存和发放、食物和饮水监测等工作（表 10.2）。

表 10.2 核与辐射事故卫生应急各部门（或机构）职责

组织或机构	职责
核事故和辐射事故卫生应急领导小组（办公室）	根据相关法律法规预案组织制（修）定核事故和辐射事故卫生应急预（方）案及相关工作规范 负责与核应急协调委员会办公室的沟通联络和工作协调，承办核应急协调委员会交办的卫生应急工作任务 组织、指挥或指导辖区内核事故和辐射事故卫生应急准备和响应 向核应急协调委员会提出卫生应急和公众保护措施及建议 负责核事故和辐射事故卫生应急专家咨询组的管理工作 建立完善相关人员、技术和物资等卫生应急保障机制并进行考核评价，保证有效运行和统一调度
核事故和辐射事故卫生应急专家咨询组	提供核事故和辐射事故卫生应急准备与响应的咨询和建议，参与救援准备与响应 参与核事故和辐射事故卫生应急预案的制（修）定 参与和指导核事故和辐射事故卫生应急培训、演练和宣传教育 参与和指导核事故和辐射事故卫生应急处置工作 参与核事故和辐射事故卫生应急响应后期评估
疾病预防控制机构	现场卫生学调查和评价、健康教育 应急工作人员的辐射防护和辐射照射控制 事故受照人员的剂量估算与健康效应评价 核事故和辐射事故卫生应急信息的报告与管理 负责食品和饮用水放射性水平监测评价工作 负责核与辐射突发事件卫生应急处置队伍日常管理工作 承办核事故和辐射事故卫生应急领导小组交办的其他工作
医疗机构	受照人员的紧急医疗救护、现场卫生处置、人员污染检测及去污、体内污染的阻吸收及促排、辐射损伤人员医学随访 做好相关诊断试剂和促排药物储备 负责核辐射医疗救治技术的培训演练、会诊和指导 对社会公众开展核辐射损伤防治的健康教育和信息咨询等 医疗救治后援部参与受照人员的现场急救处理、去污洗消、分类转运、中度及以上外照急性骨髓型放射病、放射复合伤和严重放射性核素内污染人员的临床收治和心理援助等工作
卫生监督机构	参与辖区内医疗卫生机构辐射事故的现场调查、处理，并在事故结束后对事故发生单位进行监督检查，依法查处违法行为 省级卫生监督机构还负责稳定性碘片的储存、发放和指导服药工作
核与辐射卫生应急队伍	在核事故和辐射事故卫生应急领导小组统一指挥下，开展辐射防护、辐射监测、医疗救治等相关工作

10.3.4 核与辐射事故的卫生应急响应

10.3.4.1 核事故卫生应急响应

（1）应急状态分级

根据核事故性质、严重程度及辐射后果影响范围，核事故应急状态分为应急待命、厂房应急、场区应急和场外应急。

① 应急待命：出现可能危及核电厂核安全的某些特定情况或外部事件，核电厂有关人员进入戒备状态。

② 厂房应急：事故后果仅限于核电厂的局部区域，核电厂人员按照场内核事故应急计划的要求采取核事故应急响应行动，通知厂外有关核事故应急响应组织。

③ 场区应急：事故后果蔓延至整个场区，场区内的人员采取核事故应急响应行动，通知省级人民政府指定的部门，某些厂外核事故应急响应组织可能采取核事故应急响应行动。

④ 场外应急：场外应急是核事故的应急级别之一，指辐射后果已经超越场区边界，实施场内和场外核事故应急计划。

（2）核事故报告

只要出现可能危及核设施安全运行的工况或事件，核设施运营单位就要及时向国家核应急办、省核应急办、核电主管部门、核安全监管部门报告。

核事故一旦进入"应急待命"或以上状态后 15 min 内，核电厂应急总指挥或授权指定人首先用电话或传真向有关部门发出应急通告（报告），内容包括事故发生时间、发生事故的机组、事故前工况、事故起因、发展趋势、是否有放射性物质释放、气象条件、应急状态、已采取的应急措施等。

（3）核事故现场卫生救援的基本任务

突发核事故需要进行核事故卫生应急时，核事故卫生应急组织根据核事故应急组织和（或）核事故卫生应急领导小组的指令实施卫生应急任务，提出医疗救治和保护公众健康的措施和建议。

基本任务包括：① 及时进行现场救护，抢救伤员。尽快将伤员撤离事故现场，并进行相应的医学处理；对伤情重、危及生命的伤员应优先进行紧急处理（现场紧急医学救援措施主要包括心肺复苏及创伤急救等）。② 依据早期症状和血液常规检查结果，初步估计人员受照剂量，设立临时分类站，进行初步分类诊断和处理，必要时及早使用稳定性碘和（或）抗辐射药品。③ 对人员进行放射性体表污染检查和初步去污处理，并注意防止污染扩散。对开放性污染伤口去污后可酌情进行包扎。④ 初步判断人员有无放射性核素内污染，必要时及早采取阻吸收和促排措施。⑤ 尽可能收集、留取可估计人员受照剂量的物品和生物样品。⑥ 采集食品和饮用水样品，进行放射性核素水平分析，为公众的饮水和食品提供科学数据。⑦ 指导公众做好个人防护，协助解决核事故造成的社会心理学问题。

（4）核事故卫生应急处置流程

发生放射性污染事件时，应首先控制污染，保护好事件现场，阻断一切污染扩散的可能途径，如暂时关闭通风系统或控制放射性液体外溢，用物体吸附或遮盖密封，防止污染扩散。

隔离污染区，禁止无关人员和车辆随意出入现场。使用路障或明显线条标记出污染边界及污染程度。由隔离区进入清洁区，要通过缓冲区，确保清洁区不受放射性污染。

进入污染区必须穿戴个人防护用具，并通过缓冲区进入污染区。从污染区出来的人员要进行个人监测，对手、脸、头发、鞋要给以特别注意，其次是臀部、膝和袖口等处。由污染区携出的物品、设备，必须在缓冲区经过检查和处理，达到去污标准后，才能带入清洁区。核事故卫生应急处理流程如图 10.4 所示。

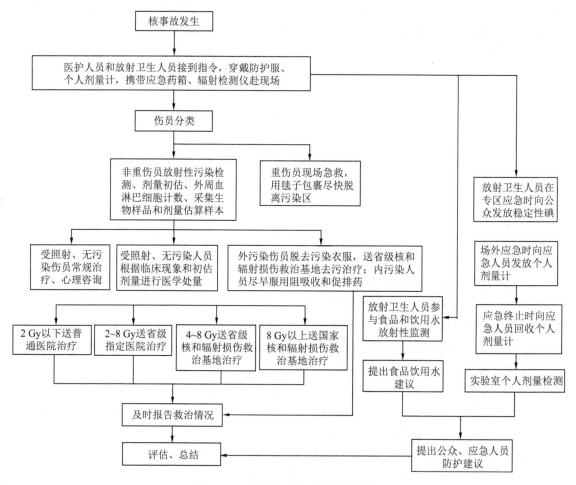

图 10.4　核事故卫生应急处理流程

10.3.4.2　辐射事故卫生应急响应

辐射事故的卫生应急响应坚持属地为主的原则。特别重大辐射事故的卫生应急响应由国家卫生健康委组织实施，重大、较大、一般辐射事故的卫生应急响应由省级卫生行政部门组织实施。

（1）辐射事故报告

发生辐射事故时，生产、销售、使用放射性同位素和射线装置的单位应当立即向当地生态环境主管部门、公安部门、卫生主管部门报告。生态环境主管部门、公安部门、卫生主管部门接到辐射事故报告后，应当立即派人赶赴现场，进行现场调查，采取有效措施控制并消除事故影响，同时将辐射事故信息报告本级人民政府和上级人民政府生态环境主管部门、公安部门和卫生主管部门。接到事故报告后，属于较大以上（含较大）级别辐射事故的，应在 2 h 内报至省人民政府；特别重大、重大辐射事故，应在 4 h 内报告国务院。

　　医疗机构或医生发现有患者出现典型急性放射病或放射性皮肤损伤症状时，医疗机构应在 2 h 内向当地卫生行政部门报告。接到辐射事故报告的卫生行政部门，应在 2 h 内向上一级卫生行政部门报告，直至省级卫生行政部门，同时向同级生态环境部门和公安部门通报，并将辐射事故信息报告同级人民政府。发生特别重大辐射事故时，应同时向国家卫生健康委报告。

　　省级卫生行政部门接到辐射事故报告后，经初步判断，认为该辐射事故可能属特别重大辐射事故和重大辐射事故时，应在 2 h 内将辐射事故信息报告省级人民政府和国家卫生健康委，并及时通报省级生态环境部门和公安部门。

　　（2）辐射事故卫生应急流程

　　卫生行政部门接到辐射事故的通报、报告或指令后，负责组织辖区内的卫生应急工作（图 10.5）。

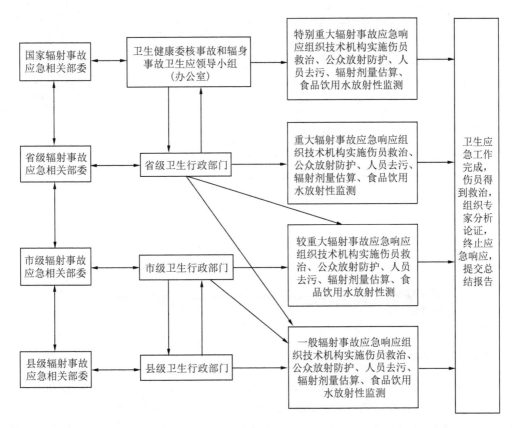

图 10.5　辐射事故卫生应急流程

　　（3）辐射事故的卫生应急处置流程

　　辐射事故卫生应急处置流程如图 10.6 所示。

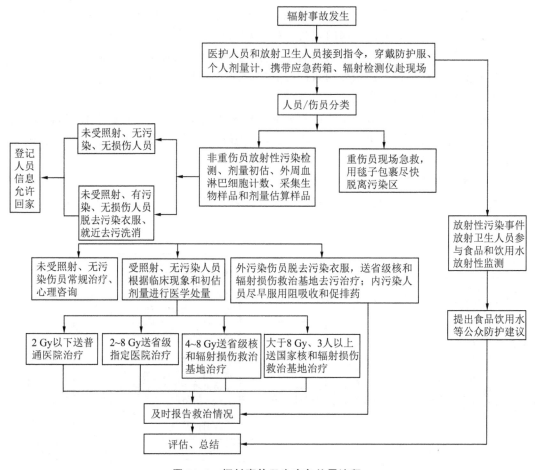

图 10.6 辐射事故卫生应急处置流程

10.4 核与辐射事故卫生应急监测与评价

10.4.1 应急响应通用准则

核与辐射事故卫生应急的通用准则是防止和减少严重确定性效应，降低随机性效应的风险。在应急情况下，为了更好地执行防护行动，根据 GBZ/T 271—2016《核或辐射应急准备与响应通用准则》的规定，设置操作干预水平（OILs），确保人员的任何器官不受到接近能导致严重确定性效应的辐射剂量，同时在应急情况期间，人员受到的辐射剂量不会大于 100 mSv/a。当监测结果高于响应的 OILs 值时，说明健康效应风险足够高，有必要在应急响应中采取防护行动。而监测结果没有达到相应 OILs 值时，不一定采取防护行动。如果确实需要采取防护行动，应在认真考虑各种情况（包括任何防护行动的影响）后，与各相关方一起制订合理的准则，才能采取行动。

现场监测获得的 OILs 预置值及其响应行动见表 10.3。

表 10.3　现场监测获得的 OILs 预置值及其响应行动

监测项目		OILs 预置值	超出 OILs 时的响应行动
环境	OIL1	距表面或源 1 m 的 γ 剂量率 1 000 μSv/h 表面 β 污染直接测量值 2 000 cps 表面 α 污染直接测量值 50 次/s	立即撤离或提供坚固的避难所 对撤离人员进行去污 减少不慎食入 停止食用当地农产品、水和当地放牧动物的奶 撤离人员登记并体检 若个人接触过在 1 m 处等于或超过 1 000 μSv/h 的辐射源，须立即进行体检
	OIL2	距表面或源 1 m 的 γ 剂量率 100 μSv/h 表面 β 污染直接测量值 200 次/s 表面 α 污染直接测量值 10 次/s	在筛查前停止食用当地农产品、水和当地放牧动物的奶，并对其污染水平使用 OIL5 和 OIL6 评价 在该地区居住的人员暂时避迁，避迁前建议减少不慎食入，登记和评价该地区居住人员所受的剂量，以确定是否需要医学筛查 若个人接触过在 1 m 处等于或超过 100 μSv/h 的辐射源，应体检和进行剂量评估
	OIL3	距表面或源 1 m 的 γ 剂量率 1 μSv/h 表面 β 污染直接测量值 20 次/s 表面 α 污染直接测量值 2 次/s	停止食用非必需的当地农产品、水和当地放牧动物的奶，直至使用 OIL5 和 OIL6 对其进行筛查及污染水平的评价 筛查距离 OIL3 值超标地区至少 10 倍距离的地区农产品、雨水和在该地区放牧动物的奶，使用 OIL5 和 OIL6 进行评价 若不能立即得到必需的当地农产品或奶的替代物，应考虑提供稳定性碘对甲状腺阻断措施，以防止新的裂变产物和放射性碘的污染 对可能食用来自受限制地区的食物、奶或水的人员进行剂量评价，以确定是否有需要进行医学筛查
皮肤	OIL4	距表面 1 m 的 γ 剂量率 1 μSv/h 皮肤 β 污染直接测量值 1 000 次/s 皮肤 α 污染直接测量值 50 次/s	皮肤表面去污和减少不慎摄入 登记和体检
食物、奶、水	OIL5	总 β 100 Bq/kg 总 α 5 Bq/kg	高于 OIL5：进一步确定食物、奶或水中的放射性核素的活度浓度，以便使用 OIL6 进行评估 低于 OIL5：在应急阶段消费是安全的

续表

监测项目	OILs 预置值		超出 OILs 时的响应行动
食物、奶、水	OIL6	^{3}H：2×10^5 Bq/kg ^{90}Sr：2×10^2 Bq/kg ^{131}I：3×10^3 Bq/kg ^{134}Cs：1×10^3 Bq/kg ^{137}Cs：2×10^3 Bq/kg 等 （详见 GBZ/T 271—2016）	根据保守假设，所有食物、奶和水是在核与辐射事件初就受到污染，并被食用 1 整年；同时使用最严格的年龄相关剂量转换因子和摄入速率，计算得出 OIL6 此处使用了 10 mSv/a 的通用准则 停止食用非必需的该类食物、奶或水，并根据实际食用率进行评价 立即更换必需的食物、奶和水，如果没有替代的，应避迁居民 对于裂变产物（含碘）和碘的污染，若无法立即提供必需的食物、奶或水的替代品，考虑提供稳定性碘对甲状腺的阻断措施 对那些可能已食用来自限制地区的食物、奶或水的人员，应进行剂量评估，以确定是否需要进行医学筛查
	OIL7	^{131}I：1×10^3 Bq/kg ^{137}Cs：2×10^2 Bq/kg	轻水堆或乏燃料池意外释放： 停止食用非必需的该类食物、奶或水 尽快提供必需的食物、奶和水，如果没有替代的，应避迁居民 对可能已食用了活度浓度大于 OIL7 的食物、奶或水的人员，估计其受照剂量，按照医学响应程序决定其是否需要接受医学随访
人员	OIL8	≤7 岁：0.5 μSv/h >7 岁：2 μSv/h	轻水堆严重工况引起的应急情况下，人员甲状腺剂量率 OIL8 及其防护行动： 立即：如果没有服用预防药，指导其服碘片；指导其减少有害食物的食入；登记已做监测和记录的甲状腺剂量率的人员；对超过 OIL8 者进行医学筛查 几天内：估计甲状腺剂量率大于 OIL8 的人员，以确定其是否需要做医学检查或会诊及随访

10.4.2 辐射监测

根据核与辐射事故的特点、分类及其可能产生的后果，应急监测的任务和内容也有所不同。

对于伴有大气释放的核事故，如核电站事故，首先需要确定烟羽对核电站周围公众的危害。在该类事故的不同阶段，应监测的主要任务和内容侧重点不同，但这种阶段划分只是相对的，不同阶段的任务之间会有交错或重叠。

对于涉及放射源丢失、小型运输事故、小型放射性物质泄漏这类小规模放射事故，应急监测的主要任务包括：① 及早判断放射性物质是否已经泄漏，放射源是否丢失；② 确定地表和空气的污染水平和范围，为污染区的划分提供依据；③ 测量相关人员的污染和可能受照程度，为必要的医疗救治提供资料；④ 配合补救措施所需要的辐射监测。

核与辐射事故的辐射监测主要包括个人监测、照射场所监测和食物饮用水监测。

10.4.2.1 个人监测

（1）个人外照射监测

对受照人员的外照射剂量测量包括物理剂量测定方法和生物剂量测定方法。

① 物理剂量测定方法。外照射个人监测可采用常规剂量计、专用剂量计或报警式

剂量计。常规个人剂量计一般可用于事故个人剂量测量，为尽快估算出事故剂量，要求个人剂量计的量程在 0.01～10 Gy，剂量值不确定度小于 25%，剂量率依赖性好，使用方便，操作简易。直读式剂量计（如个人剂量笔）适合用于 γ 射线外照射剂量测量。对在具有高辐射潜在照射的控制区内（如可能发生临界事故的区域）工作的人员，须佩戴专用事故剂量计，这种剂量计应能测定至少高达 10 Gy 的 γ 剂量，并提供受照人员相对辐射源方位的资料；还应配发由活化箔、裂变箔等组成的专用中子剂量计，由此可推导出入射人体的中子注量和能谱，进而估计事故时人员受照的中子剂量。事故应急救援人员还应佩戴报警式的剂量计，这种剂量计的可靠性要比其准确性更重要，这有助于避免或减少超过应急控制量的照射，防止出现有害的确定性效应。

②生物学剂量测定方法。用生物学方法对受照个体的吸收剂量进行测定，称为生物剂量测定。可通过对受照者的生物样品分析估计其受照剂量，通常称为生物剂量计。如人血淋巴细胞染色体畸变、微核及早熟染色体凝集剂量测量方法等。其中，染色体畸变是公认的一种可靠、灵敏的方法，IAEA 已将其收入技术报告丛书中，对染色体标本的培养、制片和畸变分析在国际上得到统一和规范化。

（2）体表污染监测

对于体表污染，可用物理测量仪表（β、γ 测量仪）进行表面污染的测量，必要时还需要一台能指示高剂量率和大量程的仪器。测后标出污染分布、范围和总的污染水平。

测量应在距人体约 25 mm、探测器移动不超过 50 mm/s 的条件下进行。监测的顺序应由头部开始，从上到下依次进行。污染的监测结果用一定面积的平均计数率表示，皮肤污染测量按 100 cm² 计算，最容易受污染的手指尖和手掌按 30 cm² 计算。耳道、鼻孔、口角及伤口用棉签擦拭，并将擦拭物置于试管中。

（3）体内污染监测

若放射性核素进入人体内，则须对人员进行内污染监测，以评估内照射剂量。体内污染监测的主要目标是：①获得待积有效剂量，在合适的情况下也可以获得有意义照射的组织中的待积当量剂量，以说明是否遵守了管理要求和法规要求；②为操作控制和防护设施的可靠性设计做出贡献；③在事故过量照射的情况下，为启动和支持适当的健康监护和治疗提供有价值的剂量信息。

工作人员体内污染的监测主要借助个人监测结果直接评估，有时可通过工作场所的监测来判断。个人体内污染量的监测方法，一般分为体外直接测量和生物样品（主要是排泄物）分析两类。

直接从体外测量全身或器官内放射性核素的含量，可以快速而简便地估算体内放射性活度。这种监测方法仅适合于那些释出的辐射能逸出体外的放射性核素，即能释出 X 射线或 γ 射线的放射性核素、释出湮没辐射的正电子辐射体、释出轫致辐射的 β 辐射体以及释出特征 X 射线的 α 辐射体。其中，全身或器官内放射性核素含量的直接测量借助于全身计数装置，检测人体内受到放射性核素意外污染的部位并鉴别核素种类。把人体置于低水平测定用的屏蔽室内，采用 γ 射线探测器测量全身或器官，仅限于对能发射 γ 电离辐射的核素的测定。对已知污染核素做全身或器官放射性活度调查，或在短时间内对许多人员做体内污染检测时，大尺寸的 NaI（Tl）晶体探测器是不可缺少的探测器。

为了调查污染核素在体内的浓集部位，有必要采用 Ge（Li）半导体探测器，在鉴别核素时可起到更大作用。作为整体的全身计数测量室，应当设置厚的屏蔽，至少要用 10 cm 以上的铅和 20 cm 的铁做屏蔽；屏蔽体构件要选用放射性杂质少的材料。必须有用已校正过的人体模型把测定值转换为绝对放射性活度的准备。

生物样品包括尿、粪、血液、呼出气、唾液和汗，但常用的是尿样，所以习惯上又称排泄物分析。收集尿样时应当注意以下三点：① 防止尿样二次污染；② 取 24 h 尿样；③ 当尿样体积少或分析技术对小体积尿样灵敏度低时，可以把尿样合并在一起进行分析测量。对于不能发射电离辐射或仅能发射低能 γ 光子的体内核素的调查，可以采用人员排泄物分析测定法判定体内污染情况。个人体内污染量的监测主要借助于排泄物的分析。鼻涕或鼻拭样品的分析测量结果仅能定性地而不能定量地估算核素摄入量。在体内污染的个人监测中，有时需要测量人体呼出气体中的 ^{14}C 或 ^{133}Xe 等；当体内有高活度污染核素时，可能需要采集外周血样进行分析测定。

（4）空气采样分析

个人空气采样器能较直接地用于估计放射性核素吸入量，尤其对铀、钍及钚的许多同位素，当使用全身体外测量或排泄物分析等方法达不到应有的灵敏度和精确度时，个人空气采样器有其优点。

采样器应尽可能地采集贴近脸面部的空气。采样终止后，收集到的滤材应在无损坏条件下进行测量，也可将它保留供放射化学分析及选择合适的高灵敏度测量技术来测定其活度。若无附加污染而测出滤材有活性，则可为判断是否发生异常事故提供早期警报信号。但在评价吸入量时，应考虑滤材上收集到的粒子大小分布，并对采样器的采集效率与个人呼吸率之间的差异进行校正。

10.4.2.2　照射场所监测

照射场所监测主要包括源监测和环境监测。这些监测的特征包括：预期的和当前的排放率，放射性核素组成，不同照射路径的比较，预期的和潜在的个人剂量，等等。

10.4.2.3　食物和饮用水监测

核与辐射事故可能向环境释放放射性物质，并通过各种途径污染食物和饮用水。

（1）事件不同阶段需要监测的重要量

事件不同阶段需要监测的重要量见表 10.4。

表 10.4　事件不同阶段需要监测的重要量

事件阶段	潜在的重要照射途径	需要监测的重要量		监测目的
		符号	量纲	
早期	地面沉积核素 β-γ 外照射	H_γ	Sv/s	发现食物和饮用水中放射性核素污染水平高的潜在地区
中、后期	地面沉积核素 β-γ 外照射	同早期		同早期
	污染食物对人的内照射	C_f	Bq/kg	食物和饮用水的控制和评价
	污染水、牛奶对人的内照射	C_w	Bq/L	

注：表中 H_γ 是地面沉积核素产生的在地面上方 1 m 处的 γ 外照射剂量当量率（Sv/s），C_f 是食物中放射性核素的活度浓度（Bq/kg），C_w 是饮用水中放射性核素的活度浓度（Bq/L）。

（2）事件早期监测

在核事故早期，从源项释放出的放射性物质，会在释放高度处受实时气象条件的影响而扩散，并逐渐向地面沉降，使得空气中放射性浓度和 γ 剂量率增高。

核事故早期，对场外，尤其是周围居民点处，应监测 γ 外照射剂量、剂量率和空气放射性浓度。早期监测的主要内容见表 10.5。

表 10.5　早期监测的主要内容

内容	地点	测量要点	仪器
β-γ 剂量率	烟羽漂移方向的预定地点	时间：事件后尽早开始 高度：地面及上方 1 m	便携、宽量程的 β-γ 探测器，灵敏度和量程足够

注：烟羽监测是指通过测量环境剂量率，界定烟羽的轨迹和横截面边界，从而确定放射性污染是否超过撤离、隐蔽和甲状腺阻断剂发放的干预水平。

（3）事件中期监测

中期应急监测是在核事故开始几小时后到几天之内，这一阶段核事故已得到基本控制，大部分放射性物质已释放完毕，除惰性气体放射性核素外，相当量的放射性物质已沉降于地表。

需要指出的是，事件中期地面 γ 剂量率的监测仍具有重要意义，这是因为残留在空中的放射性物质还处于沉降过程中，地面的放射性物质也会随气流再次悬浮到近地面空气中，因此仍需要采集空气样品进行监测。

进入中后期，沉降到地面上的放射性物质会通过土壤经根部进入植物体内，同时存在渗透污染地下水的可能。猪、牛、羊等家禽可直接受到放射性污染，或通过牧草和饲料污染。因此，这一阶段对食物和饮用水的采样监测是应急监测的重点。中期监测的主要内容见表 10.6。

表 10.6　中期食物和饮用水监测的主要内容

监测内容	监测方式	监测要点
牛奶监测	① 快速浸入式就地测量 ② 采集代表性样品，采用现场便携式谱仪测量 ③ 采集代表性样品，通过阴、阳离子交换树脂柱，采用 γ 谱仪测量或送实验室 ④ 准确测量，采集代表性样品，采用 γ 谱或放化分析	① 在获知放射性气溶胶或微尘释放到大气后尽快开始 ② 事件后根据早期地面 γ 监测资料，从污染水平高的地区尽快开始 ③ 即使地面和水体放射性污染水平低的地区也应做牛奶监测 ④ 为实现快速监测，应尽可能采用就地现场测量 ⑤ 防止不同地区来源的牛奶样品相混 ⑥ 发现已被污染的牛奶时，应就地封存该地区生产的牛奶，待进一步分析、评价
饮用水监测	同牛奶监测	① 事件发生后应尽快取样 ② 水样采样水体应是饮用水源和暴露水体，取样点应设在水源、进水管入口处，或处理后的水进入配水系统之前 ③ 静止或流速很慢的水体，采集表面瞬时水样；水流速度较快的地方，尽量考虑等流态取样（即取样水管和被取水管内的水流速度相同）

续表

监测内容	监测方式	监测要点
一般食物监测	① 利用 β-γ 巡测仪测定食物，总 β-γ 进行食物放射性污染初选 ② 采集代表性食物样品，采用现场 γ 能谱分析，进行食物 γ 核素定量 ③ 采集代表性样品，通过实验室 HPGe 谱仪测量或放化分析，进行准确测量	① 在确定放射性释放停止之前，只应做一些试验性测量，事件释放停止后尽快正式开始食物放射性调查 ② 建立地面污染 γ 或 β-γ 辐射污染水平与食物污染的简单相关关系，用地面污染水平对蔬菜（特别是叶类蔬菜）和田间作物污染程度进行大致分类 ③ 首先监测人们食用和最可能已经被污染的食物，监测的优先次序是：居民食用的食物、未包装储存的食物、已经收割的作物、其食用部分在土壤表面以上的正在生长的作物、其食用部分在土壤表面以下的正在生长的作物、动物饲料 ④ 食物污染调查应先从可能的污染严重的地段开始

注：1. 牛奶监测实际是牧草—奶牛—牛奶链监测。
2. 这里的食物包括食品和作物。
3. 饮用水放射性监测，可能包括对河流和核设施液体流出物直接接纳水体及水库一类不流动水中放射性核素水平的监测。水监测的关键是采样点的设置和样品的代表性。

事件中期的主要任务包括：① 地面和水体放射性污染巡测；② 确定食物、饮用水、牛奶中放射性污染的核素和水平；③ 补充测量早期开展的部分监测。

（4）事件后期监测

核事故后期是已进入恢复期前的阶段，已沉降到地面或其他物体表面的短半衰期放射性核素因衰变而大大减弱。

由于残留的放射性物质受局部气象条件和再悬浮的影响，使环境的放射性污染水平造成波动，此时仍应进行放射性污染的应急监测，但采样点的设置和范围、样品数量和频度可适当调整，重点仍是蔬菜、水果、粮食、牛奶、海产品和饮用水。

事件后期的放射性核素分析主要是实验室分析，对水样可用离子交换树脂浓缩做前处理。

事件后期饮水和食物的监测主要服务于对陆生和水生食物链途径的放射卫生评价。需要的数据有：① 牛奶、肉和其他动物产品中放射性核素（经食物或呼吸摄入）浓度；② 植物中的放射性核素（经根部吸收摄入）浓度；③ 水和水生物中放射性核素浓度。

10.4.3　剂量估算

事故发生后，应尽快实施调查，确定事故经过并估计人员的受照剂量。记录事故现场辐射监测仪表和个人剂量计的读数，并尽量收集可提供事故剂量信息的场所样品、人体佩戴物样品或人体组织样品，以获取尽可能真实全面的估算依据。

10.4.3.1　外照射剂量估算

外照射剂量估算包括 X、γ 外照射剂量估算，中子外照射剂量估算，电子外照射剂量估算和基于核事故现场检测数据的剂量估算。

（1）X、γ 外照射剂量估算

X、γ 外照射剂量估算的基本公式如下：

$$D_m = \frac{(\mu_{en}/\rho)_m}{k_a \cdot (\mu_{en}/\rho)_a} \cdot t \cdot (1-g) \tag{10.1}$$

式中：

D_m——介质 m 的吸收剂量，单位是 Gy；

k_a——空气比释动能率，单位是 Gy/h；

μ_{en}/ρ——质能吸收系数；

t——累计照射时间，单位是 h；

g——电离辐射产生的次级电子消耗于韧致辐射的能量占其初始能量的份额，在空气中对于 ^{60}Co 和 ^{137}Cs 射线，$g=0.32\%$，对于最大能量小于 300 keV 的 X 射线，g 值可忽略不计；

脚标 a——空气；

m——介质，在人员剂量估算中，主要指肌肉，有时也指骨。

从公式（10.1）可以看出，吸收剂量的获取关键在于测量和估算。可通过场所监测直接测量，也可通过点源或非点源空气比释动能率估算模式估算，以及通过个人监测的个人剂量当量 H_p（10）进行估算。

（2）中子外照射剂量估算

中子外照射剂量估算的基本公式如下：

$$D_T = C_{\phi D}\phi_n \cdot t \tag{10.2}$$

式中：

D_T——器官或组织的吸收剂量，单位是 Gy；

$C_{\phi D}$——中子注量到器官或组织的吸收剂量转换系数，单位是 Gy·cm^2，其值可从 ICRP 74 中查到；

ϕ_n——中子注量率，单位是 cm^{-2}/h；

t——累计受照时间，单位是 h。

同样，要估算中子吸收剂量的关键在于测量或估算 ϕ_n。ϕ_n 可通过场所监测直接测量，也可通过中子个人监测的个人剂量当量 H_p（10,a）进行估算。

（3）**核事故现场检测数据的剂量估算**

核事故情况下估算公众成员受照剂量时应考虑事故不同阶段的所有主要照射途径和主要放射性核素。核事故时释放的对公众成员受照剂量有重要意义的放射性核素及不同类型核事故、不同阶段应考虑的放射性核素可参考《核事故应急情况下公众受照剂量估算的模式和参数》（GB/T 17982—2018）。事故早期的剂量估算应主要依靠模式计算，监测结果用来验证和修正模式。事故中、后期应根据已获得的大量监测资料或采用经过修正的模式进行公众受照剂量估算。

核事故早期的外照射主要有烟羽外照射（γ 和 β 外照射）、核素地面沉积的 γ 外照射和皮肤及衣服上表面核素沉积的 β 外照射，具体的外照射剂量估算可参考《核事故应急情况下公众受照剂量估算的模式和参数》等方法。

10.4.3.2　内照射剂量估算

（1）摄入量的估算

摄入量的估算可通过体外和生物样品检测情况、空气个人检测情况、食品和饮用水摄入情况进行放射性核素摄入量的估算。

① 体外和生物样品：对特殊或任务相关监测而言，只要知道摄入的时间，可以通过个人监测的测量值（M）和《职业性内照射个人监测规范》（GBZ 129—2016）中特殊监测时的 $m(t)$ 值估算出摄入量 I。仅有一次测量值可用下列公式计算 I：

$$I = M / m(t) \tag{10.3}$$

式中：

I——放射性核素摄入量，单位是 Bq；

M——摄入后 t d 时测得的体内或器官内核素的含量（Bq），或日排泄量（Bq/d）。

当不知道摄入时间时，应先确定摄入时间再进行评估；当有多次测量结果时，可用最小乘法估算摄入量。对于短半衰期核素，当摄入发生在周期内任何一天的摄入量计算结果超过按半衰期计算结果的 10% 时，应考虑时间修正。

② 空气个人检测：当空气样品个人监测的结果是监测周期内的累积放射性活度时，可直接视为此时的摄入量。若监测结果是核素空气浓度 $C_{j空}$（Bq/m³），核素 j 的摄入量 I_j 可用下式计算：

$$I_j = C_{j空} B_空 T \tag{10.4}$$

式中：

$C_{j空}$——PAS 监测的 j 类放射性核素的活度浓度，单位是 Bq/m³；

$B_空$——人的呼吸率，单位是 m³/h，没有实际测量值时，可取 0.83；

T——个人监测周期内在工作场所停留的总有效时间，单位是 h。

③ 食品和饮水

通过食品摄入放射性核素的摄入量 $I_{j食用}$ 可用下式计算：

$$I_{j食用} = \sum C_{ji食} Q_{i食} \tag{10.5}$$

式中：

$C_{ji食}$——放射性核素 j 在 i 类食品中的活度浓度，单位是 Bq/kg；

$Q_{i食}$——i 类食品的食用量，单位是 kg。

通过饮水摄入放射性核素的摄入量 $I_{j饮水}$ 可用下式计算：

$$I_{j饮水} = C_{j水} Q_水 \tag{10.6}$$

式中：

$C_{j水}$——放射性核素 j 在水中的活度浓度，单位是 Bq/kg；

$Q_水$——饮水量，单位是 kg。饮水量随地区、年龄、习惯等因素而异，UNSCEAR 的成人资料为 500 kg/a。

（2）内照射剂量估算

内照射剂量估算的基本方法是剂量系数方法，内照射待积有效剂量 $E(\tau)$ 计算公式如下：

$$E(\tau) = I_{jp} e_{jp}(\tau) \tag{10.7}$$

式中：

$E(\tau)$——待积有效剂量，单位是 Sv；

I_{jp}——j 类放射性核素通过 p 类途径摄入的摄入量，单位是 Bq；

e_{jp}（τ）——j 类放射性核素通过 p 类途径的剂量系数（单位摄入量的待积有效剂量），单位是 Sv/Bq，其值可在 GBZ 129—2016 中查到。

对吸入途径，在没有个人监测数据的情况下，可用固定空气采样器测量的空气浓度，用下列公式计算待积有效剂量 E（τ）：

$$E(\tau) \approx 0.02 C_s / \mathrm{DAC} \tag{10.8}$$

式中：

C_s——空气采样器测量的空气浓度，单位是 $\mathrm{Bq/m^3}$；

DAC——导出空气浓度，单位是 $\mathrm{Bq/m^3}$。

当职业人员呼吸率为 $1.2~\mathrm{m^3/h}$ 时，DAC 值可由下式计算：

$$\mathrm{DAC} = \frac{I_{j,\mathrm{inhL}}}{2\,000 \times 1.2} = \frac{0.02}{e_{j,\mathrm{inh}} \times 200 \times 1.2} \approx \frac{8.33 \times 10^{-6}}{e_{j,\mathrm{inh}}} \tag{10.9}$$

式中：

0.02——职业人员年剂量限值，单位是 Sv/a；

2 000——年工作时间，单位是 h；

$I_{j,\mathrm{inhL}}$——吸入 j 类放射性核素的年摄入量限值，单位是 Bq；

$e_{j,\mathrm{inh}}$——j 类放射性核素的剂量系数，单位是 Sv/Bq。

在摄入多种放射性核素混合物的情况下，一般只有少数核素对待积有效剂量有显著贡献，这时原则上应先确认哪些核素是有重要放射生物学意义的核素，然后再针对这些核素制订监测计划和进行评价。

10.5　核与辐射事故的辐射防护

发生核与辐射事故，尤其是有大量放射性物质向大气释放时，对于人员（主要是核设施周围居民及专业救援人员），应采取一系列有针对性的防护措施，从而减少人员受照剂量，限制随机效应总发生率。事故状态下的辐射防护主要包括公众防护和专业救援人员防护两方面。

10.5.1　公众防护

对公众（主要是核设施周围的居民）采取防护措施可减少人员受照剂量，但采取任何防护措施，在实施过程中都会带来一定的风险和代价，这不仅是对人员健康的直接影响，也包括对社会和经济的间接影响。采取任何一种防护对策时，应根据其利益、风险和代价进行最优化的判断和权衡。避免采取得不偿失的应急措施，给社会带来不必要的损失。决定是否采取某项防护措施的基本原则是：采取该项措施所致的社会代价和风险，应该小于要避免的辐射剂量所致的代价和风险。

公众防护措施可分为紧急防护措施和长期防护措施。紧急防护措施是指在事故后短时间内做出启动这些措施的决定，这些措施包括隐蔽、服用稳定性碘、撤离、控制进出口通路、个人防护等。长期防护措施包括临时性避迁、永久性重新定居、控制食品和饮用水、消除建筑物和地表污染等。

（1）隐蔽

核事故早期，会伴有持续时间较短的混合放射性核素释放到大气，当烟羽通过时，吸入剂量往往比外照射剂量大。大多数建筑物可使人员吸入剂量降低约 2/3。同时，人员隐蔽于室内，也可减少来自放射性烟羽的外照射剂量，其效果要视建筑物的类型与结构而定。建筑物越大，减弱效果越明显，砖墙建筑可大幅度降低外照射剂量，但开放型或轻型建筑的防护效果相对较差。

隐蔽方法简单、有效，时间较短时其风险和代价很小，且绝大多数人可在附近的建筑物内暂时隐蔽。但时间较长（超过 12～24 h），可能会引起社会、医学和心理方面的问题。一般认为，核事故发生早期较易采取隐蔽措施，并且隐蔽过程中人群已受到控制，有利于采取进一步的对策，如疏散人口等。

（2）服用稳定性碘

服用稳定性碘是减少甲状腺对吸入和食入的放射性碘吸收的一种有效措施。服用稳定性碘的时间对防护效果有明显影响，但措施的有效性随措施的拖延而降低，若在摄入放射性碘以前 6 h 内服稳定性碘，防护效果最佳；若在吸入放射性碘的同时服用稳定性碘，防护效率约 90%；但在吸入放射性碘 6 h 内服用稳定性碘，仍可使甲状腺吸收的放射性碘降低一半左右；摄入后 12 h 服用，预期防护效果很小；摄入后 24 h 服用已基本无效。当事故已经或可能导致碘放射性同位素释放的情况下，应及时组织有关工作人员和公众服用稳定碘，减少甲状腺的受照剂量。

服用稳定性碘一般不是单独采用的一种防护措施，它常与隐蔽措施同时进行。稳定性碘的来源主要为碘化钾（KI）或碘酸钾（KIO_3）。对成年人推荐服用量为 100 mg 碘（相当于 130 mg KI 或 170 mg KIO_3）。以 KI 为例，在放射性碘摄入前或摄入后立即服用碘化钾的防护效果最佳。最迟应在放射性碘进入体内 6 h 之内服用碘化钾。但在放射性碘持续或多次进入体内的情况下，服用碘化钾的时间可不受时间限制。碘化钾的服用剂量为：成人一次服用以 130 mg（相当于稳定性碘 100 mg）为宜，每日 1 次，连续服用不应超过 10 次；或每日 2 次，每次 130 mg，总量不超过 1.3 g。儿童和青少年用药量为成人用药量的 1/2，婴儿用药量为成人用药量的 1/4，新生儿用药量为成人用药量的 1/8～1/4（可碾碎混在果汁或牛奶中）。在缺乏 KI 供应的情况下，可改服 KIO_3，若无 KIO_3 亦可用其他含碘药品或食品代替，如碘含片、卢氏液及海带等。用碘酒涂抹皮肤，也可取得一定的防护效果。

服用稳定性碘的风险不大，仅少数人可能有过敏反应，但由于服药有明显的时间性，而核事故当时往往时间紧迫。因此，能否第一时间分发稳定性碘是个问题，尤其在涉及的人数和范围较大时。必要时可事先分给公众保存使用。

（3）撤离

撤离是指人们从其住所、工作或休息的地方紧急撤走一段时间，以避免或减少由事故引起的短期照射。组织受影响地区居民向安全地区撤离是最有效的防护对策，但也是各种对策中难度最大的一种，特别是在事故早期，如果进行不当，可能会付出较大的代价，所以对此应采取周密的计划。在事先制订应急计划时，必须考虑多方面的因素，如事故大小和特点，撤离人员的多少，可利用的道路、运输工具，所需时间，可利用的收容中心、地点、设施、气象条件，等等。

由于时间较短和暂时居住，撤离时可在类似学校及其他公共建筑物内暂住；若撤离时间超过 1 周，则应临时避迁到条件更好一些的居住设施内。

（4）控制进出口通路

一旦确定受放射性物质污染地区的人群隐蔽、撤离或避迁，就应采取控制进出口通路的措施。其好处是防止放射性物质由污染区向外扩散，避免进入污染区的人员受到照射。其主要困难在于，若较长时间控制通路，人们会着急离开或返回住所，以便照料家畜或从封锁区抢运出货物、产品等。

（5）个人防护

个人防护主要指对人员呼吸道和体表的防护，为避免发生确定性效应，必须采取防护措施，限制个人的受照剂量，使之低于可引起确定效应的剂量阈值。当空气被放射性物质污染时，可用简易方法进行呼吸道防护，例如用手帕、毛巾、纸等捂住口鼻，可使吸入的放射性核素所致剂量减少约 90%。但防护效果与放射性物质理化状态、粒子大小和分散度、防护材料特点及防护（如口罩）周围的泄漏情况有关。对人员体表的防护可用日常服装，包括帽子、头巾、雨衣、手套和靴子等。对于有呼吸系统疾病或心脏病的人员，进行呼吸道防护时，应注意不利影响。

对已受到或可疑受到放射性污染的人员可进行去污处理。通过用水淋浴，并将受污染的衣服、鞋帽等脱下存放起来，直到日后再进行监测或处理。不要因为人员去污而延误撤离或避迁。这种措施的风险和困难较小，但需要防止将放射性污染扩散到未受污染的地区。

（6）临时性避迁

临时性避迁也称暂时性避迁，是指人们从某一区域迁移，并将在一延长但有限的时间内返回原地区。根据污染地区实际情况，组织居民从受污染地区临时或永久迁出，异地安置，避免或减少地面放射性沉积物的长期照射。

临时性避迁的紧迫性比撤离要小。二者的区别主要是采取行动的时间长短不同，如果照射量率没有高到需要及时撤离，但长时间照射的累积剂量较大，此时就可能需要有控制地将人群从受污染地区临时性避迁。这种措施可避免或减少人们在几个月内遭受已沉降的放射性核素的持续照射。居民的避迁可预先周密地计划和控制，故风险一般较撤离时小。但风险和代价也可能很高，因为那些离开家园和尚未搬迁的人们都会有心理负担。此外，居民中某些特殊人群（如医院的患者），避迁对他们的健康危害可能较大。如果受污染地区的人口众多，代价和困难较大。

（7）永久性重新定居

对某些污染区可能有这种情况，即虽不需要临时避迁，但长半衰期放射性核素产生的照射剂量率下降缓慢，剩余剂量高到需要进行永久性重新定居（或永久性重新安置）。在进行永久性重新定居的决策时，要考虑的因素包括所需资源、可避免的剂量、对个人和社会造成的混乱，以及与减少人们焦虑和使他们安心有关的心理、社会及政治因素。

永久性重新定居所需资源包括人员及其财产的运输，新的住房及其基础设施，以及在新的基础设施建成之前收入的暂时损失。与持续性花费不同，这些资源主要是一次性投资。判断永久性重新定居的原则，除了可避免剂量外，还应考虑临时避迁所能承受的最长时限。而这一时限取决于社会及经济的多种因素。按经济方面的估计，持续临时避迁 1～5 年之间，其代价将超过永久性重新定居。加上社会等因素的考虑，包括公众不愿临时性居住、可能引起的健康问题及建立安定的社会化格局等，均表明临时性避迁不应长于 1 年左右。

（8）控制食品和饮用水

对食品和饮用水的控制，多在核事故中后期开展，根据放射性核素污染程度来确定采取何种干预措施。首先应加强对食品和饮用水的监测，再确定采用何种方法降低食品及饮用水的污染水平。为降低或防止污染，控制可安排在食品生产和分配的不同阶段进行。放射性核素释放到环境时，会直接或间接地转移到食品和饮用水中。牛奶中^{131}I峰值一般在一次孤立的放射性核素释放后 48 h 出现。因此对牛奶的控制较其他食物尤为重要。事故发生后，越早将奶牛和肉食牲畜撤离受污染的牧场，并喂以无污染的饲料，牛奶及肉食品的污染水平就越低。受污染的食品（牛奶、水果、蔬菜、谷类等），可采用加工、洗消、去皮等方法去除污染，也可在低温下保存，使短寿命的放射性核素自行衰变，以达到可食用的水平。受污染的饮用水可用混凝、沉淀、过滤及离子交换等方法消除污染。通常，在能够得到未受污染的食品和饮水的情况下，采取禁止销售、食用和饮用受污染的食品和饮用水的措施，风险不大。

（9）消除放射性污染

去污既是防护措施，也是恢复措施。防护措施通常是指直接针对受影响的居民，而恢复措施主要针对自然环境和恢复正常生活条件。恢复措施包括对建筑物和土地去污，对污染物的固定、隔离和处置等，是指尽可能地恢复到事故前的状况。由于去污后就可以恢复某些活动，因而去污通常要比长期封闭污染区的破坏性小。去污的目的是减少来自地面沉积的外照射，减少放射性物质向人体、动物及食品的转移，降低放射性物质再悬浮和扩散的可能性。在城市地区的去污效果取决于很多因素，不是所有这些因素均可控制。通常，去污操作开始越早效率越高，这是因为随着时间的增加，由于物理和化学的作用，增加了被污染表面对污染物的吸附。但推迟去污也有好处，因为由于放射性衰变和气候风化作用可使放射性水平降低，从而减少了去污人员的集体剂量，所需费用也可降低。

10.5.2　专业救援人员防护

（1）防护装备

专业救援人员的辐射防护，一般应从两个方面来考虑，一是对救援人员外照射损伤的防护，二是防止放射性物质吸入或放射性物质污染皮肤造成内照射或皮肤损伤。

对外照射损伤的防护，人员不可能穿着厚重的、高原子序数材料的防护服，只能通过一些防护仪表对事发现场的辐射水平进行监测，了解外照射辐射水平，并采取适当的措施，避开高辐射区或尽量缩短停留的时间，从而保证救援人员的受照剂量在尽可能低的水平。

为防止吸入和减少放射性污染，个人防护可以采取密封式防护服、呼吸器、防护靴、手套（棉手套、塑料手套、橡胶手套）等防护设备。防护服、防护靴和手套等，可用于防止救援人员的放射性污染，一般采用密封性能较好的材料制成，防护服的帽子、上衣和裤子成连体结构。根据核辐射恐怖事件的现场情况，可选择不同级别的防护服（A 级防护服、B 级防护服和 C 级防护服等）和手套等。

在空气中含有放射性物质的现场实施救援时，救援人员应佩戴口罩、面具等，防止吸入放射性核素。放射性核素在空气中易形成放射性气溶胶，可根据气溶胶粒子的大小，选择相应孔径滤膜的呼吸器。

对于空气中同时存在有毒气体或放射性浓度较高的现场，可采用呼吸面罩和压缩空气罐（6 个大气压）的呼吸器，一瓶压缩空气可使用 1～2 h，压缩空气罐使用后通过空气泵充气，可重复使用。空气泵可以采用电源供电或燃油作为动力，便于野外操作。

个人防护装备还包括自读式剂量计（个人剂量报警仪）、累积剂量计（热释光剂量计），对于专业救援人员来说，由于多数在近区内活动，可接受到较一般公众要高的放射性碘照射剂量，吸入性风险较高，因此在开展救援工作前，应服用稳定性碘，个别有禁忌证者例外。

（2）应急照射的剂量控制

应急照射是指发生核辐射事故的情况下，为了制止事故扩大、收回放射源、营救遇险人员、进行抢修、消除事故后果及其他应急行动时所接受的照射。防护（或减少受照剂量）的基本原则是：在放射环境中停留的时间要减至最短，与放射源保持最大距离；尽可能充分利用屏蔽防护。

根据地面照射量率和规定的应急照射水平，确定在污染区内的安全停留时间。美国国家辐射防护和测量委员会（NCRP）第 138 号报告中强调，通常只有涉及为抢救生命而采取行动时，接受明显超过年剂量限值的急性照射才是正当的。此时，应尽一切努力使应急工作人员的有效剂量不超过 0.5 Sv，四肢或皮肤的当量剂量不超过 5 Sv。当短时间内对身体大部分的当量剂量可能达到或超过 0.5 Sv 时，应急工作人员不仅需要知道可能会有急性效应，也应知道癌症危害会明显增加。为对初始响应人员进行防护，NCRP 第 138 号报告建议以约 0.1 mSv/h 的环境剂量率作为合适的初始警报水平。当环境剂量率和环境剂量分别不超过 0.1 Sv/h 和 0.1 Sv 时，允许应急人员在不会造成严重放射损伤的场所执行应急救援任务。

10.6　辐射损伤的医学处置

辐射损伤的医学处置应遵循快速有效、边发现边抢救、先重后轻、对危重伤员先抢救后除污染及保护救援人员的原则。

10.6.1　核与辐射事故损伤的伤员现场分类

为遵循快速有效的原则，对核与辐射事故损伤的伤员多采用现场分类。伤员的现场分类是指受核与辐射事故致伤的伤员，在受伤地域由医务人员对其伤后早期的伤情、伤类进行初步判断和划分，以便区分伤员治疗优先次序的过程。伤员现场分类是核与辐射事故医学处置的重要措施之一。

（1）伤员现场分类的目的、意义和基本原则

① 目的、意义。

伤员现场分类是为了确定伤员受伤的种类和程度，以便及时对其进行合理的医疗救治和后送治疗，提高治愈率，减少伤残率。伤员现场分类可实现医疗资源的合理分配，保证现场医学救援合理有序进行，最大限度地降低核与辐射事故的危害。

② 基本原则。

一般依据四项分类原则：a. 伤员是否受到外照射损伤及伤类和伤情；b. 伤员是否有体表、体内及创口放射性污染及污染程度；c. 伤员是否需要医疗救治，需要救治的紧急程度和救治方法；d. 伤员是否需要医疗后送，后送的时机和地点。

（2）伤员检伤分类等级与分类标准

首先，进行辐射监测，分检出有无放射性污染。然后，快速观察伤员外观和体征，重点询问受伤史，迅速分检出不同伤类和伤情。

非放射损伤伤员的检伤分类等级与分类标准见表 10.7。

表 10.7　非放射损伤伤员的检伤分类等级与分类标准

分类等级	分类标准
第一优先：重伤员（红色标记）	呼吸停止或呼吸道阻塞 动脉血管破裂或无法控制地出血 稳定性的颈部受伤 严重的头部受伤并伴有昏迷 开放性胸部或腹部创伤 大面积烧伤 严重休克 呼吸道烧伤或烫伤 压力性气胸 股骨骨折
其次优先（黄色标记）	背部受伤（无论是否有脊椎受伤） 中度流血（少于两处） 严重烫伤 开放性骨折或多处骨折 稳定的腹部伤害 眼部伤害 稳定性的药物中毒
延期处理：轻伤员（绿色或蓝色标记）	小型挫伤或软组织伤害 小型或简单型骨折 肌肉扭伤
最后处理：死亡遗体（黑色标记）	区分遗体体表有无放射性核素污染

放射损伤伤员的检伤分类等级与分类标准见表 10.8。

表 10.8　放射损伤伤员的检伤分类等级与分类标准

分类等级	分类标准
立即处理（红色标记）	外照射剂量可能大于 2 Sv 放射性核素摄入可能大于 10 倍的年摄入量限值 伤口有活动性出血，伴有放射性核素污染 体表放射性核素污染可能造成皮肤的吸收剂量大于 5 Gy 放烧复合伤 放冲复合伤
其次处理（黄色标记）	外照射剂量可能大于 1 Gy、小于 2 Gy 放射性核素摄入可能大于 5 倍、小于 10 倍的年摄入量限值 伤口放射性核素污染 体表放射性核素污染可能造成皮肤的吸收剂量大于 3 Gy、小于 5 Gy
延期处理（绿色标记）	外照射剂量大于 0.2 Gy、小于 1 Gy 放射性核素摄入大于 1 倍、小于 5 倍的年摄入量限值 体表放射性核素污染可能造成皮肤的吸收剂量小于 3 Gy
最后处理（黑色标记）	死亡人员最后处理 区分遗体体表有无放射性核素污染

合并放射损伤伤员的检伤分类等级、分类标准及处置原则见表 10.9。

表 10.9　合并放射损伤伤员的检伤分类等级、分类标准及处置原则

分类等级	分类标准	处置原则
第一优先	（1）非放射、放射损伤均为第一优先	先处置非放射损伤，再处置放射损伤
	（2）非放射损伤为其次优先，放射损伤为第一优先	先处置放射损伤，再处置非放射损伤
	（3）非放射损伤为第一优先，放射损伤为其次优先	先处置非放射损伤，再处置放射损伤
其次优先	（1）非放射、放射损伤均为其次优先	先处置非放射损伤，再处置放射损伤
	（2）非放射损伤为延期处理，放射损伤为其次优先	先处置放射损伤，再处置非放射损伤
	（3）非放射损伤为其次优先，放射损伤为延期处理	先处置非放射损伤，再处置放射损伤
延期处理	非放射、放射损伤均为延期处理	先处置放射损伤，再处置非放射损伤
最后处理	遗体体表有无放射性核素污染	体表有放射性核素污染的遗体要特殊处理，体表没有放射性核素污染的遗体按常规处理

10.6.2　过量受照人员的现场处置

核与辐射事故情况下，一次或短时间内受到超过年剂量限值且低于 1 Gy 的照射称

为过量受照。过量受照人员早期使用抗辐射药物能有效地减轻辐射损伤效应，缓解患者的病情。

过量受照人员现场处置的程序主要包括以下内容。

（1）初步估算受照剂量

核与辐射事故中发生过量受照，要引起足够的重视。如果受照射的人员佩戴了个人剂量计，可直接读取剂量数据。如果受照射的人员没有佩戴个人剂量计，则需要估算剂量数据。要根据受照的时间、地点，受照射人员的体位、姿势、与放射源的距离、停留时间，放射源或射线装置的种类和强度，受照方式，有无屏蔽和防护措施等因素进行初步估算。在初步估算剂量时，除进行物理剂量估算外，还要观察受照射人员的精神状态，询问有无恶心、呕吐、腹泻，及其出现的时间、持续的时间和严重程度等。特别要注意受照射人员的皮肤变化，有无红斑和温度改变，这些临床症状和体征都会为初步估算受照剂量提供依据。

（2）留取血液样品

受照人员的早期症状和血象变化是判断病情的重要依据。一般情况下，受照剂量小于 0.1 Gy，临床上无明显症状，外周血象基本在正常范围内波动；受照剂量大于 0.1 Gy、小于 0.25 Gy，临床上可出现淋巴细胞数量一过性下降；受照剂量大于 0.25 Gy、小于 0.5 Gy，临床上可表现出疲乏无力、恶心等，白细胞、淋巴细胞数量略有减少；受照剂量大于 0.50 Gy、小于 1 Gy，除出现疲乏无力、恶心等临床症状外，白细胞、淋巴细胞和血小板数量都会轻度减少；受照剂量大于 1 Gy，可引起急性放射病。血象变化和受照剂量的大小有着明显的关系，对于早期临床诊断和处理有着积极意义。

（3）留取可供个人剂量估算的其他样品

对过量受照人员，临床上采取合理、有效的早期处理，对放射性损伤的恢复和愈后有着非常重要的作用。早期处理的判断有利于尽可能正确的剂量估算。因此，收集尽可能多的样品用于个人剂量估算，对临床诊断和治疗非常重要。

（4）尽早使用抗辐射药物

尽早使用抗辐射药物，能有效减轻患者的辐射损伤，有利于患者恢复和愈后。因此，现场救援时，对初步估算剂量可能大于 0.5 Gy 的受照人员，要尽可能早地使用抗辐射药物，减轻辐射损伤，缓解病情，为临床进一步救治打好基础。

（5）伤员分类标签

伤员分类标签不但能决定现场救援的先后次序，而且提供了伤员的伤害状况和严重程度，以及现场采取的相应措施，对临床诊断和处置都有很大帮助，因此在伤员后送时，要注意给伤员正确佩戴分类标签。

（6）伤员转送记录

伤员的转送记录标明了伤员的去向、转运单位、转运人员等信息，对伤员的进一步跟踪有着重要的意义。因此，现场过量照射人员处置时，要做好伤员的转送记录，以便进一步跟踪和其他后续处理。

10.6.3　放射性核素体表污染的现场处置

消除人体体表放射性污染，旨在防止或减轻放射性核素对皮肤的损伤及经呼吸道或皮肤伤口等途径侵入体内和防止污染扩散。

发生人体体表放射性核素污染时应尽快离开现场，测量污染程度，消除污染（去污）。

（1）放射性核素体表污染

① 放射性核素外污染。放射性核素外污染是指放射性核素沾附于人体表面（皮肤或黏膜），或健康的体表，或创伤的表面。粘附的放射性核素对污染的局部构成外照射，同时可经过皮肤吸收进入血液构成内照射。

放射性核素皮肤沾污有四种形式：一是机械性结合（机械沉着），放射性核素疏松地沉积于表皮或皮肤皱褶处；二是物理性结合（物理吸附），放射性核素通过静电引力或皮肤表面张力固着于皮肤表面；三是化学性结合，放射性核素与表皮蛋白质结合（物理化学作用所致，结合牢固）；四是多种方式结合，既有物理结合，又有化学结合。

② 放射性核素伤口污染。放射性核素伤口污染是放射性核素体表污染的一种特殊形式。放射性核素污染的伤口不同于一般单纯创伤，污染处理不同于一般伤口的处理。放射性核素污染的伤口除要行一般的伤口处理外，还要进行特殊处理，也就是要进行放射性核素的伤口污染处置。

核与辐射事故救援现场发生的任何皮肤损伤都要进行伤口放射性污染测量，伤口放射性污染测量时要正确选择测量仪表。伤口污染物能发射高能 β、γ 射线的辐射体，可用 β、γ 探测仪测量；伤口污染物能发射特征 X 射线的辐射体，可用 X 射线探测器测量。

（2）去污处置的基本要求

① 一般情况下，体表放射性核素污染要在现场定点去污场所处理。

② 现场去污只需要去除疏松粘污，难以去除的固定污染可不在现场处置。

③ 难以去除的固定的体表污染人员要及时后送。

④ 避免放射性核素经眼、口、鼻、耳进入体内。

⑤ 不能因处理伤口污染影响伤员的健康和生命安全。

⑥ 明确伤口污染的放射性核素种类。

⑦ 尽早进行伤口去污，并使用阻吸收药物，防止放射性核素的进一步摄入。

⑧ 使用阻吸收药物前要留取生物样品。

⑨ 按照分类分级救治的原则，及时后送。

⑩ 防止污染扩散。

（3）去污方法

① 局部去污。

首先用塑料布将非污染部位覆盖，并用胶布把边缘贴牢；然后浸湿污染部位，用软毛刷、海绵等蘸中性肥皂、香波、洗涤剂等轻轻擦洗。

洗涤应遵循以下顺序：先轻污染部位后重污染部位，从身体上面到下面。特别注意皮肤皱褶和腔隙部位的清洗。重复 2～3 次，监测放射性活度至不再降低为止，每次处置的时间应不超过 3 min。

初步去污后，对残留的放射性核素宜采用不同的专用去污剂。对稀土元素钸和超钸元素，可用 1％二乙烯三胺五乙酸（DTPA）稀盐酸溶液（pH＝1）。对铀污染，宜用 1.4％碳酸氢钠等渗液。对难以去除的不明放射性核素则可以采用以下方法：① 5％次氯酸钠溶液；② 乙二胺四乙酸（EDTA）肥皂或 DTPA 肥皂；③ 6.5％高锰酸钾水溶液刷或浸泡污染部位后，用新配制的 5％亚硫酸氢钠溶液（或 10％～20％盐酸羟胺溶液）刷洗脱色。必要时可用弹力粘膏敷贴 2～3 h，揭去粘膏再用水清洗，该方法对去除残留性污染有较好效果。

鼻黏膜和口腔黏膜是放射性核素容易进入的部位。眼、口腔或鼻腔污染时，应用生理盐水或 2％碳酸氢钠溶液轻轻冲洗。鼻腔污染物用棉签拭去，剪去鼻毛。必要时向鼻咽部喷洒血管收缩剂或用口腔含漱生理盐水，可降低污染水平和对放射性核素的吸收。

清洗头发一般用肥皂和水，要特别注意防止肥皂泡沫流入眼睛、耳、鼻和嘴。当洗头不能充分去除污染时，可考虑将头发剪去。剪指甲有利于去污，但要特别注意指甲沟、手指缝。对仍未能去除的局部污染宜用对皮肤无刺激的湿纱布或胶条封盖，以保护皮肤并避免污染扩散。粗糙有裂痕的皮肤污染较严重且难以去除时，可用 EDTA 肥皂、5％枸橼酸钠或 5％碳酸氢钠等去污。

② 全身去污。

首先用浸湿的毛巾、海绵等擦洗 2～3 次，同时配制常用或专用去污剂；然后淋浴。病情严重者，如情况允许可在抢救床、担架或手术台上酌情去污。反复进行浸湿、擦洗、冲洗，并观察去污效果。

③ 伤口去污。

尽快用蒸馏水或无菌清水冲洗伤口。用生理盐水更好，但不要因为等待等渗溶液而延误时间。对稀土元素、钸或超钸元素污染的伤口，宜用弱酸性（pH＝3～5）的 Ca-DTPA 溶液冲洗。同时，对污染创伤部位进行污染测量或做采样测量，以确定污染水平和污染放射性核素种类。

伤口去污往往需要在 2％利多卡因局部麻醉下进行伤口清创，一则清除污染，二则清除异物。伤口结痂后，残留的放射性核素可能留在痂皮内。对刺破伤位于深部的污染物，要进行多维探测定位以便取出。对撕裂伤则要清整伤口，清除坏死组织。

清创手术除遵循一般外科手术原则外，还应遵循放射性污染手术的处理规程，每进一刀，或更换刀片，或测量污染程度，避免因手术器械导致污染扩散。

严重伤口污染应留尿样分析放射性核素或做整体测量。对钸和超钸元素及稀土等污染，术中要用 Ca-DTPA 1 g 和 2％利多卡因 10 mL 加入 100 mL 生理盐水冲洗。对一切清除的组织、纱布和初期冲洗液均留存做取样分析。对锶污染伤口，可在创伤部位撒硫氰化钾。对含可转移性放射性核素的严重伤口，宜静脉应用整合剂。

在已知有放射性内污染或怀疑有内污染时，必须尽快（最好在污染后 4 h 内）开始使用促排或阻吸收措施。

每次去污洗消前后要进行监测，对比去污染效率和污染密度并记录。一般说来，很难做到完全去污，在任何情况下，只要监测仪器指示去污已不可能再有成效时，去污工作即可终止。

10.6.4　放射性核素内污染人员的现场处置

放射性核素可经呼吸道、消化道、皮肤和伤口进入体内导致内污染。如果发现可能导致放射性核素内污染的情况，如环境中放射性核素气体、放射性气溶胶浓度升高、体表放射性核素严重污染等，应立即着手调查污染核素种类，收集有关样品，对放射性核素摄入量做初步估计。

内污染由于常常难以清除且会在体内滞留很长时间，所以比外污染的处置要困难。在确定消除污染的步骤时，应当尽可能减少或防止患者及工作人员受到污染。

放射性核素内污染医学处理的根本目的在于减少体内沉积的放射性核素，减少受照剂量和由此带来的远期健康效应。

（1）放射性核素内污染人员现场处置原则

① 第一时间脱离污染现场。

② 对放射性核素内污染及时、正确的医学处理是对内照射损伤的有效预防。应尽快清除初始污染部位的污染，阻止人体放射性核素的吸收，加速排出人体的放射性核素，减少其在组织和器官中的沉积。

③ 放射性核素加速排出治疗的原则应权衡利弊，既要减小放射性核素的吸收和沉积，以降低辐射效应的发生率，又要防止加速排出措施可能给机体带来的毒副作用。特别要注意因内污染核素的加速排出加重肾损害的可能性。

④ 一般而言，估计放射性核素摄入量小于 5 倍年摄入量限值时，不考虑促排；对放射性核素摄入量可能超过 5 倍的年摄入量限值以上的人员，要认真估算摄入量和剂量，采取阻吸收和促排治疗措施；并对其登记，以便追踪观察；超过 20 倍年摄入量限值的受害者属于严重内照射，应进行长期、严密的医学观察和积极治疗，注意远期效应。

（2）减少放射性核素的吸收

① 减少放射性核素经体表（特别是伤口）的吸收。首先对污染放射性核素的体表进行及时、正确的洗消，然后对伤口要用大量生理盐水冲洗，必要时尽早清创。切勿使用促进放射性物质吸收的洗消剂。

② 减少放射性核素经呼吸道的吸收。首先，用棉签拭去鼻孔内污染物，剪去鼻毛，向鼻咽腔喷洒血管收缩剂。然后，用大量生理盐水反复冲洗鼻咽腔。必要时给予祛痰剂。

③ 减少放射性核素经消化道吸收，先进行口腔含漱、机械或药品催吐，必要时用温水或生理盐水洗胃，放射性核素入体 3～4 h 后可服用沉淀剂或缓冲剂。对某些放射性核素可选用特异性阻吸收剂，如铯的污染可用亚铁氰化物（普鲁士蓝），褐藻酸钠对锶、镭、钴等具有较好的阻吸收效果，锕系和镧系核素可口服适量磷酸铝凝胶等。摄入放射性核素锶等二价元素，可酌情服用下列一种：硫酸钡 50～100 g 用温水混合成稀糊状口服，磷酸铝凝胶 50 mL 口服，医用药用炭 10 g 与水混合口服（能吸附多种离子）。

在服用以上药品后约半小时，口服泻剂，如硫酸镁 10 g 或硫酸钠 15 g 等，以加速被吸附沉淀的放射性核素的排出。勿用蓖麻油作泻剂，避免增加放射性核素的吸收。摄入放射性核素已超过 4 h 者，应先使用泻剂。

（3）加速排出体内的放射性核素

根据体内放射性核素的种类和代谢途径，可使用一些特殊的促排方法，包括封闭、稀释和置换。促排开始越早，效果越好。

对于放射性碘，因其大部分浓集在甲状腺，用稳定性碘（碘化钾）封闭甲状腺可阻止放射性碘的吸收。必要时可用抑制甲状腺素合成的药品，如甲巯咪唑。

对锕系元素（^{239}Pu、^{241}Am、^{252}Cf 等）、镧系元素（^{140}La、^{144}Ce、^{147}Pm 等）、^{90}Y、^{60}Co、^{59}Fe 等均可首选 DTPA。DTPA 可全身或局部使用，也可用于皮肤或肺部。早期促排直接用钙铀盐，晚期连续间断促排宜用其锌盐，以减低 DTPA 毒副作用。也可选用喹胺酸盐，其对钍的促排作用优于 DTPA。

对 ^{210}Po 内污染首选二巯丙磺钠，也可用二巯丁二钠。铀的内污染可给予碳酸氢钠进行促排治疗。在摄入氚的情况下，应给予大量液体（水、茶水）作为稀释剂，持续 1 周，同时也可用利尿剂。

激活（置换）剂是增加自然转换过程的化合物，可增加放射性核素从体内组织的排出。如果污染后很快服用这种制剂，其效果更好。肺灌洗只有在确定有大量毒性较高的核素污染时才考虑采用，并应由训练有素的专家进行操作。

10.7   核与辐射事故的分级救治

核与辐射事故的后果和出现的医学问题，主要取决于事故的性质和严重程度。严重的核与辐射事故，既可发生放射损伤（全身外照射损伤、体表放射损伤和体内放射性污染损伤），也可发生各种非放射损伤（如烧伤、创伤、冲击伤）和放射性复合伤。核事故发生时，保护公众既包括对居民采取适当的防护措施，也包括撤离过程前后对居民采取的医学保障，对受照人员及其后代进行长期医学观察，以及对救援人员采取的必要防护措施等。发生放射事故时，除对已发现的伤员做妥善处理外，还应查明事故时放射源对其他人员的影响，以便及时发现伤员并做出相应的医学处理。

10.7.1   核事故的分级救治

我国对核事故受照人员的分级救治实行三级医疗救治体系。

10.7.1.1   一级医疗救治的组织机构和任务

（1）组织机构

一级医疗救治又称现场救护或场内救治。一级医疗救治主要由事故发生单位的基层医疗卫生机构组织实施，必要时可请求场外支援。一级医疗救治可在组织自救的基础上，由经过专门训练的放射防护人员、剂量人员及医护人员进行。

理想的一级医疗救治机构应该是核设施机构内设有自己的医疗和防护设施，具有必要的隔离和快速清除放射性污染的设备条件，以及相应的实验室和仪器。具体如下。

① 进行快速采样和生物学检测。

② 具有同时处理多个伤员而不致引起放射性交叉污染或扩散的条件（如具有空气过滤隔离的房间，用于处理和存储污染衣物的场所、沐浴室和单向卫生通道等）。

③ 配备适用于辐射监测的仪器，包括便携式检测仪和全身计数器。

④ 现场医疗机构必须建立一个能够提供专业帮助的专家名单，包括专家的姓名、电话号码和地址。

⑤ 配备必需的用于事故抢救的药物。对于中小型医疗机构，最好配备类似个人急救箱的装备，但这是供医生使用的急救箱；此类急救箱装有可供 1 人用 7 d 或 7 人用 1 d 的药物；该急救箱的作用是集中所有必需的药物，一旦受到辐射照射或放射性污染的人员到达医院，可立即进行紧急处理，目的是简化程序，迅速实施救治行动。

⑥ 为了保护医疗救护人员免受患者带有的强放射性照射，必须采用高灵敏度检测器和个人剂量计进行连续性监测，以尽可能减少或防止对救护人员的照射或污染。医疗设施的人员配置，应至少有 2 名接受过放射损伤救治培训的医生和 3 名参加过放射损伤患者护理的护士，以及其他辅助人员如司机和其他医学技术人员。

（2）主要任务

一级医疗救治的主要任务是发现和救出伤员，对伤员进行初步医学处理，抢救需要紧急处理的危重伤员。

① 先将受照人员进行初步分类诊断，对需要紧急处理的危重伤员立即进行紧急处理，对无需紧急处理的人员尽快使其撤离事故现场，到临时分类站接受医学检查和处理。

② 初步估计受照人员的受照剂量，必要时酌情给予稳定性碘和（或）放射损伤防治药物。

③ 对人员进行体表放射性污染检查和初步去污染处理，并注意防止污染扩散。

④ 初步判断伤员有无放射性核素体内污染，必要时及早采取阻吸收和促排措施。

⑤ 收集、留取可估计受照剂量的物品和生物样品。

⑥ 根据初步分类诊断，确定就地观察治疗或后送，对临床症状轻微、血象无明显变化的可在就近门诊复查；临床症状较重、血象变化较明显的应住院观察治疗，并尽快送到二级医疗救治单位；伤情严重，暂时不宜后送的可继续就地抢救，待伤情稳定后及时后送；伤情严重或诊断困难的，在条件允许下可直接后送到三级医疗救治单位。

⑦ 填写伤员登记表，并将有关临床资料随同伤员一起后送；伤情严重的应有专人护送，严密观察病情和随时注意防治休克。

在实施现场救护时，应遵循快速有效、边发现边抢救、先重后轻、对危重伤员先抢救后除污染及保护抢救者的原则。

为适应一级医疗救治的需要，对一级医疗救治单位的医务人员和管理人员等，须进行技术教育和培训。为保证应急响应的顺利进行，平时应对工作人员和家属进行普及教育。

（3）一般实施程序

① 医学应急救援人员的准备。

医学应急救援人员在核设施出现严重故障或核设施附近发生自然灾害，危及核设施安全，有可能发生事故时，应做好应急待命。一旦事故发生，抢救人员应迅速做好个人防护，如穿戴简易防护衣具、配备辐射剂量仪、酌情使用稳定碘和放射损伤防治药物等。根据地面照射剂量率和规定的应急照射水平，确定在污染区内的安全停留时间。

② 现场抢救。

为保护被抢救者与抢救者，若现场辐射水平较高，应首先将伤员撤离事故现场，然后再进行相应的医学处理。可召集经过培训的急救人员进行抢救，要求护理人员或救护车人员把伤员送到接收地点。

实施抢救时，先根据伤员的伤情做出初步（紧急）分类诊断。对危重伤员应立即组织抢救，优先进行紧急处理；对无危及生命急症无需紧急处理的伤员，经自救、互救和初步除污染后，应尽快使其离开现场，并到紧急分类站接受医学检查和处理。须紧急处理的伤员苏醒、血压和血容量恢复和稳定后，及时做去污处理。有手术指征的伤员应尽快做早期外科处理，无手术指征的按无须紧急处理伤员的处理原则和一般程序继续治疗。

③ 无须紧急处理伤员的处理原则与一般程序。

在进入紧急分类站前，应对全部伤员进行体表和创面放射性污染测量。若污染程度超过规定的控制水平，应及时去污直至达到或低于控制水平。

根据具体情况，酌情给予稳定性碘或放射损伤防治药物。询问病史时，要特别注意了解事故时伤员所处的位置和条件（如有无屏蔽物、与辐射源的距离、在现场的停留时间、事故后的活动情况等）。注意有无听力减退，声音嘶哑，皮肤红斑、水肿，头痛，腹痛、腹泻，呕吐及其开始发生的时间和次数等。怀疑有冲击伤的伤员，应进一步做 X 射线检查及血红蛋白、血清谷丙转氨酶和谷草转氨酶活性测定。有皮肤红斑、水肿的，除逐一记录出现的部位、开始时间和范围以外，应尽量拍摄彩色照片。受照人员尽可能每隔 12～24 h 查一次外周血白细胞数及分类，网织红细胞和淋巴细胞绝对数。

条件允许时，可抽取静脉血做淋巴细胞染色体培养，留尿样、鼻拭物和血液标本等做放射性测量；收集能用作估计伤员受照剂量的物品（如个人剂量仪）和资料（包括伤前健康检查资料）等，以备日后作进一步诊断的参考依据。

伤员人数较多时，那些临床症状轻微、白细胞无明显升高和左移、淋巴细胞数减少不明显的伤员不一定收入医院观察，但须在伤后 12 h、24 h 和 48 h 到门诊复查。临床症状，特别是自发性呕吐和皮肤红斑水肿较重、白细胞数明显升高并左移、淋巴细胞减少较明显的伤员须住院治疗和观察，并应尽快后送到二级医疗救治单位。伤情严重、暂时无法后送的伤员继续留置抢救，待伤情稳定后再根据情况处理。条件允许时，那些伤情较重或伤情难以判断的伤员可送往三级医疗救治单位。后送时，应将全部临床资料（包括伤票、检查结果、留采的物品和采集的样品等）随伤员同时后送；重度和重度以上伤员后送时，须有专人护送并注意防治休克。

运送伤员的方式必须适合每个伤员的具体情况。疏散被照射的伤员，一般不需要特别防护，但应避免有的伤员可能造成污染扩散，特别是在核设施现场没有进行全面辐射监测和消除污染的情况下。有些特殊设备如带有隔离单可隔绝空气的多用途担架、内衬可处理塑料内壁的救护车等，是运送污染人员最理想的设备。

临床症状明显的伤员可给予对症处理，但应尽量避免使用对淋巴细胞计数有影响的药物（如肾上腺皮质激素等），防止对诊断指标的干扰。体内放射性污染超过规定限值时，应及时采取促排措施。

10.7.1.2　二级医疗救治的组织机构和任务

（1）组织机构

二级医疗救治又称地区救治或当地救治。二级医疗救治机构由核设施所在省、自治区、直辖市事先指定的应急医疗救治单位组织实施，必要时可请求三级医疗救治单位支援。

二级医疗救治单位同样必须掌握一个多学科、可随时召集提供咨询和专业协助的专家名单，包括外科学、血液学、放射医学和辐射剂量学等方面的专家。二级医疗救治单位要做到让那些在该医院能够处理（如需要实施外科手术）的危重患者得到及时住院和救治处理。尽管在这一级机构不可能拥有大量专门处理核事故伤员的资源，不可能装备像隔离室、专门处理放射性污染伤口的手术室和应对突发性事故的救治条件，但也决不能忽视这部分卫生资源在核事故医学应急中的特殊作用。例如，承担核事故医学救治任务的医疗单位，可在现有条件基础上，为受放射性污染的患者设置随时可被启用的专门通道，直接通向放射性污染处理室；设置典型的无菌手术室，可开展常规手术；具有处理体外放射性污染并防止放射性污染扩散的条件等。

（2）主要任务

二级医疗救治的主要任务是对中度和中度以下急性放射病、放射复合伤伤员、有明显体表和体内放射性污染的人员及严重的非放射损伤伤员进行确定诊断与治疗，对中度以上放射病和放射复合伤伤员进行二级分类诊断，并将重度和重度以上放射病和放射复合伤伤员及难以确诊和处理的伤员，在条件允许下尽早后送到三级医疗救治单位。

① 收治中度和中度以下急性放射病、放射复合伤、放射性核素内污染人员和严重的非放射损伤人员。

② 对有体表残留放射性核素污染的人员进行进一步去污处理，对污染伤口采取相应的处理措施。

③ 对确定有放射性核素体内污染的人员，应根据核素的种类、污染水及全身和/或主要受照器官的受照剂量及时采取治疗措施，污染严重或难以处理的伤员可及时转送到三级医疗救治单位。

④ 详细记录病史、全面系统检查，进一步确定伤员的受照剂量和损伤程度，进行二次分类处理。将重度和重度以上急性放射病和放射复合伤患者送到三级医疗救治机构治疗；暂时不宜后送的，可就地观察和治疗；伤情难以判定的，可请有关专家会诊或及时后送。

为适应二级医疗救治的需要，二级医疗救治单位的医务人员和管理人员应接受专业教育与培训。

10.7.1.3 三级医疗救治的组织机构和主要任务

（1）组织机构

三级医疗救治又称专科医治，由国家指定的设有放射损伤治疗专科的综合性医院实施。

三级医疗救治单位应当同时具有处理外照射辐射事故和放射性物质污染事故的能力。要做好这两类事故的救治工作，需要与相关研究单位或专业实验室密切合作。三级医疗机构的医务人员应当全面掌握有关核事故医学应急放射损伤防诊治方面的理论与技术，还要熟悉有关隔离和无菌处理技术。涉及的专业人员是多方面的，其中包括辐射剂量学家。辐射剂量学家除需要及时判断受照射剂量外，还应提供关于事故受照剂量的空间和时间分布情况，这对于预后的判断十分重要。

（2）主要任务

三级医疗救治的主要任务是收治重度和重度以上的急性放射病、放射复合伤和严重放射性核素内污染伤员，进一步做出明确的诊断，并给予良好的专科治疗。必要时，对一、二级医疗救治给予支援和指导。

实施二级和三级医疗救治时，应根据实际情况做好以下工作：

① 进行比较全面的放射性污染检查。根据本级救治任务和条件，对伤员做进一步的体表放射性污染检测。为了解体内污染情况，除测量生物样品（鼻拭物、血、尿、便等）放射性或核素组成外，还可根据需要进行甲状腺或整体放射性测量，以确定体内污染水平及放射性核素组分。

② 进行血液学检查。对血细胞（白细胞总数及分类、淋巴细胞和网织红细胞）进行连续动态观察，尽可能每天一次。必要时，应对淋巴细胞染色体畸变再次检查，以便对外照射损伤程度作出判断。

③ 进行其他检查。必要时应对伤员进行全面的血液学、血液生化学、细菌学、脑血流图、骨骼X射线摄片、晶状体和眼底及精液检查，作为临床预后判断和远期效应对比分析的基础。

④ 进行确定性诊断和治疗。各类伤员的确定性诊断和治疗原则按有关标准和建议执行。

所谓确定性诊断，是指对各类放射损伤、放射复合伤和非放射损伤的类型和程度做出明确诊断，并指出事故前原患疾病对各类损伤的影响。受照剂量较大时，应大致判明照射的均匀度；不均匀照射时，应大致判明不同部位的受照剂量。淋巴细胞染色体畸变率的分布、临床反应（如皮肤红斑及脱毛反应）和局部骨髓细胞学检查结果对不均匀照射的判断有一定帮助。全身辐射损伤程度的判断，主要依据临床效应、物理剂量和生物剂量综合分析。无物理剂量和生物剂量可供参考，仅仅依据临床表现判断时，由于个体辐射敏感性的差异和不同指标在不同病程阶段反映的损伤程度的可靠性不一，应尽可能综合分析多种指标做出临床判断。

10.7.2 辐射事故的分级救治

辐射事故受照人员的分级医疗救治参照核事故的分级医疗救治。国家放射事故医学应急管理由国家核事故医学应急组织兼任，卫生健康委核事故医学应急中心负责全国放射事故医学处理的技术工作。设区的市级以上地方卫生行政部门建立放射事故医学应急专业组，审批有条件的医院做好收治普通伤病员和中度及中度以下放射损伤患者的工作。

当发生人体受超剂量照射事故时，事故单位应当迅速安排受照人员接受医学检查，或者在指定的医疗机构进行医疗救治；发生工作场所放射性同位素污染事故时，事故单位应当对可能受放射性核素污染或者放射损伤的人员立即采取暂时隔离和应急救援措施，在采取有效个人安全防护措施的情况下组织人员清除污染，并根据需要实施其他医学救治及处理措施。

对事故损伤伤员在事故现场进行初步医学处理，对严重伤病员迅速进行现场急救，首先处理有生命危险的损伤（休克、出血、热烧伤、骨折等）。估计放射性沾染人员的沾染范围和沾染程度，必要时要除沾染。外沾染人员要求特殊的隔离处理，最有效的除沾染方法是水洗方法。如果怀疑有内沾染，应迅速估计沾染的性质和程度，必要时及早给予放射性核素阻吸收药和促排药物，尽快采取适当措施减少沾染。外照射患者酌情给予放射损伤防治药。根据伤员的早期症状和剂量估算结果对伤员进行分类处理，普通伤病员和中度以下放射损伤患者在当地医院治疗，中重度放射损伤患者送至有放射损伤专科的综合医院治疗。

（王福如　徐佳南）

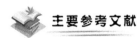

1. 什么是核事故？国际上将核事故分为哪几级？
2. 什么是辐射事故？我国将辐射事故分为哪几级？分级依据是什么？
3. 福岛核事故与切尔诺贝利核事故有哪些异同？
4. 核与辐射事故的主要伤害有哪些？
5. 核与辐射事故的辐射监测涉及哪些内容？
6. 核与辐射事故的公众防护措施有哪些？
7. 核与辐射事故损伤的现场分类及现场医学处置分别有哪些？
8. 核事故的分级救治体系及主要任务分别有哪些？

主要参考文献

[1] 林武辉，陈立奇，余雯，等．福岛核事故源项评价［J］．中国科学：地球科学，2015，45（12）：1875-1885.

[2] 国际核事故应急委员会办公室，中国人民解放军总参谋部防化部．核事故应急响应教程［M］．北京：原子能出版社，1993.

[3] 郭力生，葛忠良．核辐射事故的医学处理［M］．北京：原子能出版社，1992.

[4] 潘自强．核工业辐射事故汇编［M］．北京：原子能出版社，1993.

［5］郭力生，耿秀生．核辐射事故医学应急［M］．北京：原子能出版社，2004．

［6］刘长安．放射工作人员职业健康监护［M］．北京：原子能出版社，2004．

［7］刘文杰，胡八一，李庆忠．核事故条件下钚气溶胶源项研究综述［J］．安全与环境学报，2011，11（5）：259－263．

［8］陈海英，张春明，郭瑞萍，等．核电厂严重事故源项计算及研究进展［J］．工业安全与环保，2015，41（8）：26－29．

［9］朱凤才，沈孝兵．公共卫生应急：理论与实践［M］．南京：东南大学出版社，2017．

［10］苏旭，刘英．核辐射恐怖事件医学应对手册［M］．北京：人民卫生出版社，2005．

［11］姜庆寰，李明生．福岛核事故的辐射剂量以及对公众成员的健康影响［J］．中国医学装备，2017，14（6）：137－140．

［12］ICRP．Principles for intervention for protection of the public in a radiological emergency［J］．Ann．ICRP，1991，22．

［13］YUMIMOTO K，MORINO Y，OHARA T，et al．Inverse modeling of the ^{137}Cs source term of the Fukushima Dai-ichi Nuclear Power Plant accident constrained by a deposition map monitored by aircraft［J］．Journal of Environmental Radioactivity，2016，164（nov.）：1－12．

［14］ESLINGER P W，LOWREY J D，MILEY H S，et al．Source term estimation using multiple xenon isotopes in atmospheric samples［J］．Journal of Environmental Radioactivity，2019．04．111－116．

第 11 章　建设项目放射性职业病危害评价

职业病是指企业、事业单位和个体经济组织等用人单位的劳动者在职业活动中，因接触粉尘、放射性物质和其他有毒、有害因素而引起的疾病。建设项目放射性职业病危害评价是国家"预防为主、防治结合"的职业病防治工作方针的体现，也是从源头预防和控制职业危害的重要管理制度。放射卫生技术服务机构不但要为卫生行政部门提供职业病危害管理技术支持，还要为用人单位提供职业病危害防治技术服务，这就要求机构在编制建设项目放射性职业病危害评价时必须秉持公开、公平、公正的原则，严格按照国家有关法律法规和标准开展评价工作。

《中华人民共和国职业病防治法》的颁布和实施为建设项目职业病危害评价的管理和技术服务机构开展职业病危害评价提供了法律依据和基本准则。第十七条规定：新建、扩建、改建建设项目和技术改造、技术引进项目可能产生职业病危害的，建设单位在可行性论证阶段应当进行职业病危害预评价；医疗机构建设项目可能产生放射性职业病危害的，建设单位应当向卫生行政部门提交放射性职业病危害预评价报告；未提交预评价报告或者预评价报告未经卫生行政部门审核同意的，不得开工建设；职业病危害预评价报告应当对建设项目可能产生的职业病危害因素及其对工作场所和劳动者健康的影响作出评价，确定危害类别和职业病防护措施。第十八条规定：建设项目的职业病防护设施与主体工程同时设计，同时施工，同时投入生产和使用；建设项目的职业病防护设施设计应当符合国家职业卫生标准和卫生要求；医疗机构放射性职业病危害严重的建设项目的防护设施设计，应当经卫生行政部门审查同意后，方可施工；建设项目在竣工验收前，建设单位应当进行职业病危害控制效果评价；医疗机构可能产生放射性职业病危害的建设项目竣工验收时，其放射性职业病防护设施经卫生行政部门验收合格后，方可投入使用；其他建设项目的职业病防护设施应当由建设单位负责依法组织验收，验收合格后，方可投入生产和使用。

11.1　放射防护评价的一般要求

11.1.1　评价目的

放射性职业病危害预评价是通过识别建设项目可能产生的辐射危害因素种类及其来

源、辐射强度、分布、工作岗位、接触时间或频度、危害程度，对拟采取的防护措施、工作人员可能受到的照射和健康影响等进行分析、评估，确定建设项目的职业病危害类别，论证建设项目的可行性，为建设单位改进防护设施设计和完善放射卫生管理提供合理、可行的建议和措施，为卫生健康行政部门的行政审批和监督管理提供依据。

放射性职业病危害控制效果评价是通过识别建设项目在使用过程中可能存在的职业病危害因素种类和产生的主要环节，核实工作场所布局、分区与分级的落实情况并对其合理性进行评价，确认放射防护设施、防护安全装置防护效果的有效性和采取的防护措施、管理制度等是否符合法律、法规的规定与相关标准的要求，保证正常运行时工作场所的辐射水平、工作人员的受照剂量不超过标准规定的限值，降低发生潜在照射的可能性，保障工作人员的健康与安全。

11.1.2　评价的程序与方法

11.1.2.1　评价程序

建设项目放射性职业病危害评价一般分为三个阶段，即准备阶段、实施阶段和完成阶段。预评价侧重于收集资料，以及对所收集资料的分析与评估。控制效果评价则侧重于现场放射卫生学调查、核实和监测。放射性职业病危害评价的一般工作程序如图 11.1 所示。

（1）准备阶段

收集资料，进行初步调查分析，编制评价方案，确定质量控制措施和评价要点，必要时组织专家对评价方案进行评议。

建设项目放射性职业病危害评价的评价方案应在准备阶段编制，是具体指导建设项目放射性职业病危害评价的技术文件。应以科学性、实用性、针对性为原则，明确评价重点、范围、方法及质量控制措施。评价方案应在充分研读有关资料、进行初步工程分析和现场调查的基础上进行编制。

预评价的评价方案的主要内容如下。

① 概述：简述评价任务由来、评价目的、项目性质、规模、地址等。

② 评价依据：列出适用于评价的法律、法规、标准和规范性文件等。

③ 评价方法、范围及内容：主要包括评价程序，初步的工程分析、放射性职业病危害因素识别分析、筛选评价因子、确定评价单元等。

④ 组织计划：质量控制措施、工作进度、人员分工等。

控制效果评价的评价方案的主要内容如下。

① 概述：简述评价任务由来、评价目的、项目性质、规模、地址等。

② 评价依据：列出适用于评价的法律、法规、标准、规章和规范性文件、职业病危害预评价报告书等。

③ 评价方法、范围及内容：根据建设项目的特点，选定适用的评价方法，确定评价范围，评价单元和评价内容。

④ 建设项目概况：简述建设项目性质、规模、地址等基本情况。

⑤ 放射卫生调查内容：在分析预评价报告和建设项目有关资料的基础上，确定放

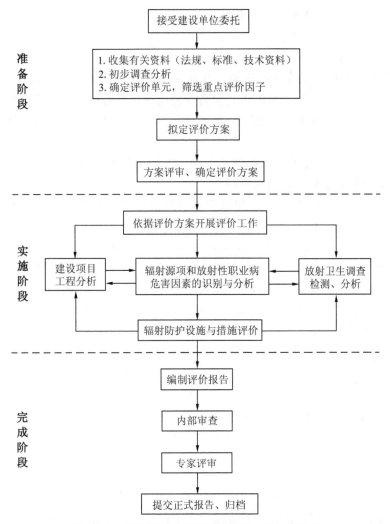

图 11.1　放射性职业病危害评价的一般工作程序

射性职业病危害因素的分布、放射防护设施、个人防护用品、放射防护管理措施及放射性职业病危害关键控制点等调查内容。

　　⑥ 检测内容：确定进行放射性职业病危害控制效果评价需要的检测项目、方法、检测点、检测对象、样品和结果等。

　　⑦ 组织计划：主要包括评价程序、质量控制措施、工作进度、人员分工等。

　　进行放射诊疗建设项目放射性职业病危害预评价应收集的资料如下。

　　① 项目批复文件、评价委托书或合同文件、项目情况简介。

　　② 预评价申请表（编制评价报告表时）。

　　③《医疗机构执业许可证》正副本或《医疗机构设置批准书》《放射诊疗许可证》正副本。

　　④ 大型设备许可批复。

　　⑤ 评价工作需要的法律、法规、部门规章和规范性文件。

⑥ 评价工作需要的技术标准、资料。

⑦ 建设项目的技术资料。

建设项目的技术资料主要包括以下内容。

a. 建设项目概况，包括项目背景、投资规模及总投资额，项目组成及建设内容，项目选址、地理位置及周围环境概况，设备布置或机房平面布局图，项目所在楼层相邻的和对应的上下楼层的平面布局图、立面图和剖面图，放射工作场所通风管道走向设计图等资料。

b. 对于改建、扩建建设项目和技术改造，需要收集建设单位现有设施、设备、人员配置及放射防护管理等利旧情况资料。

c. 拟订的放射诊疗工作流程，包括拟订的操作方式、工作岗位、接触时间或频度等信息。

d. 拟使用或在用的放射性同位素和射线装置，包括非密封放射性物质的种类及使用的活度；密封放射源的数量、出厂活度和出场时间；射线装置的性能参数（如额定管电压、管电流、最大能量、剂量率等）以及投照方向。

e. 预期人员配置及运行情况，包括本项目配置的总人数及岗位分配情况（执业医师资格证、毕业证、放射工作人员证、大型设备上岗证、职称证书、粒籽植入培训证书、放射防护知识培训证明、职业健康检查报告、最近一年个人剂量监测报告等）；预期放射性同位素使用和日操作量，放射性同位素和射线装置每天、每周和每年的诊疗人数。

f. 拟采取的放射性职业病危害防护设施及措施。

（a）辐射工作场所分区，控制区和监督区的划分。

（b）放射防护设施的设计资料，包括主要屏蔽设施（含四周墙体、防护门、观察窗、顶棚和地板等）的材料组成、尺寸、厚度、密度、铅当量等；墙体、门、窗的尺寸，机房或房间的长宽高和面积等；进/排风口位置及排风量等。

（c）拟设置的安全联锁措施、警告标志、工作状态指示灯、视频及对讲装置等辐射防护辅助措施。

（d）拟配置个人防护用品用具的种类、数量和规格等信息。

• 放射防护管理、应急准备与响应的资料。

• 与评价项目同类的建设项目的监测评价资料。

• 可行性研究资料。

• 与预评价有关的其他资料。

进行放射诊疗建设项目放射性职业病危害控制效果评价时，除上述资料外还应收集的资料如下。

a. 放射诊疗建设项目放射性职业病危害预评价报告书或报告表，卫生健康行政部门的审查意见或预评价报告审核意见书和准予行政许可决定书。

b. 项目的设计资料，包括建设项目概况，施工图纸，防护设施与措施，放射性危害因素监测资料，"三同时"的落实情况，个人剂量监测和职业健康监护资料，放射防护管理措施的落实情况，预评价报告建议的落实情况。

c. 质控设备配置清单及其校准/检定证书，防护用品配置清单。

d. 与控制效果评价有关的其他资料。

进行核技术应用建设项目放射性职业病危害预评价应收集的资料如下。

（a）项目建议书、可行性研究报告。

（b）建设项目的技术资料，主要包括以下内容。

- 建设项目概况；
- 生产工艺、生产设备；
- 辐射源项资料；
- 生产过程拟使用的原料、辅料及其用量，中间品、产品及其产量等；
- 劳动组织与工种、岗位设置及其作业内容、作业方法等；
- 各种设备、化学品的有关职业病危害的中文说明书；
- 拟采取的职业病危害防护措施；
- 有关设计图纸，包括建设项目区域位置图、总平面布置图等；
- 有关职业卫生现场检测资料（类比工程）；
- 有关劳动者职业健康检查资料（类比工程）；
- 与预评价有关的其他资料。

（c）国家、地方、行业有关职业卫生方面的法律、法规、标准、规范。

进行核技术应用建设项目放射性职业病危害控制效果评价应收集的资料如下。

（a）核技术应用建设项目职业病危害放射防护预评价书，卫生健康行政部门的审查意见。

（b）建设项目的技术资料，主要包括以下内容。

- 建设项目概况；
- 生产过程的物料、产品及其有关职业病危害的中文说明书；
- 生产工艺；
- 辐射源项；
- 生产设备及其有关职业病危害的中文说明书；
- 采取的职业病危害防护措施；
- 有关设计图纸；
- 有关职业卫生现场检测资料；
- 有关劳动者职业健康检查资料；
- 职业卫生管理的各类资料。

（c）项目试运行情况。

（d）国家、地方、行业有关职业卫生方面的法律、法规、标准、规范。

（e）项目建设施工期建设施工单位有关工作场所职业卫生检测与职业健康监护等相关资料。

（2）实施阶段

依据评价方案开展评价工作，进行工程分析，放射卫生现场调查，辐射监测调查、放射防护设施调查、应急救援设施调查、个人防护用品调查，对放射性危害因素进行定性和定量识别和分析，对职业人员的健康影响、放射防护管理制度、应急准备响应等情况进行综合评价。预评价主要是对辐射防护的屏蔽设计进行复核和验算；控制效果评价主要是现场调查，防护措施复核和防护效果监测。

① 工程分析。

a. 通过工程分析，明确建设项目概况、辐射源项、岗位设置及人员数量、总平面布置及竖向布置、工作流程和设备布局，并初步识别工作流程中可能存在的放射性职业病危害因素及其来源、特点与分布。

b. 对于改建、扩建建设项目和技术引进项目，工程分析还应明确工程利旧情况和人员接触本项目之外放射性职业病危害因素情况。

② 现场调查。

a. 建设项目概况调查：主要调查建设项目规模、地点、主要工程内容、"三同时"执行情况；如为控制效果评价，还应对预评价报告的落实情况进行调查等。

b. 放射性职业病危害因素调查：调查工作环境中存在的放射性职业病危害因素，并调查工作人员可能接触的放射性职业病危害因素的种类、频次、时间、方式等内容。

c. 放射监测调查：调查建设单位的监测制度及执行情况，开展的自主监测的设施和设备，日常监测制度和各种监测数据的记录、报告、存档等；委托检测的机构、资质、监测内容、频次等。

d. 放射防护设施调查：针对放射性职业病危害因素及其来源与分布，调查各类放射防护设施的种类、数量、设置地点及运行维护状况等；对放射防护设施进行现场检查，分析各类放射防护设施的性能和工作状态。

e. 应急救援设施调查：针对事故情况下可能存在的放射性职业病危害因素及其特点，调查应急救援设施的种类、数量、设置地点及运行维护状况。

f. 个人防护用品调查：结合接触放射性职业病危害因素的工作岗位及其相关工作地点的特点、人员实际接触状况等，调查各岗位配备的个人防护用品的种类、数量、性能参数以及使用情况等。

g. 放射卫生管理情况调查：调查放射卫生管理组织机构设置、职责及人员配置情况、放射卫生管理制度与操作规程及执行情况、放射卫生培训情况、职业健康监护制度和个人监测制度及执行情况、档案管理情况、职业病危害防治经费等内容。

h. 应急准备响应情况调查：调查应急组织机构及职责，应急救援预案及演练情况等。

③ 放射性职业病危害因素检测。

开展工作场所放射防护检测，并结合工作岗位、接触人员、接触时间、接触频度及操作方式，评价工作人员可能接受的放射剂量。对于放射诊疗设备，需开展设备质量控制检测。

（3）完成阶段

汇总和分析实施阶段获取的各种资料，完成建设项目放射性职业病危害评价报告书或报告表编制，根据要求组织专家对评价报告进行评审，按照专家组意见对评价报告进行修改，完成评价报告。

11.1.2.2　评价方法

评价报告编制单位通过资料调研、工程分析和现场调查，将获取的资料及评价过程中检测的数据，与法律、法规、部门规章和相关标准的要求进行比较，并对符合程度进行评价，作出科学、客观的评价结论，是放射性职业病危害评价的基本方法。评价方法主要有以下几种。

（1）类比法

通过对与拟评价项目相同或相似的工程（项目）的放射卫生调查、工作场所放射性危害因素浓度（强度）检测以及对拟评价项目有关的文件、技术资料的分析，类推拟评价项目的放射危害性因素类别和程度，对放射防护措施的可行性和预期防护效果进行评价。类比项目要具有可比性，应对类比项目的防护措施、工作流程、工作量、辐射种类和强度等进行可比性分析。如医用加速器项目，类比时需关注能量、剂量率、照射野、机房屏蔽、周围剂量当量率、医疗机构的规模、工作量、工作流程、工作人员配备情况等。

（2）检查表法

依据国家有关放射卫生的法律、法规、技术规范和标准等，通过对拟评价项目的详细分析和研究，列出检查单元、检查项目、检查部位、检查内容、检查要求等，编制成表，逐项检查符合情况，确定拟评价项目存在的问题、缺陷和潜在危害。如对照 GBZ 130—2020 的检查表（表 11.1）。

表 11.1　现场核查表

序号	检查内容	检查依据	现场核查结果	结果评价
1	机房应设有观察窗或摄像监控装置，其设置的位置应便于观察到受检者状态及防护门开闭情况。	GBZ 130—2020 第 6.4.1 条款	医院在本项目＊号楼＊室、＊室＊和＊号楼＊楼＊室设置有铅玻璃观察窗，可以观察到受检者的状态和防护门开闭情况（图＊）	符合
2	机房内不应堆放与该设备诊断工作无关的杂物。	GBZ 130—2020 第 6.4.2 条款	现场验收时，本项目各放射机房内未见堆放与设备诊断工作无关的杂物	符合
3	机房应设置动力通风装置，并保持良好的通风。	GBZ 130—2020 第 6.4.3 条款	医院在本项目＊号楼＊室、＊室＊和＊号楼＊楼＊室设置了中央空调和新风口（图＊）	符合
4	机房门外应有电离辐射警告标志；机房门上方应有醒目的工作状态指示灯，灯箱上应设置如"射线有害、灯亮误入"的可视警示语句；候诊区应设置放射防护注意事项告知栏。	GBZ 130—2020 第 6.4.4 条款	医院在本项目＊号楼＊室、＊室＊和＊号楼＊楼＊室机房门上设置了电离辐射警告标志，机房门设有闭门装置，在机房门上方的墙壁上设置了工作状态指示灯，机房门关闭，红色指示灯亮。医院在工作状态指示灯上设置了警示语句，候诊区设置了放射防护注意事项告知栏（图＊）	符合

续表

序号	检查内容	检查依据	现场核查结果	结果评价
5	平开机房门应有自动闭门装置；推拉式机房门应设有曝光时关闭机房门的管理措施；工作状态指示灯能与机房门有效关联。	GBZ 130—2020 第 6.4.5 条款	医院在本项目 * 号楼 * 室、 * 室 * 和 * 号楼 * 楼 * 室机房门为电动推拉门，工作状态指示灯与机房门有效关联，12 号楼口腔 CT 室为平开机房门，为工作人员与受检者共用门，由工作人员负责门的开关	符合
6	每台 X 射线设备根据工作内容，现场应配备不少于表 4 基本种类要求的工作人员、受检者防护用品与辅助防护设施，其数量应满足开展工作需要，对陪检者应至少配备铅橡胶防护衣。	GBZ 130—2020 第 6.5.1 条款	医院为本项目各放射机房配备了个人防护用品，详见图 * 和表 *	符合
……	……	……	……	……

（3）理论计算法

通过建设项目现场调查分析和资料调研，运用相关标准和文献提供的计算公式和方法，对建设项目相关资料进行分析、计算或蒙特卡罗模拟，将结果与国家标准或管理目标值比较，并对其是否符合标准要求进行评价。如加速器、伽玛刀、后装机等放射治疗机房的屏蔽计算可参考《放射治疗机房的辐射屏蔽规范　第 1 部分：一般原则》（GBZ/T 201.1—2007）、《放射治疗机房的辐射屏蔽规范　第 2 部分：电子直线加速器放射治疗机房》（GBZ/T 201.2—2011），碘-131 治疗、PET、SPECT 等核医学机房的屏蔽计算可参考《核医学放射防护要求》（GBZ 120—2020）。

（4）现场调查法

运用现场观察、文件资料收集与分析、人员沟通等方法，了解调查对象相关卫生信息。调查内容包括建设项目概况、试运行情况、工艺流程、总体布局、生产设备及布局、生产过程中的物料及产品、放射性职业病危害因素以及时空分布、放射防护设施落实情况及其有效性、个人防护用品、应急救援设施、放射工作人员职业健康管理情况、放射防护管理、预评价审查意见的落实情况等。

（5）检测法

根据检测标准、规范和方法，对放射性职业病危害因素、放射性职业病防护设施的技术参数等进行检测，包括外照射水平、内照射水平、表面污染水平、采暖、通风、空气调节、采光照明、微小气候等。

11.1.3　职业病危害放射防护评价建设项目分类

以放射性危害为主要危害因素的建设项目分类时，首先应考虑引进辐射源的潜在危害，包括源的种类、强度、应用方式，射线装置的电压、电流、产生射线的能量等参数，放射性同位素的状态、活度、毒性、半衰期及放出射线的种类等；还应考虑建设规模、辐射源数量、放射工作人员数量、操作时间等因素。根据《职业病危害因素分类目录》，将职业病危害放射性因素分为 8 类（表 11.2）。在评价过程中应根据实际情况分析辐射源项，识别相应的放射性危害因素。

表 11.2　放射性因素分类

序号	名称	备注
1	密封放射源产生的电离辐射	主要产生 γ、中子等射线
2	非密封放射性物质	可产生 α、β、γ 射线或中子
3	X 射线装置（含 CT 机）产生的电离辐射	X 射线
4	加速器产生的电离辐射	可产生电子射线、X 射线、质子、重离子、中子以及感生放射性等
5	中子发生器产生的电离辐射	主要是中子、γ 射线等
6	氡及其短寿命子体	限于矿工高氡暴露
7	铀及其化合物	—
8	以上未提及的可导致职业病的其他放射性因素	—

对于核技术应用建设项目，按照《建设项目职业病危害风险分类管理目录》的规定，根据建设项目和用人单位可能存在职业病危害的风险程度进行行业分类，分为严重和一般两类。

对于放射诊疗建设项目，按照《放射诊疗建设项目卫生审查管理规定》的要求，根据可能产生的放射性危害程度与诊疗风险，分为危害严重和危害一般两类，危害严重类的放射诊疗建设项目包括立体定向放射治疗装置（γ 刀、X 刀等）、医用加速器、质子治疗装置、重离子治疗装置、钴-60 治疗机、中子治疗装置与后装治疗机等放射治疗设施，正电子发射计算机断层显像装置（PET）与单光子发射计算机断层显像装置（SPECT）及使用放射性药物进行治疗的核医学设施，其他放射诊疗建设项目为危害一般类。

11.1.3.1　职业病危害放射防护建设项目分类

根据《建设项目职业病危害风险分类管理目录》，将建设项目按行业分为十二大项66 个子项，其中以放射性职业病危害因素为主的建设项目主要有采矿业、制造业、电力热力生产和供应业、生态保护和环境治理业等，均为职业病危害严重的建设项目。除此之外，还可根据实际风险程度进行综合判断确定职业病危害类别。常见职业病危害放射防护评价建设项目分类举例（表 11.3）。

表 11.3　常见职业病危害放射防护评价建设项目分类举例

建设项目	建设项目举例	应用行业或用途
核电厂	1. 压力堆核电厂	核能发电
	2. 沸水堆核电厂	
	3. 重水堆核电厂	
	4. 高温气冷堆核电厂	
核反应堆	5. 研究堆	科研
	6. 实验堆	
	7. 快中子堆	科研、核能发电
	8. 临界装置	科研
	9. 核供热堆	供热、供气
	10. 核潜艇动力堆	国防
	11. 航空母舰动力堆	
核燃料循环	12. 铀矿开采	核工业
	13. 铀矿水冶	
	14. 铀的浓缩和转化	
	15. 燃料制造	
	16. 燃料后处理	
	17. 核燃料循环研究	
辐照加工	18. γ 辐照加工	农产品、药材、水果、药品等灭菌或保鲜，材料改性
	19. 加速器辐照加工	
工业探伤	20. γ 射线工业探伤	电厂、化工厂、机械厂、锅炉厂等承压设备检测
	21. X 射线工业探伤	
加速器应用	22. 电子直线加速器	科研、教学、工业、医疗
	23. 中子发生器	
	24. 回旋加速器	
	25. 高压倍加器	
	26. 正负电子对撞机	
	27. 同步辐射装置	
地质勘探	28. 矿藏地质勘探	铀矿、金属矿勘探
	29. 油田测井	石油勘探
	30. 水文同位素示踪	水利、环保

续表

建设项目	建设项目举例	应用行业或用途
安全检查	31. 钴-60 安全检查系统	海关、港口、机场、车站等
	32. 加速器安全检查系统	
	33. X 射线安全检查系统	
	34. X 射线 CT 安全检查系统	
	35. 行包 X 射线检查系统	
放射性实验室	35. 科研用放射性实验室	科研、教学
	36. 教学用放射性实验室	
	37. 放射化学实验室	
	38. 辐射测量实验室	
核子计	39. 核子秤	石油、化工、化肥、医药、交通、煤矿、金属矿、非金属矿、钢铁、水泥、金属加工、电子、仪器仪表、造纸、塑料、烟草、化纤等
	40. 厚度计	
	41. 水分计	
	42. 料位计	
	43. 密度计	
含源分析仪表	44. X 射线荧光分析仪	工业、科研、教学、医疗
	45. 同位素的色谱仪	
其他	46. 非密封放射性物质工作场所作业	—
	47. 类放射源应用作业	—
	48. 放射源库	—
	49. 放射性废物库	—
	50. 放射性废物处理	—

11.1.3.2　编制建设项目放射性职业病危害评价报告分类

根据《建设项目放射性职业病危害评价报告编制标准》(GBZ/T 181)，对放射性职业病危害严重类的建设项目，应编制评价报告书；对放射性职业病危害一般类的建设项目，应编制评价报告表；同时具有放射性职业病危害严重类、一般类两种类别的建设项目，应当编制评价报告书。

用于放射性职业病危害评价的医用建设项目分类（表 11.4）。

表 11.4　用于放射性职业病危害评价的医用建设项目分类

类别	建设项目	举例
严重	放射治疗	使用立体定向放射治疗装置（γ刀、X刀等）、医用加速器、质子治疗装置、重离子治疗装置、钴-60治疗机、深部X射线治疗机、中子治疗装置以及后装治疗机等的设施
	核医学	正电子发射计算机断层显像装置（PET）、单光子发射计算机断层显像装置（SPECT）和γ照相机等的核医学诊断工作场所，放射性核素治疗、粒籽植入治疗、敷贴治疗等核医学治疗工作场所，以及其他非密封放射性物质工作场所等
一般	介入放射学	使用数字减影血管造影（DSA）设备的设施
	X射线影像诊断	使用X射线摄影设备[X射线屏片摄影设备、数字X射线摄影（DR）设备、计算机X射线摄影（CR）设备等]、X射线透视设备（直接荧光屏透视设备、影像增强器透视、平板透视设备等）、牙科摄影X射线设备（口内机和口外机）、乳腺摄影X射线设备[乳腺X射线屏片摄影设备（乳腺屏片）、乳腺数字X射线摄影（乳腺DR）设备、乳腺计算机X射线摄影（乳腺CR）设备等]、移动式X射线设备、便携式X射线设备、车载式诊断X射线设备、医用常规X射线模拟定位设备、X射线计算机体层摄影（CT）装置、锥形束CT等的设施

用于放射性职业病危害评价的非医用建设项目分类见表 11.5。

表 11.5　用于放射性职业病危害评价的非医用建设项目分类

类别	建设项目	举例
严重	核电厂	压水堆核电厂、沸水堆核电厂、重水堆核电厂、高温气冷堆核电厂等
	核反应堆	研究堆、实验堆、快中子堆、临界装置、核供热堆、核潜艇动力堆、航空母舰核动力堆等
	核燃料循环	铀矿开采、铀矿水冶、铀的浓缩和转化、燃料制造、燃料后处理、核燃料循环研究等
	辐照加工	γ射线和电子束辐照加工设施
	工业探伤	γ射线探伤、X射线探伤、加速器探伤和中子探伤等设施
	加速器应用	使用电子直线加速器、中子发生器、回旋加速器、高压倍加器、正负电子对撞机、同步辐射装置等的设施
	地质勘探	矿藏勘探、油田测井、水文同位素示踪等
	安全检查	钴-60安全检查系统、加速器安全检查系统、X射线安全检查系统、X射线CT安全检查系统等的设施
	放射性实验室	科研用放射性实验室、教学用放射性实验室、放射化学实验室、辐射测量实验室等
	其他	甲级和乙级非密封源工业场所，Ⅰ类、Ⅱ类、Ⅲ类、Ⅳ类放射源作业场所，放射源库、放射性废物库、放射性废物处理等

续表

类别	建设项目	举例
一般	核子计	核子秤、厚度计、水分计、料位计、密度计等
	含源分析仪表	荧光分析仪、同位素的色谱仪等
	低能射线装置	能量低于 1 MeV 的 X 射线衍射仪、X 射线荧光分析仪、离子注入装置、电子束焊机、静电消除器、电子显微镜和测厚、称重、测孔径、测密度射线装置的设施等
	安全检查	行包 X 射线检查设施等
	其他	丙级非密封源工作场所作业、Ⅴ类放射源作业场所等

11.1.4　质量控制

建设项目放射性职业病危害评价工作应当遵循科学、严谨、客观、规范的原则，保证评价报告的质量，对评价全过程实行过程管理和质量控制，并建立评价档案。

列出评价过程主要的质量控制措施，包括但不限于合同评审、评价方案审核和评价报告审核措施。主要的质量控制措施有以下几种。

① 评价报告编制单位应具备相应资质。以放射性为主要职业病危害因素的建设项目，应当由具有放射防护评价资质的评价机构承担。

② 评价报告编制人员的专业水平和工作态度是决定评价报告质量的关键因素，评价人员需加强法律知识和专业知识学习，接受建设项目放射性职业病危害评价相关理论和技术培训，并取得相应的资格。

③ 编制全过程均需实施质量控制。从资料收集、现场调查、现场检测、辐射监测、数据分析处理，到报告编写、专家审查，均应采取保证质量的有效措施，如建立相关程序文件，纳入质量体系管理等，并做好书面记录和资料存档。

资料存档应包括但不限于以下内容：建设项目卫生学评价现场调查表，委托书，技术服务合同书或协议书，受理通知书，评价报告编制方案及审核记录，γ 外照射本底水平监测原始记录，评价报告，评价报告审核记录，专家组评审意见，专家个人评审意见，专家名单，修改说明（盖章并注明日期），要求建设单位提供的材料清单及收集到的原始材料等。

④ 评价前应制定评价方案或计划，并根据实际工作进行调整和完善。对于危害严重类的建设项目尤为重要。

放射性职业病危害评价质量控制流程如图 11.2 所示。

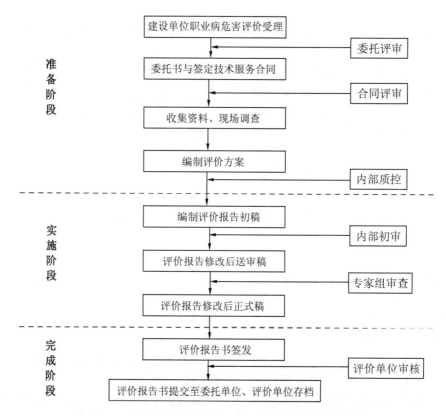

图 11.2   放射性职业病危害评价报告编制质量控制流程图

11.1.5   职业病危害放射防护评价报告编制要点

编制合格的职业病危害放射防护评价报告时应注意以下几点。

① 评价报告编制单位必须在资质许可的业务范围内开展评价工作，禁止超范围服务。

② 需签订规范的评价委托书或评价合同。

③ 评价报告格式正确，有法人、报告编制人、审核人签名，并有相应人员资质证书编号。

④ 评价依据中列出的法律、法规和标准需齐全并现行有效。

⑤ 评价报告的内容要突出重点、围绕中心，以辐射源危害因素、防护设施与措施为重点，以保护放射工作人员职业健康为中心，应与环境评价相区别，不把环境、选址单独设章。

⑥ 转变以防护措施为主的传统评价模式，应同时注重防护管理、健康监护、个人剂量监测以及应急准备与响应。

⑦ 辐射源项识别全面、准确，职业病危害因素分析能与所评价的项目相对应。

⑧ 采用正确评价方法，并能与描述相符合。

⑨ 预评价可通过监测或资料调研取得类比数据，选择辐射源种类、强度和应用方式相同或相似的项目作为类比项目，类比项目要有可比性并有可比性分析。

⑩ 控制效果评价应有监测方法、监测仪器、质量控制和监测结果描述；影像质量控制检测参数名称和数量应与标准一致；监测仪器种类、能响、量程、灵敏度等应符合测量项目及标准的要求。

⑪ 结论应全面、准确、公正、客观，语言应简洁、明确，需给出建设项目职业病危害分类。

⑫ 建议应具体且有针对性和可操作性。

⑬ 评价报告章节设置合理，无缺漏不重复；评价内容全面但不累赘；危害识别、防护评价与结论建议相互呼应。

⑭ 语言表述规范简洁，通俗易懂；图表设计合理清晰，表格换页应有表头；辐射量应用准确，计量单位规范。

⑮ 有地理位置图、总平面布局图等，且需图像清晰可辨。

⑯ 需建立完善的监测检验质量保证程序，包括采样、样品处理、方法选择、分析过程、实验记录、数据检查、数据统计分析、结果表达等，以保证监测数据具有准确性、完整性和代表性。

11.2 放射防护预评价报告书的内容

建设项目放射性职业病危害预评价报告书的内容应当包括评价依据、建设项目概况、辐射源项和危害因素识别与分析、防护措施分析、辐射监测计划、健康影响评价、辐射应急、放射卫生管理、结论与建议等内容。其中的重点是对拟使用的放射性同位素和射线装置产生的辐射源项进行全面的描述与分析，对拟开展的实践特性和规模进行描述，尤其是对工作人员可能受到的辐射照射、涉及职业健康与安全的辐射危害因素和照射方式，更应准确识别、详细描述。依据相关法律、规范和标准的要求，对拟采取的防护措施进行科学评价，评估正常运行和可能发生的事故情况下电离辐射对放射工作人员及公众可能造成的影响，为完善建设项目放射防护设施的设计提供依据。

11.2.1 概述

11.2.1.1 项目背景与评价目的

简述建设项目单位基本情况，放射诊疗设备、核设施、放射性同位素、射线装置现状，放射工作人员现状概况等，项目立项及审批情况、任务来源等内容，说明建设项目放射性职业病危害评价的目的意义。建设项目、建设单位和评价单位均应使用全称，并在评价报告全文中保持一致。

11.2.1.2 评价范围

叙述评价涉及的区域范围、源或装置、防护与安全设施和可能进入或接触的人员范围。应全面理解建设项目的含义，建设项目不仅仅指机房、厂房等建筑物，还包括产生电离辐射的设备及其附属设施和防护装置、用品等。对于改建、扩建建设项目和技术改造、技术引进项目，评价范围还应包括建设单位的放射防护管理基本情况以及现有设施、设备、人员配置的利旧内容。

11.2.1.3　评价内容

简要介绍评价的主要内容，包括工程分析、辐射源项和辐射危害因素识别与分析、总体布局、防护设施与措施、放射监测计划、放射危害评价、应急准备与响应、放射防护管理等。

11.2.1.4　评价依据

分类列出评价依据的法律、法规、规章、技术规范、标准和规范性文件，建设单位提供的有关资料，评价参考的其他资料。评价报告编制者应及时跟踪放射卫生相关法律、法规、规章、技术规范和标准的信息发布及其修订和变化情况，确保其现行有效且适用于评价项目。与本评价项目无关的法律、法规、规章和报告中未使用的技术规范和标准不应列入。

评价依据列入的内容与格式如下。

（1）引用的法律、法规、规章、规范性文件

给出法律、法规等规范性文件的"代号、顺序号、名称""发布年份号和（或）月份号""最后一次修订情况"。引用多个法律、法规等规范性文件，排列顺序为：法律、法规、地方性法规。

示例如下。

① 中华人民共和国主席令第 60 号《中华人民共和国职业病防治法》，2002.5，2018 年 12 月 29 日（国家主席令第 24 号）第四次修正.

② 中华人民共和国国务院令第 449 号《放射性同位素与射线装置安全和防护条例》，2005.12，2019 年 3 月 2 日（国务院令第 709 号）第二次修订.

③ 国卫规划发〔2018〕5 号《国家卫生健康委员会关于发布大型医用设备配置许可管理目录（2018 年）的通知》，2018.3.

（2）引用的标准

① 给出"标准代号""顺序号""发布年份号""标准名称"依次排列构成。其中，"标准代号"由大写拉丁字母和（或）符号"/"组成，顺序号由阿拉伯数字组成，发布年份号由四位阿拉伯数字组成。标准代号与顺序号之间空半个汉字的间隙，顺序号和发布年份号之间使用一字线形式的连接号"—"。

② 引用多个标准，排列顺序为：强制性国家标准、推荐性国家标准、强制性国家职业卫生标准、推荐性国家职业卫生标准、强制性卫生行业标准、推荐性卫生行业标准、ISO、ISO/IEC 或 IEC 标准、其他机构或组织的标准。

示例：

a. GB 18871—2002《电离辐射防护与辐射源安全基本标准》.

b. GBZ 128—2019《职业性外照射个人监测规范》.

c. GBZ 130—2020《放射诊断放射防护要求》.

（3）参考文献

① 专著格式。

主要责任者 . 题名：其他题名信息［文献类型标识/文献载体标识］. 其他责任者 .

版本项．出版地：出版者，出版年：引文页码［引用日期］．获取和访问路径．数字对象唯一标识符．

示例：

a. 陈登原．国史旧闻：第 1 卷［M］．北京：中华书局，2000：29.

b. 哈里森，沃尔德伦．经济数学与金融数学［M］．谢远涛，译．北京：中国人民大学出版社，2012：235-236.

② 连续出版物格式。

主要责任者．题名：其他题名信息［文献类型标识/文献载体标识］．年，卷（期）-年，卷（期）．出版地：出版者，出版年［引用日期］．获取和访问路径．数字对象唯一标识符。

示例：

a. 中华医学会湖北分会．临床内科杂志［J］．1984，1（1）-．武汉：中华医学会湖北分会，1984-.

b. 中国图书馆学会．图书馆学通讯［J］．1957（1）-1990（4）．北京：北京图书馆，1957-1990.

c. American Association for the Advancement of Science. Science［J］. 1883，1（1）-. Washington，D. C.：American Association for the Advancement of Science，1883-.

③ 专利文献格式。

专利申请者或所有者．专利题名：专利号［文献类型标识/文献载体标识］．公告日期或公开日期［引用日期］．获取和访问路径．数字对象唯一标识符。

示例：

a. 邓一刚．全鲁能节电器：200610171314.3［P］．2006-12-13.

b. 西安电子科技大学．光折变自适应光外差探测方法：01128777.2［P/OL］．2002-03-06［2002-05-08］.

11.2.1.5　评价目标

评价目标包括放射工作应遵循的放射防护原则；放射工作人员和公众的剂量限值；建设项目拟采用的管理目标值和相关技术条件和技术指标要求。

安全与防护的基本要求包括实践的正当性，防护的最优化，剂量限值与管理目标值以及与项目相关的次级控制水平要求。评价目标应分析与评价项目单位的管理目标值和项目方案设计目标，判断其合法性、可行性和合理接受性。

（1）实践的正当性

是引入任何伴有辐射的实践之前，都必须权衡利弊，只有当带来的利益大于所付出的代价（包括对健康损害的代价）时才能认为是正当的。

（2）防护的最优化

是在考虑到经济和社会因素之后，使任何辐射应当保持在可以合理做到的最低水平。

（3）剂量限值

是正常运行情况下的剂量控制措施，是针对放射工作人员参与的所有工作环节的剂量总和。剂量约束值是针对其中某单一项目设定的限值，是源相关的，总是低于剂量限

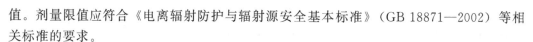

值。剂量限值应符合《电离辐射防护与辐射源安全基本标准》（GB 18871—2002）等相关标准的要求。

（4）管理目标值

管理目标值是放射工作人员和公众可能接受的最大年有效剂量或当量剂量，是建设单位或其主管部门在经防护最优化分析后制定的低于剂量限值的控制值。管理目标值既要符合最优化原则，又要实事求是地以放射工作人员正常运行情况下可能受到的最高剂量为参考，并要留有余地。对于放射诊疗建设项目，一般取工作人员年有效剂量限值 20 mSv 的四分之一，即 5 mSv 作为管理目标值。对于核设施建设项目，工作人员的管理目标值应符合《核电厂职业照射监测规范》（GBZ 232—2010）的要求，即 15 mSv。

11.2.1.6　评价方法

通常采用理论计算法、类比分析法、检查表法、现场调查法等。常用评价方法见 11.1.2.2。

11.2.1.7　评价程序

分准备阶段、实施阶段和完成阶段简要说明评价过程。放射性职业病危害评价的一般评价程序和流程见 11.1.2.1。

11.2.1.8　质量控制措施

列出评价过程主要采取的质量控制措施，包括但不限于合同评审、评价方案审核和评价报告审核措施。主要的质量控制措施见 11.1.4。

11.2.2　建设项目概况与工程分析

11.2.2.1　项目概况

建设项目概况一般应包括以下内容。

① 建设项目名称，应与委托单位提供的委托书项目名称一致，建设单位，建设地址，设计单位。

② 建设项目性质，指新建、扩建、改建、技术改造或技术引进建设项目。

③ 建设规模，需给出工程主要设施名称、建筑面积、总投资额。

④ 人员配备计划，建设项目计划配备总工作人员数，拟配置的工作人员数，以及不同类别人员比例；对于放射诊疗建设项目，可列表描述配置放射工作人员的基本信息，主要内容包括姓名、年龄、学历、职称、所在科室、工作岗位、从事放射工作的时间等，依据《放射诊疗管理规定》的要求对人员配备情况亦可列表核查（表 11.6）。

表 11.6　放射诊疗建设项目放射工作人员配备情况核查表

项目类别	标准要求	核查情况	评价
X 射线影像诊断	具有专业的放射影像医师	—	—
介入放射学	1. 大学本科以上学历或中级以上专业技术职务任职资格的放射影像医师	—	—
	2. 放射影像技师	—	—
	3. 相关内外科的专业技术人员	—	—

续表

项目类别	标准要求	核查情况	评价
放射治疗	1. 中级以上专业技术职务任职资格的核医学医师	—	—
	2. 病理学、医学影像学专业技术人员	—	—
	3. 大学本科以上学历或中级以上专业技术职务任职资格的技术人员或核医学技师	—	—
核医学	1. 中级以上专业技术职务任职资格的放射肿瘤医师	—	—
	2. 病理学、医学影像学专业技术人员	—	—
	3. 大学本科以上学历或中级以上专业技术职务任职资格的医学物理人员	—	—
	4. 放射治疗技师和维修人员	—	—

⑤ 发展规划，重点为辐射源和射线装置增加计划。

⑥ 周围环境，给出项目地理位置示意图和总平面布局图，对周围环境与人员居留情况进行说明。

⑦ 环境本底辐射水平，一般指 γ 射线空气吸收剂量率或周围剂量当量率。对新建建设项目拟建场址及其周围环境本底辐射水平进行监测和分析。存在放射性物质释放或排出的核设施还应考虑土壤、水、空气中放射性物质浓度，可参照《环境 γ 辐射剂量率测量技术规范》（HJ 1157—2021）中对测量的目的和要求、测量实施、测量记录和报告等的规定进行环境 γ 辐射剂量率的测量。对于放射诊疗建设项目应分别根据《核医学放射防护要求》（GBZ 120—2020）附录 J、《放射治疗放射防护要求》（GBZ 121—2020）附录 F、《放射诊断放射防护要求》（GBZ 130—2020）附录 B 中的要求进行本底测量和记录。

对于改建、扩建建设项目和技术改造、技术引进项目，还应介绍建设单位设施、设备、人员配置及放射防护管理等利旧情况。

11.2.2.2　分析

叙述辐射实践的应用原理，生产工艺、工作流程，操作方式与设施布置概况，给出设备、设施布置规划图和工作流程图。防护设施布置规划图不仅应有建设项目本身的建筑，还应包括四周邻近的环境条件与建筑物，以便评价对周围建筑中人员的影响。对工作流程中关键人群组接触职业病危害因素的情况需重点分析和描述。按照放射卫生学要求对设施布置规划及工作流程是否符合相关要求需进行分析并做出评价。对于产生辐射的工艺流程或工作岗位，应重点介绍各工作环节的操作方式，如自动操作还是人工操作，隔室操作还是同室操作，近距离操作还是远距离操作等。在介绍工作原理、过程和流程之后，通常需要叙述各岗位人员的配置情况。核技术应用建设项目应明确拟建项目的概况、生产过程中的原料与产品的名称和用量或产量、岗位设置及人员数量、总平面布置及立面布置、生产工艺流程和设备布局、建筑卫生学、建筑施工工艺和设备安装调试过程等内容，并初步识别生产工艺过程、劳动过程、生产环境及建设期间可能存在的放射性职业病危害因素及其来源、特点与分布。同时还需进行建筑设计卫生学和辅助用室的分析与评价。

对于改建、扩建建设项目和技术改造、技术引进项目，工程分析还应明确工程利旧情况。

下面以介入放射学项目和 X、γ 射线探伤项目为例，简要介绍放射性职业病危害建设项目的一般工作原理和工作流程。

（1）介入放射学项目

① 工作原理。

介入放射学设备的 X 射线发生系统通常由 X 射线管和高压电源组成。X 射线管由安装在真空玻璃壳内的阴极和阳极组成。阴极通常是装在聚焦杯中的钨制灯丝，阳极则根据需要由不同材料制作成不同形状。当 X 线管内加有高压并连通电流时，阴极发出的高速电子流即可轰击靶物质，产生 X 线并通过限束装置射出。X 线管中发出的 X 射线称为初级辐射，又称有用线束；次级辐射包括设备球管源组件泄漏辐射和有用线束遇到人体或物体产生的向各个方向的散射的 X 射线。通常 X 射线管管电压越高，管电流越高，产生的 X 射线有用线束能量也越高，剂量也越大，而泄漏辐射与散射辐射剂量相对较小，通常不足有用线束的千分之一。

数字减影血管造影技术是常规血管造影术和电子计算机图像处理技术相结合的产物，DSA 设备主要由 X 射线发生系统、影像增强接收器和显示系统、影像处理和控制系统、机架系统和导管床、影像存储和传输系统等构成。DSA 的成像基本原理为：将受检部位没有注入造影剂和注入造影剂后的血管造影 X 射线图像，分别经影像增强器增益后，再用高分辨率的电视摄像管扫描，将图像分割成许多的小方格，做成矩阵化，形成由小方格中的像素所组成的视频图像，经对数增幅和模/数转换为不同数值的数字，形成数字图像并分别存储起来，然后输入电子计算机处理并将两幅图像的数字信息相减，获得的不同数值的差值信号，再经对比度增强和数/模转换成普通的模拟信号，获得了去除骨骼、肌肉和其它软组织，只留下单纯血管影像的减影图像，通过显示器显示出来。通过 DSA 处理的图像，使血管的影像更为清晰，在进行介入手术时更为安全。

② 工作流程。

临床医师根据患者临床症状和体征，确定患者是否需要介入放射治疗。放射科医师或者临床医师根据临床需要选择合适的机器条件，在患者进入介入治疗室后，帮患者摆好体位，通过微小的创口，使用特定的介入器械（一般为导管）导入人体病变的组织或器官，注射药物或植入器械，对患者进行临床介入治疗。治疗期间临床医师或者放射科医师需穿戴铅衣、铅围脖、铅眼镜等个人防护用品，在需要观察介入治疗效果时，进行 X 射线曝光，在需要参考即时影像时，进行 X 射线透射。

机房外的工作人员、公众可能受到的照射主要是机房外的漏射线、散射线；需要在机房内工作的人员可能受到的照射主要是 X 射线源组件泄漏辐射和散射照射，其中第一术者位的工作人员手部、头部有可能受到主射线束的直接照射。

（2）X、γ 射线探伤项目

① 工作原理。

利用 X 射线或 γ 射线在穿透被检物各部分时强度衰减的不同，探测物体表面及内部缺陷或结构的一种无损检测方法。当强度均匀的射线束透照射物体时，如果物体局部区域存在缺陷或结构存在差异，它将改变物体对射线的衰减，使得不同部位透射射线强度不同，采用一定的检测器（如胶片）检测透射射线强度，就可以判断物体内部的缺陷和物质分布等。对于常用的工业射线探伤来说，一般使用的是X射线探伤和γ射线探伤。按照工作场所不同，射线探伤可分为探伤室探伤和现场探伤两类。X射线损探伤装置一般由四部分组成：射线发生器（X射线管）、高压电源、冷却系统、控制系统。γ射线探伤装置一般由源组件（密封γ射线源）、源容器（探伤机机体）、输源管、控制缆、控制部件、源辫位置指示系统和源辫等部分组成

X射线探伤机采用X射线发生器产生X射线，只有在开机运行时才会存在辐射危害。γ射线探伤装置上带有的γ射线源是放射性同位素，在其生产、运输、安装、调试、运行和放置等各个环节都可能存在辐射危害。辐射源发出的用于射线探伤的为有用线束；辐射源发出的穿过屏蔽介质（如探伤装置屏蔽壳体、准直器或墙体等）的为泄漏辐射；由有用线束、泄漏辐射入射到散射体（如受检物体、墙体等）而发生方向偏离或能量降低的散射辐射。

② 工作流程。

接到探伤检测申请后，依据受检材料类型和厚度选择适当的探伤设备和探测器，准备充足的曝光材料；工作人员需佩戴个人防护用品用具及报警装置；对探伤场所和装置进行安全防护检查，包括固定探伤室的安全措施、现场探伤场所控制区与监督区划分及分区管理措施；按照规定流程进行曝光检测；曝光完毕后关闭探伤设备或收回放射源，使用辐射巡测仪，检查探伤设备是否处于完全关机状态或放射源是否回到源容器屏蔽位置内；收集探测器，进行切片、装片、冲片等工作，获得影像资料。

对于探伤室探伤，探伤室外的工作人员、公众可能受到的照射主要是泄漏辐射和散射照射；对于现场探伤，控制区边界处和监督区外的工作人员、公众可能受到的照射主要是散射照射；γ射线探伤装置在运输、安装、调试、运行和放置等环节，工作人员可能受到的照射主要是泄漏辐射。

11.2.3　辐射源项分析

11.2.3.1　概况

介绍拟装备的辐射源项概况，包括辐射源装置的结构，与辐射有关的主要参数；辐射源的位置分布；放射性同位素或放射性物质中核素的名称、状态、活度、能量等指标。

根据辐射实践的工作原理和工作流程，分析与电离辐射有关的环节，识别辐射源项，分析危害因素，对职业人员可能受到的照射以及可能出现的异常或紧急状态进行辐射安全分析。可以用列表的方式给出辐射源的相关参数以及相对应的辐射危害因素。

11.2.3.2　不同运行状态下的辐射源项

分别叙述正常运行和异常或事故状态下的辐射源，射线种类，放射类型，产生方式，辐射水平；如放射性核素，需给出核素的名称、状态、活度。

下面以介入放射学项目和X、γ射线探伤项目为例，简要介绍放射性职业病危害建

设项目的辐射源项及其危害因素。

（1）介入放射学项目

介入放射学项目的辐射源为介入放射学设备。射线种类为 X 射线，辐射危害因素包括有用线束、泄漏辐射和散射辐射。介入放射学由于操作距离近、暴露时间长、防护要求高等特点，工作人员和患者的受照剂量较大。机房外的工作人员、公众可能受到的照射主要是机房外的漏射线、散射线；需要在机房内工作的人员可能受到的照射主要是X 射线源组件泄漏辐射和散射照射，其中第一术者位的工作人员手部、头部有可能受到主射线束的直接照射。

介入放射学项目在异常或发生事故状态下的辐射源、射线种类和辐射危害因素与正常运行状态下相同，但 X 射线强度和对人员的危害超过正常运行状态。介入放射学项目可能出现的异常情况有：设备运行异常或工作人员误操作造成的误照；安全联锁装置失灵或屏蔽设施损坏可能受到散射线照射；工作人员、受检者或公众误入正在运行的机房或滞留于机房内可能受到泄漏辐射和散射照射，甚至直接照射；在射线装置检修或调试过程中，因操作失误可能导致维修调试人员受到超剂量的外照射等。

（2）X、γ 射线探伤项目

X、γ 射线探伤项目的辐射源为各种类型的探伤装置。射线种类为 X 射线或 γ 射线，辐射危害因素包括有用线束、泄漏辐射和散射辐射。

正常工作时的放射性危害因素有以下几种。

① 穿过探伤室屏蔽体的透射辐射。

② 探伤室的辐射线经探伤室屏蔽体上的管孔散射，在管孔出口处的杂散辐射。

③ 现场探伤时在控制区边界外的控制台处的辐射和在监督区外边界处的辐射。

④ 放射源装置探伤时，涉源容器操作时受源容器泄漏辐射的照射。

异常或发生事故状态时的放射性危害因素有以下几种。

① 探伤室内探伤装置照射工作中（包括探伤作业、维修和检测），人员误入探伤室内受到照射；

② 有人员滞留在探伤室内时，操作人员启动探伤装置，造成室内人员受到照射。

③ 现场探伤时因控制区设置不合理或未有效管制控制区边界，人员受到超过预期控制量的照射。

④ 放射源探伤装置，因放射源与源链意外脱节，或因装置、操作问题源链输出后不能收回，导致辐射事故及对其进行应急处置时照射。

⑤ 放射源丢失等意外事故时，对涉源人员的照射。

11.2.3.3　放射性职业病危害因素的识别和分析

结合工作岗位识别和分析危害因素，包括照射时间、照射频度和照射水平等。

11.2.3.4　与辐射有关的其他职业病危害因素的识别与分析

结合辐射源项工作过程和原理，识别和分析与辐射有关的其他职业病危害因素，包括臭氧、氮氧化物等。

11.2.4　放射防护措施评价

11.2.4.1　工作场所布局、分区与分级

① 根据工程分析、辐射源项和辐射危害因素识别与评价的结果，依据相关放射防护法律、法规和标准的要求，对建设项目总体布局、生产工艺过程、工作场所及设备布局的合理性进行评价。对改建、扩建项目利旧设施和现有设备的交互影响进行分析与评价。放射诊疗设施应尽可能设置在建筑物底层的一端或单独设置；可列表描述机房周围环境的情况，主要内容包括设备名称、机房名称，机房位置，东、南、西、北面以及楼上和楼下；放射诊断建设项目需描述机房的基本信息，包括设备名称、机房名称、机房面积，最小单边长度等；放射治疗控制室应尽可能避开主射线束方向；非密封放射性物质工作场所（如核医学），应按照放射性污染水平高、中、低顺序合理安排工作场所；放射工作人员和患者通道应分开设置，避免交叉污染；空气流向应从低浓度区域向高浓度区域流动；储源、分装室应设置在相对隐蔽或独立的空间。布局应指明地上和地下建筑环境条件。按照《核医学放射防护要求》（GBZ 120—2020）、《放射治疗放射防护要求》（GBZ 121—2020）、《放射诊断放射防护要求》（GBZ 130—2020）等标准的要求进行编制。

② 描述工作场所布局，给出工作场所的布局图，标明各工作场所及毗邻场所的名称和区域类别。

③ 介绍建设项目放射工作场所分区计划，并对其合理性进行评价。放射工作场所一般应分为控制区和监督区。放射诊疗工作场所通常将诊疗机房列为控制区，控制室、操作室和邻近机房的区域划为监督区。核设施等大型项目可在每个区域内再分若干子区。常见放射诊疗工作场所分区情况（表 11.7）。

表 11.7　常见放射诊疗工作场所分区情况

诊疗类型	建设项目	控制区	监督区
X 射线诊断	X 射线机、CT 机、DR 机、CR 机、DSA 机等	X 射线检查机房	控制室、机房门外等邻近区域
放射治疗	医用加速器、立体定向放射治疗装置、Co-60 治疗机、后装治疗机等	治疗机房	控制室、机房门外等邻近区域
核医学	PET/CT、SPECT、核素治疗、粒子植入等	使用非密封放射性物质的房间〔放射性药品贮存室、分装及（或）药物准备室、给药室等〕、扫描室、给药后候诊室、样品测量室、放射性废物储藏室、病房（使用非密封放射性物质治疗患者）、卫生通过间、保洁用品储存场所等	控制室、员工休息室、更衣室、医务人员卫生间等邻近区域

④ 对非密封放射性物质工作场所进行分级，给出日等效最大操作量的计算过程。核医学工作场所多数为乙级或丙级非密封放射性物质工作场所。非密封放射性物质工作场所分级详细内容见本书 7.1.6 的内容。

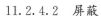

11.2.4.2　屏蔽

对建设项目的放射防护屏蔽设计进行全面的描述，包括建筑结构设计图，门、墙体、观察窗、迷路等屏蔽设计方案，屏蔽使用的材料、厚度及其性能，详细阐述设计的依据，计算方法、模式或公式，使用的参数选择，辐射类型等。加速器、伽玛刀、后装机等放射治疗机房的屏蔽计算可参考《放射治疗机房的辐射屏蔽规范　第1部分：一般原则》（GBZ/T 201.1—2007）、《放射治疗机房的辐射屏蔽规范　第2部分：电子直线加速器放射治疗机房》GBZ/T 201.2—2011，碘-131治疗、PET、SPECT等核医学机房的屏蔽计算可参考《核医学放射防护要求》（GBZ 120—2020），列表给出不同屏蔽体厚度计算结果，将计算结果与设计单位的相应数据进行分析比较，对屏蔽设计能否满足放射防护要求作出评价。放射诊断机房屏蔽一般无需进行剂量估算。

对机房屏蔽墙进行计算验证以外，还应对一些设施或部位进行单独计算或说明。

① 防护门的屏蔽，尤其是能量大于10 MeV的加速器机房的中子屏蔽情况。

② 防护门、墙体、观察窗连接处的屏蔽情况。

③ 穿墙电线电缆处墙体的特殊设计情况。

④ 穿墙通风管道处墙体的特殊设计情况。

11.2.4.3　安全防护设施和措施

根据有关法律、法规、规章和标准要求，详细叙述拟采取的放射防护安全装设施和措施并作出评价，可从下列各项中选择适合于被评价项目的内容。

① 安全联锁装置：门-机（灯）联锁，控制台与装置联锁，门禁系统，其他联锁。

② 装置故障系统：故障自动停机系统，故障显示系统和报警装置。

③ 观察和对讲装置。

④ 警示标识设置情况。

⑤ 紧急停机或源复位按钮。

⑥ 工作指示灯或声光报警装置。

⑦ 感生放射性的防护措施。

⑧ 工作场所通风、控制空气放射性污染的措施。

⑨ 非密封放射性物质工作场所的设备表面、墙壁、工作台等处表面放射性污染控制措施。

⑩ 非密封放射性物质工作场所控制区出入口、人员污染监测及去污措施。

⑪ 个人防护用具和辅助防护设施的配备计划。

⑫ 放射性废物处理过程中的防护措施。

⑬ 其他防护措施。

11.2.5　放射监测与核查计划

对辐射源防护监测、设备防护及性能监测、工作场所监测、个人剂量监测简要介绍或列表说明检测设备、检测人员以及监测项目、内容、频度等方面的信息、计划和安排，与相关法律、法规和标准比较并评价其可行性和合理性。

11.2.5.1　辐射源监测

简要介绍建设单位拟制定的辐射源监测计划并进行评价，包括监测实施单位、项目、参数、监测频度、自主监测仪器、监测记录与档案等。放射诊疗建设项目应对放射诊疗设备质量控制验收检测、状态检测和稳定性检测计划进行分析和评价。

11.2.5.2　工作场所监测

简要介绍建设单位拟制定的工作场所监测计划并进行评价，包括监测地点、项目、监测频度、自主监测仪器、监测记录与档案等。

11.2.5.3　个人监测

简要介绍建设单位拟制定的内、外照射个人监测计划并按 GBZ 128—2019、GBZ 129—2016 进行评价，包括监测种类、监测对象、监测周期、监测记录与档案等。

11.2.5.4　安全防护设施核查

简要介绍建设单位拟制定的安全防护设施核查计划并进行评价，包括核查的内容、核查方法、核查频度、核查记录与档案等。

11.2.6　放射危害评价

放射危害评价分为正常运行条件下的放射危害评价与异常和事故情况下的放射危害评价两部分。正常运行条件下的放射危害评价的主要内容是结合放射工作人员岗位，分析放射性职业病危害因素，包括照射时间、照射频度和照射水平等，分析工作人员可能受到的内、外照射剂量以及关键人群组可能的平均年有效剂量、最高年有效剂量、关键器官的当量剂量等，与管理目标值和相关标准规定的剂量限值的比较。异常和事故情况下的放射危害评价是根据建设项目放射性职业病危害类别，合理评价潜在照射的健康影响，包括估计异常和事故情况发生的可能性，可能受到照射的人员数及其受到的危害程度。

对于放射诊断建设项目（CT、DR、CR 等）的评价可对工作人员工作场所的 X 射线外照射剂量进行累积计算，求出年最大有效剂量。对于介入放射学建设项目（如 DSA、"C" 形臂等）可使用类比资料结合评价项目的年工作量估算工作人员年有效剂量。

对于医用加速器、立体定向放射治疗装置（γ 刀）等放射治疗建设项目的评价应分别考虑各操作过程的受照剂量，特别是放射工作人员在给患者进行摆位操作过程中受到的泄漏辐射和感生放射性所致的剂量，不同照射方式造成的剂量变化。

对于核医学建设项目的评价应首先确定关键人群组（受照剂量最大的群体）的工作岗位、作业方式及其操作时间或工作量，有无其他岗位兼职，如有岗位兼职（即在两个或以上岗位操作的），则应进行剂量累积计算。还应考虑由表面污染和（或）放射性空气污染造成的内照射剂量贡献，如无法确定内照射剂量，则应在管理目标值中预留其份额。

11.2.7　应急准备与响应

介绍项目建设单位为应对可能发生的辐射事故，而拟设立或已设立的应急组织及其职责，拟制定或已制定的应急计划或应急预案的基本情况，结合建设项目可能发生辐射事故或事件的风险对合理性和可行性进行评价。应急预案的内容应全面翔实，包括组织与指挥、监测与预警、报告与信息发布、医疗、后勤保障、安全保卫、人员疏散和分离等内容。同时应对可能出现的误照、丢源、过量照射等突发性放射事故做出有针对性预案。

应急组织需要有建设单位的相关文件支持，同时描述清楚成员的岗位和职责。可以和放射防护管理组织是一个部门，需要文字明确相关职责。应急计划和应急预案需要对应 WS/T 328—2011《放射事故应急预案编制规范》进行分析，确认预案的依据、范围、组织机构、信息接报、应急响应保障措施的科学性和合理性。

核与辐射事故卫生应急管理与响应的详细内容见 10.3。

11.2.8 放射防护管理

11.2.8.1 管理组织

介绍拟制定或已制定放射防护管理组织及其职责、拟配备或已配备的人员及其职责，并做出评价。

职业病危害严重的用人单位，应当设置或者指定职业卫生管理机构或者组织，配备专职职业卫生管理人员；其他存在职业病危害的用人单位，劳动者超过一百人的，应当设置或者指定职业卫生管理机构或者组织，配备专职职业卫生管理人员；劳动者在一百人以下的，应当配备专职或者兼职的职业卫生管理人员，负责本单位的职业病防治工作。本单位的主要负责人和职业卫生管理人员应当具备与本单位所从事的生产经营活动相适应的职业卫生知识和管理能力，并接受职业卫生培训，应当包括下列主要内容：职业卫生相关法律、法规、规章和国家职业卫生标准；职业病危害预防和控制的基本知识；职业卫生管理相关知识；国家卫生健康委规定的其他内容。

11.2.8.2 管理制度

介绍拟制定或已制定的管理规章制度并对合理性、完善性和可行性进行评价，包括但不限于以下方面：质量保证、许可管理、辐射安全防护和管理、辐射监测、操作规程、岗位职责、放射工作人员管理、台账管理、放射性职业危害警示与告知、放射性职业病防治宣传教育培训、放射防护设施维护检修制度等。

规章制度一般应包括："辐射安全管理制度""放射工作人员管理规章制度""放射工作人员岗位职责""质量保证方案""仪器设备安全操作规程""仪器设备检修维护制度""职业健康档案管理制度""辐射监测计划""人员培训计划"等。

存在职业病危害的用人单位应当制定职业病危害防治计划和实施方案，建立健全下列职业卫生管理制度和操作规程：职业病危害防治责任制度；职业病危害警示与告知制度；职业病危害项目申报制度；职业病防治宣传教育培训制度；职业病防护设施维护检修制度；职业病防护用品管理制度；职业病危害监测及评价管理制度；建设项目职业病防护设施"三同时"管理制度；劳动者职业健康监护及其档案管理制度；职业病危害事故处置与报告制度；职业病危害应急救援与管理制度；岗位职业卫生操作规程；法律、法规、规章规定的其他职业病防治制度。

放射诊疗建设项目的质量保证大纲如下。

（1）放射诊断质量保证大纲应包括的内容

① 影像质量评价。

② 受检者剂量评价。

③ 在投入使用时和投入使用后定期对辐射发生器的物理参数的测量以及对显像装置的检查。

④ 定期检查诊断中使用的相应的物理因素和临床因素。

⑤ 书面记录有关的程序和结果。

⑥ 剂量测量和监测仪器、相应校准和操作条件的核实。

⑦ 纠正行动、追踪及结果评价的程序。

⑧ 规定各种 X 射线设备及场所应经具备资质的机构检测，合格后方可使用。

（2）放射治疗质量保证大纲应包括的内容

① 执业医师和医学物理人员应对每一种放射治疗的实践活动编写标准化的程序性文件及相应的临床核查的规范化程序并确保其有效实施。

② 患者固定、肿瘤定位、治疗计划设计、剂量施与及其相关验证的程序。

③ 实施任何照射前对患者身份、肿瘤部位、物理和临床因素的核查程序。

④ 剂量测定、监测仪器校准及工作条件的验证程序。

⑤ 书面记录、档案保存在内的整个患者治疗过程的规范化程序。

⑥ 偏差和错误的纠正行动、追踪及结果评价的程序。

⑦ 对质量保证大纲定期和独立的审查程序。

（3）核医学医疗照射质量保证大纲应包括的内容

① 对新或维修过的显像器件和辐照装置，使用前应测量其相关的物理参数，并且以后对其进行定期测量。

② 患者或受检者诊断或治疗中使用的相关的物理参数和临床方法。

③ 书面记录和操作的规范化程序，如患者或受检者的病史和体征、诊断摘要、适应证和禁忌证等。

④ 确认使用的放射性药物及其使用程序与执业医师开具的处方相一致的验证程序。

⑤ 剂量测定和监测仪器的校准或检定及工作条件的验证程序。

⑥ 对已制定的质量保证大纲进行定期审查并及时更新。

11.2.8.3 职业健康管理

叙述职业人员健康管理的内容并作出评价，内容主要包括工作人员的培训、个人剂量管理、职业健康检查和个人剂量与健康监护档案。

用人单位应当对劳动者进行上岗前的职业卫生培训和在岗期间的定期职业卫生培训，普及职业卫生知识，督促劳动者遵守职业病防治的法律、法规、规章、国家职业卫生标准和操作规程。用人单位应当对职业病危害严重的岗位的劳动者，进行专门的职业卫生培训，经培训合格后方可上岗作业。因变更工艺、技术、设备、材料，或者岗位调整导致劳动者接触的职业病危害因素发生变化的，用人单位应当重新对劳动者进行上岗前的职业卫生培训。

用人单位必须配备与辐射类型和辐射水平相适应的防护用品和监测仪器，包括个人剂量测量报警、固定式和便携式辐射监测、表面污染监测、流出物监测等设备，并保证可能接触放射线的工作人员佩戴个人剂量计。

用人单位不得安排未经职业健康检查或者不符合放射工作人员职业健康标准的人员从事放射工作。放射工作人员职业健康检查需要包括上岗前、在岗期间和离岗时的健康检查以及应急或事故照射的健康检查。

用人单位应当按照《用人单位职业健康监护监督管理办法》的规定，为劳动者建立职业健康监护档案，并按照规定的期限妥善保存。职业健康监护档案应当包括劳动者的职业史、职业病危害接触史、职业健康检查结果、处理结果和职业病诊疗等有关个人健康资料。劳动者离开用人单位时，有权索取本人职业健康监护档案复印件，用人单位应当如实、无偿提供，并在所提供的复印件上签章。劳动者健康出现损害需要进行职业病诊断、鉴定的，用人单位应当如实提供职业病诊断、鉴定所需的劳动者职业史和职业病危害接触史、工作场所职业病危害因素检测结果和放射工作人员个人剂量监测结果等资料。用人单位不得安排未成年工从事接触职业病危害的作业，不得安排有职业禁忌的劳动者从事其所禁忌的作业，不得安排孕期、哺乳期女职工从事对本人和胎儿、婴儿有危害的作业。

叙述放射卫生档案建立计划，内容主要包括建设项目档案、许可证档案、放射卫生管理制度档案、设备档案、放射工作人员档案、监测档案、防护用品档案。用人单位还应当建立健全下列职业卫生档案资料：职业病防治责任制文件；职业卫生管理规章制度、操作规程；工作场所职业病危害因素种类清单、岗位分布以及作业人员接触情况等资料；职业病防护设施、应急救援设施基本信息，以及其配置、使用、维护、检修与更换等记录；工作场所职业病危害因素检测、评价报告与记录；职业病防护用品配备、发放、维护与更换等记录；主要负责人、职业卫生管理人员和职业病危害严重工作岗位的劳动者等相关人员职业卫生培训资料；职业病危害事故报告与应急处置记录；劳动者职业健康检查结果汇总资料，存在职业禁忌证、职业健康损害或者职业病的劳动者处理和安置情况记录；建设项目职业病防护设施"三同时"有关资料；职业病危害项目申报等有关回执或者批复文件；其他有关职业卫生管理的资料或者文件。

其他放射防护管理的相关内容见本书 9.1 和 9.3。

11.2.9 结论与建议

11.2.9.1 结论

结论应与评价目标相对应，对预评价报告内容进行全面总结和归纳，语言应简练、准确，内容应全面、公正、客观并具有概括性。

结论包括但不限于以下内容。

① 建设项目主要放射性职业病危害因素和职业病危害严重程度分类。

② 拟采用的设施平面布置与分区是否能够满足放射卫生学要求。

③ 工作人员配备和职业健康管理计划是否可行。

④ 放射防护和安全设施在正常运行时能否有效控制放射性职业病危害，与相关法

规、标准和规范性文件的符合情况。

⑤ 防护措施和监测设施以及安全联锁设施，是否符合多重性和纵深防御原则，能否有效预防事故照射和控制潜在照射；

⑥ 应急准备与响应计划是否可行。

⑦ 放射防护管理计划是否可行。

11.2.9.2　建议

对建设项目的防护设施、防护措施等不完善之处提出整改和完善建议，建议应具体且有针对性和可操作性。

11.3　控制效果放射防护评价报告书的内容

建设项目职业病危害控制效果放射防护评价，是在职业病防治法规定的建设项目竣工验收之前，在试运营或调试结束之后进行。评价的重点内容是核实放射工作场所布局、分区和分级的落实情况，对其合理性进行评价；核查屏蔽设施是否按照屏蔽设计方案要求施工建造；对核设施、放射治疗等辐射危害风险较大的建设项目，应核查其防护安全装置的设置，检查其运行情况，并对安全装置和措施的有效性进行评价；同时应进行辐射防护监测，检查应急计划，核查放射防护管理制度制定和落实情况，将监测、检查和核查的结果与相关法律、法规、标准或规范比较，确定建设项目类别并作出科学、客观、公正的评价结论。

控制效果放射防护评价报告书的部分内容与放射防护预评价报告书类似，以下介绍中仅列出章节名称和简单介绍，不再赘述。

11.3.1　概述

主要内容包括项目背景、评价目的、评价范围、评价内容、评价依据、评价目标、评价方法、评价程序、质量控制措施、预评价报告建议的落实情况和与预评价报告不一致的情况。

11.3.2　分析

叙述建设项目概况，介绍生产工艺原理、工作流程和防护设施布置情况，给出设施布置图和工艺流程图，按照放射卫生学要求对设施布置及工作流程并进行分析并作出评价。

11.3.3　辐射源项分析

调查生产工艺过程，工作环境和劳动过程中可能存在的辐射危害因素，开展工时调查或工作日调查，以及辐射危害作业相关情况调查。

描述辐射源项概况，主要包括射线装置的名称及型号、生产厂家、与放射有关的性能参数；辐射源的位置、装置的结构；射线种类、能量和辐射强度；对放射性同位素或放射性物质给出核素名称、状态、活度、能量半衰期等指标。在分析辐射源项资料时，相关数据可列表给出。

分别叙述正常运行和异常或事故状态下的辐射源，射线种类，放射类型，产生方式，辐射水平。

核实预评价报告中识别出的放射性职业病危害因素，结合工作岗位分析危害因素，包括照射时间、照射频度和照射水平等。

结合辐射源项工作过程和原理，分析与辐射有关的其他职业病危害因素，包括臭氧、氮氧化物等。

对放射诊疗建设项目，应分析不同岗位或操作过程影响放射工作人员和公众受照剂量的辐射危害因素。同一放射诊疗设备，使用不同的检查或治疗方式时，危害程度不同。如适形调强治疗和普通放疗，CT的复杂检查和普通扫描，核医学显像检查与治疗，应分析其辐射场剂量水平的变化。对接受核医学诊疗的服药患者也应进行辐射源项分析。

对放射工作人员可能接受的放射危害因素，可能受到照射的工作环节，接触辐射危害因素的时间等，进行放射性职业病危害因素分析与评价。

11.3.4　防护措施评价

根据生产工艺过程、作业环境和工作过程中存在的放射性职业病危害因素及其来源与分布，调查各类辐射防护设施、设备的种类、数量、位置及其运行维护状况等；根据可导致急性职业病危害的放射性职业病危害因素及其特点，调查各类应急救援设施、设备的种类、数量、位置及其运行维护状况等。可列表给出防护设施与措施的核实情况，对其是否符合相关法律、法规和标准的要求作出综合性评价。

① 对照预评价报告，核实工作场所布局、分区与分级的落实情况，并对其合理性进行评价；

② 运用计算、现场测量的方法，对照预评价报告、施工图和设计方案，核实屏蔽设施是否按照屏蔽设计要求施工建造。重点核查机房屏蔽材料，屏蔽厚度与宽度，穿墙管道，通风口位置及屏蔽，防护门、窗等。

③ 按照预评价报告和相关标准要求，核查放射防护设施、装置的设置和落实情况，检查其运行状态，对设施、装置和措施的有效性进行评价，尤其是对核设施、辐照加工和放射治疗等职业病危害风险较大的建设项目。

主要内容包括如下。

a. 安全联锁系统：检查或测试门机联锁、急停开关等安全装置的设置及有效性。

b. 控制台显示：检查其是否符合相关标准要求。

c. 故障保障系统：检查其是否安全有效，如 Co-60 治疗装置或立体定向放射治疗装置（γ刀）在突遇停电情况时放射源能否自动复位并保留照射数据。

d. 监视和对讲系统：检查其安装位置是否合理，工作是否正常。

e. 固定式监测仪表的配备：检查其设置位置是否合理，工作是否正常。

f. 对照预评价报告和相关标准要求，检查其他防护措施的落实情况。

主要内容包括：

① 警示灯和辐射警示标志设置位置及运行状况。

② 介绍放射工作人员个人防护用具的配备情况，列表给出清单；建设单位应根据放射性危害因素种类，按照有关标准规定，配备放射工作个人剂量报警仪或手持式报警仪，防护服，防护面罩及呼吸防护器具等。

③ 介绍放射工作人员个人防护用具的使用情况。

④ 对放射工作人员个人防护用具的配备和使用情况作出评价。

11.3.5　放射监测与评价

11.3.5.1　监测

（1）介绍建设单位放射监测大纲（方案）的制定和实施情况

主要内容如下。

① 建设单位的放射监测大纲（方案）的制定、实施和定期复审情况。

② 介绍监测与核查内容，如设备防护及性能监测、工作场所监测、个人监测和安全防护设施核查，应包括项目、种类、地点、周期等。

③ 介绍监测实施单位安排情况：明确由本单位监测或委托技术服务机构监测，监测机构的资质、人员和设备的情况等。

④ 介绍监测档案管理和质量保证措施。

（2）分析检测实施情况

① 个人监测情况。

主要内容包括如下。

a. 监测实施单位，委托监测的注明监测机构的资质条件，核实委托证明文件。

b. 个人监测种类，监测周期，个人监测设备和剂量计。

c. 建设单位监测仪器的检定、校准、比对、认证记录（适用时）。

d. 现有监测结果以及对结果的分析。

② 辐射源监测实施情况。

主要内容如下。

a. 监测实施单位，委托监测的注明监测机构的资质条件、核实委托证明文件。

b. 辐射源种类、名称，监测项目、采用的监测设备、监测方法、监测周期。

c. 建设单位监测仪器的检定、校准、比对、认证记录。

d. 现有监测结果及对结果的分析。

③ 工作场所的监测情况。

主要内容如下。

a. 监测实施单位，委托监测的注明监测机构的资质条件、核实委托证明文件。

b. 对核设施项目，介绍监测点分布，绘制监测点平面图。

c. 监测项目，监测方式：连续监测、巡测或定期采样分析。

d. 采用的监测设备、监测方法、监测周期。

e. 建设单位监测仪器的检定、校准、比对、认证记录。

f. 现有监测结果及对结果的分析。

④ 工作场所的安全防护设施核查情况。

主要内容如下。

a. 核查的实施部门。

b. 核查的具体内容，必要时附图说明核查位置。

c. 核查方法、频度、记录、结果分析。

d. 核查资料的档案。

（3）对建设单位监测状况作出评价

内容包括辐射监测大纲（方案）的制订、实施和定期复审情况；自主监测的项目、种类、方法及其监测结果是否符合相关法律、法规、标准与规范性文件的要求。

11.3.5.2 验证监测

① 描述验证监测的范围与内容，包括监测的区域和位置，人员范围；介绍验证监测的内容，如工作场所辐射水平、放射设备的防护性能监测，人员个人监测，表面污染监测，放射性核素分析，工作场所气溶胶监测，固体放射性废弃物和人员排泄物监测等。

② 描述监测使用的仪器与方法，给出监测仪器的名称、型号、检定（校准）状态及主要性能参数，可列表表示；介绍主要监测项目的监测方法，如属于标准方法，给出标准名称；如属于经过认证的非标准方法，给出监测方法的出处。

③ 描述监测过程中的质量控制措施。

④ 可使用列表的方式给出监测结果，宜附图给出具体监测点位，将监测结果与相应标准进行比较分析。对放射危害因素控制效果作出评价。

⑤ 对放射诊疗建设项目的验证监测，设备质量控制监测的部分参数多为医疗照射的防护范围，主要针对患者或受检者防护，但是按照《放射诊疗管理规定》的要求，设备的性能检测是否合格也是放射诊疗许可的必要条件，一般将设备性能检测或影像质量控制检测包括在验证监测内容中。

⑥ 应特别注意验证监测中检测条件的选择。对屏蔽设施进行防护效果监测或对放射诊疗设备进行性能检测时，一般应设置在常规使用的最高照射条件。对核医学检查候诊室进行屏蔽效果监测时，候诊室内应有足够多的已服药候诊患者。

11.3.6 放射危害评价

① 根据建设单位提供的预期工作负荷情况，验收监测结果和其他资料，确认在正常运行条件下放射工作人员受到的内、外照射以及表面污染情况，是否符合管理目标值和标准规定的剂量限值要求。一般操作开放性核素的工作场所需要考虑空气气溶胶和表面污染监测。放射工作人员若参加多个建设项目工作，受照剂量需要累加。

② 根据试运行期间的资料和其他资料，分析评估异常和事故情况潜在照射发生的概率或可能性，可能受到照射的人数及危害情况。

11.3.7　应急准备与响应

① 应急组织的组成与职责：介绍应急组织的组成结构及工作职责。

② 应急预案：介绍建设单位应急预案的基本情况，结合建设项目可能发生辐射事故或事件的风险进行评价。

③ 应急准备与响应：介绍应急计划落实和准备实施情况，包括物资、通信、技术、人员、经费等准备的落实情况。

④ 应急能力保持：介绍应急人员培训和应急演练等情况。

11.3.8　放射防护管理

① 管理组织：介绍放射防护管理组织机构的设置及其人员编制构成和工作职责并进行评价。

② 管理制度及其实施：介绍建设单位制定的放射防护管理制度和质量保证大纲（方案），查验其实施情况并进行评价。

③ 核实和检查放射工作人员的教育和培训，个人监测管理，职业健康检查，以及个人剂量、健康监护和教育培训的档案管理等内容并做出评价。

④ 放射卫生档案：介绍放射卫生档案建立情况并做出评价。

11.3.9　结论与建议

11.3.9.1　结论

应对控制效果评价报告内容进行全面总结和归纳，语言应简练、准确，内容应全面并具有概况性。

结论应包括以下内容。

① 建设项目主要放射性职业病危害因素和职业病危害严重程度分类。

② 采用的设施平面布置与分区是否能够满足放射卫生学要求。

③ 放射防护和安全设施在正常运行时能否有效控制职业病危害，与相关法律、法规、标准和规范性文件的符合情况。

④ 防护措施和设施是否符合多重性和纵深防御原则，能否有效预防事故照射和控制潜在照射。

⑤ 对放射防护管理、应急准备与响应管理与相应规章制度的评价。

⑥ 是否达到竣工验收的条件。

11.3.9.2　建议

对建设项目的防护设施和管理措施等提出改进和进一步完善的建议，建议应具体且有针对性和可操作性。

11.4 评价报告表的内容与格式

建设项目放射性职业病危害评价报告表的内容可参考评价报告书，但应做适当的简化，填写与被评价项目相适应的内容。评价报告表的一般内容与格式见表11.8。

表 11.8 评价报告表的一般内容与格式

单位名称	项目建设单位全称（与注册名称一致）			负 责 人	＊＊＊
地 址	单位注册地址			邮 编	＊＊＊＊＊＊
联 系 人	＊＊＊	电 话	＊＊＊＊＊＊＊＊＊＊＊	传 真	＊＊＊＊＊＊＊＊
项目名称	建设项目名称				
项目用途	本项目的用途			本项目计划配备（预评价）或涉及的（控效评价）放射工作人员数	＊＊
建设地址	本项目建设的地址				
建设性质	新建□ 扩建□ 改建□ 技术引用□ 技术改造□	投资额	＊＊＊	建筑面积	可合计亦可分列，也可在工作场所布局中列表显示
辐射源项	射线装置	装置名称	预评价时可不给出 控效评价必须明确		
		型 号	预评价时可不给出 控效评价必须明确		
		生产厂家	预评价时可不给出 控效评价必须明确		
		出厂日期	预评价时可不给出 控效评价必须明确		
		设备编号	预评价时可不给出 控效评价必须明确		
		主要参数	额定管电压和管电流		
		所在场所	详细位置和场所名称		
	放射性同位素	同位素名称、符号、活度、半衰期、衰变模式、放出的射线种类、射线能量、剂量率常数、所在场所等			
主要评价依据	以放射诊断建设项目为例（实时跟踪放射卫生相关法律、法规、规章、技术规范和标准的信息发布及其修订和变化情况，确保其现行有效）：				

续表

主要评价 依据	1. 法律、法规、规章 （1）中华人民共和国主席令第 60 号《中华人民共和国职业病防治法》，2002.5，2011 年 12 月 31 日（国家主席令第 52 号）第一次修订，2016 年 7 月 2 日（国家主席令第 48 号）第二次修订，2017 年 11 月 4 日（国家主席令第 81 号）第三次修订，2018 年 12 月 29 日（国家主席令第 24 号）第四次修订 （2）中华人民共和国国务院令第 449 号《放射性同位素与射线装置安全和防护条例》，2005.12，2014 年 7 月国务院令第 653 号第一次修订，2019 年 3 月 2 日国务院令第 709 号第二次修订 （3）中华人民共和国原卫生部令第 46 号《放射诊疗管理规定》，2006.3（2016 年 1 月原国家卫生和计划生育委员会令第 8 号修正） （4）中华人民共和国原卫生部令第 55 号《放射工作人员职业健康管理办法》，2007.11 2. 规范性文件 （1）中华人民共和国原卫生部卫监督发〔2012〕25 号附件二《放射诊疗建设项目卫生审查管理规定》，2012.4 （2）中华人民共和国国家卫生健康委员会令第 2 号《职业健康检查管理办法》，2019 年 2 月 28 日修订 （3）原江苏省卫生厅苏卫监督 2008 第 38 号《关于进一步加强放射工作人员职业健康检查工作的通知》，2008.9 （4）江苏省卫生健康委员会苏卫规（规划）〔2019〕2 号《江苏省乙类大型医用设备配置许可管理实施细则的通知》2019.2 3. 评价规范、标准 （1）《电离辐射防护与辐射源安全基本标准》GB 18871—2002 （2）《医用成像部门的评价及例行试验第 3-3 部分：数字减影血管造影（DSA）X 射线设备成像性能验收试验》GB/T 19042.3—2005/IEC61223‑3‑3：1996 （3）《放射工作人员健康要求及监护规范》GBZ 98—2020 （4）《职业性外照射个人监测规范》GBZ 128—2019 （5）《放射诊断放射防护要求》GBZ 130—2020 （6）《工作场所职业病危害警示标识》GBZ 158—2003 （7）《医学放射工作人员放射防护培训规范》GBZ/T 149—2015 （8）《建设项目职业病危害放射防护评价报告编制规范》GBZ/T 181—2006 （9）《医用 X 射线诊断设备质量控制检测规》WS 76—2020 （10）《放射事故医学应急预案编制规范》WS/T 328—2011 （11）《医学 X 线检查操作规程》WS/T 389—2012 ……
评价目标	预评价：建设项目拟采用的放射防护制度及措施应遵循的放射防护原则，满足相关标准技术要求；建设项目拟采用的管理目标值满足放射工作人员和公众的剂量限值，保护放射工作人员和受检者健康 控效评价：核实建设项目已用的放射防护制度及措施是否遵循放射防护原则，满足相关标准技术要求；建设项目已采用的管理目标值满足放射工作人员和公众的剂量限值，保护放射工作人员和受检者健康
项目概述	简述项目单位基本情况，项目来源，评价范围、评价内容等及项目其他情况
职业病危害 因素分析	根据应用原理、工作流程、操作方式及设施布置等情况，对辐射源项进行分析，详细介绍放射工作人员和受检者在工作环境和劳动过程中接触辐射的机会，识别和分析辐射源项及其危害因素。

续表

工作场所布局		详细描述工作场所布局、分区与分级；附工作场所平面布局图，细述机房面积及单边最小单边长度，并说明与项目所在工作场所相邻和上下楼层的房间及用途。可列表说明
预评价有关建议建议的落实情况（控效评价）		详细核实预评价建议的落实情况
监测结果与评价（控效评价）		是否开展自主监测或委托监测，监测的内容、项目、位置、周期、结果等相关情况，对监测结果及控制效果做出评价，附检测设备名称、型号、检定、校准、检测点位示意图等信息
防护设施和措施	放射防护分区	预评价：详细描述建设项目放射工作场所的分区情况并对其合理性进行评价。 控效评价：核实和评价建设项目放射工作场所的分区情况
	屏蔽设施	预评价：拟采取的防护墙体、观察窗、防护门等屏蔽材料及其厚度（或铅当量）的屏蔽措施 控效评价：运用计算、现场测量的方法，对照预评价报告、施工图和设计方案，检查屏蔽设施是否按照屏蔽设计要求施工建造
	联锁保护措施	预评价：详细叙述拟采取的安全联锁装置、观察对讲装置、设备故障显示报警装置、紧急停机及复位装置等的设置，并进行评价 控效评价：核实联锁保护措施的设置和运行情况，并进行评价
	电离辐射警示标识	预评价：拟设立的或已设立的电离辐射警示标识等标志 控效评价：核实警示灯、辐射警示标识等设置位置及运行状况
	个人防护用品	预评价：拟配置的或已配置的个人防护用品用具，按照 GBZ 130 的要求 控效评价：核实配置的个人防护用品用具及配置的数量及使用情况，是否满足 GBZ 130 的要求
	放射性废物处理	预评价：是否存在废水、废气、废固，及放射性"三废"处理过程中的防护措施 控效评价：放射性"三废"及其处理过程中的防护措施
	其他	预评价：拟采取的其他防护措施 控效评价：采取的其他防护措施
健康影响评价	正常情况下	估算放射工作人员可能受到的内、外照射剂量，即关键人群组可能的平均年有效剂量、最高年有效剂量，与管理目标值和相关标准规定的剂量限值的比较
	异常情况下	估计异常和事故情况发生的可能性，可能受到照射的人员数及其受到的危害程度

续表

放射防护管理	组织机构	预评价：拟建立的或已建立的放射防护管理组织或管理人员 控效评价：核实并细述建立的放射防护管理组织或管理人员及其职责
	管理制度及措施	预评价：拟建立的或已建立的放射卫生相关防护管理制度 控效评价：核实并细述建立的放射卫生防护管理制度
	放射工作人员配置与管理	预评价：拟放射工作人员的配备及管理是否符合相关法律、法规的要求 控效评价：核实放射工作人员的配备及管理是否符合相关法律、法规的要求
	个人监测	预评价：项目拟建立的放射工作人员个人监测制度及计划 控效评价：核实个人监测机构、个人剂量计种类、监测周期、监测结果等
	职业健康监护	预评价：项目拟建立的放射工作人员职业健康管理制度及计划 控效评价：核实职业健康检查机构、体检周期、体检结果，及相关体检结论的落实情况等
	放射防护培训	预评价：项目拟建立的放射工作人员教育培训制度及计划 控效评价：核实放射工作人员相关培训的培训机构、培训时间、培训内容及培训合格证等情况
结论与建议	参考评价报告书中结论与建议的内容。结论的内容应全面、公正、客观，并具有高度概括性；建议的内容应有针对性和可操作性，不应照抄法律法规规定	

11.5 评价档案

评价报告编制单位应为评价报告建立评价档案，评价档案应包括以下内容。

① 评价服务合同或协议书。

② 合同评审记录。

③ 评价方案及审核记录。

④ 现场调查原始记录。

⑤ 技术服务过程影像资料。

⑥ 评价所需的技术资料（设计文件、检测资料等）。

⑦ 评价报告及审核记录。

⑧ 其他与评价相关的记录、资料。

（杨 声 闫庆倩 王 进）

思考题

1. 建设项目放射性职业病危害评价的目的与意义分别是什么？

2. 简述建设项目放射性职业病危害评价的程序与方法。

3. 危害严重类的放射治疗建设项目有哪些？简述其辐射源项及危害因素。

4. 简述放射源及射线装置分类。

5. 预评价和控制效果评价有哪些区别与联系？关注的重点分别是什么？

 主要参考文献

［1］强永刚. 医学辐射防护学［M］. 2 版. 北京：高等教育出版社，2013.

［2］涂彧. 放射卫生学［M］. 北京：中国原子能出版社，2014.

［3］刘长安，陈肖华. 放射诊断中的医疗照射防护［M］. 北京：军事医学科学出版社，2014.

［4］苏旭. 放射防护检测与评价［M］. 北京：中国原子能出版社，2016.

［5］苏旭. 医用辐射危害控制与评价［M］. 北京：中国原子能出版社，2017.